頸髄損傷のリハビリテーション

改訂第3版

二瓶隆一

陶山哲夫

飛松好子

編著

協同医書出版社

第3版　序文

　第2版を出版してから10年の月日が流れました。初版は1998年に出され、版を重ねるごとに、時代に合わせた内容とするように心掛けました。

　日本は2007年に超高齢社会となりました。超高齢社会とは65歳以上の高齢者が全人口に占める割合が21％を超えた社会をいいます。2015年現在では高齢化率（65歳以上の人口が全人口に占める割合）は26.7％とさらに増え続けています。身体障害者の年齢構成も高齢化し、今や65歳以上の身体障害者が全身体障害者のおよそ7割を占めるようになりました。頸髄損傷者においても然りであり、高齢者の軽微な外力（転倒、階段や段差等からの"転落"）を原因とする不全麻痺例が増えています。また頸髄損傷者の高齢化も目立ってきており、頸髄損傷になっても寿命は変わらないといえる現在、医学的リハビリテーションによる生活の自立と社会的リハビリテーションや就労、社会生活の自立を目指すこと以外にも、健康の維持と健康寿命の延伸、機能維持のための生活指導等、きめ細かな配慮が必要になってきています。

　人口構造の変化により、障害の原因等の疫学も変わってきており、その点に関して本版では刷新しました。高齢者のロコモティブシンドロームが健康寿命延伸の側面から問題となっていますが、高齢者の不全頸髄損傷とロコモは深い関係にあります。この点についても言及しました。

　急性期治療についても高度救急救命センターが整備され、個別整形外科、脳外科等の単科が対応する時代ではなくなってきています。そのため本書では埼玉医科大学総合医療センター　高度救急救命センターの医師、看護師に急性期の治療と看護、リハビリテーションの執筆をお願いしました。

　回復期以降のリハビリテーションに関しても、現在実際にリハビリテーションに従事しているセラピストの人たちが実践に基づいて執筆しています。

　法制度の整備も進み、様々な福祉サービスを受けられるようになった現在、環境の整備や、必要にして過剰とはならない介護についても言及し生活用具の紹介等を行いました。

　現在はスマートフォンやタブレット型コンピュータ等のIT機器が、パソコンに加えて人々の生活に入り込んできています。これらの機器を使いこなせるようにするのもリハビリテーションの重要な課題です。国立障害者リハビリテーションセンターの訓練についても紹介しました。

　社会生活に対しては、性と出産というのは頸髄損傷者にとって大きな課題ですが、産科、泌尿器科、看護からそれぞれ第一人者に執筆をお願いしました。

　本書は元々は『頸髄損傷のリハビリテーション　国立身体障害者リハビリテーションセンター・マニュアル』として刊行されたものであり、当時の国立障害者リハビリテーションセンターのスタッフを中心に書かれたものです。このたびはさらに充実させるために、他施設の先生方にも執筆をお願いしました。

　本書はこのように日頃から頸髄損傷者の診療、リハビリテーションに関わっているスタッフによって書かれており、その人々の頸髄損傷者に対する思いの満ちあふれた本です。本書が、当事者、ご家族、関係者に有用であることを願っています。

2016年　編集者一同
（文責　飛松好子　国立障害者リハビリテーションセンター　総長）

第2版　序文

　本書は、1998年に初版が出てから、ユニークな教科書として愛読されてきました。時代の流れもあり、このたび第2版が出ることとなりました。初版の編集や執筆に携わった私たちも、この間それぞれが様々な経験をしてきましたが、変わらないのは頸髄損傷者に対する深い共感と尊敬、頸髄損傷リハビリテーションに対する思い入れです。そのためか、編集するにあたっては異例なほど何度も会合を開き、またmailでやりとりをしました。互いに遠慮することなく、議論を戦わせ、夜遅くから会議を始め、遠路の者は夜行列車で帰るといった忙しいスケジュールの中でそれぞれが熱い思いをこの教科書に注いだのです。

　第2版の編集にあたり、(1) 頸髄損傷者やその家族にも分かる書き方に努める、(2) 頸髄損傷のリハビリテーションに関わる専門家が読んで、リハビリテーションの実践においてどうしたらよいかが具体的に分かる内容とする、という初版の基本方針を引き継ぎました。その理由は、リハビリテーションにとって患者さんとその家族の障害に対する理解が重要なので、同じ本を読んで同じ目標に向かって、ともに進むということを患者さんとその家族、そしてリハビリテーションスタッフが文字通りこの本を読んで実現できたらすばらしいという思いからです。また、初版よりもさらに分かりやすくするということにも配慮いたしました。初版の執筆者の多くがこの分野で引き続き活躍していることからこの改訂版でも新たな知識を加えていただくため執筆に加わっていただきました。また時代の流れに対応させるために新たに加えた項目に対してはその分野で活躍する適切な方に加わっていただきました。このように頸髄損傷のリハビリテーションに関わる多くの専門家の総力を集めてできたのが、この第2版です。

　初版と変えた点は、重複部分を整理したことです。特に、看護の部分では、作業療法、泌尿器科の排泄指導などと重複する内容も多かったので、その部分は看護の中から抜き、それぞれの部分を参照していただくこととしました。その代わりに病棟生活に関する看護内容を充実させ、病棟生活が読者に伝わるように努めました。繰り返し読むことで頭に入るということもありますが、本が嵩張り、重くなるのでスリムにしましたが、実際には新しい項目も取り入れ、さらに質量ともに充実したものとなりました。

　初版から歳月が流れ、社会の変化もめまぐるしいものがあります。時代にあった内容とした部分もたくさんあります。医学的部分、リハビリテーション部分については最先端の医療、リハビリテーションの内容としました。どのような研究が進んでいるかということも加えました。社会の変化の中では特にインターネットの普及があげられます。移動や作業に著しい障害をもつ頸髄損傷者にとってインターネットの普及、パソコンの普及は福音です。そこで、本書はインターネットの宣伝本でもマニュアルでもありませんが、接続や利用の仕方について医学書をすこしはみ出して具体的な説明を加えました。

　WHO（世界保健機関）がICFという概念を提唱しました（本文参照）。この概念の導入によって障害のとらえ方にも変化が生じています。そのような概念的なことに関しても解説を加えました。この概念に基づいて、障害者のQOL、社会参加ということが人間の基本的権利であるということを説明しました。娯楽、レクリエーション、スポーツといったものが決して贅沢でも、リハビリテーションの一環でもなく、社会で生きる上で当然の行為であり、頸髄損傷者もそれを享受する例外ではないということが理解されることを願っています。障害者のQOL、心理ということに関しても研究が充実してきたと思われましたので、その件についても項目を新たにしました。

　法制度に関しても介護保険の改正、障害者自立支援法の成立など大きな変化がありました。2006年の診療報酬の改定により、リハビリテーションに障害別区分が設けられたり、期限がついたりと医療制度にも変化が生じています。最新の制度に対応させたつもりですが、発行の時期と重なり、実際の運用に関してはまだ事例に乏しいので、十分な解説はまだできませんでした。次の改訂に譲りたいと思います。

　また全体の構成を受傷から社会復帰に至る時間の流れに沿うように再構成しました。合併症や尿路管理など、慢性期と急性期で重複するような内容はどちらか一方に移しました。このような編集方針を執筆者全体で共有することができ、書き直す必要のある部分においても作業はスムーズに進みました。このように一貫した編集方針に貫かれた分担執筆の教科書ということができると思います。

以上のことから以前にも増して頸髄損傷のリハビリテーションの教科書として普遍化されたものとなったと自負いたしましたので、初版では「国立身体障害者リハビリテーションセンター・マニュアル」とついていたサブタイトルを第2版では省略しました。ご理解いただけると思います。

　最後に、自らも頸髄損傷者であり、同時にデザイナーとしてこの本の表紙や挿絵を描き、また後輩を励ます文章をお寄せくださった斎藤日出男氏、編集者と一体となってこの教科書の改訂に取り組んでくださった執筆者の皆様、電話、mail、FAX、手紙とあらゆる通信手段を用いて編集者を叱咤激励し、出版にこぎつけてくださった協同医書編集部の中村三夫さん、吉原香さんにお礼を申し上げます。初版に序を寄せていただきました国立身体障害者リハビリテーションセンター歴代総長の津山直一先生、初山泰弘先生のご冥福をお祈りするとともに、謹んでこの本を捧げます。

　本書が頸髄損傷者にとって道しるべとなり、役に立つことを、そしてリハビリテーションに携わる専門職にとって身近に置いて有用な書物となることを願って止みません。

2006年初夏

編集者一同（文責　飛松好子）

初版　巻頭のことば

監修にあたって
国立身体障害者リハビリテーションセンター名誉総長*　　津山直一

　頸髄損傷には、一瞬にして回復の見込みのない重度の障害者を発生させてしまうという点で、徐々に進行する慢性疾患とは異なるうえに、さらには身体機能障害をはじめ、心理的な悩みから、障害の受容、社会参加にも特別多くの問題が存在します。頸髄損傷者をどの程度まで社会復帰、社会参加させられているかということが、その国の医療、リハビリテーション、社会の質をあらわす指標ともなるのです。

　損傷を受けた個人にとって、頸髄損傷によって起こる障害は極めて深刻なものであり、障害の受容には大きな葛藤、混乱、怒りを克服し、自分に残された力で社会の一員として参加できるまでの長い道のりが必要となります。

　ではそうした人々に対するリハビリテーションとしてどのような方法が、現段階において実現可能なのでしょうか。どの程度までそうした技術は進歩してきたのでしょうか。私たちは本書『頸髄損傷のリハビリテーション』をつくるにあたって、国立身体障害者リハビリテーションセンターにおける経験をもとに、病初期から社会的リハビリテーションに至るまでの全過程をわかりやすく示そうと考えました。一方で、本書が可能な限り読みやすいものとなるよう、同じ重篤な障害をもった人々のご協力も得ることができました。

　頸髄損傷といえば、30年前まではスポーツはおろか、生命予後も極めて不良でした。しかし今日では、車いすバスケット、車いすマラソン、アイススレッジ競技までが行われる事実が端的に語っておりますように、現段階における頸髄損傷リハビリテーションの到達は非常に高度なものになり得てきたのであります。

　本書が、リハビリテーションに携わる人々にとってと同じように、障害をもった人々、そのご家族、周囲の人々にも役立ち得る情報や励ましを提供できることを念願しております。

*『頸髄損傷のリハビリテーション　国立身体障害者リハビリテーションセンター・マニュアル』1998年刊行時

発刊にあたって

国立身体障害者リハビリテーションセンター総長* 初山泰弘

国立身体障害者リハビリテーションセンターが発足した1979年、当時、診療部長であった私は、病院の少ないベッドを塞がれてしまうのを恐れて、なるべく頸髄損傷を避けて、胸髄以下の損傷者を優先的に受け入れるようにと指示を出していました。

やがて二瓶隆一先生が病院長に就任され、津山直一総長のもとで、当時はまだ受け入れ先の少なかった頸髄損傷者を積極的に病院に受け入れ、センター各部門の機能を活用して頸髄損傷者の社会復帰を目標に総合的なリハビリテーション・システムの確立に力を注ぐようになりました。

十数年ほど前から、常時70名を超える頸髄損傷者を加療している国立伊東重度障害者センターと連携して、長期の機能訓練および全身の耐久力強化などを必要とする例を、センター病院から重度センターに依頼し、逆に自動車訓練や職業訓練を必要とする段階の方々を国立リハビリテーションセンターの更生訓練所に迎え入れるようなシステムを作りました。その結果最近ではそのようなルートを経過して就業に結び付く例も出てくるようになりました。

今日では、センター病院に入院している脊髄損傷者の半数以上が頸髄損傷者で占められるようになりました。入院後、医療部門での全身管理、厳しい機能訓練の後に、自動車運転訓練や職業訓練などを受け、就職する方や、福祉用具を利用し自宅を改造し帰宅後も車いすバスケットボールチームで活躍している方々も増えてきました。

この書に書かれているほとんどの事項は、この二十年近くにわたって、国立身体障害者リハビリテーションセンター病院、更生訓練所、国立職業リハビリテーションセンターの輪の中で、頸髄損傷者に対する総合的なリハビリテーションサービスを実施してきた職員の経験を基に記されたものであります。

ただ、頸髄損傷者、特に高位頸髄損傷者のケアは長期にわたります。最近問われている、地域リハビリテーションの充実という観点から考えても、各地域の関係機関が相互に連携して、このような方々がご自分の地域で社会的自立ができるような環境が整えられればなによりと思っています。というのは、脊髄損傷者のリハビリテーションはいろいろな観点から、障害者リハビリテーションの代表的なモデルと言われているからであります。

この本が比較的平易なことばで記されているのは、専門家以外の関係者にも読んでいただきたいという編者からの願いも籠められていると聞いております。

この本の発刊に携わった多くの方々のご苦労に感謝するとともに、この書が多くの人々に読まれ、障害者リハビリテーションに役立つことをお祈りいたします。

*『頸髄損傷のリハビリテーション　国立身体障害者リハビリテーションセンター・マニュアル』1998年刊行時

目次

第3版　序文
第2版　序文
初　版　巻頭のことば

第1部
頸髄損傷の病態

1 頸髄損傷とは —— 脊髄の解剖と病態生理
（阿久根 徹・二瓶隆一）2

脊柱 2
頸椎 2
脊髄と脊髄神経 3
脊髄神経の呼び方 3
脊髄は運動と感覚の伝導路 4
自律神経と脊髄の関係 4

2 頸髄損傷の症状と診断 10

1 神経症状（大熊雄祐）10
運動麻痺 10
感覚麻痺 10
自律神経機能障害 11

2 排尿・排便障害のメカニズム
（牛山武久・永松秀樹・佐藤 両・岡田 弘）13
排尿障害のメカニズム 13
排便障害のメカニズム 14

3 神経学的診断（大熊雄祐）14
脊髄損傷のレベル（高位）15
神経症状、機能障害の評価 15
不全脊髄損傷の病型 16

4 高位頸髄損傷（大熊雄祐）16
症状 16
リハビリ訓練および指導 17
気管切開後・人工呼吸器装着下の言語療法 17
環境整備の充実・環境調整 20

5 画像診断（阿久根 徹・飛松治基）20
X線検査 20
MRI（磁気共鳴画像）23

3 頸髄損傷の疫学 29

1 わが国の頸髄損傷者数と年間発生件数（緒方 徹）29
頸髄損傷者の数 29
外傷による年間発生数 29
非外傷性の脊髄損傷 29
諸外国との比較 29

2 発生の原因（緒方 徹）30
交通事故から転倒転落がメインに 30
諸外国では 31
スポーツ事故 31
外傷以外の原因 31

3 損傷発生の特徴（緒方 徹）32
発生の特徴 32
多発年齢は高齢者にシフト 32
男女比は 33
高位頸髄損傷の増加 33

4 高齢者の受傷（緒方 徹）33
超高齢社会の到来とともに 33
ロコモティブシンドロームと高齢者の脊髄損傷 34

5 発生の予防（陶山哲夫）34
予防のための取り組み 34
交通事故の予防 34
高齢者の転倒予防 34
アルコールとの関係 34
スポーツ事故の予防 34
各国での予防の取り組み 35

第2部
急性期の治療

1 急性期の処置（救急処置）（福島憲治）38
病院前での対応 38
来院後の対応 39

2 初期治療 40

1 全身管理（福島憲治）40
呼吸管理 41
循環管理 42
消化器管理 43
内分泌系の問題〜低ナトリウム血症〜 43
体温調節 43
安静は良いことか？ 44
椎骨動脈損傷 44
心理的サポート 45

2 保存療法と手術療法（井口浩一）45
手術療法の適応 45
上位頸椎 45
中下位頸椎 47

3 急性期の排尿管理
（佐藤 両・岡田 弘・牛山武久・永松秀樹）50
排尿管理の考え方 50
排尿管理方法 50
尿路合併症 52

4 急性期の排便管理
（牛山武久・永松秀樹・佐藤 両・岡田 弘）55
排便管理 55

3 急性期看護 56

1 急性期看護のポイント（増田由美子）56
初期治療 56
呼吸器系 56
循環 57
褥瘡防止 57
疼痛コントロール 58
体温調節障害 58
皮膚損傷・火傷 58
筋骨格系：拘縮・脱臼・骨折 59
排泄：排尿 59
排泄：排便 59
コミュニケーション 59

メンタルケア ································ 60
2 病室での体位（飛松好子）··············· 60

4 急性期機能維持訓練 ·········· 63

1 急性期のリハビリテーション（山本 満）··· 63
頭頸部のリハビリテーション ··············· 63
可動域訓練と筋力維持・増強訓練 ··········· 63
肺理学療法 ···························· 64
高次脳機能障害 ························· 64
嚥下障害 ····························· 65
2 急性期における手の管理（飛松好子）······· 66
急性期に放置された手に起こる拘縮 ········· 66
動的腱固定効果（ダイナミック・テノデーシス効果）··· 66
良肢位固定 ···························· 67

第3部
回復期（入院）リハビリテーション

1 評価・訓練プログラムとチームアプローチ
（飛松好子）
·································· 70

1 リハビリテーションへの道 ············· 70
訓練プログラム ························· 70
頸髄損傷リハビリテーションの特異性 ······· 72
2 慢性期リハビリテーションにおける評価尺度 ··· 72
3 チームアプローチ ··················· 75
リハビリテーションの流れ ··············· 75
チームアプローチとは ··················· 75
ゴール設定 ···························· 76
チームを構成する専門職 ················· 76

2 理学療法 ····················· 78

1 総論（飛松好子）···················· 78
2 寝返り（市川眞由美）················· 79
3 起き上がり（市川眞由美）············· 80
ベッド柵を使った起き上がり ············· 80
回旋を伴う起き上がり（側臥位）··········· 80
直角方向への起き上がり（背臥位）········· 82
4 座位（別役訓子）···················· 83
両上肢支持による座位保持 ··············· 83
上肢を浮かしての座位保持 ··············· 84
5 座位での移動（小山信之）············· 85
起き上がり練習 ························· 85
前方移動 ····························· 85
側方移動 ····························· 86
後方移動 ····························· 86
車いすへの移乗 ························· 86
6 車いす－ベッド間のトランスファー（清水 健）··· 87
前方アプローチによる方法 ··············· 87
側方アプローチによる方法 ··············· 89
7 不全麻痺の移動（小山信之）··········· 90
座位保持練習 ·························· 90
立ち上がり練習 ························· 90
立位保持～歩行前練習 ··················· 90

歩行練習 ····························· 90
8 車いす上座位練習（吉田由美子）········· 91
初期の車いす上座位練習 ················· 91
回復期の車いす上座位練習 ··············· 91
9 車いす操作練習（吉田由美子）··········· 92
直進駆動 ····························· 92
回旋動作 ····························· 92
キャスター挙上 ························· 93
段差昇降 ····························· 93
10 トランスファーの到達度（清水 健）····· 93
C5A ································ 94
C5B ································ 94
C6A ································ 94
C6B-Ⅰ ······························ 94
C6B-Ⅱ ······························ 94
C6B-Ⅲ ······························ 95
11 車いす介助の仕方（吉田由美子）········· 95
段差・溝の越え方 ······················ 95
階段やエスカレーターの昇り降り ··········· 95
12 車いす処方の原則と注意事項
（岩﨑 洋・星野元訓）············ 96
車いすがユーザーの手に届くまで ··········· 96
車いすの分類 ·························· 96
座位身体寸法と車いす寸法 ··············· 97
頸髄損傷者における注意すべき点 ··········· 97
13 電動車いすの適応（別役訓子）··········· 98
C3レベル ····························· 98
C4レベル ····························· 99
C5レベル ····························· 99
C6以下のレベル ······················· 99
14 高齢頸髄損傷者に対するアプローチ
（田中亮造・岩﨑 洋）············ 100
中心性頸髄損傷者の運動療法 ············· 100
中心性頸髄損傷者の車いす駆動 ··········· 101
中心性頸髄損傷者の起居移動動作 ········· 101
15 高位頸髄損傷者に対するアプローチ
（田中亮造・岩﨑 洋）············ 103
コミュニケーション方法の検討 ··········· 103
呼吸練習 ···························· 103
残存筋筋力増強練習 ··················· 103
関節可動域練習 ······················· 104
座位耐久性向上 ······················· 104
トランスファー練習 ··················· 104
電動車いすのセッティング ·············· 104
電動車いすに求められる機能 ············· 104
電動車いす操作練習 ··················· 105
介助者への指導 ······················· 105

3 作業療法 ···················· 107

1 回復期の作業療法（井上美紀）········· 107
評価 ································ 107
ゴール設定 ··························· 108
訓練プログラム ······················· 108
2 ADL到達ゴール（井上美紀）··········· 109
日常生活活動（ADL）·················· 109
ADL自立の難易度 ···················· 109

ADL訓練上の留意点 109

3 病室内の環境制御（井上美紀）.......... 111

4 食事動作（井上美紀）...................... 111
把持機能を補う 111
上肢の到達機能を補う 112

5 整容動作（井上美紀）...................... 113
歯磨き 113
洗顔 113
整髪 113
爪切り 114
髭剃り 114

6 更衣動作（井上美紀）...................... 115
シャツの更衣 115
ズボンの更衣 115
下着 116
靴下・靴 116

7 排泄動作の関連機器（井上美紀・古田佳奈代）...... 117
排便関連機器 117
排尿関連機器 119

8 入浴関連機器（井上美紀）................. 120

9 コミュニケーション（伊藤 伸・君嶋伸明）...... 121
書く 121
読む 122
話す（発声・発語について）................ 123
パソコン、スマートフォン、タブレットPCの利用 ... 124
コミュニケーション機器（意思伝達装置）.... 127
摂食嚥下について 129

10 移乗・移動動作の関連機器（清水 健）...... 132
家庭内で使用するリフト 132
段差、階段の昇降機器 133
自動車の乗降機器 133
車いす駆動補助機器 134

11 家事動作（井上美紀）...................... 134

12 環境制御装置（森田藤香）................. 135
環境制御装置と制御対象機器 135
環境制御装置の操作方法 136
主な環境制御装置と選択の基準 136
環境制御装置導入の流れと注意点 137
環境制御装置の今後 138

4 リハビリテーションスポーツ 139

1 リハビリテーションスポーツ（陶山哲夫）...... 139
スポーツの効果 139

2 リハビリテーションスポーツの段階と内容
（陶山哲夫）................................... 140

3 頸髄損傷者におけるスポーツの必要性
（陶山哲夫）................................... 141
身体機能の維持、向上の意識づけ 141

4 機能訓練としての運動・スポーツ（樋口幸治）...... 143
機能回復を目的として 143
運動時の変化 143
運動やスポーツの実践例：運動前には、ストレッチ・
体操から始めよう！.......................... 144
全身を使った運動を行おう！................ 146
スポーツ種目で楽しみながらリハビリテーション！... 147

5 車いす移動訓練の効果（樋口幸治）...... 148
10m走（瞬発力）............................. 148
3分間走（持久力）............................ 148
リピートターン（敏捷性）................... 148
車いす移動訓練の評価基準について 149

5 慢性期の排尿・排便管理
（佐藤 両・岡田 弘・牛山武久・永松秀樹）...... 150
排尿管理 150
排尿状態 150
排便管理 155

6 歯科（予防と治療）（大塚和樹）.......... 158
口腔内の状況 158
ブラッシング能力 158
口腔清掃の方法 159
歯科受診 161
治療 161

7 慢性期合併症管理（大熊雄祐）........... 163

1 合併症の予防と対策 163
褥瘡 163
拘縮 168
異所性骨化 169
骨萎縮と骨折 171
外傷性脊髄空洞症 173
皮膚合併症 174

2 随伴症状とその対策 175
痙性 175
慢性期自律神経機能異常 178
疼痛 179

8 看護（粟生田友子・吉田尚子）........... 183
病棟生活 183
看護ケア 184

9 上肢機能再建術（陶山哲夫）............. 188
手術の時期 188
再建術の目的 188
留意事項 188
術前評価と訓練 189
手術法と効果 189
術後の訓練と留意点 193

第4部
退院準備

1 利用可能な福祉制度とその利用（医療相談）
（上野久美子）................................ 196
身体障害者手帳 196
障害福祉サービス 196
介護保険 197
生活保護 198

労働者災害補償保険（労災保険）········· 198
経済面の支援 ····································· 199

2 環境整備（住宅整備）（野月夕香理）···· 200
ハウスアダプテーション ······················· 200

3 身体機能の維持（自主トレーニング）
（中村優子）···· 210
褥瘡予防 ··· 210
ベッド上での自主トレ ··························· 210
車いす上での自主トレ ··························· 212
車いす走行 ······································· 212

4 健康維持 ····································· 213
1 家庭での排泄準備（岡田 弘）············· 213
排尿準備 ··· 213
家庭での排便準備 ······························· 213
2 健康指導（粟生田友子・多田由美子）····· 213
健康管理 ··· 214
家族指導 ··· 218
在宅での支援体制 ······························· 219
退院後の調整 ····································· 219
3 健康増進（緒方 徹）························· 219
身体機能の維持 ································· 219
日常生活動作の維持 ····························· 219
身体機能や日常生活動作の維持を脅かす要因 ··· 219
合併症の予防と活動量 ··························· 220
活動量維持 ······································· 221
運動環境へのアクセス ··························· 222
運動の実践 ······································· 222
食事への意識も重要 ····························· 222

第5部
頸髄損傷者の心理

1 頸髄損傷者の心理（菅野博也）··········· 224
障害受容と受容過程 ····························· 224
ストレスコーピング ····························· 225
心理的支援の実際 ······························· 225

第6部
社会で生きる

1 社会生活を援助する資源の利用方法と福祉援助
（稼農和久）···· 230
1 障害者援助のための法律 ··················· 230
障害者基本法 ····································· 230
障害者総合支援法 ······························· 230
身体障害者福祉法 ······························· 237
介護保険法 ······································· 237
頸髄損傷と介護保険 ····························· 237

2 障害者施策の総合的取り組み ··············· 237
政府内各省庁における取り組み ················· 237
障害者の暮らしの支援（障害福祉サービス）····· 237
障害者の経済的自立の支援（年金制度等による所得
保障）···· 237
障害者の雇用と就労の促進 ····················· 238
相談窓口 ··· 238

2 障害者支援施設の役割 ── 生活の自立と就労援助
（上野久美子）···· 245
障害者支援施設とは ····························· 245
障害者支援施設の自立訓練（機能訓練）········· 245
国立重度障害者センター ························· 245
障害者支援施設利用のための手続き ············· 247

3 就労（上野久美子）························· 248
職業的リハビリテーション ····················· 248
職業生活の階層構造 ····························· 248
障害福祉サービスにおける就労支援 ············· 248
労働関係機関における職業リハビリテーション ··· 248
障害者職業リハビリテーションを推進する制度 ··· 250
在宅就労 ··· 251
職場復帰 ··· 251

4 復学、進学に向けて（上野久美子）········· 253
教育を受ける権利 ······························· 253
復学、転校 ······································· 253
進学 ··· 254
復学調整の際の配慮および確認事項 ············· 254
具体的な確認ポイント ··························· 255

5 頸髄損傷者の自動車運転 ··················· 258
1 自動車運転能力（岩﨑 洋）················· 258
生活圏の拡大（大きな目標と責任）············· 258
身体機能の把握 ································· 258
身体機能の練習 ································· 258
2 頸髄損傷者の自動車運転（熊倉良雄）······· 259
自動車運転免許 ································· 259
自動車の選び方 ································· 261
運転補助装置の選び方 ··························· 265
運転時の留意点 ································· 267
税・助成・貸付制度など ························· 269
家族が使用する介護型（介助型）の自動車 ······· 269

6 健康増進 ····································· 270
1 自己管理（佐久間肇）······················· 270
廃用症候群 ······································· 270
生活習慣病 ······································· 271
便秘 ··· 272
うつ熱 ··· 273
自律神経過反射 ································· 273
栄養 ··· 273
運動 ··· 273
睡眠 ··· 274

2 障害をもちながらの高齢化（緒方 徹）·············· 274
　脊髄損傷者の余命 ············· 274
　高齢化に応じた健康管理が大事 ············· 274
　脊髄損傷者にとっての予防の重要性 ············· 275

7 性と出産、子育て ············· 277
1 男性の場合（岡田 弘）············· 277
　性機能と挙児に関して ············· 277
　性機能と授精 ············· 277
　挙児手段としてのTESE-ICSI ············· 280
　挙児と性行為の分離 ············· 280
　相談のすすめ ············· 280
2 女性の場合（古谷健一）············· 281
　リハビリ医療と生殖・周産期領域との接点 ············· 281
　本邦における妊娠・分娩例の概要 ············· 281
　実際の脊髄損傷妊婦の管理・分娩 ············· 282
3 子育て（道木恭子）············· 285
　授乳 ············· 285
　おむつ交換・着替え ············· 285
　沐浴 ············· 286
　散歩 ············· 286
　遊び ············· 286
　病気の時 ············· 286
　ヘルパーの利用について ············· 286

8 レクリエーション ············· 288
1 総論（飛松好子）············· 288
2 レクリエーションとレジャー（飛松好子）············· 289
　インターネットの使用 ············· 289
　旅行、外出 ············· 289
　趣味 ············· 290
3 レクリエーションスポーツ（樋口幸治）············· 290

9 スポーツ競技者をめざす（陶山哲夫）············· 292
　スポーツの振興 ············· 292
　競技スポーツの目的 ············· 292
　パラリンピック ············· 292
　アンチドーピングの啓発・指導、および検査の実施 ··· 294

10 頸髄損傷者の生活（寄稿）············· 296
1 若い障害者の皆様へ　斎藤日出男氏 ············· 296
2 社会で生きる ············· 298
　腹をくくって向き合う〜受傷から、学位取得・就職・
　結婚・昇進・出産、今〜　砥川 潤氏 ············· 298
　今とその先の未来へ　長崎裕也氏 ············· 300
　今の自分だからできること〜夢と目標と〜
　長屋宏和氏 ············· 303
　いつか私もお母さんになりたい〜絶望から笑顔を
　取り戻すまでの12年間〜　又野亜希子氏 ············· 305
3 これから、これからです。頸損になって32年
　斎藤日出男氏 ············· 309

第7部
頸髄損傷研究の現状と今後

1 頸髄損傷研究の現状と今後（緒方 徹）············· 320
1 脊髄損傷治療の急性期治療に関する研究 ············· 320
　急性期は二次損傷の軽減が目標 ············· 320
2 脊髄損傷に対する再生医療 ············· 321
　慢性期治療 ············· 321
　完全麻痺は解剖学的にも完全麻痺か ············· 321
　頸髄損傷者にとっての再生医療 ············· 322
3 下肢機能訓練の先端技術 ············· 322
　装具歩行の研究開発 ············· 322
　脊髄の歩行パターン発生回路 ············· 323
　細胞レベルの変化、脊髄の可塑性 ············· 323
　ロボットを用いた歩行訓練 ············· 324
　頸髄損傷者にとっての歩行訓練 ············· 324
4 上肢機能訓練の先端技術 ············· 325

索引

装丁、カバー・扉イラスト　　斎藤日出男
本文イラスト　　　　　　　　雨宮幸子・古屋直徳
　　　　　　　　　　　　　　スタジオコア

第1部　頸髄損傷の病態

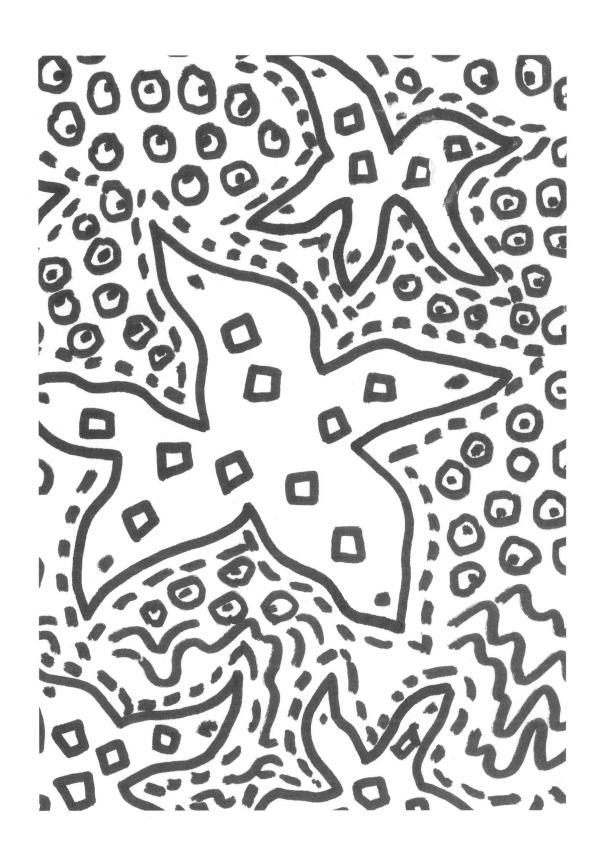

1 頸髄損傷とは ── 脊髄の解剖と病態生理

脊柱

脊柱とはいわゆる背骨のことで、ヒトでは7個の頸椎と、12個の胸椎と、5個の腰椎、それに仙椎骨、数個の尾椎から成っています。全体が柱状に連なって1本の背骨を形成して頭蓋骨を支え、体幹を保持し、骨盤につながっています。

脊柱を前方から見ると、頸椎が小さく、胸椎がその次で、腰椎は最も大きくなっています。頸椎が頭部の重量を支えるのに対して、腰椎は上半身全体を支えており、また胸椎は12本の肋骨と共に胸郭を形成し、肺などの内臓を保護しています。

脊柱を側方から見ると、頸椎と腰椎は前方に弓なりに弯曲しています。それに対して胸椎は後方に弓なりに弯曲しており、全体としてはS字カーブを描くようになっています。

仙椎骨は骨盤のところで椎骨どうしがくっついて一塊となり、骨盤の構成要素となっていますが、その他の椎骨は上下で椎間関節と椎間板により連結し、一つ一つ動けるようになっています。

椎骨と椎骨をつなぐ椎間板は、円板状の軟骨組織で、内部にはゲル状の柔らかい髄核があり、外側を丈夫な線維軟骨が取り囲んでいます。自動車のタイヤでいうとタイヤの外側の黒いゴムの部分が線維軟骨で、内側の柔らかいチューブの部分が髄核に相当します。椎間板は弾力性に富んでいて、クッションの役割を果たしており、脊柱が前後左右に屈曲したり、左右に回旋したりすることを可能にするとともに、物を持ったり、歩行したりする時に背骨にかかる衝撃を和らげています。

椎骨の前半部分は椎体と呼ばれ、頭部や体幹の重量を支える役割を果たしています。椎骨の後半部分には椎孔と呼ばれる孔が空いていて、椎孔の前方の壁は椎体の後面で、側方に椎弓根があり、後方部分には椎弓があります。

脊柱では上下に椎骨が連なることによって、椎孔が管状の構造となって1本の脊柱管を形成します。その脊柱管の中に、外力に対して弱いデリケートな脊髄が保護されています（図1.1）。脊椎の骨折や脱臼で脊柱管が損傷されると脊髄も損傷を受ける可能性が高くなります。

頸椎

頸椎は第1頸椎から第7頸椎までの7個の椎骨から成っています。このうち、上位頸椎を構成する第1頸椎は環椎、また第2頸椎は軸椎と呼ばれ、特殊な構造をしてい

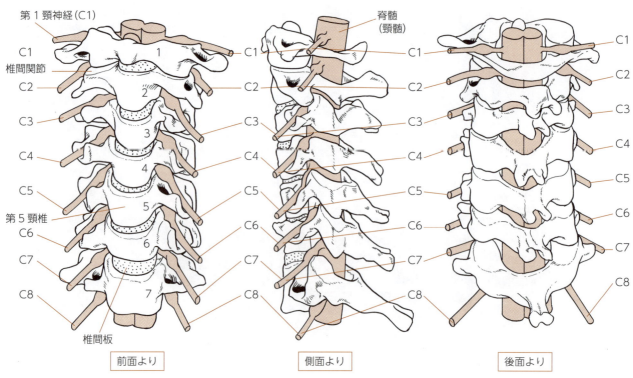

図1.1　7個の頸椎と脊柱管に囲まれ保護された頸髄，8対の頸神経

ます。
　環椎は前方の環椎前弓と、後方の環椎後弓を合わせてリング状の形をしています。一方、軸椎は椎体の上方部分が突起状になっていて、その部分を歯突起と呼びます。環椎前弓と軸椎の歯突起は、十字靱帯により結合し、軸椎の歯突起を中心に環椎が左右に回旋したり、屈曲したりしやすい構造になっており、上位頸椎の動きにより首が大きく動けるようになっています。第3〜7頸椎は前方の椎体の大きさに比べて、後方の椎弓が大きくなっており、頸椎椎弓は頸部脊柱管を安定化させる役割を果たしています。また頸椎後方の椎間関節は、関節面が斜め上方を向き、平らに近い形状になっており、首の屈曲・伸展・回旋などが行いやすい構造になっています。

脊髄と脊髄神経

■脳と脊髄は中枢神経

　脳と脊髄はともに多数の神経細胞と神経線維が集まって形成され、ここは身体各部から集められた情報を処理して、それに対する反応を決定する重要な中枢的役割を担う神経ですので中枢神経と呼ばれています。脊髄は延髄を介して脳とつながり、直径1.5cm、長さ45cm前後の表面は白色の光沢のある柔らかい器官で、下端は第1腰椎付近の高さで終わっています。それ以下は馬尾神経という末梢神経となり、仙椎から尾椎までつながっています。脊髄は硬膜、クモ膜、軟膜の三種の髄膜で包まれ、クモ膜と軟膜の間にはクモ膜下腔があり、無色透明の脳脊髄液で満たされています。

　脳と脊髄と馬尾神経は、頭蓋骨や脊柱管という硬い骨で守られた空間内で、脳脊髄液で満たされた硬膜という袋の中に漂うように存在して、外力によって傷つけられないよう保護されています。

■脊髄から脊髄神経（末梢神経）が枝分かれ

　中枢神経である脳や脊髄と全身の各部位（末梢と呼ばれます）を結ぶ伝達路の役目をしている神経を末梢神経と呼びます。脳からは12対の脳神経が、脊髄からは31対の脊髄神経が末梢神経として出入りしています。この神経は大きく分けて筋肉や皮膚に分布している体性神経と、内臓や血管に分布している自律神経に分類できます。さらに体性神経は熱い、痛いなどの情報を中枢に伝える感覚神経と、それに反応して中枢からの指令を送る運動神経に分類されます。自律神経は後述しますが交感神経と副交感神経に分類されます。

　脊髄の横断面は中央にH状に見える灰白質があり、そこには神経細胞が多く含まれています。その周囲を白質

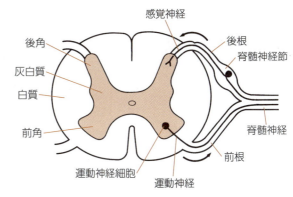

図1.2　脊髄の横断面図
運動神経は前角に存在する運動神経から延びる神経線維で、前根を通り脊髄神経を経て筋肉へ達します。感覚神経は身体各部からの感覚の情報を脊髄神経を経て後根を通り後角に送ります。脊髄を出た前根と後根の神経線維は束になり、1本の脊髄神経となります。
（佐藤昭夫, 他・編：人体の構造と機能 第2版. 医歯薬出版, 2002, p.212より改変）

が取り囲み、この部分は神経線維が多く含まれています。灰白質の前方に突出した部分を前角と呼び、後方に突出した部分を後角と呼びます。前角より出る神経線維は運動の刺激を筋肉に伝える運動神経で、後角に入る神経線維は身体各部の感覚の情報を中枢に伝える感覚神経です（図1.2）。

脊髄神経の呼び方

　脊髄の左右両側面からは31対の脊髄神経が出ています。

　このうち頸髄では8対の脊髄神経があり、これを頸神経と呼びます。最も頭側のものを第1頸神経（1st cervical nerve）と称し、C1と略称します。頸髄では順にC2、C3、〜C8と8対の脊髄神経（頸神経）を出しています（図1.1）。

　脊髄神経を送り出している脊髄の領域を髄節と呼びます（図1.3）。例えばC1の脊髄神経を出す領域の頸髄を第1頸髄節と呼び、C1（髄節）と表わします。C1からC8までの髄節の存在する部分を頸髄と呼びます。

　胸髄では12の髄節が存在し、それぞれに対応して12対の胸神経（thoracic nerve）を出し、T1からT12と呼びます（Thとも略します）。

　腰髄では5対の腰神経（lumbar nerve）、仙髄では5対の仙骨神経（sacral nerve）が出て、それぞれL1〜L5、S1〜S5と略称されます。尾椎にも1対の神経が出ていますので合計31対となります（図1.4）。

　頸神経は上肢に、胸神経は体幹部に、腰神経は下肢に、仙骨神経は会陰部に脊髄神経を送り、各部分の感覚の伝達や指令を行います。

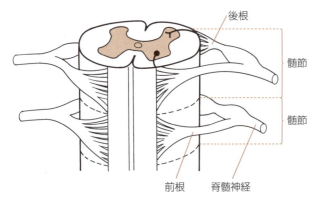

図1.3 髄節（脊髄を前方（腹側）より見た図）
前根，後根ともに，ある高さのものが集合して1本の脊髄神経になります．同じ脊髄神経に属する高さの脊髄の範囲を髄節と呼びます．
（吉川文雄：人体系統解剖学．南山堂，1993，p.636より改変）

脊髄は運動と感覚の伝導路

■大脳から末梢への運動系の伝導路

大脳の運動中枢（運動野）に存在する中枢神経細胞から遠心性（下行性）に長い神経線維が出され、同側の大脳内を通過し、脳幹部を経て反対側の脊髄に入り脊髄前角に達します。ここまでは中枢神経に属します。この中枢の神経線維は脊髄前角に存在する末梢神経細胞に連絡しています。末梢神経細胞は新たに脊髄前角から長い神経線維を骨格筋に送ります。これを運動神経と呼びます。運動中枢で生じた運動の刺激はこのルートを伝わり筋肉の収縮を促し、運動を起こします（図1.5）。

運動系の中枢神経線維の伝達路は、随意運動を司る錐体路と、不随意運動や細かい筋肉の動きを可能にする伝達路の錐体外路の二種類があり、各々大脳内では別のルートを通過しますが、いずれも脊髄を通過して前角に達します。

脊髄が損傷されると、通過する中枢神経線維が損傷を受け、それ以下の末梢に送られるべき運動刺激が遮断され、損傷部位以下で筋の運動は起こらず、運動麻痺になります。

■末梢から大脳への感覚系の伝導路

表在感覚として皮膚の触覚、圧覚、痛覚、温冷覚があり、深部感覚として関節の動きを感知する運動覚、関節の位置に関する位置覚、筋肉の運動に関する抵抗感覚（力覚）などがあります。いずれも末梢に存在する受容器からの情報として末梢神経を通じて脊髄後根より脊髄に入り、伝達される感覚の種類によって、それぞれ後索路、脊髄視床路、脊髄網様体路を通り、上行性に大脳皮質感覚野に達し認識されます。この経路が脊髄で損傷さ

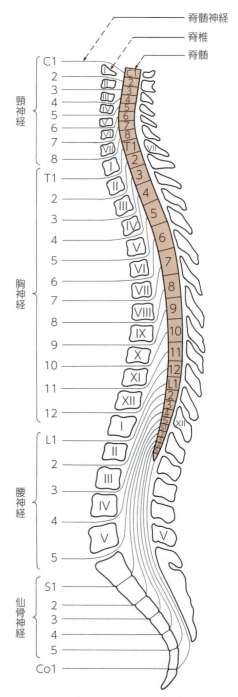

図1.4 脊椎と脊髄，脊髄神経の位置関係を示す模式図
（杉浦和朗：イラストによる中枢神経の理解 第3版．医歯薬出版，1998，p.81より改変）

れ伝達路が遮断されると、感覚として大脳で認識されず損傷部以下の感覚麻痺となります（図1.6）。

自律神経と脊髄の関係

■生命維持に必要な神経系

身体の循環、呼吸、消化、排尿、排便、生殖など生命の維持に必要な自律機能を司るのが自律神経です。これには交感神経系と副交感神経系の二種類があります。前者は脊髄から、後者は脳幹と脊髄から出て全身に広く分布しています。

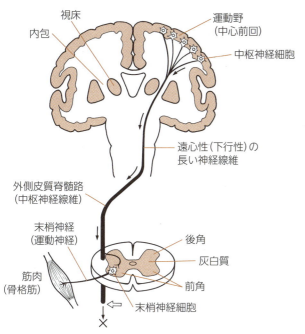

図1.5 大脳から末梢への運動伝導路（錐体路）
大脳の運動野から発せられた運動刺激は外側皮質脊髄路を下行し前角に達し，ここで末梢神経に連絡し筋肉に達し運動を起こします．⇐で切断されると伝導路は遮断されそれ以下の身体各部の筋肉運動は麻痺します．
（佐藤昭夫，他・編：人体の構造と機能 第2版．医歯薬出版，2003，p.225を参考に作成）

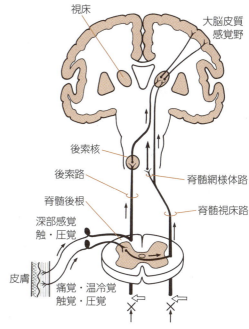

図1.6 末梢から大脳への感覚伝導路
二つのルートがあり少し複雑です．触覚，圧覚の一部と深部感覚のすべては後根から脊髄に入り同側の後索路を上行して脳幹で反対側に交差して大脳皮質感覚野に入ります．痛覚，温冷覚と触覚，圧覚の一部は後根から脊髄に入った後，反対側の脊髄視床路を上行して大脳感覚野に至ります．⇐で切断されるとそれ以下の身体各部からの感覚の伝導路が遮断されて感覚は麻痺します．
（佐藤昭夫，他・編：人体の構造と機能 第2版．医歯薬出版，2003，p.225より改変）

頸髄損傷では自律神経に関与した特徴的な多くの症状が出現します．

■交感神経系と副交感神経系

それぞれが拮抗する働きを持っていて，交感神経は内臓神経が身体活動に適した状態になるように作用し，副交感神経は身体安静に適した状態に作用するのがおおよその働きです．多くの内臓や器官がこの二つの神経の二重支配を受けることで生体のホメオスタシス（恒常性）を保つのに役立っています．脊髄を損傷されると自律神経の調節やバランスが障害され様々な症状が生じ，生命に関係することもあります．

■自律神経の中枢

脳幹と脊髄は自律神経の第一次中枢と呼ばれています．すべての交感神経は脊髄から，副交感神経は脊髄と脳幹から内臓などの諸器官に向かって神経線維を送り出しています．ここで起こる刺激の伝導（ニューロン活動）はさらに上位の中枢である脳幹の自律神経中枢の調節を受けます．脳幹の中枢は，循環，呼吸，排尿などの生命維持に必要な自律機能を調節する重要な部位で，解剖的に同定される場所としては確定できないのですが，神経線維のネットワークとして広範囲に存在しています．

さらに上位の高次の中枢が存在する視床下部では，体温調節中枢，摂食中枢，満腹中枢などがありその制御調節機能は自律神経のみではなく，体性神経や内分泌にまで及びます．

また，さらにその上の中枢に大脳辺縁系や大脳皮質連合野があり，感覚情報を認識したり，運動計画を立てたり，反応を調節することが可能で，空腹，渇き，便意，尿意などが認識されるのです．

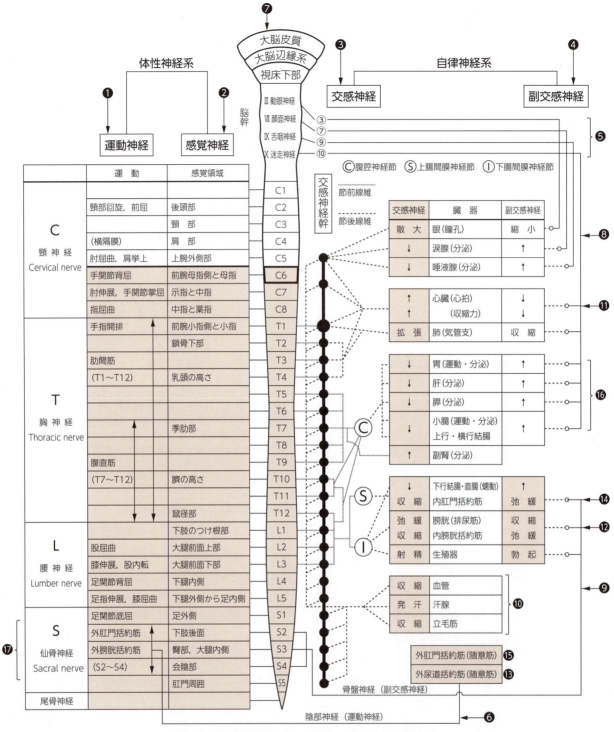

図1.7 第5頸髄損傷（C5損傷）の麻痺状況の模式図
頸髄損傷で発生する各種症状の理解のため運動神経，感覚神経，交感神経，副交感神経の概略，麻痺状況を示した図．下記「第5頸髄損傷の模式図の見方と説明」の黒丸の番号と見比べて参照してください．C5損傷とはC5までは正常という呼称．
（佐藤昭夫，他・編：人体の構造と機能 第2版．医歯薬出版，2003, p.229，また，佐藤昭夫，他：自律機能生理学．金芳堂，1995より改変）

◆ **図1.7の第5頸髄損傷の模式図の見方と説明** ◆

頸髄損傷は運動神経、感覚神経、交感神経、副交感神経の広範な麻痺を起こす障害です。その全貌を知ると頸髄損傷を理解しやすいので、その概略を示したのが上の模式図です。簡単な概略を知りたい人は以下の▶1、2、3を、もう少し知りたい人は▶4を、さらに病態生理との関係を知りたい人は▶5をお読みください。C5損傷とはC5までが正常で、C6以下が麻痺している状態の呼び方です。その麻痺の部分を色づけしています。また説明をわかりやすくするために完全麻痺（損傷部以下が完全に麻痺している）について説明しています。

詳細は本書の中にも述べられておりますが、さらに詳しくは生理学の成書を参照してください。

▶1. 麻痺の範囲

この模式図は第5頸髄損傷（C5損傷と呼びます）の場合の麻痺状態を表わしている図です。麻痺のあるところがオレンジ色に色づけされています。中央に縦長に描かれているのが脊髄です。C6以下の脊髄がオレンジ色で麻痺を表わしています。

脊髄より向かって左側は体性神経すなわち運動神経❶と感覚神経❷の支配領域を表わしています。

向かって右側は自律神経系すなわち交感神経❸と副交感神経❹の支配の模式図です。いずれもオレンジ色の麻痺の範囲が大きいことがわかります。

▶2. 脊髄から脊髄神経が、脳幹から副交感神経が出ます

中央の脊髄の図には番号が書いてありC1～C8が頸髄、T1～T12が胸髄、L1～L5が腰髄、S1～S5が仙髄です。その各々の区画は髄節と呼ばれ、左右1本の脊髄神経が出入りします。図では左側に1本です。その各々の支配する運動神経や感覚神経が決められています。例えばC5と区画された番号の書いてある部分は、これを第5頸髄節（以下C5と略称します）と呼ぶのですが、この部分が図では麻痺がない最下部として白く描かれています。実際に損傷を受けているのはその下のC6の部分以下なので、ここからがオレンジ色の麻痺部分に描かれています。

脊髄の上部に書かれているⅢ、Ⅶ、Ⅸ、Ⅹのローマ数字は、その番号の脳神経がここから副交感神経❺として出ていくところで位置的には脳幹です。

▶3. 第5頸髄損傷（C5損傷）の呼び方と損傷部位

リハビリテーションではC5損傷というのはC5までは正常で、C6以下に麻痺がある時にこのような呼び方をします。Below C5ともいいます。しかし損傷が存在するのはC6で、図では特に縁取りを太くしてあります。また実際にはC7以下の複数髄節が損傷されることもあります。救急を扱う整形外科、脳外科ではこの損傷を第6頸髄損傷（C6損傷　at C6）と呼ぶことがあり、損傷の存在部位に重点を置いているためで、どちらを診断名として使っているか注意が必要です。

▶4. C5損傷時の麻痺の状況

（1）運動神経の麻痺の状況

図のC5の運動神経の欄に記載してあるように、「肘屈曲」する、「肩挙上」することは可能で、C6は損傷を受けている部位ですから、この欄の示すように「手関節背屈」（手首を反らすこと）が不可能になります。さらにC6以下は、肘を伸ばす、指を握る、指を開くなども麻痺し、体幹部の肋間筋や腹直筋から下肢の股、膝、足関節まですべて麻痺することをこの図では表わしています。

さらにS2・3・4の排便、排尿を意志の力でコントロールできる随意筋である外肛門括約筋、外尿道括約筋も運動神経支配のために麻痺していることがわかります❻.

（2）感覚神経の麻痺状況

C5の欄を感覚神経のところで見ると上腕外側部（ワイシャツのネームを入れる袖の部分にあたる）の感覚は正常で、C6は前腕母指側と母指がオレンジ色で麻痺のあることが示されています。C6以下は上肢、体幹、下肢、肛門周囲まで感覚麻痺が生じていることがわかります。

（3）交感神経の麻痺状況：すべて麻痺します

自律神経の中の交感神経❸は脊髄の右側に描かれている縦長の串団子状の交感神経幹に注目してください。これは実際には脊柱の左右両側に存在しますが簡略化のため一部のみを表わしています。この交感神経幹には脊髄T1～L3に存在する交感神経中枢から神経線維（節前線維）が送られます。ここで次の神経線維（節後線維）に連絡し各臓器に交感神経が送られ作用します。

T1～L3までの脊髄の中枢の交感神経を制御するのが、上位中枢の脳幹や、さらに高次の中枢として視床下部、大脳辺縁系、大脳皮質❼です。上位の中枢から脊髄の中枢を制御する神経線維はすべて頸髄を通過するので、C5損傷の場合C6以下が麻痺となりますのでT1～L3までの脊髄の交感神経中枢は上位中枢から調節がなくなり麻痺します。交感神経が効果を示す臓器への作用はすべて麻痺しオレンジ色に描かれています。

（4）副交感神経の麻痺状況：温存と麻痺の二つのルート

副交感神経の臓器に至る経路は二種類あり、一つは脳幹部より出て動眼、顔面、舌咽、迷走の四つの神経❺を経由して末梢に向かい効果を及ぼす臓器に達するものです。特に、胸腹部の臓器に作用する迷走神経（Ⅹ神経）❽は、図のように頸髄を通過することなく頸部の軟部組織を通過して内臓に達します。このため頸髄損傷（脊髄損傷も含めて）では損傷を受けることなく副交感神経の作用は温存され白色に描かれています。

もう一つの別のルートは、仙髄のS2・3・4に中枢を持つ副交感神経❾で骨盤神経を経由して下行結腸、直腸、膀胱、生殖器（骨盤内臓器ともいわれる）に達するものです。頸髄損傷では、この副交感神経は脊髄を通過するルートですので脳幹部やさらに上位からの調節の情報が遮断されて、図のごとく直腸や膀胱などオレンジ色の部分で副交感神経の作用が発揮できません。この部分は排尿や排便に関係するので重要なところです。

このように交感神経、副交感神経は起始する場所と神経線維の走行ルートが異なることにより頸髄損傷の特徴的な症状を起こすのです。

▶5. 頸髄損傷による自律神経の症状

（1）頸髄損傷では発汗作用がなくなること：夏季のうつ熱の原因に

交感神経は、交感神経幹から全身の血管、汗腺、立毛筋に分布しています。模式図では交感神経幹から斜め左下方に破線が描かれていて、これが縦の一本の破線（節後線維を表わしています）にまとめられて血管、汗腺、立毛筋につながり支配を示しています❿. これに拮抗する副交感神経からは神経が送られていないので、作用するのは交感神経のみです。そのため交感神経の障害される頸髄損傷では、血管は収縮せず、緊張を失って拡張し、発汗もなくなり、立毛筋も収縮しなくなります。発汗がないので夏季などで室温が25・26℃以上になると発汗による冷却作用（蒸発熱）を欠くために体温が上昇し、うつ熱の原因になります。

（2）頸髄損傷では低血圧や心拍数の減少が起こること

心臓は交感神経からの心拍数増加や収縮力増加作用がなくなり、一方、副交感神経側の作用による心拍数の減少、収縮力の低下は、頸髄損傷による影響を受けないので常に作用します。両者は拮抗作用ですので副交感神経のみが強く作用してしまうことになります⓫. そのため、頸髄損傷の人は血圧が90/60程度と低く、心拍数も減少し60/分以下になることもあります。

（3）蓄尿と排尿の機構と障害

膀胱に尿がたまる作用は、脊髄の中枢はT12〜L3にある交感神経が作用するためで、ここから出る神経線維は交感神経幹を通り下腸間膜神経節（模式図では①）より下腹神経を通じて膀胱を弛緩させ、同時に膀胱と尿道の間に存在する内膀胱括約筋を収縮させることで、膀胱に尿が蓄えられるのです⓬.

正常では膀胱内に尿がたまると骨盤神経（副交感神経）⓬が活動し、同時に交感神経活動の低下⓬と意識的に排尿を制御できる筋を支配している陰部神経（運動神経）により外尿道括約筋⓭が弛緩され排尿が起こります。

ところが頸髄損傷では交感神経、副交感神経、運動神経の三者が麻痺状態になるので複雑な排尿障害が起こります。

（4）排便の障害

排便の中枢は排尿と同じくS2・3・4にあります。脊髄の排便中枢は副交感神経（骨盤神経）を介して直腸の筋層を収縮させ、内肛門括約筋を弛緩させ排便しやすいように準備されます⓮. この時その肛門の出口に近い側に外肛門括約筋があり、これは運動神経の陰部神経支配で随意的に調節できる筋で、つまり我慢ができるのですが、これを弛緩することで排便が起こります⓯.

頸髄損傷では交感神経、副交感神経（骨盤神経）、運動神経の三者が麻痺し、便意も消失するので排便の状態は便秘や便失禁など複雑な様相になります。

（5）消化管の影響

消化管の運動は交感および副交感神経に支配されます。

頸髄損傷では胃、小腸、上行結腸、横行結腸の蠕動に関しては模式図のように交感神経支配の作用は障害されますが、迷走神経（副交感神経）は影響を受けないため、この部分の蠕動は維持します⓰. ところが下行結腸、直腸はS2〜S4に中枢を持つ副交感神経（骨盤神経）支配のために交感神経とともに障害を受けて自律神経の調節作用が消失し⓮、この部分では壁内神経叢のみの運動となり蠕動が低下し便秘になりやすいのです。

（6）脊髄反射

熱いものに手を触れると素早く手を引っ込めるのは反射です。皮膚、筋肉、内臓に刺激が加わると求心性に情報が神経線維により脊髄に運ばれ、脊髄の反射中枢により意志とは無関係に刺激は遠心性に神経線維を経由して筋肉や臓器に達して反応を伝える仕組みを脊髄反射といいます。この一連の神経の情報の伝達回路を反射弓と呼びます。体性神経でも自律神経でもこの反射を起こします。この反射弓は模式図のように、C6の部分が損傷部位の場合は通過する反射弓もこの部分で破壊され作用しませんが、C7以下では脊髄そのものが損傷されていないので反射弓は破壊されず残存しています。

脊髄の反射弓は脳幹や大脳皮質などの上位中枢から抑制や調節を受けるのですが、その途中のC6部分で遮断され抑制が反射弓に届かないC7以下では、正常では起こらない症状の反射が現れることがあります。例えば運動神経の関与した下肢の痙性（下肢の筋肉のつっぱりや痙攣）や、自律神経の関与した自律神経過反射などが発生します。

《脊髄ショック期》

脊髄はC6が損傷を受けると直後から脊髄のC6以下のすべてが麻痺します。上記の反射弓もすべて麻痺してしまいます。これを脊髄ショックといいます。24時間から3週間くらいを経るとショック期は消失して脊髄反射は回復するのですが、ショック期が回復してからは脳幹部や大脳からの調節を受けることのない脊髄反射となります。

頸髄損傷では以下のような脊髄性の反射が特徴的です。

1）自律神経過反射

自律神経には臓器に作用を及ぼすための遠心性線維と、これとほぼ並行して走る内臓から自律神経の脊髄中枢に向けて走る求心性（上行性）の自律神経線維（求心

路：内臓求心神経とも呼ばれる）が存在します。

頸髄損傷では膀胱に尿が蓄積し拡張すると❿、この情報が仙髄の自律神経求心路❾に伝わり、交感神経の脊髄中枢内で反射回路ができあがり、刺激情報は腹腔神経節（交感神経）Ⓒを介して交感神経が一斉に刺激され内臓血管収縮が起こり、血圧が上昇し激しい頭痛が起こります。同時に体表に分布する交感神経❿も反射性に刺激を受け顔面紅潮や発汗、立毛筋収縮による鳥肌が生じます。

血圧の上昇に関しては頸動脈洞、大動脈弓などの圧受容器が感知し迷走神経（副交感神経）⓫を刺激して心拍数が減少して徐脈になります。腹腔神経節の上限のT5を越えて頭側に刺激が進めば心臓に刺激が及び頻脈になる場合もあります。しかし血管収縮に対して生じる脳幹の循環中枢からの血管拡張の信号は頸髄損傷では交感神経節に達しないので内臓の血管収縮は収まらず、血圧上昇は持続したままになります。膀胱内圧を減少させるような処置をするまで血圧上昇は持続します。膀胱の充満のみではなく内臓の刺激でも発生します。頸髄損傷慢性期で使われる「代償尿意」や「代償便意」はこの反射を利用したものです。

2）起立性低血圧は内臓－内臓（自律神経）反射の不全で起こる

正常では体位を変えたり運動をして全身の血圧が変化すると圧受容器反射が起こり血圧を安定に維持するように反射が起こり自動的に調節されます。

頸髄損傷では副交感神経（迷走神経）⓫の作用は存続

し徐脈や低血圧状態になっています。さらに交感神経機能は麻痺しているために内臓血管が弛緩し❿、内臓に血液がたまり血液還流が低下するので全身の血液量が減少して低血圧の状態にあります。その時急に上半身を起こすと、重力で血液が腹部や下肢に沈下し脳貧血状態になり意識を消失することもあります。これは頸髄損傷のため脳幹の循環中枢から血管収縮を促す交感神経刺激が発せられても頸髄で遮断されて、脊髄の交感神経中枢を刺激できないために血圧の上昇が起こらず、起立性低血圧が持続するのです。

3）トリガーポイントは体性－内臓（自律神経）反射による

頸髄損傷を含め脊髄損傷ではS2・3・4の感覚神経の皮膚感覚領域の分節⓱の刺激を与えると、同じS2・3・4の高位に排尿の脊髄中枢があることから反射回路がつながり排尿を促すことができます。これは体性膀胱反射を利用するのでトリガーポイントとして知られています。下腹部を叩打して排尿を促すこともトリガーポイントとして利用されます。脊髄に障害のない正常の場合、この反射は脳幹の上位中枢により抑制されているので起こりません。

参考文献

・佐藤昭夫, 佐伯由香・編：人体の構造と機能 第2版, 医歯薬出版, 2003.

（阿久根徹・二瓶隆一）

2 頸髄損傷の症状と診断

1 神経症状

　脊髄損傷の急性期は、脊髄機能が損傷部位以下で一時的にすべて麻痺となることが多く、運動、感覚、反射がすべて消失し、脊髄ショックという状態になります。筋、血管は弛緩して血圧は低下し尿閉となり弛緩性麻痺の状態を呈します。この状態は24時間から数週続きます。頸髄損傷では頸髄の構造上、伝導路（信号の伝わる経路）の位置配列が最外側にある仙髄への感覚・運動路が損傷をまぬがれる可能性が高く（図1.8）、脊髄ショック期に少しでも仙髄の機能が保たれていれば不全麻痺で麻痺が回復する可能性があります。具体的には肛門周囲の知覚が残存していたり肛門括約筋の随意収縮や足指運動が可能であるなどです。

　その後に損傷部以下の脊髄反射が回復しはじめ脊髄ショック期を離脱します。脊髄下位に中枢がある「球海綿体反射」と「肛門反射」が最も早期に回復が見られます。球海綿体反射は陰茎亀頭部を刺激すると肛門が収縮する反射で、肛門反射は肛門近くの皮膚を刺激すると肛門が収縮する反射です。両者とも反射の中枢は第4・5仙髄（S4・5）です。これらの反射が出現した後でも知覚運動が完全に麻痺していると回復は望めなくなります。脊髄ショック離脱後は損傷部より尾側は痙性麻痺を呈します。

運動麻痺

　脊髄損傷での運動麻痺は損傷部位以下の支配を受けている筋肉が麻痺します。頸髄の損傷では四肢麻痺、胸髄損傷では体幹と両下肢麻痺（対麻痺）、腰髄の損傷では対麻痺というように、頭側から順に髄節が支配している筋

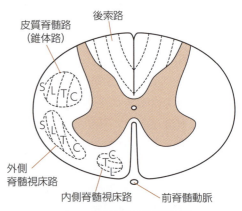

図1.8 頸髄横断面神経解剖
中心に灰白質があり，周辺に索路の集合である白質がある．
白質の主な伝導路として，
・後索路：触覚，位置覚，運動覚，振動覚
・皮質脊髄路（錐体路）：随意運動
・外側脊髄視床路：痛覚，温冷覚
・内側脊髄視床路：触覚
がある．各々の伝導路は，仙髄（S），腰髄（L），胸髄（T），頸髄（C）に配列されている．
（千野直一・編：リハビリテーションMOOK11 脊髄損傷のリハビリテーション．金原出版，2005，p.174より）

肉は決まっています（表1.1）。
　頸髄損傷では肋間筋も麻痺となるので胸式呼吸が妨げられ、呼吸機能、排痰機能が低下します。高位の頸髄損傷（C4以上）では横隔神経の麻痺により重篤な呼吸障害が生じます。

感覚麻痺

　感覚の種類として表在知覚の触覚・痛覚・温度覚と、深部知覚の位置覚・振動覚があります。情報の伝わる経路としては後根から脊髄の後方（後索路）を通るルート

表1.1　主な運動と筋肉およびその脊髄髄節支配

呼吸	C2〜4	横隔膜	呼吸	T2〜T12	肋間筋
肩の挙上	C5〜6	三角筋	体幹の前屈	T8〜T12	腹筋
肘の屈曲	C5〜6	二頭筋（C5）	股関節の屈曲	L1〜L3	腸腰筋（L2）
肘の伸展	C6〜8	三頭筋	股関節の外転	L4〜S1	中殿筋
手首の背屈	C6〜8	手根背屈筋（C6）	膝の伸展	L2〜L4	大腿四頭筋（L3）
手指の伸展	C6〜8	手指伸筋（C7）	膝の屈曲	L4〜S2	ハムストリングス
手指の屈曲	C7〜T1	手指屈筋（C8）	足首の背屈	L5〜S1	前脛骨筋（L4）
手指の開閉	C8〜T1	手内筋（T1）	足指の背屈	L4〜S1	長趾伸筋（L5）
			足首の底屈	L5〜S2	腓腹筋（S1）

（鷹野昭士：神経症状．頸髄損傷のリハビリテーション 改訂第2版，p.11より）

（深部感覚と触覚の一部）と対側の脊髄前側方（脊髄視床路）を通るルート（痛覚、温度覚と触覚の一部）の二つがあります。これらの各種の感覚を調べることで脊髄の横断面でどの部分が損傷されたかがわかります（図1.8）。

触覚は筆や毛などを用い、痛覚はピンで軽く押して調べます。位置覚は母趾を上や下に曲げてその方向を患者に答えてもらい、振動覚は音叉を骨の突出部（内果など）に当てて調べます。

感覚障害の程度は、完全に消失しているか（完全麻痺）、低下しているが残存しているか（不全麻痺）調べます。知覚が過敏となっている時もあります。

■感覚障害の範囲

皮膚には髄節が支配している感覚の範囲があります（デルマトーム）。ASIA（American Spinal Injury Association：アメリカ脊髄損傷協会）の脊髄損傷の標準神経学的分類法（ISNCSCI：International Standard for Neurological Classification of Spinal Cord Injury）にも示されており、髄節の感覚支配の領域およびチェックする点（標準感覚点：key sensory point）が示されています（図1.9）。

自律神経機能障害

自律神経系は、交感神経が胸腰髄節の交感神経中枢から節前神経が出て交感神経幹に至り、ここで節後線維に連絡して各臓器に分布します。内臓器に分布する副交感神経は、脳幹から出る迷走神経および仙髄節より出ています。脊髄を損傷すると交感神経系と副交感神経系の調整、バランスが崩れ自律神経障害を来します。

①血管運動機能障害

交感神経系の機能低下で血管の収縮反射が損なわれ、麻痺域の血管は緊張を失って拡張し体温も上がり静脈も拡張します。

②起立性低血圧

臥位から急に座位にした時に血圧が低下し気分不快を訴え、はなはだしい時には失神します。上記の血管運動機能障害により、体を起こした時に麻痺域に血液が過剰に貯留され循環血液量が急激に減少して低血圧となり症状が出現します。体位を臥位に戻すと血圧は回復します。

③体温調節障害（発汗障害）

麻痺域の皮膚発汗が障害され体温調節障害が生じます。体温が体内に蓄積され熱っぽくなり、めまいや不快感などを生じます（うつ熱）。

④自律神経過反射

頸髄損傷や上位の胸髄損傷で起こります。膀胱に尿が過剰にたまるなどの麻痺域への刺激によって起こり、交感神経系が刺激され高血圧を呈します。頭痛や発汗なども来します。さらに血圧上昇を大動脈弓や頸動脈洞の圧受容器で感知すると迷走神経が興奮し、副交感神経優位な反応として徐脈が起こります。自律神経過反射の発症時には導尿をするなど刺激となる要因を取り除きます。

⑤排尿障害

正常な排尿機能は尿意を感じる、十分な尿を膀胱にためられる、尿を排出できる、の三つの機能で成り立っています。

脊髄損傷では仙髄の排尿中枢と尿意を自覚する大脳皮質間での連絡が絶たれてしまうため尿意を感じなくなります。こうした状況でも膀胱に尿がたまった時の自律神経系の反射で起こる発汗や寒気などを代償尿意として利用できる時もあります。

受傷直後の脊髄ショック期は排尿反射も消失し膀胱も収縮せず尿閉となります。この時期に過剰に膀胱に尿をためてしまうと膀胱に不可逆的なダメージを生じてしまうので尿道にカテーテル（管）を挿入して尿を出します。感染を生じないように無菌的な操作で行います。

脊髄ショック期を脱すると排尿反射は回復します。仙髄の排尿中枢より高位で脊髄を損傷された時は上位中枢の制御を失い膀胱に尿がたまると反射的に排尿が起こります（排尿筋過活動）。尿意がなく我慢すること（随意性抑制）もできないので尿失禁を起こします。尿は完全に出し切れず残尿があります。

また正常の状態では、脳幹にある排尿中枢が排尿筋と括約筋を協調した働き（尿道括約筋が弛緩した後に排尿筋が収縮）をするように調整していますが、脊髄損傷では脳幹と脊髄の間で情報伝達障害があるためこの調整が正常に働きません。排尿筋外尿道括約筋協調不全（Detrusor Sphincter Dyssynergia：DSD）という病態で膀胱に尿がたまっても出にくくなります。尿がたまりすぎると自律神経過反射の誘因になります（図1.10）。

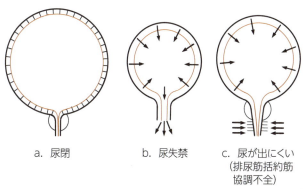

a. 尿閉　　b. 尿失禁　　c. 尿が出にくい（排尿筋括約筋協調不全）

図1.10　排尿機能障害のタイプ
（鷹野昭士：神経症状．頸髄損傷のリハビリテーション 改訂第2版．p.13より）

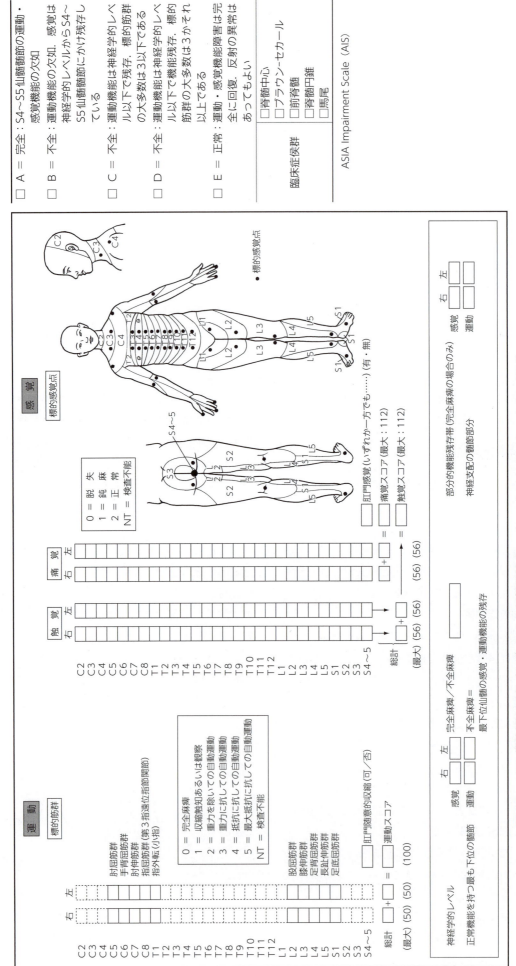

図1.9 ASIA機能障害尺度（AIS）による評価用紙（Americans Spinal Injury Association, 1992）

⑥排便障害

急性期の脊髄ショック期は、腸管運動も低下し便が固くなり便秘になります。麻痺性イレウスの発症に注意します。慢性期では迷走神経支配の胃、小腸、結腸の機能は保たれますが、S状結腸と直腸の機能が麻痺します。便意がなく、便の移動が遅く便秘になります。排尿障害時の代償尿意と同様に、自律神経の反射での症状を代償便意として感じることもできます。

（大熊雄祐）

2 排尿・排便障害のメカニズム

排尿障害のメカニズム

正常の排尿では膀胱と尿道とが協調して働いています。この協調運動は脳幹部の橋排尿中枢と脊髄反射によって行われていて、大脳がさらにこれをコントロールしています。排尿に関わる末梢神経には副交感神経、交感神経、体性神経の3種類があり、副交感神経と体性神経の脊髄中枢は仙髄（S2～4）、交感神経の脊髄中枢は胸腰髄（Th10～L2）にあります。膀胱に尿をためている時には、交感神経と体性神経が働いて、膀胱を弛緩させるとともに膀胱の出口や外尿道括約筋を収縮させます。尿を排出する時には、橋排尿中枢からの指令で主に副交感神経が働いて、膀胱が収縮するとともに膀胱の出口や外尿道括約筋は弛緩して開きます。尿意は骨盤神経を通って脊髄に入り脳に伝えられます。

頸髄損傷では脳幹部と脊髄の中枢をつなぐ経路が切れるので脳で考えて排尿をコントロールすることができなくなります。また、尿意も脳に伝わらなくなります。それとともに新しい脊髄の反射ができてきます。正常の場合より細い神経線維によって尿意が伝えられるようになり、仙髄の副交感神経中枢を直接興奮させて、膀胱に尿がたまると自動的に膀胱の収縮を起こすようになります（排尿筋過活動）。このため、反射排尿が可能になりますが、この膀胱収縮は持続しないことが多く、しばしば残尿が見られます。また、体性神経中枢も一緒に興奮させて、膀胱収縮と同時に外尿道括約筋が収縮する排尿筋外尿道括約筋協調不全（DSD：膀胱の収縮はあっても、同時に外尿道括約筋が収縮してしまうこと）が起きることが多くなります（図1.11）。外尿道括約筋が収縮すると膀胱の出口が開かないのでスムーズな排尿ができず、膀胱内の圧力が高くなりすぎて膀胱壁が傷害され、腎障害が生じる原因となります。

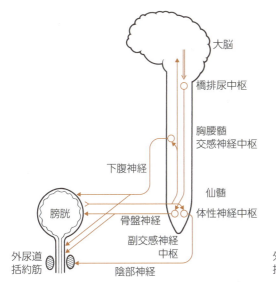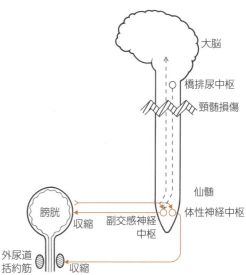

図1.11 排尿障害のメカニズム
左：正常の排尿では脳幹部の橋排尿中枢と脊髄反射によって，膀胱と尿道とが協調して働いていて，大脳がさらにこれをコントロールしています．
右：頸髄損傷により脳幹部と脊髄中枢をつなぐ経路が切れると新しい脊髄反射ができて，膀胱に尿がたまると自動的に膀胱収縮を起こすようになります．同時に外尿道括約筋も収縮することが多くなります．

排便障害のメカニズム

　食物は消化されて小腸から大腸に送られます。消化物は当初は水様ですが、大腸の中を行ったり来たりしながら運ばれる間に徐々に水分が吸収されて固まった便が形成されます。便の硬さは便が大腸を通過する時間と関係するといわれています。腸の壁の中には豊富な壁内神経叢があり、さらに副交感神経と交感神経が分布しています。副交感神経は脳神経である迷走神経と仙髄（S2～4）からの骨盤神経が分布しており、交感神経は胸腰髄（Th10～L2）から出ます。腸の運動は主に壁内神経叢の働きで行われており、副交感神経と交感神経はそれを調節しています。そのため、頸髄損傷でも壁内神経叢の働きにより基本的に腸の運動は保たれますが、運動のリズムが変わり、食物（便）の通過時間が長くなります。頸髄損傷者では健常者に比べて大腸通過時間が2倍以上に延長しますが、大腸のすべての部分で通過時間が延長しているという報告[5]と下行結腸から直腸S状結腸での延長が主であるという報告[6]があります。

　1日に1、2回、運動や食事に伴って大蠕動という大腸の大きな動きが起こり、便は直腸に運ばれます。便が直腸内に移動して直腸内圧が上がると、その刺激が骨盤神経を通って脊髄に入り、脳に伝達されて便意として感じます。一方、肛門上部の陰部神経により、直腸の内容が固形便か、液状便か、ガスかを区別することができ、これをサンプリング反応といいます。正常の肛門には内肛門括約筋と外肛門括約筋があります。内肛門括約筋は平滑筋で主に交感神経の働きで持続的に収縮しており、外肛門括約筋は横紋筋で陰部神経（体性神経）の支配を受けていて、意識的に収縮、弛緩できます。便が直腸に下りてくると反射により内肛門括約筋が弛緩します（直腸肛門抑制反射）が、外肛門括約筋が収縮して便を保持します。便意を感じても排便しないと直腸が弛緩して便意がなくなります。これを「アコモデーション」といい、直腸における便の保持に対して重要な役割を果たしています。便を排出する時には意識的に外肛門括約筋を弛緩させて肛門を緩めるとともに、自律神経の働きで直腸が収縮し、さらに、意識的に腹筋や呼吸筋を働かせて腹圧を高め排便します。

　頸髄損傷による排便障害は直腸肛門機能障害とも呼ばれます。頸髄損傷では脳による意識的な排便のコントロールができなくなります。意識的に外肛門括約筋を働かせることができなくなるとともに、腹圧がかけられなくなります。また、便意も感じなくなりますが、直腸内圧上昇時の自律神経過反射を代償便意として感じることがあります。損傷部位より下の脊髄の反射は残るので、外肛門括約筋は痙性に収縮します。このため、便の保持はできますが、排便が困難になります。また、直腸の収縮や腹圧上昇により外肛門括約筋がさらに収縮する、肛門直腸協調不全（奇異性収縮）が見られることも多くなります。直腸粘膜を指や座薬などで刺激すると、大腸の蠕動が誘発されるとともに内肛門括約筋と外肛門括約筋が反射的に弛緩して、反射排便が起きます。ただし、外肛門括約筋がうまく弛緩しない場合には反射排便は困難になります。

文献

1) 安田耕作，井川靖彦，山西友典，北原聡史：排尿障害の薬物療法．pp.7-12，三輪書店，2000.
2) Yoshimura N, Seki S, Chancellor MB : Integrated physiology of the lower urinary tract. In: Corcos J, Schick E ed : Textbook of the neurogenic bladder, Martin Dunitz Ltd, London, pp.73-87, 2004.
3) Steins SA, Bergman SB, Goetz LL : Neurogenic bowel dysfunction after spinal cord injury: clinical evaluation and rehabilitative management. Archives of Physical Medicine and Rehabilitation 1997; 78: S86-102.
4) 神山剛一：直腸機能障害．「脊損ヘルスケア」編集委員会・編：脊損ヘルスケア・基礎編，pp.67-76，NPO法人日本せきずい基金，2005.
5) Krogh K, et al. : Gastrointestinal and segmental colonic transit times in patients with acute and chronic spinal cord lesions. Spinal Cord 2000; 38: 615-621.
6) Nino-Murcia M, et al. : Colonic transit in spinal cord-injured patients. Invest Radiol 1990; 25: 109-112.

（牛山武久・永松秀樹・佐藤　両・岡田　弘）

3　神経学的診断

　頸髄損傷（頸髄部での脊髄損傷）では、頸髄が上肢部位を神経支配（運動・感覚を司る）しているので、両上肢、体幹、両下肢に麻痺が出現します。こうした麻痺を四肢麻痺（Tetraplasia：テトラプレジアまたはQuadriplegia：クアドリプレジア）といいます。胸髄損傷では体幹と両下肢が麻痺し、腰髄損傷では両下肢が麻痺します。これらは対麻痺（Paraplegia：パラプレジア）といいます。

　麻痺の程度は、あるレベル以下で感覚、運動とも左右

完全に麻痺しているものを完全麻痺といいます。損傷部位以下で感覚や運動が少しでも保たれていれば不全麻痺になります。

脊髄損傷受傷後は麻痺が回復する可能性があるかどうか、完全麻痺か不全麻痺かは重要なチェックポイントです。頸髄損傷では頸髄の構造上（前掲 図1.8）、伝導路の位置配列が最外側にある仙髄への感覚・運動路が損傷をまぬがれる可能性が高く、その機能が残っていれば（仙髄節温存：Sacral sparing）不全損傷で回復の可能性があります。具体的には次のような所見になります。①肛門周囲の感覚が保たれている、②肛門括約筋の随意収縮が可能である、③足指の底屈（下に曲げる）が可能である。

これらの所見が一つでも見られれば不全麻痺になります。ただし脊髄ショック期はすべての脊髄機能が失われていますので、ショックを離脱した時期で判定します。

脊髄損傷のレベル（高位）

脊髄はその各々の髄節で支配する運動領域や知覚領域が決まっています。脊髄損傷時に頭側から見て脊髄のどの高さ（レベル、高位）まで機能が残存しているかで損傷高位を決めます。

リハビリテーションの場合、機能が損傷を受けている部位でなく、残存している最も下位の部位を損傷レベルとします。C5レベルの頸髄損傷という場合、第5頸髄節の運動機能である肩挙上や肘の屈曲の機能は残存し、第6頸髄節の機能である手関節背屈機能以下が損傷されています（図1.12）。

神経症状、機能障害の評価

脊髄損傷での麻痺の程度や機能障害を表わすのには、最初はFrankel分類が用いられていました。運動・知覚完全麻痺のAと不全麻痺のB～Dおよび正常のEに分類されています（B：知覚残存、C：運動機能も残存するが実用性なし、D：有用な運動機能残存）。その後これを改変したASIA（American Spinal Injury Association：アメリカ脊髄損傷協会）の分類（機能障害評価および機能障害尺度）が発表されて用いられています。機能障害尺度ではS4・5領域の運動・感覚の完全麻痺（肛門周囲および肛門内の知覚脱失および肛門括約筋の随意収縮不能）をA（完全麻痺）とし完全麻痺の定義を明確にし、また有用性のある筋力をMMT（Manual Muscle Test：徒手筋力検査）で3以上と定めて不全麻痺でのCとDの差を明らかにしています。機能障害評価表では各髄節の運動でのKey muscleと知覚領域での検査点（標準感覚点：Key sensory point）を定めて点数をつけ集計します。ASIA分類では損傷を受けている髄節の筋力がMMTで3以上あっ

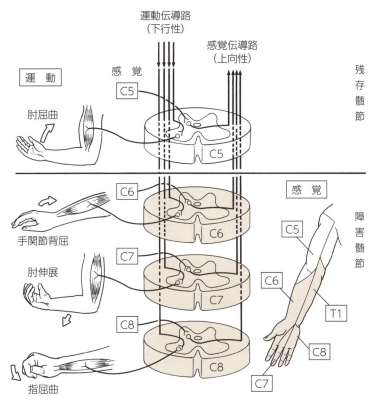

図1.12　運動と感覚の伝導路
C5レベルの頸損では、C5頸神経は麻痺はまぬがれ、C6以下が麻痺しています．
（鷹野昭士：神経学的診断．頸髄損傷のリハビリテーション 改訂第2版．p.16より．一部改変）

てその一つ上の髄節の筋力が5であれば、その3以上ある部位の高位を残存機能高位（レベル）とします（前掲図1.9）。

不全脊髄損傷の病型（図1.13）

完全麻痺の場合、脊髄損傷部位は横断性に全面が損傷されています。脊髄損傷で横断面の一部が損傷された時は不全損傷となりますが、損傷のされ方（損傷された部位の局在）によって特有の症状を呈します。

①中心性脊髄損傷

頸椎の過伸展、過屈曲で生じます。もともと頸椎後縦靱帯骨化症や変形性頸椎症などで脊柱管狭窄があることが多いです。脊髄の中心部が主に損傷され、下肢より上肢の麻痺が重症です。知覚は温痛覚が障害され、後索で伝わる深部覚や触覚は保たれます。

②ブラウン・セカール（Brown-Séquard）型損傷（半側損傷型）

脊髄の片側が損傷されて起こります。損傷髄節以下の障害側の運動麻痺と深部感覚障害および反対側の温痛覚障害が生じます。

③前部脊髄損傷

脊髄の前半のみが損傷された時の症状です。前脊髄動脈症候群などで起きます。運動麻痺と温痛覚の障害が起きますが深部覚や触覚は保たれます。

④後部脊髄損傷

稀な病態で触覚、振動覚、位置覚の障害を呈しますが

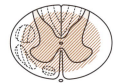
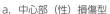
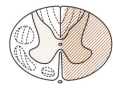
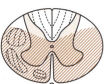

a. 中心部（性）損傷型　　b. 半側損傷型（Brown-Séquard型）

c. 前部損傷型　　d. 後部損傷型

図1.13　脊髄の横断面から見た病型
（千野直一・編：リハビリテーションMOOK11 脊髄損傷のリハビリテーション．金原出版，2005，p.174より．一部改変）

運動麻痺はありません。

⑤脊髄円錐症候群

脊髄円錐部を損傷した時に生じます。原因は腫瘍、血管奇形などが多いです。損傷部より尾側の髄節は核上性麻痺（上位ニューロンの損傷での麻痺）となり支配域は痙性麻痺になり、同時に損傷された馬尾神経の支配域は弛緩性麻痺となります。下肢遠位筋の麻痺や肛門周囲の知覚障害、膀胱直腸障害などが起こります。

⑥馬尾神経症候群

第2腰椎以下での骨折などで馬尾を損傷した時に生じます。弛緩性麻痺を呈し、また不全麻痺であることが多いです。

（大熊雄祐）

4　高位頸髄損傷

高位頸髄損傷とはC4レベル以上の頸髄損傷を指します。C3～5髄節から出る横隔神経の麻痺を伴うと自発呼吸も十分にはできなくなります。重度の完全麻痺の場合は上肢帯以下完全麻痺、人工呼吸器管理となります。

症状

運動は上肢の肩、肘を動かす三角筋や上腕二頭筋もC5髄節支配で麻痺となります（不全麻痺ならMMT3未満）。上肢も自力では機能的に運動できません。胸鎖乳突筋と僧帽筋は第1～4頸神経と副神経（第11脳神経）の支配で最上位の頸髄損傷でなければ機能が温存されていて頸部の運動は可能です。通常の頸髄損傷と同様に損傷部以下の感覚障害、膀胱直腸障害、自律神経障害に加え横隔神経麻痺があると呼吸麻痺も伴います。

■呼吸麻痺

呼吸筋には呼気筋と吸気筋があり、吸気筋としては横隔膜、外肋間筋、内肋間筋の一部が働いています。さらに努力性吸気時は補助筋である胸鎖乳突筋、僧帽筋、斜角筋も働きます。安静時吸気は65％程度を横隔膜が

表1.2　3つの呼吸筋グループ

1. 吸気筋：横隔膜，外肋間筋
　（努力吸気時は胸鎖乳突筋，前斜角筋，中斜角筋，後斜角筋）
2. 呼気筋：通常は働かない
　（努力呼気時には内肋間筋，腹直筋，内腹斜筋，外腹斜筋，腹横筋）
3. 咽頭と喉頭の筋

（日本リハビリテーション医学会・監修：神経筋疾患・脊髄損傷の呼吸リハビリテーションガイドライン．金原出版，2014，p.22より）

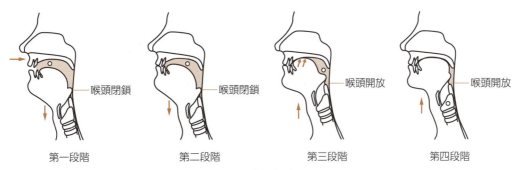

〈GPBのone gulpの成り立ち〉GPBは下記のようなone gulpを繰り返す
第一段階：舌・下顎を下げ，口腔と喉頭一杯に空気を吸う．
第二段階：口を閉じ，軟口蓋を挙上して空気を捉える．
第三段階：下顎・舌などの口腔下部，喉頭を挙上する．同時に舌を動かして、空気を咽頭から気管へ押し込む．
第四段階：できるだけ多量の空気を押し込んだ後，喉頭蓋を閉じ，次のgulpへ移る．

図1.14　舌咽頭呼吸（Glossopharyngeal breathing：GPB）
（石川悠加・編著：非侵襲的人工呼吸療法ケアマニュアル―神経筋疾患のための．日本プランニングセンター，2004, p.38より）

担っています。これはC3～5髄節からの横隔神経に支配されています。肋間筋は胸髄節の支配を受けています（表1.2）。

呼気は通常は横隔膜の弛緩によって受動的に起きます。強い咳を行う時は腹筋群（腹直筋、内外腹斜筋、腹横筋）、内肋間筋が働きますがこれらは胸髄節に支配されます。

よって通常の頸髄損傷でも呼吸筋の麻痺（肋間筋や腹筋群）が起きており、呼吸機能障害があります。さらに高位頸髄で横隔神経も麻痺すると主要な吸気筋も麻痺となり自発呼吸が困難になります。

高位頸髄損傷で呼吸麻痺の場合、C1・2髄節での障害の場合は横隔神経を電気的に刺激する横隔膜ペーシングも適応/人工呼吸器との併用が検討対象となりますが、高い技術とコストを要し、また現在（2016年）はまだ保険適応がないため普及していません。

C3髄節以下の高位頸髄損傷では通常横隔膜ペーシングの適応はなく人工呼吸器管理となります。

急性期の管理時は気管切開を行われていることもあります。

頸髄損傷における人工呼吸器管理は、急性期の合併症が落ち着いた以降は頸髄損傷に適した人工呼吸器管理法へ変更することがすすめられています。通常の低容量1回換気量による人工呼吸器管理では無気肺や胸水貯留などの合併症を起こしやすいです。よって1回換気量を20ml/kg理想体重まで100ml/日ずつ増やす高容量1回換気量による人工呼吸管理への変更をすすめられます（最大気道内圧が40cmH$_2$Oを超えないようにし、PEEP〔呼気終末陽圧〕は漸減して0に、FiO$_2$〔吸入酸素濃度〕も〔動脈血酸素飽和度〕SpO$_2$＞92を維持する範囲で漸減して0.21とする）。そののち気管切開チューブのカフを脱気し、カフなしへ変更します。さらに球麻痺症状がなく意識レベルが清明な場合はNPPV*の導入を検討します。

*NPPV（Non-Invasive Positive Pressure Ventilation：非侵襲的陽圧換気療法）は気管挿管や気管切開チューブを留置せずに、マウスピース、リップシール、鼻マスクまたは鼻プラグ（鼻ピロー）、口鼻マスク（フェイスマスク）などのインターフェイスを通じて、非侵襲的に陽圧換気補助を行う人工呼吸管理方法です。

また舌咽頭呼吸の訓練もすすめられます（図1.14）。横隔膜の働きが全くない時でも嚥下障害がなければ可能です。舌咽頭呼吸に習熟できれば短時間の自力呼吸が可能になり、気管チューブが外れるなどの事故時でも安全です。

自発呼吸が可能で人工呼吸器管理でない患者さんでも排痰困難が伴います。以前から行われている介助者による徒手による咳介助とともに、最近は機械による咳介助（Mechanical Insufflation-Exsufflation：MI-E）も推奨されています（図1.15）。

リハビリ訓練および指導

高位頸髄損傷者でのリハビリ訓練では表1.3、表1.4、表1.5にあるような理学療法、作業療法、および在宅化指導などを行います。座位訓練での耐久性の向上、環境制御装置の操作訓練、車いすの選定と乗車訓練、電動車いす訓練（図1.16）、患者・家族指導、環境調整などが主になります。

気管切開後・人工呼吸器装着下の言語療法

気管切開施行後の患者さんでもスピーチカニューレを装着できれば発声が可能です。

人工呼吸器が装着されている患者さんも発語してコミュニケーションがとれればストレスから解放され、ま

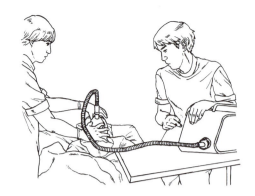
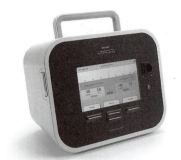

画像提供：フィリップス・レスピロニクス合同会社

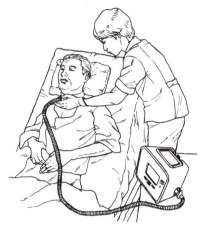

製品名	カフアシストE70
製造元(国)	レスピロニクス社（米国）
販売元	フィリップス・レスピロニクス合同会社
最大陽圧	70hPa（cmH$_2$O）
最大陰圧	−70hPa（cmH$_2$O）
モード	・自動 ・手動 ・オシレーション機能付き

図1.15 カフアシストを使用しての排痰の例

（日本リハビリテーション医学会・監修：神経筋疾患・脊髄損傷の呼吸リハビリテーションガイドライン．金原出版，2014，p.36より．一部改変）

表1.3　高位頸髄損傷に対する理学療法

① 呼吸訓練
　胸郭の拘縮予防，補助呼吸の指導，僧帽筋，胸鎖乳突筋などを使った補助呼吸を教え，緊急事態に対応できるようにする．
② 座位耐久性向上，背もたれ角度増大
　自律神経機能異常のため，座位の耐久性が低く，背もたれ角度も大きいので直角位に近い角度で座位が可能になるように訓練する．座位バランスはないので体幹ベルトなどの支えが必要である．腹圧を増すための腹帯も最初は必要である．
③ 残存筋力強化
　頸部の残存筋を鍛えることにより座位時において頭部の運動が自由に行えるようにする．環境制御装置や電動車いす操作に必要となる．
④ 電動車いす操作訓練
　制御法の確立（頭部，顎による制御，呼気，肩の動きに伝達される上肢帯による制御など）．
⑤ 関節可動域訓練
　座位の安定，不良肢位からくる褥瘡の予防，介護の負担軽減の目的からも拘縮予防は必要である．

（飛松好子：高位頸髄損傷．頸髄損傷のリハビリテーション 改訂第2版．p.29より）

表1.4　高位頸髄損傷者の作業療法

① 環境制御装置の操作法の選択と操作訓練
　座位耐久性と頸部の制御能力を背景とする．
② パーソナルコンピュータ操作訓練
　入力方法はヘッドランプの光線，呼気，トラックボール，顎などがあり，最適なものを選択する．
③ コミュニケーション訓練
　気管切開を施行し気管切開孔からの呼吸を行っている患者では，発声ができないのでコミュニケーション手段を考える必要がある．読唇，文字盤などを利用する．合図としての舌打ちは唯一音を発生させる方法である．
④ バランサー使用による机上動作訓練
　C4では場合によってはわずかではあるが三角筋，上腕二頭筋筋力が残存することがあるので，バランサーを利用した机上動作訓練が適応になる．C4完全麻痺では適応にならない．

（飛松好子：高位頸髄損傷．頸髄損傷のリハビリテーション 改訂第2版．p.30より）

た安全性も向上します。次のような発声法があります。

①呼吸とは別の空気を声帯に送る方法：カニューレのカフの近位に発声・吸引用のサイドラインが付いているカニューレ（スミスメディカル社：Portexボーカレイドなど）で行えます（図1.17）。サイドラインのチューブを気体発生器に接続します（病院では圧縮空気や酸素）。カフ近位からエアを声帯側に送り込み発声訓練を行います（図1.18）。在宅で行う場合は何らかの気体発生器を必要とします。

②人工呼吸器の呼気を利用する方法：カニューレと人工呼吸器回路間にバルブを装着します。バルブは一方向で呼吸器からの吸気は通過しますが、呼気は通過しません。カニューレのカフを脱気しておくと、呼気はカニューレと気管の間隙を通って声帯側に流れます。この気流を利用して発声練習を行いま

表1.5　高位頸髄損傷者に対する具体的な在宅指導

（以下の指導はすべて患者とその家族を含む）
① 健康指導，栄養管理，セルフケア，合併症（皮膚〔褥瘡など〕，呼吸器，泌尿器，消化器，骨関節，その他）の発生予防などの在宅介護指導（一般的な脊髄損傷者の自己管理指導に準ずる）
② 呼吸管理と在宅におけるその管理指導
③ 泌尿器科管理とその在宅指導
④ 環境整備指導とその利用の指導．コミュニケーション手段を含む
⑤ 環境整御装置を使いこなすだけの生体側の条件設定
　　座位耐久性，呼気や頸運動利用による環境制御装置の利用訓練
　　電動車いす操作などの移動訓練など
⑥ 在宅における社会資源の活用に関する情報提供と援助
⑦ 患者とその家族に対する心理的支援
⑧ QOLに関する支援

（飛松好子：高位頸髄損傷．頸髄損傷のリハビリテーション 改訂第2版．p.30より）

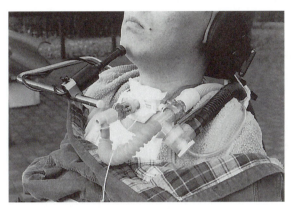

図1.16　電動車いす
チンコントロールを行っている．受傷後1年2か月経過したC4完全損傷例．訓練開始後5か月経過．頸部の運動が座位で自由に行え，制御能力も高いです．
（飛松好子：高位頸髄損傷．頸髄損傷のリハビリテーション 改訂第2版．p.32より）

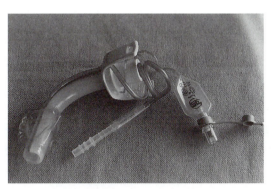

図1.17　気管切開者用，発声・吸引用サイドライン付きカニューレ
（飛松好子：高位頸髄損傷．頸髄損傷のリハビリテーション 改訂第2版．p.31より）

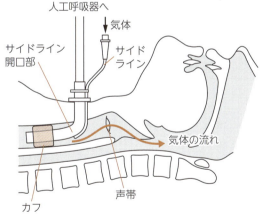

図1.18　呼吸とは別の空気を声帯に送る方法
サイドラインから送り込んだ空気は，尾側へはカフに防がれて流れず頭側・声帯方向へ流れます．

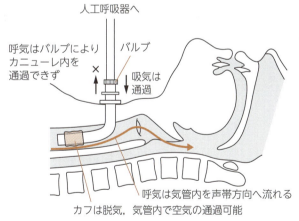

図1.19　人工呼吸器の呼気相を利用する方法
カフは脱気されており，呼気はカニューレと気管の間隙を通過して頭側（声帯方向）へ流れます．

す．声帯に行く気流量は少なくなりますが，バルブを装着せずカフを抜くだけで同様に発声訓練を行うこともあります．呼吸回路からリークする分を見込んで1回換気量を多めに設定します（図1.19）．

この他に自らの声帯で発声するのではありませんが，咽頭摘出者用の電気咽頭も試みることもあります．しかしこれを実用的に使用するのは難しいです．

環境整備の充実・環境調整

高位頸髄損傷者では自立できるADLは少なく、リハビリテーションでは家庭や施設などでの介護を前提とした環境整備やそれを使いこなすための援助が主な目的となります。

文献

- 土岐明子，住田幹男：呼吸機能障害．古澤一成・編：メディカルリハビリテーション 115 脊髄損傷のリハビリテーション―合併症に関する最近のトピックス，pp.32-40，全日本病院出版会，2010．
- 日本リハビリテーション医学会・監：神経筋疾患・脊髄損傷の呼吸器リハビリテーションガイドライン．金原出版，2014．

（大熊雄祐）

5 画像診断

X線検査

頸椎・頸髄損傷が疑われる場合は、まず頸椎の不安定性の有無を確認することが重要です。頸椎を安静に保ち、側面像・前後像の単純X線撮影を行います。上位頸椎損傷が疑われる場合は、開口位での上位頸椎の前後像も撮影します。下位頸椎は側面像では肩に隠れて見えない場合が多いので、特殊な撮影（Swimmer's view．p.22参照）、断層撮影、CT（Computerized Tomography）などが必要になる場合があります。

■側面像（図1.20）

①頸椎の弯曲の変化（図1.21）

頸椎は軽度の前弯を呈しており、椎体後縁のなす曲線で判読します。脱臼や椎体の辷りがある場合は、この曲線の乱れが認められます。骨傷がない場合でも、椎間板や靱帯に損傷があれば、限局的な後弯や歯突起間の開大などの弯曲の異常が認められます。

②軟部組織の陰影

- **後咽頭間隙・気管後間隙**：椎体の損傷で後咽頭部・気管後部に出血や浮腫が生じると、同部の軟部陰影の幅が拡大します。正常では、軸椎椎体前下縁の高さ

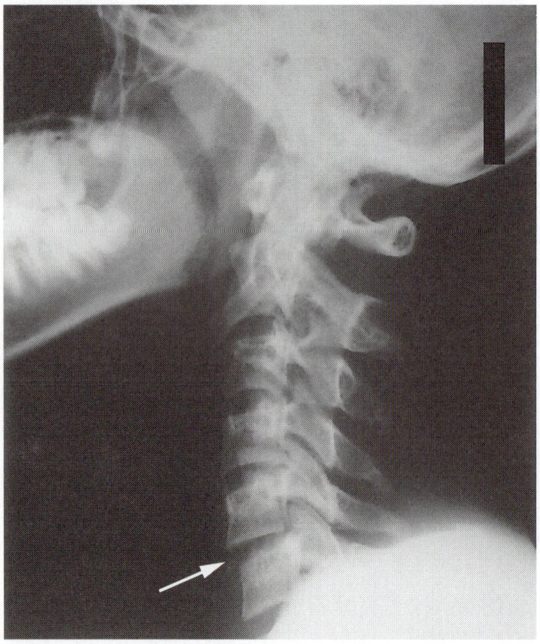

図1.20　頸椎側面像
第5頸椎の前方亜脱臼と第5・6頸椎の骨折が認められます．

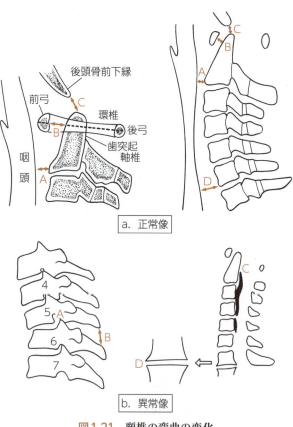

図1.21　頸椎の弯曲の変化
a. 正常像：椎体の後縁を結ぶ線は軽度の前弯を持つなだらかな曲線を呈します．
　A：後咽頭間隙，B：環椎歯突起間距離，
　C：後頭歯突起間距離，D：気管後間隙
b. 異常像
　A：限局的な後弯，B：棘突起の離開，C：後縦靱帯の骨化，D：椎間板腔の狭小化，骨棘形成

で、小児は2〜7（平均3.5）mm、成人は1〜7（平均3.4）mm、第6頸椎椎体前下縁の高さで、小児は5〜14（平均7.9）mm、成人は9〜22（平均14）mmと報告されています。

- 環椎歯突起間距離：環軸椎脱臼の診断に用います。環椎前弓後縁中央と歯突起前縁との距離で、正常では小児で4mm以下、成人で3mm以下と報告されています。
- 後頭歯突起間距離：環椎後頭脱臼の診断に用います。大後頭孔前縁と歯突起先端との距離で、正常では小児で10mm以下、成人で5mm以下と報告されています。
- ［変形性］頸椎症：頸椎の椎間板や椎間関節などが加齢による変化を生じた結果、骨の辺縁が突起状に出っ張って骨棘を形成したり、椎間板の高さが減少したりします。骨棘が脊柱管の中や椎間孔の中にできると、脊髄や神経根を圧迫しやすくなります。また椎間板高の減少が見られる状態では、椎間板がつぶれて横に膨らんだ状態になるので、椎間板の膨隆により脊髄や神経根が圧迫されやすくなります。さらに椎間板高が減少することにより、椎弓と椎弓の間を連結している黄色靭帯がゆるんで脊柱管が狭くなったり、椎間孔が狭くなったりしやすくなります。［変形性］頸椎症が進行することによって頸部脊柱管が狭窄すると、転倒など軽微な外力により脊髄が損傷を受け、頸髄損傷になる場合があります。
- 後縦靭帯骨化症：椎体の後面には後縦靭帯という靭帯があって、脊柱管の中を縦方向に長く連続して走行しています。この後縦靭帯が肥厚し骨に変化したものを後縦靭帯骨化と呼びます。後縦靭帯は脊髄を包んでいる硬膜の前面に位置しており、脊柱管の中で後縦靭帯骨化が生じることにより、脊柱管が狭くなって脊髄が圧迫され、神経症状が出現します。これが後縦靭帯骨化症です。後縦靭帯骨化症があって脊柱管が狭くなっている場合は、転倒など軽微な外力により脊髄損傷を来す可能性も高くなり、注意が必要です。

③骨折

- 環椎破裂骨折（Jefferson骨折、図1.22）：頭部を下にして落下したり、頭頂部に強力な打撃を受けたりすることによって、環椎に上下方向から強い圧迫力が作用して、前弓と後弓に骨折が生じます。前後像の所見がより顕著です。
- 軸椎歯突起骨折（図1.23）：Andersonらの分類では、Ⅰ型（上部の剥離骨折）、Ⅱ型（基部の骨折）、Ⅲ型（体部に及ぶ骨折）に分けられます。Ⅱ型は不安定性が強く、骨癒合しにくいので偽関節となりやすく、また先天性歯突起形成異常（Os odontoideum）との鑑別が困難な場合があります。
- 軸椎関節突起間骨折（Hangman骨折、図1.24）：首つりなどで認められる骨折で、骨折線は軸椎両側の椎弓根部を通り、C2/3間の椎間板の断裂を伴います。
- 椎体骨折（図1.25）：a. 椎体縁剥離骨折；椎体の上または下の前縁の剥離骨折です。b. 楔状圧迫骨折；椎体前方部分が圧潰し楔状となります。椎体後壁に骨折がない安定型骨折では、脊髄損傷を合併することは稀です。c. 破裂骨折；椎体の著明な圧潰で粉砕状となり、椎体高が全体に減少します。椎体後壁が骨折して生じた骨片により、脊髄損傷が起こりやすくなります。
- 棘突起骨折（図1.26）：屈曲位での剥離骨折と伸展位で隣接する棘突起が接触して生じる骨折があります。
- 椎弓・椎間関節の骨折（図1.26）：頻度が少なく、見

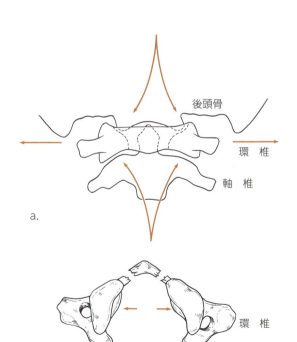

図1.22　環椎破裂骨折（Jefferson骨折）
a. 圧迫力で前弓と後弓に骨折が生じます．
b. 環椎は側方へ転位します．

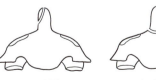 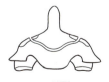

a. Ⅰ型　　　　　　　　b. Ⅱ型　　　　　　　　c. Ⅲ型
歯突起上部の剥離骨折　　歯突起基部の骨折　　　軸椎体部に及ぶ骨折

図1.23　軸椎歯突起骨折

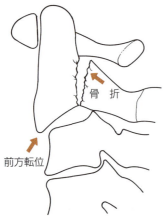

図1.24 軸椎関節突起間骨折（Hangman骨折）
軸椎椎弓部に骨折が認められ，軸椎椎体は前方へ転位しています．

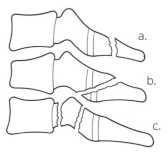

図1.26 棘突起・椎弓・椎間関節の骨折
a. 棘突起の剥離骨折（屈曲損傷）
b. 椎弓棘突起の骨折（伸展損傷）
c. 椎弓・椎間関節の骨折

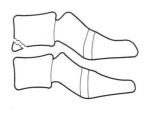
a. 椎体縁剥離骨折

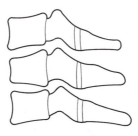
b. 楔状圧迫骨折

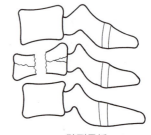
c. 破裂骨折

図1.25 椎体骨折

逃されやすい部位です。

④脱臼

- **環椎後頭骨脱臼**（環椎後頭関節脱臼）：後頭骨と環椎の間で回旋を強制されたり、引き抜いたりするような衝撃により生じます。
- **環軸椎脱臼**（環軸関節脱臼）：外傷や炎症、先天異常などで生じ、環椎の転位の方向により、前方脱臼、後方脱臼、回旋脱臼、垂直脱臼に分類され、多く見られるのは前方脱臼です。
- **椎間関節脱臼**（図1.27）：片側脱臼と両側脱臼があります。脱臼は椎体のズレを伴うので、頸椎の彎曲の限局的な異常が認められます。両側脱臼では側面像で著明な転位が認められます。片側脱臼では転位が顕著ではなく、椎間関節部の慎重な読影が必要です。

■ 前後像

脱臼があれば棘突起の配列に異常が認められます（図1.28）。骨折は椎体・椎弓に骨折線が認められる場合があり、側方部分の骨折は前後像で発見されやすくなります。環椎破裂骨折（Jefferson骨折）では、開口位で側方への転位が認められます（前掲 図1.22参照）。

■ 斜位像

椎間関節・椎間孔・椎弓・椎弓根・横突起などの異常を観察するために、斜位像を追加する場合があります。

①特殊撮影

下位頸椎を見るために"Swimmer's view"（一側上肢180°外転位・対側上肢下垂位で60°方向にX線を照射する）を追加する場合があります。骨折の状態や脊柱管内への骨片の突出の程度を見るために断層撮影を行う場合があり、横断像がわかるCTも極めて有用です（図1.29）。以前は脊髄造影・椎間板造影が行われた場合もありましたが、MRIの登場により現在ではほとんど必要がなくなりました。

②頸椎の不安定性

頸椎の不安定性を示すX線所見としてFieldingは、①棘突起間の異常な開大、②椎間板腔の異常な開大、③椎体のズレが3.5mm以上、④隣接椎体間の11°以上の角状後弯、⑤椎間関節の破壊、⑥1分節の多発骨折を挙げています。Whiteは、不安定性を診断するチェックリストを作成し、合計点数が5点以上は不安定性ありと診断しました（表1.6）。

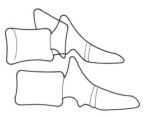
a. 片側脱臼

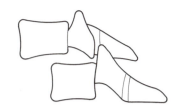
b. 両側脱臼

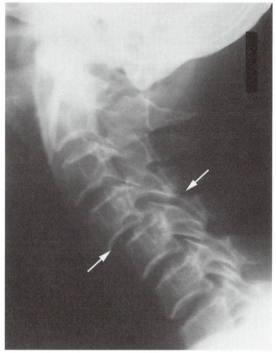
c. 第4・5頸椎間の片側脱臼

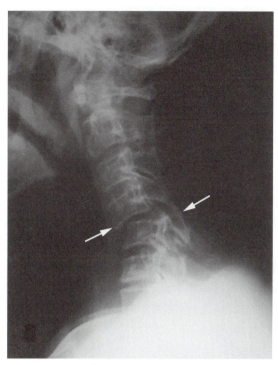
d. 第4・5頸椎間の両側脱臼

図1.27　椎間関節脱臼

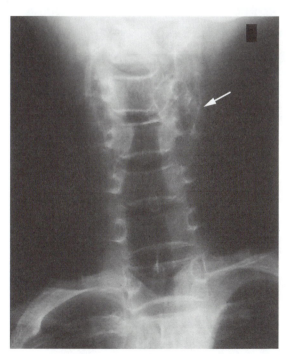

図1.28　第4・5頸椎間の片側脱臼
第4・5頸椎棘突起の配列の異常と，左の椎間関節部の異常が認められます．

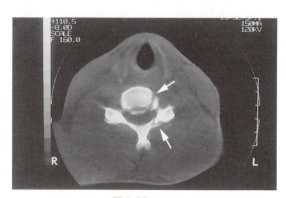

図1.29　CT
図1.20の第5頸椎レベルのCT像．椎体と左椎弓の骨折が認められます．

MRI（磁気共鳴画像）

MRI（Magnetic Resonance Imaging）により脊髄・椎間板・靭帯などの損傷状態を直接的に画像確認することが可能となり，急性期から慢性期までの脊椎・脊髄損傷の診断においてMRIは必要不可欠な検査となっています．

最近は広くMRIが普及して急性期の撮像も多くの施設

表1.6 頸椎の不安定性診断のチェックリスト

① 頸椎前方要素の破壊,あるいは機能不全がみられるもの	2点
② 頸椎後方要素の破壊,あるいは機能不全がみられるもの	2点
③ 矢状方向で椎体が3.5mm以上変位したもの	2点
④ 矢状方向で椎体が11°以上回旋したもの	2点
⑤ 頸椎の伸長テスト陽性のもの	2点
⑥ 脊髄損傷のあるもの	2点
⑦ 神経根損傷のあるもの	1点
⑧ 椎間腔狭小のあるもの	1点
⑨ 頸椎の荷重負荷は危険性があると予想されるもの	1点

(White, 1976)

で可能となり、重症度や予後予測、治療方針の決定に極めて有用な検査です。

■ 脊椎・脊髄のMRI

急性期の脊椎脊髄損傷においては、T1強調画像では椎間板の損傷や突出、靭帯の断裂、脊椎周囲の出血、脊髄の腫脹、圧迫、変形、断裂などの脊椎・脊髄の解剖学的な変化、特にレントゲンやCTでは捉えられない骨以外の変化を知ることが可能です。急性期脊髄損傷では、脊髄内の浮腫、挫滅、小出血や壊死はT1強調画像で低信号、T2強調画像で高信号を示すとされています。しかしT1強調画像では脊髄内の変化が認められない場合が多く、T2強調画像では髄内出血は低信号を示し(図1.30)、髄内の浮腫、挫滅、小出血や壊死は高信号を示して、T2強調画像が有用という報告が多くあります。T2強調画像で広範囲の低信号と周囲に高信号を示す場合や、広範囲の高信号や低信号が認められる場合、低信号と高信号が混在する場合などが、麻痺の予後不良を示唆するものと考えられています。

また最近では、脳梗塞などの頭蓋内病変の診断に有用とされている拡散強調画像(Diffusion-Weighted Image:DWI)が、脊髄損傷などの急性期脊髄病変の診断に有用であったという報告もあります。

脊髄損傷の慢性期には、T1強調画像で低信号、T2強調画像で高信号を示す脊髄内の病変が多くの場合に認められます(図1.31)。この所見は損傷された脊髄の軟化・壊死・空洞化と考えられています。脊髄内の病変の三次元的な広がりは麻痺の高位や重症度と重要な関連があります。T1強調画像で等信号、T2強調画像で高信号を示す病変は瘢痕(gliosis)と考えられており、比較的軽症の脊髄損傷に認められます(図1.32)。

国立障害者リハビリテーションセンター病院における経験例で、頸髄損傷129名・胸髄損傷75名、計204名の外傷性脊髄損傷患者の、受傷後1か月以降に撮影した

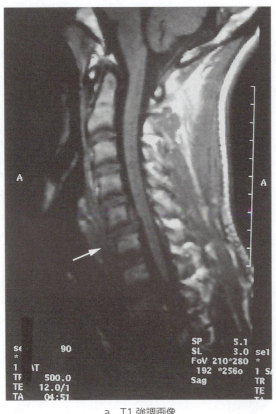

a. T1強調画像

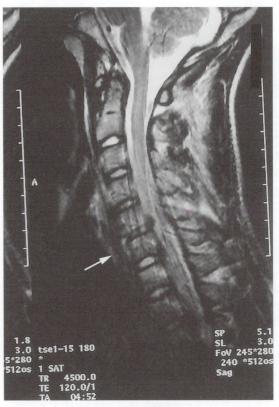

b. T2強調画像

図1.30 急性期のMRI（受傷後12時間）
第5・6頸椎の椎体の前後にT1で等信号,T2で低信号の出血と考えられる像が認められます．第5頸椎の前方亜脱臼も見られます．

慢性期脊髄損傷のMRI所見を表1.7に示しました。脊髄内の病変を、T1強調画像で脊髄の断面のおよそ1/2以下に限局する小病変型（Ⅰ型）、1/2以上に広がる大病変型（Ⅱ型）、脊髄の断面全体に広がる完全横断型（Ⅲ型）、脊髄の連続性が断たれた断裂型（Ⅳ型）に分類し（図1.33）、麻痺の重症度と脊髄病変の広がりの関連を見てみると、よく相関していました。

脊髄病変の高位と麻痺の高位の関連を、頸髄損傷で受傷後1年半以上経過したASIA分類（p.12、図1.9参照）でAまたはBの完全運動麻痺であった73名において検討した結果を図1.34に示しました。T1強調画像で低信号の脊髄病変の上限の高位、すなわちMRIで信号の変化がない脊髄の下限を脊髄の損傷高位とすると、C4頸髄損傷（C4の機能まで残存）の損傷高位は第3頸椎の1/2から第4頸椎の上1/3の間、C5は第4頸椎の上縁から下縁、C6は第4頸椎下1/3から第5頸椎の下縁、C7は第5頸椎下1/3から第6頸椎下1/3、C8は第6頸椎下1/3から第7頸椎上縁、T1は第6頸椎下1/3から第7頸椎の1/2の間にそれぞれ分布していました。脊髄の損傷高位と麻痺高位の神経根の高位を比較すると、C4では0.5髄節、C5

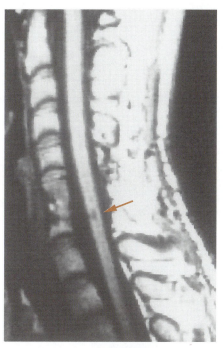

a. T1強調画像

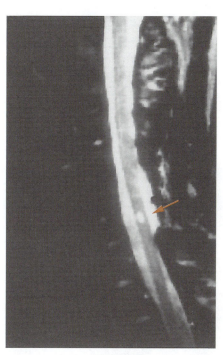

b. T2強調画像

図1.31 慢性期頸髄損傷のMRI：C8，ASIA分類D，受傷後3年3か月

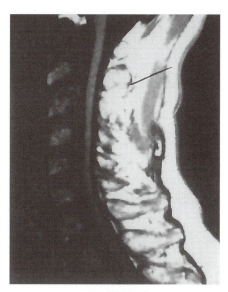

a. T1強調画像
明らかな病変なし

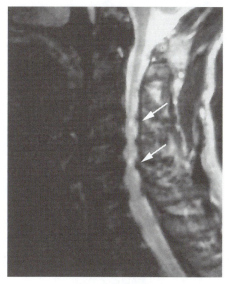

b. T2強調画像
C3/4・C5/6椎間板に高信号の小病変あり

図1.32 慢性期頸髄損傷のMRI：C5，ASIA分類D，受傷後6年11か月，骨傷なし

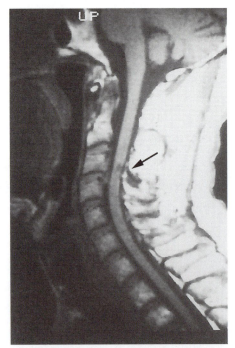
a. 小病変型（Ⅰ型）
C5，AIS D，受傷後7か月

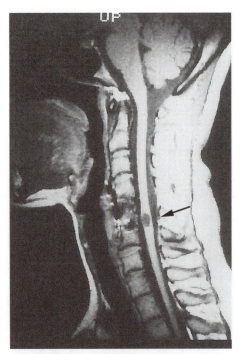
b. 大病変型（Ⅱ型）
C6，AIS B，受傷後3年7か月

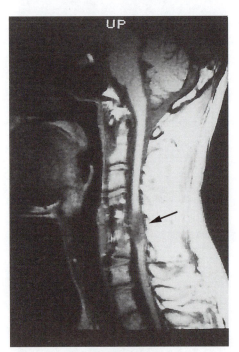
c. 完全横断型（Ⅲ型）
C6，AIS A，受傷後5年4か月

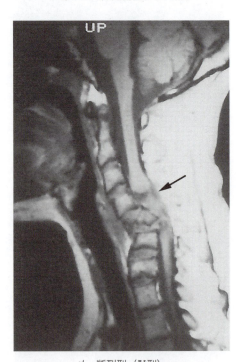
d. 断裂型（Ⅳ型）
C4，AIS A，受傷後4か月

図1.33　慢性期頸髄損傷のMRI（T1強調画像）

では1髄節、C6からC8では1.5髄節弱、T1では2.5髄節弱、脊髄の損傷高位が高いという結果でした。脊椎と脊髄髄節には高位差があり、頸髄では1髄節前後の高位差があると報告されていますが、自験例の結果もT1髄節以外はほぼ同様の結果で、頸髄損傷のMRI所見から麻痺高位の推定はC8レベルまでは可能と考えられます。T1レベルの不一致については、手内筋（手の中に筋膜をもつ筋）筋力［MMT4］以上を臨床所見からT1としまし

たが、今回の結果から手内筋はC8髄節から多くの神経支配を受けている場合がかなりあるのではないかと推測されています。

■ **外傷後脊髄空洞症のMRI**（図1.35）

外傷性脊髄損傷の慢性期の重要な合併症として外傷後脊髄空洞症があり、MRIにより容易に診断が可能となりました。本症は、外傷が誘因となって脊髄実質内に生じ

表1.7 慢性期脊髄損傷のMRI画像所見による脊髄病変と損傷部位・麻痺の重症度

損傷部位 ASIA分類	病変なし	T1等信号 T2高信号	小病変型 （Ⅰ型）	大病変型 （Ⅱ型）	完全横断型 （Ⅲ型）	断裂型 （Ⅳ型）	計 （人数）
頸髄損傷	5	2	26	29	65	2	129
A	0	0	0	0	59	2	61
B	0	0	0	14	6	0	20
C	3	0	13	15	0	0	31
D	2	2	13	0	0	0	17
胸髄損傷	0	1	0	12	38	24	75
A	0	0	0	0	37	24	61
B	0	0	0	3	1	0	4
C	0	0	0	7	0	0	7
D	0	1	0	2	0	0	3

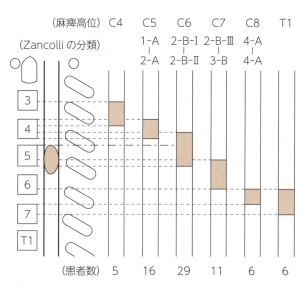

図1.34 脊髄病変の高位と麻痺高位の関係（ASIA分類AとBの73名について）

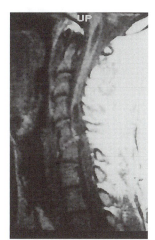

a. C6，AIS A，
受傷後8年7か月
空洞の症状なし

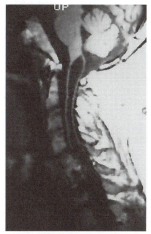

b. C5，AIS A，
受傷後4年6か月
顔面に軽度の感覚障害が新たに出現

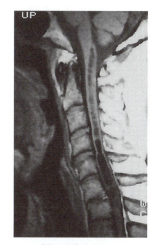

c. C7，AIS A，
受傷後4年5か月
顔面・上肢に軽度の感覚障害，運動障害が新たに出現

図1.35 外傷後脊髄空洞症（T1強調画像）
延髄まで空洞が拡大しています．

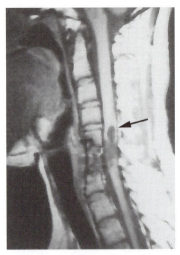 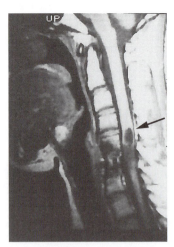 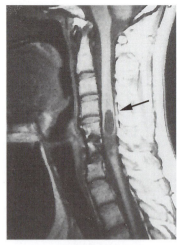

a. 受傷後10か月
無症状．空洞病変が麻痺高位の2髄節頭側まで存在

b. 受傷後1年3か月
空洞は頭側に軽度拡大している．疼痛が出現したが，約1か月で消失

c. 受傷後2年7か月
空洞はさらに拡大しているが無症状

図1.37　C7，ASIA分類A（T1強調画像）

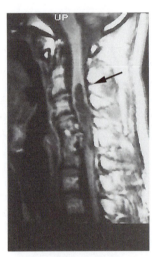 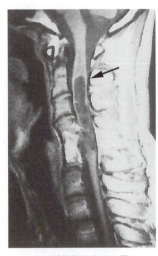

a. 受傷後1年3か月
空洞様病変が麻痺高位の約1.5髄節頭側まで存在

b. 受傷後3年5か月
空洞は頭側に拡大しているが症状なし

図1.36　C4，ASIA分類A（T1強調画像）

脊髄内の空洞は、T1強調画像で均一で境界鮮明な低信号、T2強調画像で高信号の病変として確認できます（図1.36）。しかし、このような病変の大部分は損傷された脊髄が軟化・壊死・空洞化した外傷による直接的な病変であり、多くの場合は二次的な空洞の拡大は認められません。脊髄空洞症と確定診断するためには、空洞の拡大を確認することが必要ですが、自験例では、T1強調画像で低信号の病変が2髄節を越えて広がっている場合や、麻痺高位と比較して脊髄の病変が高位に存在する場合、頸髄損傷では麻痺の神経根の高位より1.5髄節を越えて脊髄の病変が上行している場合に、脊髄空洞症である可能性が極めて高かったのです（図1.37）。このような場合は本症を疑う必要があり、臨床症状とMRIの経過観察が不可欠です。

た空洞が二次的に拡大して症状を発現するものですが、初期には無症状であることが多く、MRIによりこれらの潜在性の脊髄空洞症の画像診断も可能となったのです。国立障害者リハビリテーションセンター病院における経験例で、外傷性脊髄空洞症と診断したのは8.3%（17/204名）で、頸髄損傷が7.8%（10/129名）、胸髄損傷が9.3%（7/75名）、無症状の患者が5名で、受傷後3か月頃から潜在的に空洞が拡大する例が認められました。

文献

1) Zancolli E : Surgery for the quadriplegic hand with active strong wrist extention preserved. Clin Orthop 1975; 112: 101-113.
2) 飛松治基，他：慢性期外傷性脊髄損傷のMRIと臨床像．臨整外 26：1173-1182，1991．
3) 飛松治基，他：頸髄損傷からみた上肢筋の髄節支配の検討．日手会誌 9：887-891，1992．
4) 酒匂崇，他：整形外科疾患の分類とX線計測．南江堂，1994．

（阿久根徹・飛松治基）

3 頸髄損傷の疫学

1 わが国の頸髄損傷者数と年間発生件数

頸髄損傷者の数

頸髄損傷者の実態を把握する際には慢性期で過ごす人の数と、毎年ごとの新規発生件数が参考になります。慢性期の脊髄損傷者の数は障害者手帳の発行数が参考になり、その数は厚生労働省が5年ごとに実施している身体障害児・者実態調査で知ることができます。表1.8は平成8年以降の推移を示しますが、2006年の調査では頸髄損傷者（四肢麻痺）は2.4万人、胸腰髄損傷者（対麻痺）は3.3万人と推計され、合計で5.7万人となります。2001年の合計が10万人だったことと比較すると減少しているようにも見えます。ただし、この調査は身体障害者手帳の所持者（約350万人）の原疾患内訳としての数値で、原疾患不詳が40%程度あること、手帳の申請に至っていない症例の数は含まれないことなどから、実際の数より少なく見積もっていることが考えられます。こうした統計データからは、①頸髄損傷と胸腰髄損傷との比率が3：4程度であること、②身体障害者全体の中で脊髄損傷が占める割合は2〜3%であること（脳血管障害や心疾患が10%前後で最多）、といった点がわかります。

外傷による年間発生数

日本脊髄障害医学会（旧 日本パラプレジア医学会）は1990年から全国医療機関を対象とした外傷性脊髄損傷の発生調査を実施しています。1990年の調査では外傷性の脊髄損傷全体の新規発生件数は毎年5,000人で人口100万人に対して40.2人の発生率でした[1]。その中で頸髄損傷の占める割合は約7割に相当する3,800人で、受傷者の80%が四肢麻痺の後遺症を残していると推計されました[2]。2002年にも全国調査が行われましたが、回収率が20%前後にとどまったため、全国の発生件数に言及する報告とはなりませんでした。推計として、脊髄損傷全体の発生数は5,000人前後で推移していると報告されています。2013年の報告では、調査は主に八つの都道府県のデータを中心に構成され、人口百万人あたりの外傷性脊髄損傷の発生は北海道；121人，宮城；33人，千葉；47.4人，和歌山；138人，徳島；75.4人，高知；126.8人，愛媛；62.1人，福岡；36.2人と報告されています[3]。地域によって差が見られるのが近年の特徴で、人口の高齢化の度合い以上に、環境や生活様式の差異が要因とも考えられます。

非外傷性の脊髄損傷

外傷以外の疾患を原因とする脊髄損傷の実態は、どの時点で脊髄損傷と判定するかについての曖昧さもあり、外傷性のもの以上に把握が困難なのが現状です。国内については岡山県の障害者手帳申請のデータに基づいた報告で1988年の県内発生脊髄損傷が人口百万人あたり49人で、そのうちの20人に相当するケースが非外傷性であったと報告しています[4]。最も多いのは脊椎変性疾患に起因するもので59%を占め、腫瘍（19%）がそれに次いで多い頻度となっています。人口の高齢化とともに脊椎変性疾患の罹患者数は増えており、それとともに脊髄症によって障害を来すケースも増えていくことが予想されます。

諸外国との比較

外傷性脊髄損傷の発生率は諸外国により調査方法、調査対象、調査年代、交通事情、経済発展の度合いなどにより大きな幅がありますが、毎年ごとの新規発生率は10〜60人/百万人と報告されています（表1.9）。International Spinal Cord Society（ISCoS）は2014年に論文を発表し、全世界の外傷性・非外傷性の脊髄損傷発生頻度の推計を報告しています[5]。そのデータによると2007年時点で全世界での年間の外傷性脊髄損傷の発生数は約18万人で23人/百万人となっています。地域

表1.8 身体障害者手帳所持者の疾患状況

調査年	推定人数 （万人）	身体障害者全体 に対する比率
1997（平成8）年	7.6	2.6%
・頸髄損傷	3.3	1.1%
・胸腰髄損傷	4.3	1.5%
2001（平成13）年	10.0	3.1%
・頸髄損傷	4.2	1.3%
・胸腰髄損傷	5.8	1.8%
2006（平成18）年	5.7	2.2%
・頸髄損傷	2.4	1.0%
・胸腰髄損傷	3.3	1.2%

厚生労働省　身体障害児・者実態調査より
(http://www.mhlw.go.jp/toukei/list/108-1b.html)

表1.9 人口百万人あたりの年間外傷性脊髄損傷発生率

調査期間	発生率/百万人	国名	発表者
1990〜1992	40.2	日本	新宮ら[1]
1992	12.7	トルコ	Karacn I et al.[6]
2000	19.4	フランス	Albert T et al.[7]
1997〜2007	39.7	エストニア	Sabre L et al.[8]
2000〜2009	23.5	スペイン	Pérez K et al.[9]
2010	41	カナダ	Noonan VK et al.[10]
2010	14.0	オランダ	Nijendijk JH et al.[11]
2011	21.0-32.3	豪州	New PW et al.[12]
2002〜2012	17.0	オーストリア	Majdan M et al.[13]
1990〜2012	8.3-11.8	デンマーク	Bjørnshave Noe B et al.[14]
1993〜2012	53-54	米国	Jain NB et al.[15]

別に見ると北米で40人/百万人、西ヨーロッパで16人/百万人、オーストラリア15人/百万人、中央アジア25人/百万人となっています。こうした統計データは患者の登録システムが実施されている国では精度が高く、そうでない国においては地域データからの推計データとなっています[5]。

文献

1）Shingu H, Ohama M, Ikata T, Katoh S, Akatsu T：A nationwide epidemiological survey of spinal cord injuries in Japan from January 1990 to December 1992. Paraplegia 1995; 33(4): 183-188.

2）柴崎啓一：全国脊髄損傷登録統計 2002年1月〜12月．日本脊髄障害医学会雑誌 18：271-274，2005.

3）脊損予防委員会報告：日本脊髄障害医学会誌 28(1)：200，2015.

4）Ide M, Ogata H, Tokuhiro A, Takechi H：Spinal cord injuries in Okayama Prefecture: an epidemiological study '88-'89. J UOEH 1993; 15(3): 209-215.

5）Lee BB, Cripps RA, Fitzharris M, Wing PC：The global map for traumatic spinal cord injury epidemiology: update 2011, global incidence rate. Spinal Cord 2014; 52(2): 110-116.

6）Karacan I, Koyuncu H, Pekel O, Sumbuloglu G, Kirnap M, Dursun H, et al.：Traumatic spinal cord injuries in Turkey: a nation-wide epidemiological study. Spinal Cord 2000; 38(11): 697-701.

7）Albert T, Ravaud JF, Tetrafigap G：Rehabilitation of spinal cord injury in France: a nationwide multicentre study of incidence and regional disparities. Spinal Cord 2005; 43(6): 357-365.

8）Sabre L, Pedai G, Rekand T, Asser T, Linnamagi U, Korv J：High incidence of traumatic spinal cord injury in Estonia. Spinal Cord 2012; 50(10): 755-759.

9）Pérez K, Novoa AM, Santamarina-Rubio E, Narvaez Y, Arrufat V, Borrell C, et al.：Incidence trends of traumatic spinal cord injury and traumatic brain injury in Spain, 2000-2009. Accid Anal Prev 2012; 46: 37-44.

10）Noonan VK, Fingas M, Farry A, Baxter D, Singh A, Fehlings MG, et al.：Incidence and prevalence of spinal cord injury in Canada: a national perspective. Neuroepidemiology 2012; 38(4): 219-226.

11）Nijendijk JH, Post MW, van Asbeck FW：Epidemiology of traumatic spinal cord injuries in The Netherlands in 2010. Spinal Cord 2014; 52(4): 258-263.

12）New PW, Baxter D, Farry A, Noonan VK：Estimating the incidence and prevalence of traumatic spinal cord injury in Australia. Arch Phys Med Rehabil 2015; 96(1): 76-83.

13）Majdan M, Brazinova A, Mauritz W：Epidemiology of traumatic spinal cord injuries in Austria 2002-2012. Eur Spine J 2015.

14）Bjørnshave Noe B, Mikkelsen EM, Hansen RM, Thygesen M, Hagen EM：Incidence of traumatic spinal cord injury in Denmark, 1990-2012: a hospital-based study. Spinal Cord 2015; 53(6): 436-440.

15）Jain NB, Ayers GD, Peterson EN, Harris MB, Morse L, O'Connor KC, et al.：Traumatic spinal cord injury in the United States, 1993-2012. JAMA 2015; 313(22): 2236-2243.

（緒方 徹）

2 発生の原因

交通事故から転倒転落がメインに

脊髄障害医学会の2002年の調査報告では外傷性脊髄損傷の35％が交通事故でした。高所よりの転落が約30％、路上及び屋内の転倒が20％です。転倒は飲酒との関係が深く、屋内で27.2％、屋外歩行中の32.3％に関連性が見られました。転倒事故の平均年齢が64.2歳、転落事故が54.6歳であり、平衡感覚や運動能力との関連性

が示唆される結果でした。最近の各地域の受傷原因についてのデータは表1.10の通りです。依然交通事故が多いものの、平地転倒と低所転落の占める割合が増えていることが見て取れます。また受傷タイプ別のデータとしては2011〜2012年の徳島県での疫学調査が頸髄損傷の受傷原因を骨傷のあるタイプと骨傷のないタイプで分けて集計しています。この調査では年間発生件数が95人（2011）、91人（2012）で、いずれの年も90％以上を頸

表1.10　脊髄損傷の受傷原因

調査年	地域	対象	受傷原因				発表者
			平地転倒	低所転落	高所・階段転落	交通事故	
2006〜2007	福岡	脊損全体（頸損割合83%）	28.3%	15.8%	20%	25%	坂井ら[1]
2008	北海道	脊損全体（頸損割合65%）	23.2%	11.2%	15.9%	27.5%	岩田ら[2]
2009〜2010	高知	脊損全体（頸損割合74%）	27.7%	15.4%	29.8%	28.7%	時岡ら[3]
2011〜2012	徳島	頸損	30%	20.6%	13.5%	27.7%	加藤ら[4]

＊各文献より比率を算出した

表1.11　脊髄損傷の受傷原因

国名	受傷原因			
	交通事故	転倒転落	スポーツ	暴力・自傷
日本	44%	42%	5%	2%
豪州	52%	29%	8%	
米国	47%	22%	10%	16%
イタリア	54%	23%	8%	4%
ブラジル	31%	39%	14%	16%

＊Lee et al.[5] より抜粋

表1.12　外傷以外の原因

先天性	① 二分脊椎 ② 脊椎奇形 ③ 頭蓋底陥入
後天性	① 炎症 　・脊髄炎，髄膜炎 　・化膿性脊椎炎，脊髄硬膜外腫瘍 　・関節リウマチ ② 血管異常，血行異常 　・動静脈奇形，脊髄出血，前脊髄動脈症候群 　・減圧病（ケーソン病） ③ 腫瘍 　・脊髄腫瘍，髄膜腫，脊椎腫瘍，脊椎癌転移 ④ 脊髄変性疾患 　・脊髄小脳変性症，脊髄空洞症，筋萎縮性側索硬化症，多発性硬化症 ⑤ 脊椎変性疾患 　・変形性脊椎症，後縦靱帯骨化症，頸椎椎間板ヘルニア ⑥ 中毒性 　・キノホルム中毒

髄損傷が占め，その中でも3/4が非骨傷性頸髄損傷でした。非骨傷性頸髄損傷の原因の54%は平地転倒または3m以下の低所転落で最も多く，交通事故は30%，高所あるいは階段からの転落は9%となっていました。一方，骨傷のある頸髄損症の場合は転倒・低所転落が42%，交通事故が21%，高所転落が26%でした。この調査での徳島県の脊髄損傷の発生率は117-121人/百万人と他県と比較して高く解釈に注意が必要ですが，国内の脊髄損傷の発生原因として高齢者の転倒による非骨傷性頸髄損傷が増えている現状を反映したものと思われます。

諸外国では

International Spinal Cord Society（ISCoS）の全世界の脊髄損傷の現状報告の中で，受傷の要因を交通外傷，転倒転落，スポーツ，暴力・自傷，労働関連に分類しています[5]。全体の傾向として，先進国では交通事故での受傷が減り，代わりに高齢者の転倒が増える傾向があり，発展途上国では交通事故が増加傾向にあります。また，発展途上国では転落は屋根・バルコニーや工事現場での転落が多いとされています。主な国のデータを表1.11に示しますが，日本の特徴としてやはり転落の比率が高く，スポーツや暴力によるものが少ないことが挙げられます。

スポーツ事故

脊髄障害医学会2002年全国調査では脊髄損傷の8.4%がスポーツ事故が原因で，その平均年齢は31.9歳でした。スノーボード，スキーで50.4%とウィンタースポーツが上位を占めました。次いでラグビー7.1%，柔道5.3%，水中への飛び込み事故は0.9%でした。1993年の全国調査では水中への飛び込み事故がスポーツ事故の中で最多の21.6%を占めていたので，大きく減少する傾向が見られます。その背景には学会等による学校プールでの飛び込み注意の呼びかけなどの啓発もあったと考えられます。諸外国ではまだ水中飛び込みによる頸髄損傷の発生は多く，ドイツでは全脊髄損傷の7.7%[6]，ブラジルで10.6%[7]と報告されています。

外傷以外の原因

脊髄麻痺の原因として外傷以外にも脊椎変形や腫瘍といった疾患によるものがあります（表1.12）。日本では脊

柱管が狭いこと、後縦靭帯骨化症の罹患率が高いこと、高齢化とともに変形性脊椎症の頻度が高くなってきていることが特徴です。こうした原因により脊髄周辺の組織に異常が生じ、脊髄が圧迫されることが原因や遠因となります。この状態で転倒すると頸髄損傷を簡単に誘発しやすいといえます。

先天性の原因は脊椎や脊髄の異常によるものです。

文献

1) 坂井宏旭, 植田尊善, 芝啓一郎：福岡県における脊髄損傷の疫学調査. Bone Joint Nerve 1(3)：475-480, 2011.
2) 岩田玲, 須田浩太, 楫野知道, 森平泰, 笹沢史生, 上田明希, 他：北海道における脊損ネットワーク構築へ向けて－2008年の脊髄損傷発生率調査. J Spine Res 1(3)：589, 2010.
3) Tokioka T, Doi H：Epidemiological survey on acute traumatic spinal cord injury in Kochi. J JASCoL 2012; 25: 24-25.
4) Katoh S, Enishi T, Sato N, Sairyo K：High incidence of acute traumatic spinal cord injury in a rural population in Japan in 2011 and 2012: an epidemiological study. Spinal Cord 2014; 52(4): 264-267.
5) Lee BB, Cripps RA, Fitzharris M, Wing PC：The global map for traumatic spinal cord injury epidemiology: update 2011, global incidence rate. Spinal Cord 2014; 52(2): 110-116.
6) Schmitt H, Gerner HJ：Paralysis from sport and diving accidents. Clin J Sport Med 2001; 11(1): 17-22.
7) Amorim EC, Vetter H, Mascarenhas LB, Gomes EG, Carvalho JB, Gomes JF：Spine trauma due to diving: main features and short-term neurological outcome. Spinal Cord 2011; 49(2): 206-210.

（緒方 徹）

3 損傷発生の特徴

発生の特徴

脊髄障害医学会の2002年全国調査で収集された脊髄損傷症例のうち頸髄損傷の占める割合は75%でした。近年では頸髄損傷の中でも非骨傷性の損傷が増加していると考えられ、それに伴って頸髄損傷の割合も増えていると考えられます。表1.13は各報告の損傷高位と、骨傷の有無を示しています。頸髄損傷の比率に地域差はあるものの、頸髄損傷の中の2/3から3/4は非骨傷性である点で一致しているといえます。

こうした背景には加齢現象による頸椎病変をもった高齢者が転倒によって受傷するケースの増加があり、こうした非骨傷性頸髄損傷の多くは不全麻痺を呈することが多くなっています（徳島県のデータでは完全麻痺は非骨傷性頸髄損傷の中で2%のみ）。

諸外国との比較を見ると、ISCoSの世界動向の報告で日本の頸髄損傷の割合は75%と報告されており、この数値はアメリカの53%、イタリアの43%、オーストラリアの50%、台湾の45%と比較しても高く、世界で最も頸髄損傷の割合が高い国として報告されています[5]。

表1.13 各地域の損傷高位と骨傷の有無

調査年	地域	頸髄損傷（骨傷あり・なし）	胸・腰髄損傷	報告者
2005～2007	福岡	82.5%（38.6%・61.4%）	17.5%	坂井ら[1]
2008	北海道	66%（30%・68.6%）	32.4%	岩田ら[2]
2009～2010	高知	74.5%（35%・65%）	25.5%	時岡ら[3]
2011～2012	徳島	91.4%（25.3%・74.7%）	8.6%	加藤ら[4]

＊各文献より比率を算出

頸髄損傷は受傷直後から呼吸麻痺や四肢麻痺を生じ、場合によっては頭部外傷、内臓損傷、骨折などの重大な損傷も合併していることがあるので、初期治療と生命維持には高度の医学的処置が必要です。特に救命救急処置の進歩に大きく左右されます。そのため以前は死亡率も高く、生存できた頸髄損傷の割合は低いものでした。日本の脊髄損傷の死亡率のデータは明らかではありませんが、ISCoSのレポートでは北米の脊髄損傷全体の受傷1年以内の死亡率は7%、オーストラリアで6%と報告されています。

多発年齢は高齢者にシフト

以前は外傷性脊髄損傷は10代から30代の若者に多いのが一般的でした。これは交通事故や労働災害が若い世代に多いことによるとされていました。ところが脊髄障害医学会1991年全国調査では、発生のピークは20代と50代以上の年代に多い二峰性を示し、平均受傷年齢は48.6歳でした[6]。2002年の調査でも同様で、高齢者に多く発生する結果になり、50歳以降の発生率が1991年の51.7%から61.7%に増加しています。頸髄損傷に限ってみると平均年齢は55.4歳でした。この時期から骨傷のない頸髄損傷が増加傾向にあり、全症例の55.3%を占め、50代から70代に集中していました（図1.38）[7]。

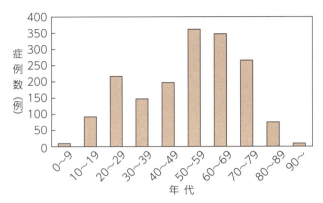

図1.38　受傷時の年齢
(柴崎啓一：全国脊髄損傷登録統計 2002年1月〜12月．日本脊髄障害医学会雑誌18：271, 2005より)

さらに最近のデータで2012年の徳島県の報告では、脊髄損傷全体の平均年齢は64.3歳、非骨傷性の頸髄損傷は65.5歳、骨傷のある頸髄損傷は61.7歳となっており、高齢化と非骨傷性頸髄損傷増加がいっそう顕著になる傾向が見て取れます[4]。病態としては中心部損傷型が多く、次いで不全横断型、片側損傷の順になっています。

男女比は

従来の調査では男性の発生が8割を占めていました。近年の報告でも男性が多いことに変わりはありませんが、徳島県の報告など非外傷性の頸髄損傷では男女差は減り、男性の割合が7割程度となっています。この傾向は諸外国でも同じで、65歳以上の高齢者の頸髄損傷では男女比が1：1であったという報告があります。今後、高齢者の占める割合がさらに高まるに従って、女性の頸髄損傷者は増加するものと予想されます。

高位頸髄損傷の増加

以前から頸髄損傷は下位頸髄に多発するとされ、国立障害者リハビリテーションセンターの報告（1998）でも発生頻度はC6、C7、C5の順で、高位頸髄損傷（C1〜C4）は全頸髄損傷の10%以下でした。しかし全国労災病院のデータベースによると、高位頸髄損傷（C1〜C4）が199例に見られ、下位頸髄損傷（C5〜C8）の419例と比較すると、頸髄損傷の30%以上が高位頸髄損傷であることを報告しています。

また60歳以上の高齢者に高位頸髄損傷が多いこと[8]、転落転倒で上位頸髄損傷も多く発生して歯状突起の骨折が多いこと[9]、比較的軽い外傷で発生することも報告されています。

文献

1) 坂井宏旭, 植田尊善, 芝啓一郎：福岡県における脊髄損傷の疫学調査. Bone Joint Nerve 1(3)：475-80, 2011.
2) 岩田玲, 須田浩太, 楯野知道, 森平泰, 笹沢史生, 上田明希, 他：北海道における脊損ネットワーク構築へ向けて−2008年の脊髄損傷発生率調査. J Spine Res 1(3)：589, 2010.
3) Tokioka T, Doi H：Epidemiological survey on acute traumatic spinal cord injury in Kochi. J JASCoL 2012; 25: 24-25.
4) Katoh S, Enishi T, Sato N, Sairyo K：High incidence of acute traumatic spinal cord injury in a rural population in Japan in 2011 and 2012: an epidemiological study. Spinal Cord 2014; 52(4): 264-267.
5) Lee BB, Cripps RA, Fitzharris M, Wing PC：The global map for traumatic spinal cord injury epidemiology: update 2011, global incidence rate. Spinal Cord 2014; 52(2): 110-116.
6) Shingu H, Ohama M, Ikata T, Katoh S, Akatsu T：A nationwide epidemiological survey of spinal cord injuries in Japan from January 1990 to December 1992. Paraplegia 1995; 33(4): 183-188.
7) 柴崎啓一：全国脊髄損傷登録統計 2002年1月〜12月. 日本脊髄障害医学会雑誌18：271-274, 2005.
8) Prasad VS, Schwartz A, Bhutani R, Sharkey PW, Schwartz ML：Characteristics of injuries to the cervical spine and spinal cord in polytrauma patient population: experience from a regional trauma unit. Spinal Cord 1999; 37(8): 560-568.
9) Spivak JM, Weiss MA, Cotler JM, Call M：Cervical spine injuries in patients 65 and older. Spine (Phila Pa 1976). 1994; 19(20): 2302-2306.

(緒方　徹)

4　高齢者の受傷

超高齢社会の到来とともに

上記で紹介したように、日本の脊髄損傷を統計の視点で見た際の特徴は、50〜70歳代の中高齢者の平地転倒や低所転落による非骨傷性頸髄損傷の増加です。こうしたケースでは麻痺は不全麻痺となることが多く、また上肢の麻痺が強い中心性脊髄損傷の病態をとることが多いことが知られています。背景には日本人の頸椎の特徴や後縦靱帯骨化症の罹患率の高さ、さらに人口の高齢化が関与しているものと思われます。また、非外傷性の脊髄損傷の中にも高齢者が脊柱変形から麻痺症状に至るケースが多く見られます。したがって、今後高齢化がさらに

進むに従って、高齢者の不全頸髄損傷の増加がより顕著になることが予想されます。

ロコモティブシンドロームと高齢者の脊髄損傷

ロコモティブシンドローム（ロコモ）は「運動器の障害により移動機能の低下を来した状態」に対して日本整形外科学会を中心に提唱されている概念です[1, 2]。主には変形性膝関節症、腰部脊柱管狭窄症、骨粗鬆症を病態として、立つ、歩く機能が低下し、進行すると要介護の状態に陥る高齢者が多いことを背景に、その予防を目的としてロコモ対策が様々な場面で実施されています。

高齢者の頸髄損傷も頸椎の加齢性変化と転倒を背景に発生することを考えると、ロコモ対策を考える際に、頸髄損傷という転帰がそこに含まれることを念頭に置く必要があります。特に、頸椎に狭窄があり、また脊髄症あるいは下肢の運動器症状のため転倒のリスクが高いケースでは注意の喚起が大切です。

文献

1) Nakamura K：A "super-aged" society and the "locomotive syndrome". J Orthop Sci 2008; 13(1): 1-2.
2) Ogata T, Muranaga S, Ishibashi H, Ohe T, Izumida R, Yoshimura N, et al.：Development of a screening program to assess motor function in the adult population: a cross-sectional observational study. J Orthop Sci 2015; 20(5): 888-895.

（緒方 徹）

5 発生の予防

予防のための取り組み

頸髄損傷を含め脊髄損傷は受傷直後の処置や治療法とリハビリテーション技術の進歩により、社会参加が以前より早期に可能となりました。しかし頸髄損傷は四肢麻痺を生じるため基本動作や日常生活動作の獲得練習には長期を要し、本人の精神的負担や経済的負担、家族の負担も大きく、麻痺の程度によっては要介護の状態や寝たきりになる場合もあります。頸髄損傷の発生頻度を減少させることができれば、本人や家族の苦痛、心理的・経済的・社会的・職業的負担も減らすことができ、また治療費やリハビリテーションにかかる莫大な医療費を削減できるはずです。特に事故や外傷性頸髄損傷は日常の注意でその発生頻度を大幅に減少できるため、頸髄損傷の発生を予防することが重要になります。

交通事故の予防

欧米を含む多くの国の外傷性脊髄損傷の原因の第1位が交通事故によるものです[1, 2]。交通事故の発生を減らすには、工学的に安全な強度を持つ設計とシートベルト、エアバッグの改善、自動ブレーキ装置などの事前衝突回避装置の改善などがあります。しかし何よりも運転する者が安全に関する認識と交通ルールの遵守が重要です。

高齢者の転倒予防

65歳以上の脊髄損傷者では88%が頸髄損傷であり、

受傷原因は79%が高所からの転落、転倒であり、若年者に比べて転倒などの軽微な外傷によるものが多くなっています。高齢者の頸椎のX線検査では変形性頸椎症や靭帯の骨化（頸椎後縦靭帯骨化症）やMRI検査にて80%に脊椎管狭窄などの加齢的変化が認められることが多いです。

高齢者の在宅生活では家屋を安全な構造に改善し、また壁に手すり等の補助用具を取り付け、また家族指導, 社会資源の活用を積極的に行い転倒・転落を予防することが必要です。

アルコールとの関係

高齢者の頸髄損傷は自転車事故を原因とすることが多いのですが、その26%で飲酒が関与していたことも報告されております。飲酒時は自動車のみではなく自転車も危険であることを認識する必要があります。

高齢者の転倒と飲酒の関係も深く、頸髄損傷の原因の中で屋内転倒の27.2%、屋外歩行中の転倒の32.3%にアルコールが関与していました。

水中への飛び込み（入水）で発生した頸髄損傷でも飲酒に関係することが多く、46%がパーティー中で、49%が飲酒をしていたという報告もあり[3]、以前からいわれているように、ふざけてプールなどに飛び込むことは危険です。

スポーツ事故の予防

スポーツ中の頸髄損傷の発生原因として、ラグビーや

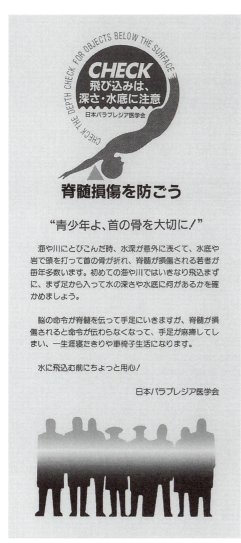

図1.39　損傷予防のためのキャンペーンポスター

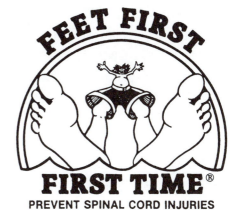

図1.40　キャンペーンポスター（海外の例）

柔道、アメリカンフットボールなどのコンタクトスポーツ、野球のキャッチャーと走者とのクロスプレー、スキーの滑降、プールへの入水事故などが挙げられます。

プールの飛び込み（入水）事故に関しては中高生の若者に発生が多いため、日本脊髄障害医学会（旧日本パラプレジア医学会）[4]でポスターやチラシ、ビデオを作製して全国の希望する学校に配布しました。ポスターの標語は「青少年よ、首の骨を大切に！」「飛び込む前にちょっと用心！」（図1.39）、ビデオは「ストップ脊髄損傷」であり[5]、深さのわからない水には足から入水すること、浅いプールでは頭から飛び込まないこと、深い角度で飛び込まないこと、なるべく遠くに飛び込むこと、飛び込んだら手関節を背屈させる（手首を反らし上に向ける）と深く潜るのを防ぐことができ安全であることなど啓蒙活動をしました。ビデオでは手関節を掌屈（手首を下げる）すると深く潜り危険であるなど実際の入水方法や、障害が発生した時の麻痺の重大性の教育に努めた結果、2002年の全国調査ではスポーツ事故143例中1例のみの発生にとどまったことは、啓蒙運動の大きな成果と考えられています[6]。

学校教育・指導要領の改訂（平成21年4月～）で平成25年より導入された高等学校保健体育科によると、保健体育において自ら運動に親しむ能力を高め生涯にわたる豊かなスポーツライフの実現に向けて、武道とダンスが追加認定されております。学校の管理下の体育活動による頭頸部外傷事故は、運動部活動中が大半を占めているため、武道の柔道では様々な約束練習を取り入れた段階的な練習や頸部強化の練習を含め、正しい技と受け身を習得させ、頸髄損傷の発生予防に努めています。コンタクトスポーツのラグビー競技については[7,8]、平成17年から平成23年まで577件の頭頸部の負傷があり頸髄損傷86件（14.9％）の報告があります。現場の指導者に正しいタックル、スクラム、ラック等の指導方法を伝え、選手に合った創意工夫を行い、頸髄損傷の発生を予防することが重要といえます[9,10]。

またもし起こった場合に正しい対応がなされるよう頭頸部重傷事故の理解を深める必要があります。

各国での予防の取り組み

各国でも予防のキャンペーンやポスターによる予防策がとられていて、米国では1990年にアメリカ神経外科協会（AANS）などが基金をつくり"THINK FIRST"という頭部外傷や脊髄損傷予防のプログラムを作成して、全米やカナダでビデオを使用して予防活動をしており[11]、安全を認識する上で効果が上がると評価しています[12]。ポスターの標語は"FEET FIRST FIRST TIME"（最初は足から）と注意を促しています（図1.40）。豪州では"Spinal Awareness and Prevention Program"をつくり1982年以来予防のキャンペーンを行い、交通事故を減少させ、脊髄損傷の発生を実際に減少させた実績を上げています。スロベニアは川や湖水が多く水中に飛び込

む若者の頸髄損傷者が多く、予防のポスター標語は、"Do not Jump into the unknown"（知らない所で飛び込むな）です[13]。どの国でも青少年に自覚を持たせることが予防の成功の鍵と考えていることがわかります。わが国でも、今後引き続き青少年に対して持続した啓蒙活動が必要です。

最近の傾向としてスキーやスノーボードで受傷する割合も多く、このスポーツはジャンプや転落で起こるために、いっそう教育が必要と注意を喚起しています[13, 14]。

文献

1）富永敏宏, 住田幹男, 徳弘昭博, 真柄彰：脊髄損傷の outcome—日米のデータベースより. pp.28-42, 医歯薬出版, 2001.

2）出田良輔, 植田尊善：脊髄損傷データベースシステムの構築—データバンク設立に向けた取り組みとして. 日職災医誌 57：168-172, 2009.

3）DeVivo MJ, Sekar P：Prevention of spinal cord injuries that occur in swimming pools. Spinal Cord 1997; 35: 509-515.

4）新宮彦助, 木村功, 那須吉郎, 他：脊髄損傷の疫学と予防. 整・災外 41：745-752, 1998.

5）二瓶隆一, 日本パラプレジア医学会：ストップ 脊髄損傷（ビデオ）. 1999.

6）柴崎啓一：全国脊髄損傷登録統計 2002 年 1 月〜12 月. 日本脊髄障害医学会雑誌 18：271-273, 2005.

7）山田睦雄：予防としてのスポーツ医学：スポーツ外傷・障害とその予防・再発予防. 第 2 章「頸髄損傷／発症メカニズムとその予防・再発予防」. 文光堂, 2008.

8）山田睦雄：ラグビーの頸髄損傷について. 臨床スポーツ医学 26（8）：1025-1033, 2009.

9）山田睦雄, 他：タックルによる頭頸部外傷発生の予防対策. 脊椎脊髄ジャーナル 17（12）：1137-1144, 2004.

10）渡辺一郎, 他：ラグビー競技における重傷事故報告—IRB Catastrophic Injury Report Form に基づいて. Japanese Journal of Rugby Science 23（1）, 2012.

11）Bhide VM, et al.：Prevention of spinal cord injuries caused by diving: evaluation of the distribution and usage of a diving safety video in high schools. Inj Prev 2000; 6: 154-156.

12）Wesner ML：An evaluation of Think First Saskatchewan: a head and spinal cord injury prevention program. Can J Public Health 2003; 94: 115-120.

13）Damjan H, Turk PR：Prevention of spinal injuries form diving in Slovenia. Paraplegia 1995; 33: 246-249.

14）Yamakawa H, et al.：Spinal injuries in snowboarders: risk of jumping as an integral part of snowboarding. J Trauma 2001; 50: 1101-1105.

（陶山哲夫）

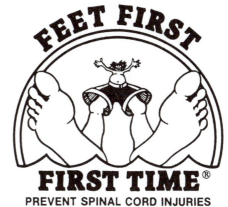

図1.40 キャンペーンポスター（海外の例）

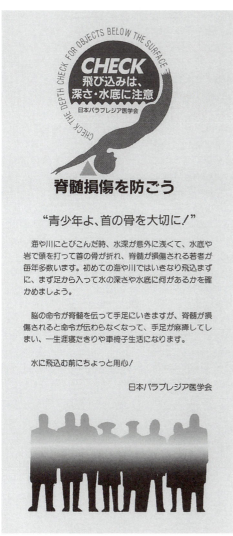

図1.39 損傷予防のためのキャンペーンポスター

柔道、アメリカンフットボールなどのコンタクトスポーツ、野球のキャッチャーと走者とのクロスプレー、スキーの滑降、プールへの入水事故などが挙げられます。

プールの飛び込み（入水）事故に関しては中高生の若者に発生が多いため、日本脊髄障害医学会（旧日本パラプレジア医学会）[4]でポスターやチラシ、ビデオを作製して全国の希望する学校に配布しました。ポスターの標語は「青少年よ、首の骨を大切に！」「飛び込む前にちょっと用心！」（図1.39）、ビデオは「ストップ脊髄損傷」であり[5]、深さのわからない水には足から入水すること、浅いプールでは頭から飛び込まないこと、深い角度で飛び込まないこと、なるべく遠くに飛び込むこと、飛び込んだら手関節を背屈させる（手首を反らし上に向ける）と深く潜るのを防ぐことができ安全であることなど啓蒙活動をしました。ビデオでは手関節を掌屈（手首を下げる）すると深く潜り危険であるなど実際の入水方法や、障害が発生した時の麻痺の重大性の教育に努めた結果、2002年の全国調査ではスポーツ事故143例中1例のみの発生にとどまったことは、啓蒙運動の大きな成果と考えられています[6]。

学校教育・指導要領の改訂（平成21年4月～）で平成25年より導入された高等学校保健体育科によると、保健体育において自ら運動に親しむ能力を高め生涯にわたる豊かなスポーツライフの実現に向けて、武道とダンスが追加認定されております。学校の管理下の体育活動による頭頸部外傷事故は、運動部活動中が大半を占めているため、武道の柔道では様々な約束練習を取り入れた段階的な練習や頸部強化の練習を含め、正しい技と受け身を習得させ、頸髄損傷の発生予防に努めています。コンタクトスポーツのラグビー競技については[7,8]、平成17年から平成23年まで577件の頭頸部の負傷があり頸髄損傷86件（14.9％）の報告があります。現場の指導者に正しいタックル、スクラム、ラック等の指導方法を伝え、選手に合った創意工夫を行い、頸髄損傷の発生を予防することが重要といえます[9,10]。

またもし起こった場合に正しい対応がなされるよう頭頸部重傷事故の理解を深める必要があります。

各国での予防の取り組み

各国でも予防のキャンペーンやポスターによる予防策がとられていて、米国では1990年にアメリカ神経外科協会（AANS）などが基金をつくり"THINK FIRST"という頭部外傷や脊髄損傷予防のプログラムを作成して、全米やカナダでビデオを使用して予防活動をしており[11]、安全を認識する上で効果が上がると評価しています[12]。ポスターの標語は"FEET FIRST FIRST TIME"（最初は足から）と注意を促しています（図1.40）。豪州では"Spinal Awareness and Prevention Program"をつくり1982年以来予防のキャンペーンを行い、交通事故を減少させ、脊髄損傷の発生を実際に減少させた実績を上げています。スロベニアは川や湖水が多く水中に飛び込

む若者の頸髄損傷者が多く、予防のポスター標語は、
"Do not Jump into the unknown"（知らない所で飛び
込むな）です[13]。どの国でも青少年に自覚を持たせるこ
とが予防の成功の鍵と考えていることがわかります。わ
が国でも、今後引き続き青少年に対して持続した啓蒙活
動が必要です。

　最近の傾向としてスキーやスノーボードで受傷する割
合も多く、このスポーツはジャンプや転落で起こるため
に、いっそう教育が必要と注意を喚起しています[13, 14]。

文献

1）富永敏宏，住田幹男，徳弘昭博，真柄彰：脊髄損傷の out-
come－日米のデータベースより．pp.28-42，医歯薬出版，
2001.

2）出田良輔，植田尊善：脊髄損傷データベースシステムの構
築－データバンク設立に向けた取り組みとして．日職災医誌
57：168-172，2009.

3）DeVivo MJ, Sekar P：Prevention of spinal cord injuries
that occur in swimming pools. Spinal Cord 1997; 35:
509-515.

4）新宮彦助，木村功，那須吉郎，他：脊髄損傷の疫学と予防．
整・災外 41：745-752，1998.

5）二瓶隆一，日本パラプレジア医学会：ストップ 脊髄損傷（ビ
デオ）．1999.

6）柴崎啓一：全国脊髄損傷登録統計 2002 年 1 月～12 月．日
本脊髄障害医学会雑誌 18：271-273，2005.

7）山田睦雄：予防としてのスポーツ医学：スポーツ外傷・障害
とその予防・再発予防．第 2 章「頚髄損傷／発症メカニズム
とその予防・再発予防」．文光堂，2008.

8）山田睦雄：ラグビーの頚髄損傷について．臨床スポーツ医学
26（8）：1025-1033，2009.

9）山田睦雄，他：タックルによる頭頚部外傷発生の予防対策．
脊椎脊髄ジャーナル 17（12）：1137-1144，2004.

10）渡辺一郎，他：ラグビー競技における重傷事故報告－IRB
Catastrophic Injury Report Form に基づいて．Japanese
Journal of Rugby Science 23(1)，2012.

11）Bhide VM, et al.：Prevention of spinal cord injuries
caused by diving: evaluation of the distribution and
usage of a diving safety video in high schools. Inj Prev
2000; 6: 154-156.

12）Wesner ML：An evaluation of Think First
Saskatchewan: a head and spinal cord injury preven-
tion program. Can J Public Health 2003; 94: 115-120.

13）Damjan H, Turk PR：Prevention of spinal injuries form
diving in Slovenia. Paraplegia 1995; 33: 246-249.

14）Yamakawa H, et al.：Spinal injuries in snowboarders:
risk of jumping as an integral part of snowboarding. J
Trauma 2001; 50: 1101-1105.

（陶山哲夫）

第2部　急性期の治療

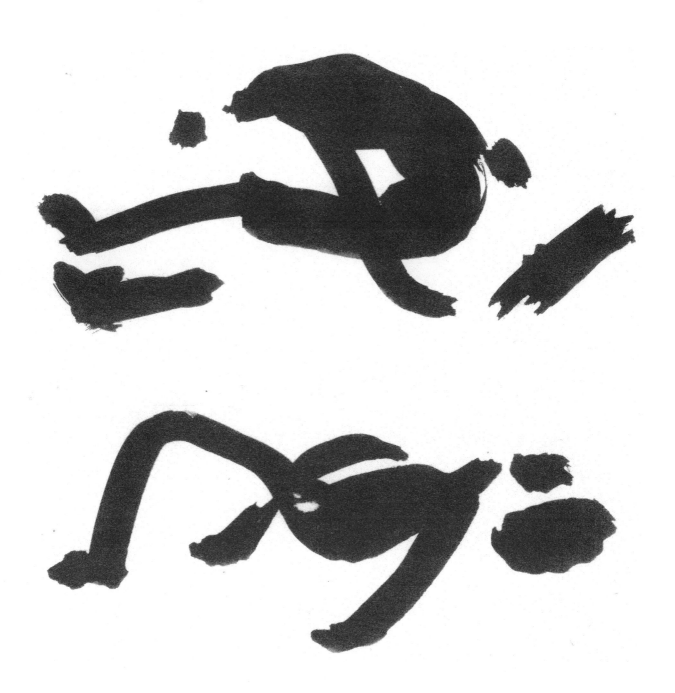

1 急性期の処置（救急処置）

病院前での対応

現在本邦での頸髄損傷患者の初期対応の多くは救急隊員によるものです。全国の救急隊が病院前外傷評価法（Japan Prehospital Trauma Evaluation and Care：JPTEC）に基づいて活動しており、全身観察法とそれに対処する処置に関しては一定の水準となっています。またJPTECにおいては脊椎固定の教育に力を入れたことから、頸椎に関してもほぼ安定した固定が近年はなされています。ただし骨折・脱臼例や、小児での屈曲、高齢者の亀背での進展例などは通常の頸椎カラーでの固定は難しく、適した枕の使用と用手固定の実施が必要なケースがあります。

救急医療体制の変化で、日常においても航空医療搬送が行えるようになってきました。ヘリコプターが使用できることにより、現場から直接脊椎治療を行える病院への搬送が広範囲から容易になっています。上記のJPTECでも示されているトラウマバイパス（適切な患者を、適切な時に、適切な病院へ、搬送する方が患者の予後を改善させること）が実現することで、頸髄損傷患者の予後の改善の可能性を高める環境が整いつつあります（図2.1、図2.2）。

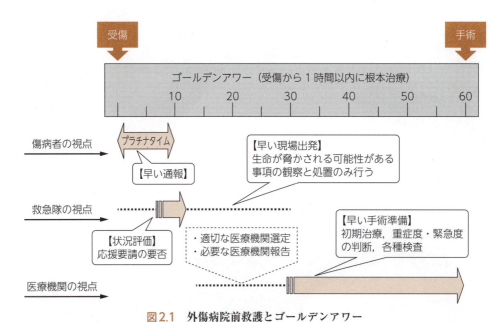

図2.1　外傷病院前救護とゴールデンアワー
（JPTEC協議会・編著：改訂第2版 JPTECガイドブック．へるす出版，2016，p.9より）

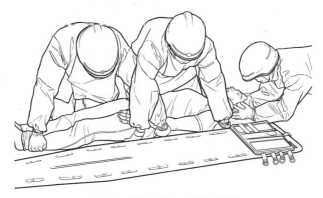

図2.2　頸椎を含む全脊柱保護
全脊柱固定を実施するため可能であれば3名で行い，固定用の器具（バックボードや頸椎装具等）を用いる．
（JPTEC協議会・編著：改訂第2版 JPTECガイドブック．へるす出版，2016，p.141より．イラスト化）

来院後の対応

現在本邦での医師による初期診療体制は外傷初期診療法（Japan Advanced Trauma Evaluation and Care：JATEC）によっています。頚髄損傷患者の初期対応もこれに準ずる形で行います。頚髄損傷は症状により現場から強く疑われるケースが多いですが、全身状態を把握し他の合併損傷を見つけだすことが必要です。体幹の知覚障害が存在する場合、所見を得難いこととなり画像診断に頼らざるを得なくなります。意識障害がある場合、頚髄損傷を見過ごされることもあり注意が必要です。

初期対応が完了したのち詳細な神経所見をとり、頚髄損傷の診断を行っていきます。診断・評価を行い、治療方針決定とその後の効果判定に役立てます。現在一般的に用いられる評価法はアメリカ脊髄損傷協会（American Spinal Injury Association：ASIA）の評価基準です。

初期診療により別項が示す頚髄損傷の際に見られる様々な全身状態を観察できます。呼吸・循環・消化器・泌尿器・自律神経・内分泌のサポートを要する場合、次項に示す全身管理を実施していかなければなりません。

（福島憲治）

第2部　急性期の治療

1 急性期の処置（救急処置）　39

2 初期治療

1 全身管理

　頸髄損傷患者において、急性期に生じてくる症状に対して全身管理しなければなりません。原因は頸髄損傷による全身の脱神経化であり、それにより生じる合併症により生命予後に関わる場合があることを認識しておく必要があります。また低酸素血症や低血圧は、頸髄損傷の二次損傷を助長する可能性があります。頸髄損傷の進展に関しても呼吸循環の管理は重要ということです。これらのことはその内容が広範囲であり、長期にわたり実施していかなければならないことから、患者はもとより医師・看護師・リハビリテーション専門職・家族・ソーシャルワーカーがチームを組んで対応していくものです（図2.3、図2.4）。

　この項で関連してくる内臓器の神経支配は図1.7（p.6）を参照してください。自律神経系の各臓器における働きを表2.1に示します。

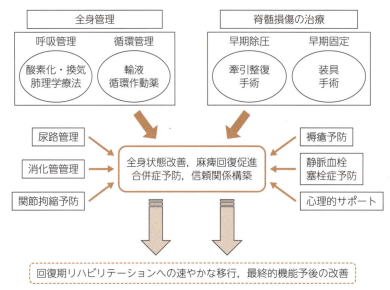

図2.3　脊髄損傷急性期の治療戦略
（日本外傷学会・監：外傷専門診療ガイドラインJETEC. へるす出版，2014，p.174より）

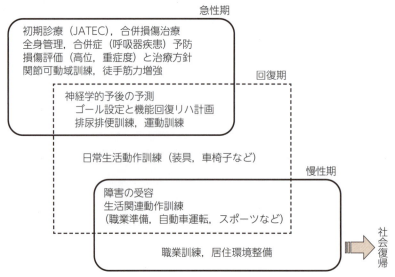

図2.4　脊髄損傷の治療訓練過程
（日本外傷学会・監：外傷専門診療ガイドラインJETEC. へるす出版，2014，p.178より）

呼吸管理

■頸髄損傷時の呼吸器系の解剖生理機能

呼吸器の解剖は、気道（上気道・気管・気管支・肺胞）、肺実質、血管、神経、胸郭（皮膚・筋肉・肋骨）となります。

表2.1 身体の各臓器に対する自律神経の効果

器官		交感神経刺激反応	副交感神経刺激反応
眼球	瞳孔	拡大	縮小
汗腺		発汗	手掌の発汗
血管		収縮	反応なし
心臓		心拍数収縮力増加	心拍数収縮力減少
肺	気管支	拡大	縮小
腸	内腔	蠕動低下	蠕動増加
	括約筋	緊張	弛緩
肝臓		ブドウ糖放出	グリコーゲン合成
胆管系		弛緩	収縮
陰茎		射精	勃起
細動脈	腹腔臓器	収縮	反応なし
	筋	収縮（コリン作動性で拡大）	反応なし
	皮膚	収縮	反応なし
血液	ブドウ糖	増加	反応なし
	脂質	増加	反応なし
基礎代謝		増加	反応なし
副腎髄質分泌		増加	反応なし
精神活動		増加	反応なし
立毛筋		収縮	反応なし
骨格筋		グリコーゲン分解増加 筋力増加	反応なし
脂肪細胞		脂肪分解	反応なし

（Guyton AC, 他：ガイトン臨床生理学. 医学書院, 1999, p.775を参考に作成）

呼吸器の生理・機能は、血液内のガス交換です。これを達成するために呼吸の吸気と呼気を繰り返します。通常の吸気は横隔膜の収縮と胸郭の筋肉群（主に外肋間筋など）による運動により行われます。通常の呼気は肺および胸郭の弾性により受動的に行われます。これが努力性の吸気呼気の場合、他の呼吸補助筋群（斜角筋群、胸筋群など）の収縮が加わります。これらの筋の神経支配は図2.5の通りで、頸髄損傷患者は吸気呼気両者ともに障害されます。高位頸髄損傷に関しては人工呼吸器を必要とする理由です。さらに神経と気道が絡みます。交感神経支配が絶たれることから気管支拡張や分泌調整が不良となり、排痰困難な環境がつくられます（表2.1、p.6 図1.7参照）。

■排痰不全と肺炎

頸髄損傷における合併症のうち死亡原因の一位は呼吸器合併症（肺炎、排痰不全など：罹患率36～83％）です。前記の通り呼吸機能自体が排痰困難な状態となり、併せて気管分泌物増加や気管支拡張障害や長期臥床から、無気肺を生じ肺炎へ進展する状況が構築されます。

■対処法

この状況に対処するには、無気肺の予防に努めることです。体位変換と肺理学療法による痰のドレナージが無気肺の発生の予防となります。ただし人工呼吸器管理が長期になる可能性が高い場合（高位頸髄損傷や初期からの低換気が見られる）、より痰吸引が効率的に行える気管切開を実施します。これにより初期からの肺炎の予防となります。高位頸髄損傷で人工呼吸器離脱困難な例はもと

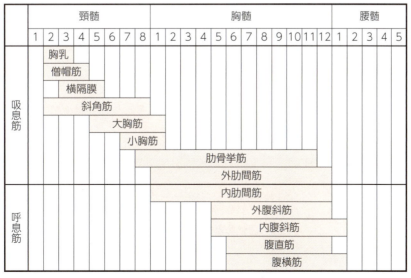

図2.5 主な呼吸筋の脊髄髄節支配
（本間生夫：呼吸の行動調節. 川上義和・編：呼吸調節のしくみ. 文光堂, 1997, pp.42-56より）

より、低換気での肺炎予防のためにも急性期の気管切開管理は頸髄損傷患者の管理において重要です。

また呼吸補助筋群に対するリハビリテーション（高位頸髄損傷でも動きを保てる可能性のある頸筋群や肩甲帯筋群）を急性期から行うことが重要になります。これによりこれらの呼吸補助筋群による呼吸運動を訓練することと胸郭の拘縮を予防することとなります。横隔膜不全麻痺患者でも人工呼吸器離脱がめざせる根拠となります。

循環管理

■頸髄損傷時の循環器系の解剖生理・機能

循環器系は自律神経により恒常性の維持を行っています。その中枢は延髄に存在し、交感神経は胸髄節で脊髄から出て交感神経幹をつくり脊椎外側を下行します。副交感神経（迷走神経）は脳幹部分から分離し頸椎外側を下行します。このため頸髄損傷の場合、交感神経は遮断され副交感神経優位な状態が形成されます。

■低血圧と徐脈

副交感神経優位な状態であることから、徐脈と血管拡張から心拍出量低下・血圧低下を生じます。神経原性ショックであり対処としては、徐脈に対してはアトロピンなどの薬剤での対応か一時的ペースメーカーの使用、血管拡張に対しては血漿量増量の輸液ではなく血管作動薬・昇圧剤にて対応するのが理にかなっています。受傷早期の低血圧状態の継続は二次的脊髄障害を増悪させる可能性を示す報告もあります。また気管内吸引や体位変換の刺激により迷走神経反射からくる徐脈血圧低下を引き起こし心停止に陥る症例もあり、初期の看護に関しては絶えずこの反応が生じる可能性に対し対処できる体制（蘇生道具と人員召集体制）を整えておくのが重要です。

■深部静脈血栓症と肺塞栓 (図2.6、図2.7)

頸髄損傷患者の場合、体動の低下による筋肉のポンプ作用が減ること／臥床により血管が圧迫されること／血管拡張により血流速度が遅くなること、から特に下肢において静脈血栓を生じやすくなります。当然受傷前から深部静脈血栓をすでに持っている患者もいます。発生頻度は欧米では予防しない場合、深部静脈血栓症は14％、肺塞栓は5％、という報告がありますが報告により様々です。症状は、共通しているのは腫脹浮腫の継続です。血液検査はDダイマーは鋭敏に捉えることができますが、他の合併損傷で血腫を伴う場合は絶対値では捉えられません。入院時から定期的に検査することにより、上昇した場合に画像診断する根拠となります。画像診断と

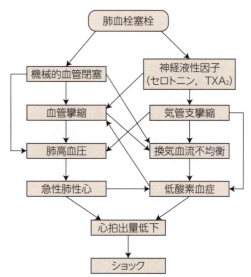

図2.6 急性肺血栓塞栓症の病態生理
(日本循環器学会．循環器病の診断と治療に関するガイドライン(2008年度合同研究班報告)：肺血栓塞栓症および深部静脈血栓症の診断，治療，予防に関するガイドライン(2009年改訂版)．www.j-circ.or.jp/guideline/pdf/JCS2009_andoh_h.pdf (2016年9月閲覧))

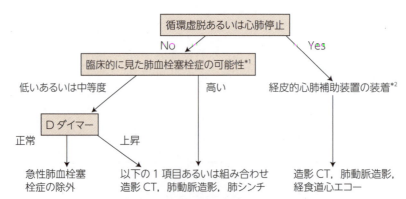

図2.7 急性肺血栓塞栓症の診断手順
肺塞栓症を疑った時点でヘパリンを投与する．深部静脈血栓症も同時に検索する．
＊1 スクリーニング検査として胸部X線，心電図，動脈血ガス分析，経胸壁心エコー，血液生化学検査を行う．
＊2 経皮的心肺補助装置が利用できない場合には心臓マッサージ，昇圧薬により循環管理を行う．
(日本循環器学会．循環器病の診断と治療に関するガイドライン(2008年度合同研究班報告)：肺血栓塞栓症および深部静脈血栓症の診断，治療，予防に関するガイドライン(2009年改訂版)．www.j-circ.or.jp/guideline/pdf/JCS2009_andoh_h.pdf (2016年9月閲覧))

しては超音波検査で捉えることができる可能性はありますが、陰性所見での否定は困難であり、造影CTにて確定診断します。現在は深部静脈血栓症予防に対してはガイドラインが存在し、抗凝固薬（低分子ヘパリン、ワーファリン等）がメインとなって肺塞栓の発生を防ぎます。併せてリハビリテーションでの下肢運動が血流速度を速めることから、早期からの離床が有効です。こういった予防策を行っても、肺塞栓の発生をゼロにすることは困難です。

　肺塞栓は深部静脈血栓が体循環に乗り、肺動脈に血栓として詰まるものです。急激発症で高致死率です。発生は体動時が多く、離床時やリハビリテーションの際には絶えず気にしていなければなりません。症状は呼吸困難が出現し、他に頻脈・チアノーゼ等が見られることがあります。動脈血酸素飽和度SpO_2の低下を認めます。動脈血ガス検査にてPO_2の低下（PCO_2は変化はないが、過換気で低下することはある）が存在します。画像検査として心臓超音波検査にて右心負荷像を認めますが、確定診断には造影CT検査の肺動脈内血栓像を得ることとなります。治療法はガイドラインがありそれに準ずるようにします。全身状態から呼吸管理・循環管理が必要な場合は集中治療が必要となります。血栓に対する治療としては薬物療法と血栓吸引等血管内治療、またその後の予防処置のため下大静脈内留置フィルターなどを症例により判断します。

消化器管理

■消化管潰瘍

　副交感神経優位な状況となることから胃液分泌の亢進が受傷直後から生じます。併せて四肢麻痺の環境により心理的ストレスの増大があることから、潰瘍の出現しやすい環境となります。その他、胃粘膜血管の拡張、消炎鎮痛剤の使用も潰瘍を起こしやすくします。ただし症状の出現が腹部感覚の消失から困難であり、便の性状とともに採血検査での貧血や便潜血検査を定期的に行うことで早期発見に努めます。腹痛で出現しない場合、穿孔を生じてから発見される可能性もあり、予防としてスクラルファートやH2ブロッカーやプロトンポンプインヒビターといった薬剤の投与をします。

■腸管麻痺

　頸髄損傷にて交感神経遮断・仙髄副交感神経遮断が起きますが、これらによる蠕動運動の低下は著明でなく、むしろ肛門付近での排便筋麻痺の影響といわれています。腸管運動をすすめるために胃内への食物摂取による胃結腸反射を利用します。当然体位変換や座位を促すことにより排便によい環境をつくります。排便コントロールがつかない早期のうちは摘便や緩下剤の投与や浣腸にて対処します。

※上記のように経口摂取は一般的に意識障害を伴わない限り問題を生じないはずですが、稀に飲食に対して誤嚥（嚥せ）を観察することがあります。高齢からくる咽頭反射の機能低下や呼吸機能低下からくる咳嗽反射の低下が原因と考えられます。その際は経管栄養を用いるしかない場合がありますが、摂食嚥下訓練を行うことにより経口摂取が可能となるケースが多いことから、早期から介入することを考えます。

内分泌系の問題〜低ナトリウム血症〜

　脊髄損傷患者の中で低ナトリウム血症を呈する症例があることはかなり以前から知られています。

　腎臓は、その機能のコントロールは主にホルモンにより行われている臓器ですが、交感神経も影響を及ぼしています。特に交感神経の機能としてナトリウム排泄の調整に働いていることがわかっています。交感神経活動化によりナトリウム再吸収が促進され、非活動化によりナトリウム再吸収が抑制されます。当然交感神経障害を生じている頸髄損傷患者ではナトリウム排泄量が増えることにより低ナトリウム血症の原因となり得ます。

　低ナトリウム血症が来す影響は代謝性脳症であり、脳浮腫と頭蓋内圧亢進、重症例では死に至るものです。対処はナトリウムの補充となりますが、その速度が急速である場合別の種類の脳症が発生することがあります。脱髄変性が特徴であり、血漿ナトリウム濃度上昇率に注意した上で補充することとなります。

体温調節

　自律神経障害の結果、中枢体温の調節にも影響を及ぼします。体温調整の産熱と放熱の調節の面で見てみると、頸髄損傷患者では、①立毛筋運動障害・皮膚血流調節障害がある、②発汗障害がある、③アドレナリン分泌調整障害がある、④行動性の体温調整（服を着る、暖房をつける等）を行いにくい、ということとなります。これらは産熱にも放熱にも関わる内容なので、高体温になりやすい要素もあり低体温になりやすい要素もあります。よって体温の観察をした上で環境要素を変化させることで調整することとなりますが、問題は感染等による発熱に際し指標にならないこととなり、他の感染の指標も用いながら注意が必要となります（図2.8）。

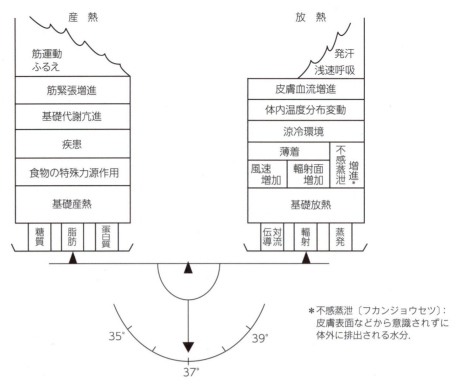

図2.8 体温を規定する産熱と放熱のバランス
(Fregly MJ, et al., ed：Handbook of physiology Sect.4: Environmental physiology vol.1, Oxford University Press, 1996, p.49より)

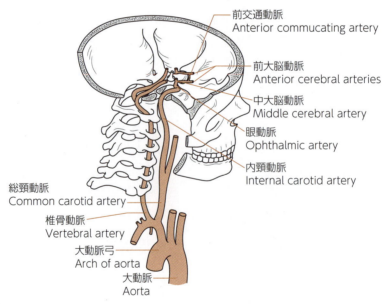

図2.9 椎骨動脈解剖図
(Moore KL, 他：臨床のための解剖学 第2版. メディカル・サイエンス・インターナショナル, 2016, p.861を元に作成)

安静は良いことか？

　安静臥床は自律神経障害を起こす最大の原因となります。早期からのリハビリテーションは自律神経を賦活化し自律神経障害を悪化させない方向へ導くことは、様々な報告から見て取れます。急性期の全身状態が安定していない場合を除き、リハビリテーションを早期から導入する必要性の一つが自律神経刺激と考えられます。

椎骨動脈損傷

　頸椎損傷（脱臼および骨折）に伴い、椎骨動脈損傷を来すケースがあります（図2.9）。頻度としては報告により様々ですが、脱臼例（自然再整復された例も含む）・横突孔骨折・上位頸椎損傷が生じやすいという報告があり、これらの損傷における発生率としては30％を超す報告があります。損傷後の症状予後としては脳底動脈領域の神経症状の出現が約20％、死亡例が8％という報告もあ

ります。発生時期は受傷数時間後から2週間程度です。発症形態としては突然神経所見が出ることから、スクリーニング検査がなされなければ事前の診断を得ることができません。造影CTでの椎骨動脈検査が臨床的には適しています。

ただし、治療に関しては結論がありません。無症候性の場合経過観察のほか、抗凝固・抗血小板療法や血管内治療（塞栓やステント留置）が行われることがありますが、決定的な報告はないことから主治医（施設）の判断になります。

いずれにせよ受傷早期に突然の発症で生命予後にも関わる事項であることから、診断に努め発生することを認識しておかなければなりません。

心理的サポート

急性期の頸髄損傷患者は、様々な心理的症状を呈するのをよく観察します。不眠を筆頭にせん妄や抑うつ状態などの症状です。頸髄損傷による麻痺・感覚障害・異常知覚はストレスとして強大であり、当院（埼玉医科大学総合医療センター）では超早期から精神医学的アプローチを求め専門医を介入させています。必要な場合は向精神薬の使用も行います。患者への接し方・説明の仕方などは症例ごとに判断していくものですが、一番重要なことは医療者と患者の良好な信頼関係です。専門的な事柄でなく普通の人間関係を常識的に考えて患者の心理状態を把握し、時間をかけて対応していくことが重要です。

（福島憲治）

2 保存療法と手術療法

手術療法の適応

従来の考え方では、頸髄損傷に対する保存療法により、完全麻痺は回復しませんが、不全麻痺はある程度まで自然に麻痺が回復すると考えられてきました。また、手術療法を行っても、完全麻痺はほとんど回復しませんし、不全麻痺はある程度回復しますが、保存療法による自然回復と大差はないと報告されていました[1]。そのため、手術は頸髄損傷の麻痺改善に関して有効ではないとの意見が主流でした。

近年、欧米で頸髄損傷急性期治療に関する新しい考えが広まりつつあります。これまで手術のタイミングが遅すぎたため、麻痺の改善効果がなかったという考えで、受傷から24時間以内に除圧術を行うことは麻痺の改善に有効かもしれないとの意見です[2,3]。さらには、もっと早く除圧術を行った方が麻痺の改善が良いとの意見もあります[4-6]。

確かに、手術のタイミングは重要で、早期除圧が有効な場合もあると認知されるようになってきました。一方で、多発外傷を伴っている場合や、もともと既往症がある場合では、手術を受けること自体に生命の危険性を伴うため、術前の全身管理は極めて重要です。24時間以内の手術は適切でない場合もあるはずです。

また、頸髄損傷に対する手術の意義として、整復・除圧・固定の三つが重要ですが、頸髄損傷は頸椎脱臼によるもの、頸椎骨折によるもの、そして非骨傷性頸髄損傷の三つの損傷形態に大別され、それぞれ手術の目的として何が重要視されるかが異なります。例えば、非骨傷性頸髄損傷の場合、通常手術では除圧だけが行われます。損傷形態により手術の目的が異なれば、適切な手術のタイミングや手術適応も異なる可能性があります。

さらには、手術のタイミングだけが重要なのではありません。頸髄損傷の治療で重要なのは、手術療法、薬物療法、リハビリテーションの三つを駆使することです。残念ながら、頸髄損傷に対するステロイド大量療法は安全ではないとの結論が出たことから、薬物療法で有効と証明されているものは存在しません[7]。そのため、早期にリハビリテーションを開始する目的で手術を行うことはとても大切です。また、手術を行うためにリハビリテーションの開始が遅れることは、極力避けなければなりません。

手術療法の適切なタイミング、有効性と安全性に関しては今後の検討課題ですが、以前と比較すると積極的な頸髄損傷急性期治療を模索する時代に突入したといえるでしょう。

上位頸椎

代表的な上位頸椎損傷は、環椎破裂骨折（Jefferson骨折）、環軸椎脱臼、軸椎椎体骨折、軸椎歯突起骨折、軸椎関節突起間骨折（Hangman骨折）などです。従来、なるべく保存療法を行い、保存療法で骨癒合しないものだけ手術を行うのが原則とされていました。しかし手術器具

や手技の進歩により、手術療法が徐々に増えてきています。

■**保存療法**

損傷した頸椎を固定する方法として、牽引療法と装具療法があります。

牽引療法はベッド上で仰臥位のまま頸部を牽引するか、頭蓋骨にピンを刺して牽引する方法です。骨癒合まで続けると長期間ベッド上で動けなくなるため、静脈血栓塞栓症などの合併症の危険性が高く、また高齢者などではベッドに固定されることで次第に不穏になることが多いため、危険と考えられるようになってきました。そのため、牽引療法は骨折整復の目的で、受傷直後の急性期のみ一時的に行うことが一般的です[8]。

装具療法には、フィラデルフィアカラーなどの頸椎カラーを用いる場合と、ハローベストを用いる場合とがあります（図2.10、図2.11）。牽引療法で一時的に骨折整復した後に、装具療法を行い離床するのもよい方法です。ハローベストはフィラデルフィアカラーよりも強固な固定で、不安定な頸椎損傷でも早期離床が可能になります。保存療法を行う重症例に対しよい適応ですが、頸部が固定され、肩や胸郭の動きも制限されるため、骨癒合まで長期間装着を続けることは苦痛を伴う治療になります。手術療法とハローベスト固定の長所・短所を説明し、患者さんに選択していただくことがよいでしょう。

■**手術療法**

これまで手術による固定は、自家移植骨を椎弓下ワイヤリングで固定する環軸椎後方固定術や、歯突起骨折に対する軸椎前方スクリュー固定術が行われてきましたが、固定力が弱くフィラデルフィアカラーなどのしっかりとした外固定の併用が必要でした。しかし、近年手術器具・手技の進歩により、環椎に外側塊スクリュー、軸椎に椎弓根スクリューを挿入する方法が用いられるようになり、強固な環軸椎後方固定術が可能になってきました（図2.12、図2.13）。従来治療に難渋していた高齢者の上位頸椎損傷が徐々に増加していますが、強固な環軸椎後方固定術により変形を起こさず骨癒合が得られるようになってきました（図2.14～図2.17）。

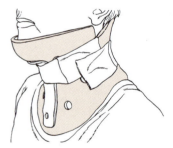

図2.10　フィラデルフィアカラー

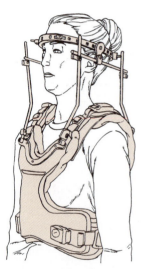

図2.11　ハローベスト固定

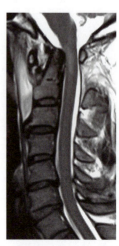

図2.12　環軸椎脱臼：MRI T2強調像
第1頸椎の高位で脊髄内に高輝度変化があります．

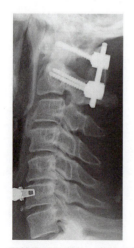

図2.13　環軸椎脱臼術後：単純X線側面像
第1頸椎外側塊スクリュー，第2頸椎椎弓根スクリューを用いた後方固定．

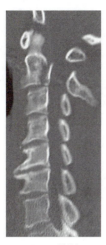

図2.14 ハングマン骨折：CT矢状断像

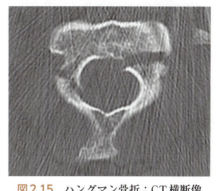

図2.15 ハングマン骨折：CT横断像

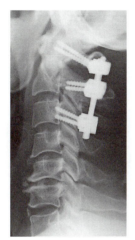

図2.16 ハングマン骨折術後：単純X線側面像
第1頸椎外側塊スクリュー，第2頸椎短いスクリュー，第3頸椎外側塊スクリューを用いた後方固定．

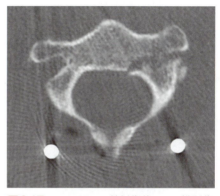

図2.17 ハングマン骨折術後：CT横断像

中下位頸椎

頸椎脱臼、頸椎骨折、非骨傷性頸髄損傷の三つの損傷形態で、急性期治療が異なります。

■保存療法

これまでは除圧を目的とする手術を急性期に行うことは否定的に捉えられていたため、非骨傷性頸髄損傷は保存療法が主流でした。保存療法では早期リハビリテーションとステロイド大量療法が推奨されていましたが、2013年、アメリカのガイドラインが改訂され、ステロイド大量療法を推奨しないと明言されました[7]。有効と推奨される薬物療法が存在しなくなったため、保存療法を考え直し手術療法が増える傾向にあります。

頸椎脱臼は可及的速やかに整復すべきと考えられています[9-11]。頭蓋直達牽引による非観血的整復と、手術による観血的整復とがありますが、非観血的整復は必ず成功するわけではないため、早く整復できればどちらの方

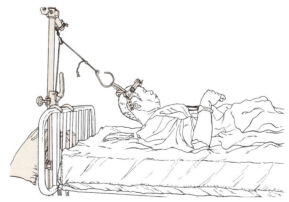

図2.18 ハローリングを用いた頭蓋直達牽引による脱臼整復（埼玉医科大学総合医療センター例）

法でもよいといえます。頭蓋直達牽引はハローリングを用い、重錘を少しずつ増量し麻痺の悪化がないことを確認しながら行います。脱臼整復には頸部前屈位での牽引が、整復後の再脱臼防止は頸部中間位の保持が望ましいので、ベッドの背もたれを上下させることで頸部の前屈位・中間位を変換する方法が安全です。また頸部前屈位

2 初期治療 **47**

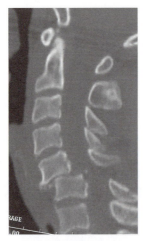

図2.19　第5/6頸椎脱臼：CT矢状断像

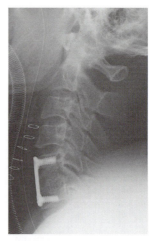

図2.20　第5/6頸椎脱臼術後：単純X線側面像
前方プレートを用いた前方除圧固定術.

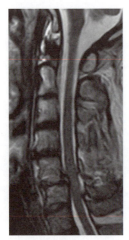

図2.21　第5/6頸椎脱臼：MRI T2強調像
脱臼部位で脊髄が前方，後方から圧迫されています.

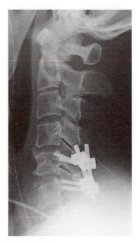

図2.22　第5/6頸椎脱臼術後：単純X線側面像
外側塊スクリューを用いた後方除圧固定術.

の牽引で頭部がベッドから浮いた状態であれば、脱臼整復前は脱臼側の反対側に頸部が回旋しており、整復位が得られると回旋が中間位に戻るため、埼玉医科大学総合医療センターでは頭部を浮かせたまま整復操作を行い、注意深く観察しています。しかし安全のためには浮いた頭部に枕を差し込むことを推奨します。整復操作は必ず短時間で終わらせ、整復不能な場合は全身麻酔をかけて徒手整復するか、手術で整復するかを選択します（図2.18）。整復が完了すればハローベストを装着し、手術まで待機しますが、保存療法だけで治療を続けると徐々に後弯変形が生じることが多いため通常推奨されていません[12]。

頸椎骨折は、麻痺がなければフィラデルフィアカラーなどで、保存的に治療することが多いですが、変形治癒にならないように経過を見ていく必要があります。麻痺を伴う場合は不安定性があると考えられるため、二次損傷を防ぐために強固な固定が必要です。従来ハローベスト固定も多く用いられていましたが、医療技術が進歩し、手術療法を選択することが多くなってきました。

■**手術療法**

頸椎脱臼に対する手術は、後方から進入して脱臼している関節を一部切除すれば脱臼整復が容易になりますが、椎間板ヘルニアを生じて麻痺が悪化することがあります[13-15]。そのため前方・後方両方の手術を要することがあります。脱臼整復を意識のある状態で頭蓋牽引を用いて行えば、麻痺の悪化を防ぐことができ、術前にMRIで手術アプローチを選択することができます。前方手術は脱臼部位の椎間板を除去し、前方プレートを用いて1椎間2椎体固定を行います（図2.19、図2.20）。後方手術は椎弓根スクリューや外側塊スクリューの使用により椎弓切除術や椎弓形成術などの除圧術を併用できるようになり、大きく進歩しました（図2.21、図2.22）。前方手術と後方手術のどちらを選択しても、良好な除圧と固定が可能です。

頸椎骨折に対する手術は、前方手術の場合、損傷椎体

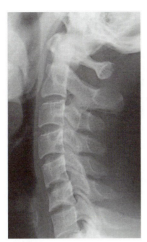

図2.23　第6頸椎破裂骨折：単純X線側面像

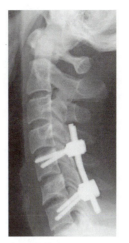

図2.24　第6頸椎破裂骨折術後：単純X線側面像
椎弓根スクリューを用いた後方固定術.

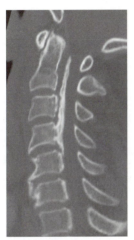

図2.25　OPLL（後縦靱帯骨化症）による非骨傷性
　　　　頸髄損傷：CT矢状断像

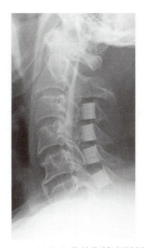

図2.26　OPLLによる非骨傷性頸髄損傷術後：
　　　　単純X線側面像
第3～6頸椎椎弓拡大形成術.

を亜全摘して腸骨から移植骨を採取し、前方プレートを用いて2椎間3椎体固定を行います。後方手術の場合、椎弓根スクリューや外側塊スクリューを用いて強固な固定をすることで、間接的に前方椎体の整復を行います（図2.23、図2.24）。除圧術を併用することや、椎間関節の骨折を整復固定することも可能であるため、後方手術の適応が増えてきました。

非骨傷性頸髄損傷は、後方から椎弓形成術を行います（図2.25、図2.26）。不全麻痺では保存療法でも麻痺が回復するため、手術療法は十分な説明と同意が必要です。受傷から3日以上経過すると、麻痺の回復は保存療法と手術療法とで差がないとの報告があります[1]。もっと早期の手術療法であれば、麻痺の回復が良い可能性があり、わが国で多施設研究が行われています[16]。

参考文献

1) Kawano O, Ueta T, Shiba K, et al.: Outcome of decompression surgery for cervical spinal cord injury without bone and disc injury in patients with spinal cord compression: a multicenter prospective study. Spinal Cord 2010; 48: 548-553.
2) Fehlings MG, Rabin D, Sears W, et al.: Current practice in the timing of surgical intervention in spinal cord injury. Spine 2010; 35: S166-S173.
3) Fehlings MG, Vaccaro A, Wilson J, et al.: Early versus delayed decompression for traumatic cervical spinal cord injury: results of the Surgical Timing in Acute Spinal Cord Injury Study (STASCIS). PLoS One 2012; 7: 1-8.
4) Ng WP, Fehlings MG, Cuddy B, et al.: Surgical treatment for acute spinal cord injury study pilot study 2: evaluation of protocol for decompressive surgery within 8 hours of injury. Neurosurg Focus 1999; 6: e3.
5) Rabinowitz RS, Eck JC, Harper CM Jr, et al.: Urgent surgical decompression compared to methylprednisolone for the treatment of acute spinal cord injury: a randomized prospective study in beagle dogs. Spine 2008; 33: 2260-2268.
6) Papadopoulos SM, Selden NR, Quint DJ, et al.:

7) Hurlbert RJ, Hadley MN, Walters BC, et al.: Pharmacological therapy for acute spinal cord injury. Neurosurgery 2013; 72(Suppl 2): 93-105.
8) O'Dowd JK: Basic princilples of management for cervical spine trauma. Eur Spine J 2010; 19 (Suppl 1): S18-S22.
9) Lee AS, MacLean JCB, Newton DA, et al.: Rapid traction for reduction of cervical spine dislocations. JBJS 1994; 76B: 352-356.
10) Gelb DE, Hadley MN, Aarabi B, et al.: Initial closed reduction of cervical spinal fracture-dislocation injuries. Neurosurgery 2013; 72(Suppl 2): 73-83.
11) Newton D, England M, Doll H, et al.: The case for early treatment of dislocations of the cervical spine with cord involvement sustained playing rugby. JBJS 2011; 93B: 1646-1652.
12) Koivikko MP, Myllynen P, Santavirta S: Fracture dislocations of the cervical spine: a review of 106 conservatively and operatively treated patients. Eur Spine J 2004; 13: 610-616.
13) Eismont FJ, Arena MJ, Green BA: Extrusion of an intervertebral disc associated with traumatic subluxation or dislocation of cervical facets: case report. JBJS 1991; 73A: 1555-1560.
14) Robertson PA, Ryan MD: Neurological deterioration after reduction of cervical subluxation: mechanical compression by disc tissue. JBJS 1992; 74B: 224-227.
15) Nakashima H, Yukawa Y, Ito K, et al.: Posterior approach for cervical fracture dislocations with traumatic disc herniation. Eur Spine J 2011; 20: 387-394.
16) Chikuda H, Ohtsu H, Ogata T, et al.: Optimal treatment for Spinal Cord Injury associated with cervical canal Stenosis (OSCIS): a study protocol for a randomized controlled trial comparing early versus delayed surgery. Trials 2013; 14: 245.

（井口浩一）

3 急性期の排尿管理

排尿管理の考え方

頸髄（脊髄）損傷患者において、急性期の排尿管理はたいへん重要で、この時期の排尿管理が後の予後に大きく影響を与えることが指摘されています。

頸髄を損傷した直後の急性期（脊髄ショック期）には、麻痺のために膀胱が収縮せず、自分では尿を出せなくなります（「尿閉」といいます）。そのため、医療スタッフがなんらかの方法で膀胱から尿を出す必要があります。救急病院に搬送された頸髄損傷患者は、ほとんどが最初に尿道留置カテーテルを挿入されています。尿道留置カテーテルは合併症や膀胱機能の回復を遅らせるため、頸髄損傷自体に対する治療が落ち着き、尿量測定などが不要になった時点で、早期の抜去を考慮する必要があります。急性期排尿管理の基本は、できる限り尿路内に細菌を持ち込まないこと、麻痺した尿道粘膜を損傷しないこと、慢性期の排尿を考えて膀胱の過伸展を防いで萎縮や変形を起こさないことが目標となります。急性期の排尿管理法としては、無菌的間欠導尿法、非無菌的間欠導尿法、尿道留置カテーテル法、膀胱瘻があります。

排尿管理方法

■無菌的間欠導尿法

Guttmannら[2]により確立された方法で、医療スタッフが手術に準じた消毒と滅菌手袋などを使った無菌的な方法（非接触法）で導尿します（表2.2）。二人一組のチームを作って行う方法と一人で行う方法があります。通常は一日3〜4回、時間を決めて行います。この方法は膀胱内を無菌的な状態に保つことができるので尿路感染症による発熱が非常に少なく、膀胱の萎縮も避けることがで

表2.2 無菌的間欠導尿の手順

① 陰部を剃毛する．
② 施行者，介助者はマスクを着用し，手洗い後滅菌手袋を着用する．
③ 陰茎とその周辺を消毒する（右図）．
④ 穴あき滅菌布で外陰部全体を覆う．
⑤ 亀頭部，外尿道口を消毒する．
⑥ 滅菌グリセリンまたはゼリーをつけ，カテーテルを尿道に挿入する．
⑦ 下腹部などを圧迫して完全に排尿する．

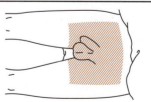

消毒
下腹部，外陰部，大腿内側にかけて剃毛，消毒（斜線部分）する．
（神奈川リハビリテーション病院 脊髄損傷マニュアル編集委員会：脊髄損傷マニュアル―リハビリテーション・マネージメント．医学書院，2008より）

きる優れた方法で、欧米の脊損センターでは広く行われています。しかし、1回の導尿に手間がかかり、医療スタッフの人手が必要になるので、日本で行っている病院は多くありません。また、膀胱に尿をためすぎると膀胱が萎縮する原因になりますので、1回の導尿量が300～400mlを超えないように、一日の水分摂取量を制限する必要があります。

■非無菌的間欠導尿法

無菌的間欠導尿ができない施設では、ピンセットを使った普通の導尿法や自己導尿キットを使った清潔導尿法により、医療スタッフが間欠導尿を行います。膀胱の萎縮を避けることができ、比較的安全な方法です。導尿の回数に合わせた水分摂取量の制限がやはり必要になります。

非無菌的間欠導尿法が無菌的間欠導尿法に比べ、尿路感染症の合併が多いとの報告[4]もあります。一方で、無菌的間欠導尿法と非無菌的間欠導尿法の2群に分けて細菌尿の発生率を検討した結果、非無菌的間欠導尿法でも細菌尿は来しにくいとの報告も認められます[5,6]。Lapidesらは非無菌的間欠導尿法でも細菌尿は来しにくいという結果から、急性期・慢性期問わず非無菌的間欠導尿法で代用可能であると述べています[8]。細菌尿の発生率の差については一定の見解が得られていないため、ガイドラインでは両者間で症候性尿路感染症の発生率については差がないと結論づけています[9]。

■尿道留置カテーテル法

尿道からバルーンカテーテルを留置する方法で、簡便であり、日本では一般的に行われています。カテーテルは2～4週間に1回交換し、男性の場合は尿道合併症の予防のため、カテーテルを下腹部の正中に固定します（図2.27）。また、テープで固定する際は固定位置を毎日少しずつ変えるとテープによる皮膚症状の予防になります。水分摂取量の制限はありませんが、特に多く飲む必要もありません。ただ、受傷直後でベッド上安静の時期には腎結石を予防するために水分摂取を増やします。水分摂取量の制限がないため、受傷直後の点滴によって尿量が多い時期などには適していますが、カテーテルから膀胱内に細菌が入り、通常の留置方法では大抵は1週間程度で慢性の尿路感染症が起きます。無菌的留置カテーテル法は、無菌的間欠導尿法に準じた手技で無菌的に留置してから滅菌採尿バッグにつなぎ、膀胱洗浄は行わないで閉鎖式に管理する方法で、1か月間程度は尿路感染症を防止できます。カテーテルは尿バッグまでが一体型となっているものが、より望ましいです。

それでも長期になると無菌に保つのは難しくなります。一度感染を起こすとバイオフィルムを形成するので、カテーテルが入っている限りは抗生物質で膀胱内を無菌にすることは困難で、発熱や膀胱結石などの合併症が多くなります。また、カテーテルが尿道を圧迫するので、尿道粘膜を傷害して尿道瘻、尿道狭窄など尿道合併症も発生しやすくなります。このため、排尿が自立できる人はできるだけ早くカテーテルを抜かなければなりません。

■膀胱瘻

頸髄損傷の方は、リハビリテーションに時間がかかることが多いので、カテーテル留置が必要な場合には、合併症を予防するために、受傷直後に膀胱瘻（図2.28）を

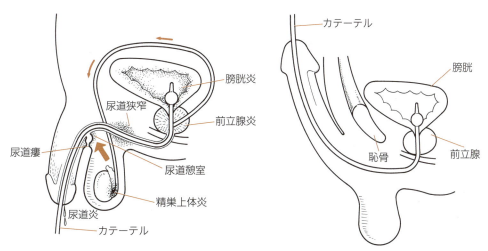

図2.27 尿道留置カテーテルと合併症
左：尿道留置カテーテルでは，カテーテルの圧迫による尿道粘膜の傷害と慢性感染によって様々な合併症が生じます．
カテーテルを大腿に固定すると尿道の屈曲部（矢印）が圧迫されて尿道憩室や尿道瘻の原因となります．
右：カテーテルは下腹部に固定します．

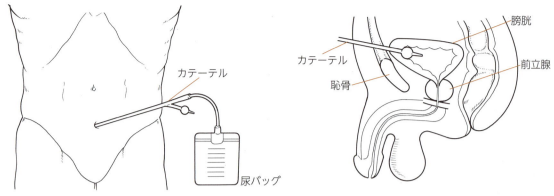

図2.28 膀胱瘻

つくることもあります。膀胱瘻は直接下腹部から膀胱を穿刺してカテーテルを留置する方法で、受傷直後であれば、専用のキットを使ってベッドサイドでも比較的簡単に作製できます。リハビリテーションが進んで自己導尿などが可能になったら、カテーテルを抜けば、穿刺した部位は1～2日で自然に閉鎖します。カテーテルを留置しているために、慢性の尿路感染症が起きる点は尿道から留置する場合と同様ですが、比較的清潔が保ちやすく、尿道合併症を防止することができます。水分摂取量の制限はありません。

尿路合併症

急性期・亜急性期の尿路合併症としては、尿路感染症、腎結石・膀胱結石、尿道合併症、膀胱尿管逆流、水腎症、腎不全などがあります。特に、排尿方法が不適切な場合は膀胱変形を起こし、膀胱尿管逆流や水腎症により腎機能が悪化し腎不全となって血液透析が必要になることがあります。

■尿路感染症

尿路感染症は、細菌がカテーテルなどによって尿道から膀胱に入り込んで起きます。カテーテルを留置している場合には、ほとんど尿路感染が起こり、尿混濁（膿尿、細菌尿）が見られるようになります。カテーテルを留置している以上、尿路感染を抗生物質で消失させることは困難です。尿路感染のみでは発熱することはありません。膀胱尿管逆流などによって細菌が腎臓に運ばれると急性腎盂腎炎を起こして、38～39℃以上の高熱が出ます。急性腎盂腎炎は重症の感染症ですので、抗生物質で治療する必要があります。その他、男性では、膀胱の出口にある前立腺や精巣（睾丸）の脇にある精巣上体（副睾丸）に感染して、急性前立腺炎、急性精巣上体炎を起こして発熱することがあります。

頸髄損傷の方が発熱した場合には、まず、症候性尿路感染症を疑います。症候性尿路感染症とは、尿培養で有意な細菌尿に加えて、発熱や尿の悪臭など尿路感染症を示唆する症状を伴っている場合とされています。症候性尿路感染症では通常尿混濁（膿尿）が見られますが、留置カテーテルや自己導尿の場合でも慢性尿路感染による尿混濁がしばしば見られますので、尿混濁があるからといってすぐに症候性尿路感染症とはいえません。頸髄損傷の方は知覚障害を有する場合も多く、詳細な理学所見とともに、血液・尿検査、胸部X線検査、腹部超音波検査、血液培養などを行い、呼吸器感染症や褥瘡への感染、うつ熱、静脈血栓塞栓症などを鑑別する必要があります。原因不明とされるものも少なくないですが、頸髄損傷の方の症候性尿路感染症は重篤になることも多く、他に発熱の原因がなければ尿路感染症による発熱と考えて抗生物質を使用する方が安全です。

■腎結石・膀胱結石（図2.29）

頸髄損傷に合併する腎結石は健常者と同様にシュウ酸カルシウムを主成分とする結石が多いのですが、健常者よりも腎結石ができる割合が4～10倍高くなります。特に、受傷後3か月以内の合併率が高く、それ以後は低下します。これはベッドに寝ているとカルシウムが骨から溶け出して高カルシウム尿になることと腎臓から膀胱への尿の流れが停滞するためといわれています。できるだけ早期にリハビリテーションを開始して、寝たきりの状態をやめることが一番の予防策になります。また、慢性の尿路感染症によって腎結石ができる可能性も健常者より高くなります。

腎結石は通常飲み薬では溶けませんので、ある程度の大きさの結石には手術的な治療が必要です。大きさ2cm位までの結石は体外衝撃波砕石術が第一選択の治療法になりますが、大きい結石や硬い結石の場合は内視鏡手術や開創手術を行うことがあります。

膀胱結石はリン酸マグネシウムアンモニウムやリン酸

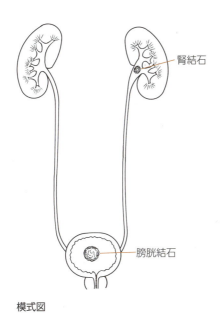
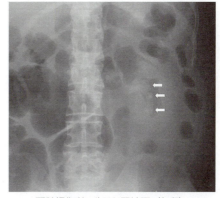
頸髄損傷者に生じた腎結石（矢印）
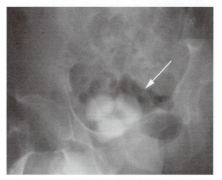
膀胱結石（矢印）

模式図

図 2.29　腎結石と膀胱結石

カルシウムを主成分とする結石が多く、ほとんどが慢性膀胱炎によってできます。カテーテルを留置していると、慢性膀胱炎によって尿がアルカリ性になるために、尿に溶けている物質が結晶となってカテーテルに付着します。それが膀胱内に残るとだんだん大きくなって、膀胱結石になります。膀胱結石は水分摂取を増やしてもあまり予防効果はなく、カテーテルをなるべく早く抜くことが大切です。カテーテルを留置している場合は、交換間隔が短い方が膀胱結石はできにくいといわれています。また、カテーテル交換や導尿の際に、陰毛などの異物が膀胱内に入ると膀胱結石の原因になります。自然に排出されない膀胱結石には内視鏡手術を行います。結石が大きい場合は開創手術を行うことがあります。

■ **尿道合併症**

尿道からカテーテルを留置すると、カテーテルによる尿道への圧迫と慢性尿道炎によって尿道粘膜が傷害され、尿道憩室（途中に袋ができる）、尿道瘻（穴があく）、尿道周囲膿瘍（まわりに膿がたまる）、尿道狭窄（途中が狭くなる）などが起きることがあります（図 2.27 参照）。男性の尿道口が変形し広がってしまうことや、女性の尿道のびらんにより出血することも稀ではありません。尿道合併症は治療が難しく、手術が必要になることや、二度と尿道が使えなくなることもあります。できるだけ、長期の尿道留置カテーテルは避けることが大切ですが、どうしても留置が必要な場合は膀胱瘻にする方が安全です。

■ **膀胱尿管逆流**

尿は本来腎臓から膀胱に一方通行で流れるようになっていますが、膀胱の逆流防止機構が弱いと膀胱の圧力が上がった時に膀胱から尿管・腎臓に尿が逆流することがあります。膀胱尿管逆流（図 2.30）があると膀胱に細菌が入った時に、簡単に腎臓まで細菌が運ばれてしまうので、頻繁に腎盂腎炎を起こして発熱し、腎臓が萎縮する危険があります。このため、腎盂腎炎による発熱を繰り返す場合には、膀胱造影を行って膀胱尿管逆流を確認する必要があります。膀胱尿管逆流は生まれつきの場合（原発性）と高圧蓄尿・高圧排尿が続いたために膀胱変形が起きて（図 2.31）、後から生じてくる場合（続発性）があります。続発性の膀胱尿管逆流の治療は、まず、排尿状態を改善することです。自己導尿や括約筋切開術などを行って、低い膀胱内圧で排尿するようにします。これだけで、軽度の逆流は治ってしまいますが、それでも治らない場合には逆流防止手術をします。ただ手術だけを行っても、高圧排尿を続けていると膀胱尿管逆流は再発しますので、注意が必要です。

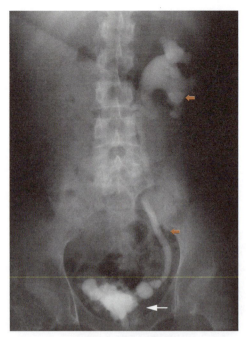

図2.30 膀胱尿管逆流
膀胱造影で膀胱憩室を伴う変形した膀胱（◁—）とともに，膀胱尿管逆流（⬅）によって拡張した左尿管・腎盂が造影されます．

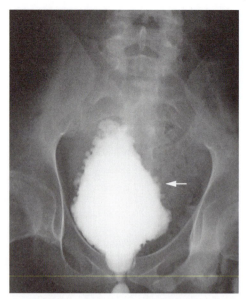

図2.31 膀胱変形（膀胱肉柱形成）
高圧蓄尿，高圧排尿が続くと膀胱変形（矢印）が起こります．

ていると膀胱が変形し、水腎症が起きてきます。治療は自己導尿、括約筋切開や留置カテーテルなどによって膀胱内圧を下げることです。

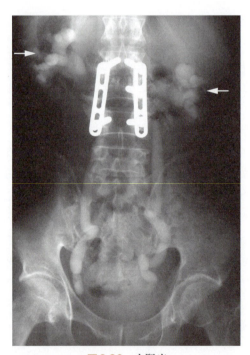

図2.32 水腎症
不適切な自己導尿により生じた水腎症．両側とも腎盂（矢印）・尿管が拡張しています．

■水腎症

　膀胱内圧が高いために尿がうっ滞して腎盂尿管が拡張した状態で、水腎症（図2.32）が続くと腎臓が萎縮して腎不全になります。排尿筋外尿道括約筋協調不全があるのに叩打排尿や反射排尿を行っていた場合や自己導尿で水分摂取が多すぎる場合など、高圧の蓄尿・排尿を続け

文献

1) 牛山武久：急性期の尿路管理．井形高明，阿部弘・編：脊椎脊髄損傷の治療．pp.209-222，現代医療社，1994．
2) Guttmann L, Frankel H : The value of intermittent catheterization in the early management of traumatic paraplegia and tetraplegia. Paraplegia 1966; 4: 63-83.
3) 木元康介，富田健太郎，岩坪暎二：脊髄損傷の尿路初期治療．排尿障害プラクティス9：15-19，2001．
4) Prieto-Fingerhut T, Banovac K, Lynne CM : A study comparing sterile and nonsterile urethal catheterization in patients with spinal cord injury. Rehabil Nurs 1997; 22: 299-302.
5) King RB, Carlson CE, Marvine J, Wu Y, Yarkony GM : Clean and sterile intermittent catheterization method in hospitalized patients with spinal cord injury. Arch Phys Med Rehabil 1992; 73: 798-802.
6) Moore KN, Burt J, Voaklander DC : Intermittent cahterterization in the rehabilitation setting: a comparison of clean and sterile technique. Clin Rehabil 2006; 20: 461-468.
7) 神奈川リハビリテーション病院 脊髄損傷マニュアル編集委員会：脊髄損傷マニュアル—リハビリテーション・マネージメント．医学書院，2008．
8) Lapides J, Diokno AC, SilberSJ, Lowe BS : Clean, intermittent self-catheterization in the treatment of urinary tract disease. J Urol 1972; 107: 458-461.
9) 日本排尿機能学会，日本脊髄障害医学会・編：脊髄損傷における排尿障害の診療ガイドライン．リッチヒルメディカル，2011．

（佐藤　両・岡田　弘・牛山武久・永松秀樹）

4 急性期の排便管理

排便管理

急性期には脊髄ショックの状態になり、腸管運動も低下します。頸髄損傷では腹部膨満が見られることが多く、麻痺性イレウスになることも少なくありません。頸髄損傷では腹部が膨満すると横隔膜の動きが制限され、呼吸筋の麻痺もあるために呼吸困難が悪化します。腹部膨満が見られたら、規則的に直腸からガス誘導することで軽減します。麻痺性イレウスになった場合は、胃管を入れて胃内容の持続的吸引を行うとともに、食事や水分摂取を禁止し、電解質バランスに注意しながら水分は点滴で補給します。直腸内に便が触知される場合は摘便（p.156参照）を行います。浣腸は受傷後2〜3日は控えるべきですが、摘便のみでは直腸の多量の便を排出できない時に限って、注意深く行います。

通常2〜3日で腸雑音は聴取できるようになり、腸管の自律的な運動が戻ってくるので、胃管を抜いて、軽い食事から始めて、徐々に普通食に切り替えていきます。腸蠕動を促進するためにも、仰臥位から側臥位への定期的な体位変換が重要です。座位がとれるまでは、ベッド上で医療スタッフが排便を介助することになりますが、この時期から、計画的な排便を行い、慢性期の排便訓練につなげていきます。また、定期的に排便することで、直腸や大腸の過伸展を防ぐことが重要です。

（牛山武久・永松秀樹・佐藤 両・岡田 弘）

3 急性期看護

1 急性期看護のポイント

急性期の頸髄損傷患者さんは、予期せぬ受傷のため、自らの病状把握が難しい状況にあります。命が助かったことを感じるとともに、四肢の麻痺を自覚することで、漠然とした不安や精神的ショックを受けます。損傷した頸髄の場所により症状は異なりますが、まずは救命に努める必要があります。そのため、集中治療室、もしくは呼吸状態や血圧などが継続的に観察でき、異常の早期発見や急な病状変化に対応ができる環境で、全身管理と治療が開始されます。患者さんは、痺れや痛みなどの苦痛を伴いながら、生命維持のために治療を受けなければならない状況にあります。また、精神的ショックや混乱状態の心理とは相反しながら、治療のほかにも、肺炎や褥瘡などの合併症予防、早期からのリハビリテーションなどのケアを受けなければなりません。医療者は、そのような患者さんの状況を踏まえた上で、全身管理を行うのと同時に、合併症予防、精神的支援、家族支援など、多岐にわたりケアをする必要があります。

初期治療

外傷で四肢麻痺があり頸髄損傷が疑われる場合は、損傷の悪化を防ぐ必要があります。身体を動かす時は、頭〜足先までを一本の丸太を転がすように体位変換（ログロール）します。バイタルサインを観察し、血圧低下、徐脈、呼吸状態、意識に注意しながら、救命のために必要な処置を医師と共に行います。患者さんには、処置の説明などの声をかけながら処置を行い、不安の軽減に努めます。画像診断を行い、治療方針（手術もしくは保存的治療）が決められます。保存的治療の場合でも、牽引や頸椎・胸椎装具（ハローベスト）を装着するなどの処置が行われる場合が多いので、治療に合わせて介助を行います。手術もしくは装具による固定を行うまでは、損傷を悪化させないように細心の注意を払います。

呼吸器系

高位の頸髄損傷（第3頸椎以上）の場合、多くの呼吸筋や横隔膜の麻痺を伴うため、自分で呼吸をすることができず、人工呼吸器が必要になります。第4頸椎以下の頸髄損傷の場合でも、急性期や肺合併症（肺炎、無気肺など）を併発した場合は、人工呼吸器が必要になる場合が

あります。神経支配が副交感神経優位となる影響で、気道の収縮や痰などの気道内分泌物の増加が見られることから、頸髄損傷患者さんは特に肺炎のリスクが高くなります。さらに、人工呼吸器装着中は、人工呼吸器関連肺炎（Ventilator Associated Pneumonia：VAP）を起こす可能性があります。人工呼吸器を装着していない場合でも、呼吸機能は受傷前と比較して劣っています。肺活量は低下しており、痰を出す力も弱いこと、ベッド上安静による活動量の低下などから、肺炎や無気肺を起こしやすい状態です。そのため、肺炎や無気肺を予防もしくは悪化させないための援助が不可欠です。痰の吸引や、呼吸筋トレーニング、口腔内を清潔に保つケアを定期的に行うことが肺炎予防には非常に重要です。

人工呼吸器が必要な場合は、口から気管の途中まで気管チューブを挿入します。気管チューブの挿入中は、覚醒していると苦痛が伴うため、鎮痛薬や鎮静薬を使用して傾眠状態を保つのが一般的です。また、気管チューブの存在により声が出ないため、会話をすることは困難です。人工呼吸器を使用した呼吸の管理が、長期的に必要と予測される場合には、できる限り早期に気管切開（喉の真ん中あたりに穴を開け、短い気管チューブを挿入）を実施することが望ましいです。管の入口から気管までの距離が短くなるため痰の吸引がしやすくなることや、管が口腔内になくなることで口腔内を清潔に保ちやすくなるため、肺炎のリスクを軽減することができます。また、鎮痛・鎮静薬をやめることができるため、覚醒していることが可能になります。声を出すことはできませんが、口の管がなくなり口の動きを読みやすくなりますので、意思疎通が可能になります。さらに、飲み込みの状態が良ければ、飲水や食事の摂取が可能になることがあります。このようなことから、患者さんの快適性が向上する可能性が高いといえます。人工呼吸器の必要がなくなった場合は、スピーチカニューレという発声できる気管チューブに変更できることがあります。気管チューブが不必要になった時には、気管チューブを抜くことで、挿入部は自然に閉じます。

呼吸筋の麻痺、痰などの気道内分泌物の増加、咳が出る反射（咳嗽反射）の消失などの要因から、痰による気道閉塞を短時間のうちに起こしやすく、痰の貯留により

無気肺、肺炎を発症しやすい状態です。状態変化の早期発見のために、呼吸音聴取とパルスオキシメーターによる動脈血酸素飽和度（SpO$_2$）の経時的な観察を行う必要があります。肺炎や無気肺を予防もしくは悪化させないための主な援助としては、痰の吸引、肺理学療法、体位変換による体位ドレナージ、呼吸筋トレーニング、排痰援助があります。

人工呼吸器装着中は、気管チューブを介して、ある程度の痰を吸引することができます。特に体位変換後や肺理学療法後など、痰が移動するタイミングに合わせて行うと効果的です。痰の吸引時には、直前の手指衛生と適切な個人防護具の装着を遵守し、感染を予防することも重要です。

人工呼吸器が必要ない患者さんで、咳が弱く痰を自分で出すことが難しい方には、呼気に合わせて腹部を圧迫すると横隔膜が押し上げられ、痰を出す介助をすることができます。また、小さな咳を繰り返し行うことで、少しずつ痰が移動し、出せる場合があります。最近では、陽・陰圧体外式人工呼吸器（Biphasic Cuirass Ventilation：BCV）のクリアランスモードを用いて痰の排出を援助することがあります。これは、胸腹部に簡単な陰圧装具を装着し、バイブレーションと擬似咳のモードを交互に胸郭へかけることにより、痰の排出を促進するといわれており、一日の中で定期的に使用することがあります。

人工呼吸器を使用していない患者さんが、急性期から行うことができる呼吸筋のトレーニングとしては、呼吸訓練器具を用いることも多くあります。これは、排痰能力を高めることで呼吸器合併症の予防を期待して使用します。例えば、「スレショルドPEP」や「スレショルドIMT」、「トリフローⅡ」、「スーフル」などが挙げられます。寝たまま使用できるものや、吸気筋強化用と呼気筋強化用に分かれているものがあるため、患者さんの状態や目的に合わせて選択します。

ケアは、頸椎の固定手術の有無や医師の安静度の指示に準じて行う必要があります。外傷性の脊髄損傷の場合、受傷時に肋骨骨折、肺損傷や腹腔内損傷が併発している場合があります。そのような患者さんの場合は、医師と相談し、慎重に実施する必要があります。

循環

交感神経の遮断により、副交感神経が優位になります。末梢の血管拡張、血圧の低下、徐脈、肺塞栓、深部静脈血栓症に注意が必要です。急性期の血圧低下は、出血性ショックの場合もあるため判別に注意します。起立性低血圧が誘発されるため、身体を起こす時には、めまいや気分不快などの自覚症状の確認を行いながら、ゆっくりと背上げの角度を上げます。自覚症状がある場合は、意識の確認や血圧を測定して状態を評価し、無理をせずに段階を踏んで行います。深部静脈血栓症予防には、歩行や積極的に下肢を動かすことが有効だとされていますが、頸髄損傷患者さんは自分で行うことができません。そのため、機器を用いた間欠的空気圧迫法を継続的に実施するとともに、早期リハビリテーションによる下肢の他動運動を実施します。

褥瘡予防

褥瘡は、身体の同じ部位が継続的に圧迫されて血流が悪くなることや、圧迫に皮膚のズレが加わることで発生します。頸髄損傷患者さんは、皮膚の感覚が失われていることや、自ら寝返りをすることができないこと、オムツによる臀部のむれなどから、褥瘡の発生リスクが高い状態です。褥瘡が発生し悪化することで、感染を起こして全身の状態が悪化することがありますので、まずは褥瘡を発生させないように努めます。褥瘡の好発部位は、仙骨部、大転子部、腸骨稜、後頭部、肩甲骨部、肘部、踵部、足関節外果、耳介部などが挙げられます（図2.33）。それ以外にも、骨が突出している場所や寝た状態で当たりやすいところは注意が必要です（図2.34）。車いす乗車はよいことですが、同一部位が圧迫されるため、長時間の乗車には注意が必要です。その他、医療機器のコードが身体の下に挟まれていることに気づかず経過することや、同一部位へのパルスオキシメータープ

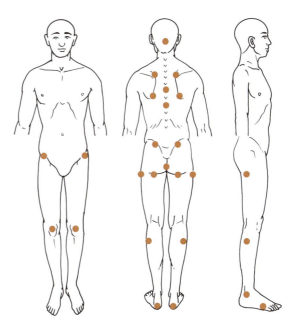

図2.33　褥瘡の好発部位

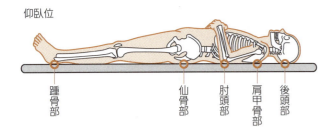
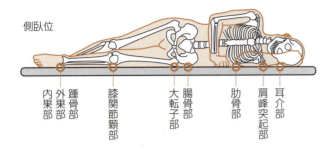
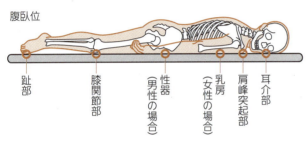

図2.34 骨が突出している場所や寝た状態で当たりやすいところ
(丹波光子：臥位での体圧分散の方法．宮地良樹，他・編：エキスパートナース・ガイド 褥瘡治療・ケアトータルガイド，照林社，2009，p.74より)

ローブの装着による圧迫でも発生（医療関連機器圧迫創傷）するため注意が必要です。入院時からOHスケールを使用して危険因子を評価し、発生前に予防することが重要です。発生予防と悪化防止には、約2時間おきの体位変換や体圧分散マットレス、ポジショニング用具などを利用し、同一部位への皮膚の圧迫を予防します。頸椎固定術前や頸椎・胸椎装具（ハローベスト）装着前の体位変換は、医師の指示に従い、脊髄の損傷を拡大させないように頭部から頸部を支える要員を含めた三人以上で実施します。頸椎の固定後でも、必ず二人以上で実施します。側臥位を維持する時は、ポジショニング枕を頭部から体幹までが捻れないように設置します。この時、シーツや衣服のしわをのばし、寝具や衣類のたわみによる圧迫を予防します。体位変換に合わせて、背中や臀部の皮膚の観察を行います。発赤が出現した場合は、その部位の圧迫を避けるように工夫し、定期的な観察と、悪化しないようにケアをします。また、皮膚を清潔にしておくことも重要です。体位変換で身体を移動させる場合は、身体を少し浮かすように移動させ、ベッドと身体の

摩擦を避けるように行います。摩擦を避けるため、好発部位へ予防的にドレッシング材を貼用することも考慮します。患者さんの栄養状態低下などによりリスクが高まります。血液検査のデータや皮膚状態などで栄養状態の評価を行い、早期から経管栄養の投与を開始するなど、低栄養状態を回避することが望ましいです。病院に栄養サポートチーム（NST：Nutrition Support Team）がある場合は、積極的に連携することも必要です。

疼痛コントロール

頸髄損傷患者さんの多くは、疼痛を訴えます。疼痛部位には個人差がありますが、頸部や肩、上肢の痛みに、痺れを伴うことが多いようです。疼痛は心身への苦痛をもたらし、睡眠障害や精神的疲労につながることがあります。痛みをなくすことは困難ですが、鎮痛薬、鎮静薬の使用を検討し、体位の微調整など、できる限りの対応が必要です。疼痛の原因が心因的なものであることも考えられます。急性期は、医学的には障害程度の予測がつかない時期です。患者にとってはショックが大きく、現実を正確に理解できる精神的状況ではありません。自分で安楽な体位に調整できないだけでなく、すべての動作に他者の手を借りる必要があるということは、受け入れがたい状況です。さらに、疼痛を伴いながらも、治療のための医療処置、定期的な体位変換やリハビリテーションなどを実施する必要があります。医療処置を患者がわかるように説明し、触られたくない部位、安楽な枕の位置や体位を知り、医療者同士が情報を共有しケアします。そのような姿勢で医療者が関わり、患者さんの精神的苦痛を少しでも軽減することは、患者と医療者の両者にとって大切です。

体温調節障害

体温は、交感神経の発汗作用により調節されています。頸髄損傷では、交感神経も麻痺するため、発汗が抑制されて体温調節がうまくできません。病室の温度に配慮し、掛け布団で熱がこもらないように注意します。発熱がある場合、感染症との判別が必要です。急性期では、経時的に体温測定を行います。可能であれば体温をモニタリングすることができる、温度センサー付き尿道留置カテーテルなどを用いて継続的に熱型を評価します。

皮膚損傷・火傷

皮膚の知覚や痛覚が失われているため、気づかないうちに皮膚が損傷されることがあり、注意が必要です。火傷は、清拭タオルや手浴・足浴時に使用するお湯の温

度、熱い飲み物をこぼすなどの不注意から起こる場合が多いため、特に注意します。稀に心電図モニターの電極によっても起こることがあります。

筋骨格系：拘縮・脱臼・骨折

四肢を自ら動かすことができないため、関節の拘縮、筋力の低下が起こります。そのため、急性期からベッドサイドでのリハビリテーションを行います。医師や看護師は、理学療法士や作業療法士と連携し、時間がある時に行うことができる簡単な運動を教示してもらい、実践するとよいです。頸髄損傷患者さんは、拘縮により関節の可動域が狭くなることに加え、痛みの感覚がありません。衣服に袖を通す時に、肩関節の脱臼や上肢が骨折する可能性がありますので、無理に行わないようにします。同様の理由から、ベッドの背上げをする時には、ベッドの柵に四肢が挟まれていることがないように注意が必要です。

排泄：排尿

尿をしたいという感覚がなく、膀胱の収縮も障害されるため、自分で尿を出せなくなります。そのため、医療スタッフによる排尿が必要となります。急性期では、点滴を行っていることもあり、身体に入ってくる水分量と尿の量のバランスを見ることが必要なため、尿道から膀胱に尿道留置カテーテルという管を挿入します。管の先端にはバルーンが付いており、蒸留水で膨らませることで、膀胱内に固定されます。急性期は治療上必要ですが、カテーテルから膀胱に細菌が入り、感染を起こすことがあります。尿道留置カテーテル挿入中は、尿の性状に注意し、定期的に陰部を洗浄してできるだけ清潔に保つことが必要です。カテーテルは、定期的な交換はせずに感染や閉塞などのトラブルがあった時に交換します。状態が安定したら、尿道留置カテーテルから間欠的な導尿へ切り替えます。導尿に切り替えた時には、導尿から次の導尿までの時間間隔と尿量のパターン、睡眠時間を考慮しながら一日に4〜6回程度行う必要があります。膀胱の過膨張を避けるため、1回の尿量が300〜400ml程度に収まるように時間を設定します。500ml以上の尿がたまった状態では膀胱が過膨張し、過膨張が繰り返されることにより、膀胱の変形（萎縮）や尿の逆流による感染を起こしやすくなるため、過膨張を避ける必要があります。間欠的導尿には、無菌的間欠導尿と非無菌的間欠導尿があります。無菌的間欠導尿は、手術に準じた消毒を行い、滅菌手袋などを使用して行います。手間と医療スタッフの人手がかかるため、非無菌的間欠導尿が

一般的です。非無菌的間欠導尿には、ピンセットを使用する場合や自己導尿キットを使用して清潔に行います。定期的にカテーテルを挿入するため、ある程度の細菌が膀胱内に入るため、尿路感染症を起こすことがあります。発熱や尿の性状に注意します。医療者は、標準予防策の遵守と適切な手指消毒を行い、感染のリスクを軽減する必要があります。

排泄：排便

腸の動きが悪くなるため、腸にたまったものが流れにくくなり、腹部膨満が見られることがあります。腸蠕動音を聴き、排便の有無、便の性状を観察し、麻痺性イレウス（腸閉塞）に注意する必要があります。ガスがたまっているようであれば、肛門から管を入れてガスを出すことで、ある程度軽減することがあります。便秘が続くようであれば、摘便や浣腸を行う必要があります。また、便の硬さを見ながら整腸剤や下剤を使用します。急性期では、ベッドに寝たままの場合が多く、身体を動かせないことでも腸の動きは低下します。医師が出した安静に関する指示の範疇で、体位変換や背上げ、車いすへの乗車など、可能な限り身体を動かすことも大切です。この時期から、排便のコントロールを行うことは、慢性期の排便管理にもつながるので大切です。排泄物による皮膚の汚染時は、皮膚を擦らないように汚れを除去し、できれば石鹸と水道水で洗浄を行った後、水分はよく拭き取ります。常にオムツを使用していることで、鼠径部や陰部のカビにも注意します。排便に介助を要する現状やにおいは、患者にとって大きなストレスとなります。換気や空気清浄機を使用しながら、その心理状態に配慮します。下痢が続く場合は、便の培養検査をして感染の有無を確認します。肛門周囲の皮膚がただれる（糜爛）前に皮膚用の保護オイルを使用し、排泄物が皮膚に接触するのを避けることも効果的です。下痢便が頻回で、腸の損傷がない患者さんには、皮膚トラブルの予防とオムツ交換による患者さんと医療者の負担軽減、汚染の拡大を防止するために、便のドレナージができる管（フレキシシール®）を肛門に入れて誘導する場合があります。便の処理を行う医療者は、標準予防策の遵守と適切な手指消毒、流水による石鹸手洗い、処理後の環境整備を行い、他者への感染を予防する必要があります。

コミュニケーション

四肢の麻痺のため、文字を書く、身振り手振りで伝達するには、自助具の活用や訓練が必要であるため、急性期では困難です。さらに、呼吸管理のために人工呼吸器

を装着している場合が多く、鎮静剤の使用や気管内チューブにより発声ができず、言語でのコミュニケーションも困難となります（呼吸器系参照）。しかし、意思の疎通を図ることができる意識状態であれば、口の動きを読み取ることで、訴えを聞くことができます。始めはペースやコツがつかめないため、口の動きが読み取りにくく、患者さんは伝わらないことで苛立つことが多々あります。その場合は、一言ずつ、ゆっくりと動かすようにそのつど促します。その方が伝わりやすいことを本人が実感することで、徐々に意思疎通ができるようになります。その他、医療者や家族が文字盤をなぞり、伝えたい言葉を指した時に目を閉じる方法でも、ある程度の意思疎通が可能です。四肢麻痺のため、通常のナースコールを使用することができません。吐息に反応するなどの特殊なタイプがあれば活用します。

メンタルケア

メンタルケアの対象は、患者さんだけではなく家族も含まれます。患者さんと家族の心理的動揺は大きく、受傷直後から急性期の間に、状況を正確に理解することは困難です。また、家族は入院に関することや承諾書などの様々な説明を受ける必要があり、それらを一回の説明で理解することは困難です。そのため、患者さんと家族には、治療や看護の内容を毎回わかりやすく説明することが大切です。小さな疑問も表出できるように配慮し、誠実な態度で接することが必要です。

受傷直後の頸髄損傷患者さんは、心理的に感情が鈍麻しているため、口数が少なく、じっと治療を受け入れていることが多いです。この時期の主な訴えは、痺れや疼痛などの身体的苦痛が中心です。安楽な体位が定まらず、身体や枕の微妙な位置や高さの調整が必要で、体位変換に時間を要することがあります。安楽な体位のパターンやコツがあれば、医療者同士で共有しケアすることで、患者と医療者の負担軽減につながることがあります。急性期は、身体的苦痛と戦いながら、生命の維持に必要な医療を受ける必要があります。療養生活は長いの

で、訴えや感情の表出が少しでも早くできるように、環境と関係づくりが必要です。四肢麻痺のため、通常のナースコールは使用できません。看護師を呼ぶ方法を共に考えて共有することや、待たせざるを得ない状況がある時は、その理由と待ち時間を説明することは大切です。

少し経過した頃、頸髄損傷のきっかけになった行動への後悔、すべての動作に他者の手を借りる必要がある現実を目の当たりにし、「情けない」「死にたい」と訴える患者さんも多く見られます。不安やもどかしさ、行き場のない憤りなどが、「怒り」として医療者に表出されることがあります。頸髄損傷患者さんの心理的ケアは、重要であると同時に特に難しいです。そのため、できるだけ早期から、専門家であるメンタルクリニックの介入を行うことが大切です。一方、怒りの感情を受けた医療者は、自身のケアの未熟さが原因だと捉えて落ち込み、患者さんと距離を置いてしまうことがあります。その怒りが、抑うつによる可能性があることを理解し、原因を判別することが必要です。抑うつが原因の場合、それが正常な反応であることを理解し、感情を表出させながら、支持的態度で接することが必要です。また、そのような患者を目の当たりにする家族も、心理的に辛い状況にあります。そのため、それが正常な反応であることを家族に説明することも大切です。その時期の家族には、患者の病状以外にも、医療費や収入の途絶などによる金銭面の不安や、改築に関することなど、長期的な生活に関する不安があります。そのため、早期からソーシャルワーカーや地域包括支援センターなどの医療福祉に関する相談窓口をお知らせすることも、家族の心理的負担の軽減につながります。

受容までの時間や過程には、個人差があります。患者さんの真の感情は、本人にしか理解できません。そのため、安易に励ましの言葉をかけることや、無理に受容を促すことは避け、人間としての尊厳を保ち、自尊心を尊重した関わりが必要です。

（増田由美子）

2 病室での体位

急性期の体位について頸髄損傷の場合に特に気を遣う点は、褥瘡の予防と拘縮の予防の2点が考えられます。褥瘡の予防は、体位とマット、体位変換の組み合わせで考えることができます（前項「急性期看護のポイント」参

照）。拘縮の予防は主に体位とその変換による予防および、拘縮予防のためのROM（Range of Motion：関節可動域）エクササイズが重要になります。

頸髄損傷者の肩甲骨周囲には麻痺した筋肉、筋力低下

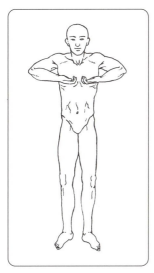

図2.35　仰臥位による拘縮

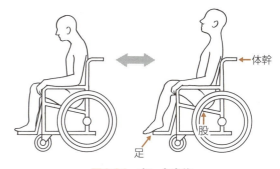

図2.36　車いす座位

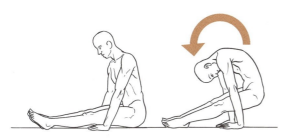

図2.37　プッシュアップ

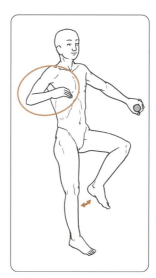

図2.38　側臥位：屈曲位

のある筋肉、そして正常な神経支配のある筋肉が混在しています。肩甲骨を挙上する僧帽筋は副神経（頸部の筋力を支配する）であり、呼吸麻痺を来すような高位損傷でない限りは正常神経支配を受けています。肩関節を内転（p.79、囲み記事参照）する大胸筋よりも外転筋である三角筋の方が筋力がある場合が多く、肘関節を伸ばす上腕三頭筋はC6レベル以上の損傷では麻痺しており、屈筋である上腕二頭筋はC6支配で、相対的に強く保たれています。手については別項に譲ります。このような筋力のアンバランスから頸髄損傷者が仰臥位をとっていると首をすくめた時のように肩甲骨が挙がり、上腕は外転し、肘は屈曲してしまいます。体幹は脊柱の可撓性（柔らかさ）が失われてしまいます。下肢では、膝の屈曲拘縮や尖足が起こります（図2.35）。

　ではこのような拘縮を起こしてはいけない理由は何でしょうか？　一つは車いす座位バランスが悪くなることです（図2.36）。骨盤の回旋が起こらず、骨盤に対して脊柱が立ったままとなるので、バランスが悪く、褥瘡もできやすくなります。尖足によって足のせ台に足をのせられなくなるとさらにバランスは悪化します。プッシュアップ動作では体幹の可撓性と体幹に対する肩甲骨の可動性が重要ですが、それが失われるとプッシュアップが困難になります。また肩甲骨が高い位置にとどまっていると相対的に上肢が短縮してますますプッシュアップの際に臀部を持ち上げることが困難になります（図2.37）。

　拘縮の予防のために体位のとり方と変換、拘縮予防のためのROMエクササイズが重要となります。予防の一つとして早期離床があります。早く座位をとることによって体幹の可撓性は保たれます。また肩甲骨は重力によって下がります。臥位においては、体位によって関節の角度を変えるということが行われます。下肢は仰臥位においては伸展を、側臥位においては屈曲位をとるようにします（図2.38）。仰臥位において膝の下にクッションを置くと膝関節は伸展する機会がなく、屈曲拘縮を生じますので避けるべきです。褥瘡に対してはベッドマット、敷物等で対処します。足関節は仰臥位においては、その自重と掛け物の重さによって足先が下がり尖足となります。そこで足底側に箱などのあまり固くないものを置いて予防します（図2.39）。体幹、下肢は、頸髄損傷者の場合には麻痺しており、このような他動的な処置が必要になります。上肢の肢位は筋のアンバランスの結果生じ、また唯一動く場所でもありますので、なるべく自由

3　急性期看護　61

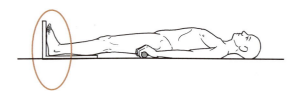
図2.39　仰臥位：尖足予防

にしておくために、ROMエクササイズで肩甲骨の引き下げを行い、肘の曲げ伸ばしを行います。前腕は回外優位になりがちですが、日常生活動作を行うにあたっては回内位をとることが多いので、回外拘縮を来さないよう、回内外の他動運動を行います。

　このような急性期からの配慮が、急性期における合併症の予防のみならず、その後のリハビリテーションの進行を速やかにし、生活機能を高めるということを理解する必要があります。

（飛松好子）

4 急性期機能維持訓練

1 急性期のリハビリテーション

　受傷直後の頸髄損傷は、呼吸器合併症、泌尿器合併症、消化器合併症、褥瘡、関節拘縮などの合併症を発症することが多く、場合によっては生死に関わることもあります。呼吸器合併症としては、無気肺、肺炎、呼吸不全が多く、C1～4で84％、C5～8で60％という報告もあります[1]。泌尿器合併症としては、腎盂腎炎が多く、消化器合併症としては、胃十二指腸潰瘍、麻痺性イレウスなどが見られます。褥瘡は、脊髄ショック期に特に注意が必要であり、定期的な体位変換と除圧マットの使用、皮膚の清潔保持と色調変化の観察が重要です。ひとたび褥瘡ができると治癒までに時間がかかり、次の回復期リハビリテーション（以下リハ）への移行の支障となります。関節拘縮はC5～6では肩甲骨挙上位、肩関節外転位、肘関節屈曲位、前腕回外位となり、C7ではMP（中手指節関節）過伸展、C8ではIP（指節間関節）屈曲位となりやすく注意が必要です。C5～6で肘関節屈曲拘縮は、移動動作に大きな影響を及ぼします[2]。

　頸髄損傷は中高齢者の受傷が多く、頭部外傷を合併していることもあります。当初は意識障害で気づかれなかったが、意識の改善とともに認知機能の低下や高次脳機能障害が顕在化してくることもあります。

　また嚥下障害を伴う頸髄損傷も散見され、誤嚥性肺炎によって離床が進まないケースがあります。急性期のリハは、まず合併症を予防し、回復期のリハへスムーズに移行することが主目的といえます。

頭頸部のリハビリテーション

　受傷後、手術の有無にかかわらず頭頸部は、装具や牽引で安静が強いられます。特にC5～6頸損では肩甲骨が挙上位となりやすく、後頸部の筋緊張が亢進し、いわゆる肩こりで痛みを訴える患者が多くいます。肩甲骨の挙上は肩甲挙筋や僧帽筋上部線維の短縮や筋緊張増加によって起こるため図2.40[3]のようなストレッチが有効です。ただし受傷後2～3か月は、頸部の過度な側屈・回旋は危険であり、頸部は正中位に固定または軽く顎を引き下げる程度の屈曲位とし、肩甲骨を下方に引き下げる運動だけを行ってください。また、側臥位の体位がとりづらい場合、頸部の手術創が治癒していれば、図2.41[4]のように、ポイント部分を4本の指の腹を使って頭から肩に向かって軽く円を描くようにマッサージを行うことも有効です。

可動域訓練と筋力維持・増強訓練

　受傷直後は、筋の緊張が低く、拘縮は起こりにくいものですが、深部静脈血栓症を予防するためにも四肢の可動域訓練を行います。この時期に過度な可動域訓練を行

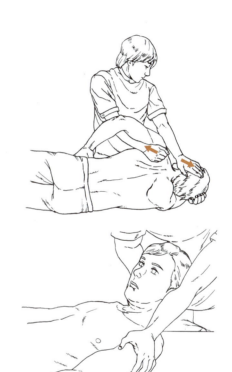

図2.40　肩甲挙筋と僧帽筋上部線維のストレッチング
（市橋則明・編：理学療法プログラムデザインⅡ．文光堂，2013，pp.170-171より．一部改変）

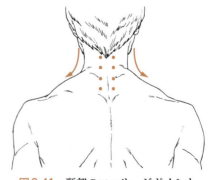

図2.41　頸部のマッサージポイント
（「栗山節郎，村井貞夫，本間暁美：アスレチック・マッサージの実際，p.103，1993，南江堂」より許諾を得て転載）

うと骨・軟部組織の微細な損傷が生じ、将来的に異所性骨化や慢性的な疼痛の原因になります。正常な可動域の1/2から2/3程度の範囲で、ゆっくり愛護的に（やさしく、いたわるように）行ってください。また脊柱の可動域訓練も重要です。体幹の柔軟性は、将来的な座位・移乗動作練習の際に必要になってきます。急性期を過ぎれば、積極的に可動域訓練、筋力増強訓練を行います。完全麻痺では残存機能が将来のADLを決定します。特に肘の伸展、手関節の背屈、下肢伸展挙上（SLR：Straight Leg Raising）、足関節の背屈には十分留意してください。

肺理学療法

頸髄損傷者は、胸髄より支配される内・外肋間筋、腹筋は麻痺しているため、横隔膜と頸部の呼吸補助筋のみによる呼吸となります。咳嗽が弱く、喀痰の排出が困難になります。また完全麻痺では交感神経系が遮断され、副交感神経系優位となり、気道分泌物が増加します。早期から適切な気道管理、体位ドレナージ、肺理学療法を行い、肺炎・無気肺を予防する必要があります。

頸髄損傷者の肺機能は、拘束性障害を示し、肺活量は減少し、呼気予備量の減少、残気量増加が特徴です（図2.42）[5]。脊損レベルによる肺活量は、C4で25％以下、C6で35％といわれています[6]。横隔膜の安静呼吸時の移動は、約1.5cm、深呼吸時には6～7cm移動し、表面積を300cm^{2}とすれば、安静呼吸時で450m*l*、最大呼気で2,000m*l*の換気が可能といわれています[7]。当面は、肺活量1,000m*l*を目標に、腹式呼吸の習得、呼吸補助筋の強化、胸郭可動域の拡大を図ります。頸髄損傷者によく用いられる肺理学療法を表2.3[8]に示します。

高次脳機能障害

交通事故などによる高エネルギー外傷や、高齢者の転倒による頸髄損傷では、頭部外傷を合併していることがあります。当初は、意識障害や人工呼吸器管理で目立たなかったものが、意識の回復とともに高次脳機能障害が顕在化することがあります。記憶（学習）、注意（集中

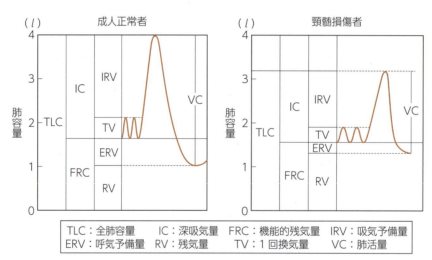

図2.42　健常者と頸髄損傷者の呼吸機能
（「冨永積生：救急処置，脊髄損傷の実際（赤津 隆，新宮彦助，井形高明編），p.70，1991，南江堂」より許諾を得て転載）

表2.3　頸髄損傷者の肺理学療法

手技	目的	適応	効果と注意
体位排痰	重力を利用した痰の移動	痰の貯留．肺炎，無気肺の治療	治療の基本．急性期には体位がとりにくい
バイブレーション パーカッション	痰を気道壁から遊離させる	同上	太い気道に有効
スクイージング	呼気の流速を高める 痰の移動促進と肺胞の虚脱予防	無気肺の治療，予防	末梢の気道に効果的
スプリンギング	吸気の流速を高める．効果は同上	同上，特に肺胞の虚脱予防	スクイージングに併用
咳嗽介助	痰の喀出	咳嗽が十分できないとき	吸引と併用
リラクセーション	呼吸補助筋の緊張軽減・呼吸パターン改善	不自然な呼吸パターン，頸部，肩の筋肉痛	効果判定が困難
呼吸筋力強化	呼吸筋疲労の軽減．呼吸パターン改善	慢性期．呼吸器からの離脱準備	同上

（石田暉，他・編：クリニカルリハビリテーション別冊 呼吸リハビリテーション．医歯薬出版，1999，pp.279-284より）

力)、遂行機能(問題解決、抽象的思考)、言語(理解、表出)などの認知機能が低下し、日常生活・社会生活や対人関係に支障を来したものを高次脳機能障害といいます。記憶障害では物の置き場所を忘れたり、新しい出来事を覚えていられず何度も同じことを繰り返し質問したりする症状が見られます。注意障害ではぼんやりしていて、何かをするとミスばかりし、二つのことを同時にしようとすると混乱するような症状が見られます。遂行機能障害では自分で計画を立てて物事を実行することができず、人に指示してもらわないと何もできない、行き当たりばったりの行動をとるような症状が見られます。また依存・退行(すぐに他人を頼る、子供っぽくなる)、感情コントロール低下(すぐ怒ったり笑ったりする、感情を爆発させる)、対人関係拙劣(相手の立場や気持ちを思いやることできず、よりよい人間関係を築けない)、固執性(一つのことにこだわって他のことができない)などの症状を呈することもあります。認知症やうつ病と診断されることもあり、このような症状がある場合は、専門医に相談されるのがよいでしょう。四肢の麻痺の程度は軽度でも、高次脳機能障害が問題となって、リハビリがなかなか進まないこともあります。

嚥下障害

頸髄損傷では、しばしば嚥下障害を合併する患者に遭遇します。完全麻痺では、すべての呼気筋が麻痺しているため、わずかな誤嚥でも肺炎を起こしてしまいます。頸髄損傷に伴う嚥下障害の危険因子としては、①高齢、②前方アプローチ、③気管切開、④気管内挿管などが挙げられます[9]。

摂食・嚥下の流れは、①食べ物の認知(認知期)、②口への取り込み、③咀嚼と食塊形成(準備期)、④咽頭への送り込み(口腔期)、⑤咽頭通過(嚥下反射、咽頭期)、⑥食道通過(食道期、蠕動期)に分かれます(図2.43)[10]。頸髄損傷者で問題になるのは、咽頭期が大半です。食塊が咽頭に入ると、舌根が咽頭後壁に押し付けられ、咽頭内圧が高まり食塊を食道へ押し出すことになります。同時に食道入口部の食道括約筋が弛緩し、一気に食塊が食道へ送り込まれます。その間の時間は0.5秒以内といわれています(図2.44)[11]。前庭と声門が閉じる際に、わずかに空気が咽頭へ押し出され、喉頭へ入りかかった食物を押し戻し、誤嚥を防いでいます(図2.44)[11]。挿管後の声帯麻痺で声門閉鎖が不十分な場合、食塊が気管に入り誤嚥へとつながります。また長期間の人工呼吸器管理を受けた場合、その間使われない食道括約筋が廃用となり、食道入口部の開大が不十分となり誤嚥を起こすこともあります。嚥下では、甲状軟骨が十分に前上方へ動くことも大切です。喉頭蓋が反転し、食塊が通過する際に喉頭を閉鎖し、食べ物の気管への流入を防ぎます[11]。気

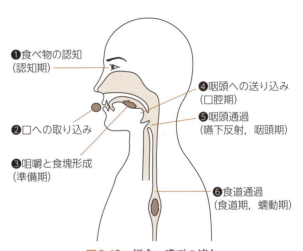

図2.43 摂食・嚥下の流れ
(藤島一郎：口から食べる 摂食嚥下Q&A 第4版. 中央法規出版, 2011, pp.16-24より改変)

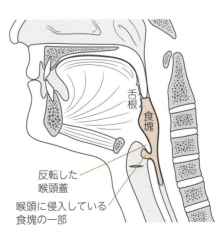

図2.44 嚥下反射
(藤島一郎, 他：動画でわかる 摂食・嚥下リハビリテーション. 中山書店, 2004, p.6より)

管切開などで甲状軟骨のダイナミックな動きが制限されると、喉頭蓋が十分に喉頭を閉鎖できずに誤嚥してしまいます。このように、頸髄損傷者では食事を開始するにあたって、嚥下障害の有無をしっかりと評価することが大切です。

文献

1) Jackson AB, et al.：Incidence of respiratory complications following spinal cord injury. Arch Phys Med Rehabil 1994; 75: 270-275.
2) 米本恭三，他：頸髄損傷：四肢麻痺．臨床リハ別冊 実践リハ処方，医歯薬出版，pp.98-102，1996.
3) 市橋則明・編：理学療法プログラムデザインⅡ．文光堂，pp.170-171，2013.
4) 栗山節郎，他：頸部のマッサージの実際．アスレチック・マッサージの実際，南江堂，pp.103-105，2005.
5) 富永積生：救急処置．赤津隆，他・編：脊髄損傷の実際，南江堂，pp.66-81，1991.
6) Susan EA：Respiratory treatment of adult patient with spinal cord injury. Phys Ther 1981; 61: 1737-1745.
7) 岡田芳明：呼吸・循環障害の管理．臨床リハ 1(2)：110-113，1992.
8) 石田暉，他・編：頸髄損傷．臨床リハ別冊 呼吸リハビリテーション，pp.279-284，1999.
9) 浅利まみ，他：嚥下障害を呈し改善を認めた中心性頸髄損傷の1例．Jpn J Rehabil Med 50(6)：469，2013.
10) 藤島一郎：口から食べる 摂食嚥下Q&A 第4版．中央法規出版，2011.
11) 藤島一郎，他：動画でわかる 摂食・嚥下リハビリテーション．中山書店，2004.

〈山本 満〉

2 急性期における手の管理

急性期に放置された手に起こる拘縮

頸髄損傷者の手の管理は病院に運ばれた時から始まるといっても過言ではありません。麻痺した手をただベッドの上に置くと図2.45のようになります。手掌を上に置いた場合には、手関節は中間位、中手指節関節（MPJ：Metacarpophalangeal Joint）は伸展位、近位指節間関節（PIPJ：Proximal Interphalangeal Joint）と遠位指節間関節（DIPJ：Distal Interphalangeal Joint）は屈曲位となります。また、親指は、重力のために床に引き寄せられて、手掌と同一平面上に来て、手掌のお盆状の形状は失われます。手掌を下にして置くと手掌のまるみはやはり失われて平坦となり、親指も手掌の横に来てしまいます。指を屈曲する深指屈筋腱、浅指屈筋腱は引っ張られて、結果としてPIPJ、DIPJは屈曲します。指先の位置からMPJは過伸展します。親指と掌との間はいつもくっついているのでだんだん広がらなくなります。

このような肢位を続けると関節の拘縮が起こります。すなわち、手関節の可動域は狭くなります。MPJは過伸展位となり、屈曲の可動範囲が狭くなります。PIPJ、DIPJは屈曲拘縮となり、伸展しなくなります。指を曲げる深指屈筋腱、浅指屈筋腱はどちらかというと引き伸ばされた状態で弾力を失います。

動的腱固定効果（ダイナミック・テノデーシス効果）

ヒトの手は、手関節を背屈すると、自然と指が曲がります。これを動的腱固定効果（ダイナミック・テノデーシス効果）といいます（図2.46）。手掌を下に向けて手関節を背屈すると、上腕骨内側上顆から発する深指屈筋、浅指屈筋の道のりが長くなり、その結果、これらの筋肉がついている指の先端を引き付けます。同時に重力の働きもあって、指は垂れ下がります。MPJ、PIPJ、DIPJは屈曲し、物を握る運動ができます。親指についても同様の原理で、手関節を背屈すると母指が人差し指の方に近づき、側方つまみが実現されます。C6頸髄損傷者は手関節の背屈はできますが、指を動かす筋肉は利いていません。しかしこのような動的腱固定効果を利用して、ジュースの缶を握ったり、カードをつまんだりすることができます。このような動きができ、実用的であるためには、関節の拘縮がないことと、腱が適度な長さであり、手関節が背屈した時に指が曲がって、緊張が保たれることが必要です。そのためには初期の段階から、腱を

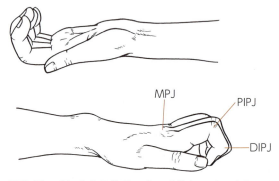

図2.45 手に生じる拘縮．上：手掌上，下：手掌下

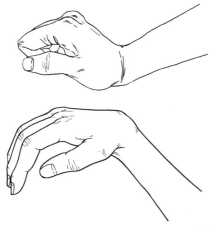

図2.46　ダイナミック・テノデーシス効果

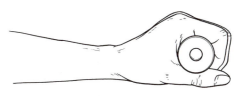

図2.47　良肢位固定：手掌下

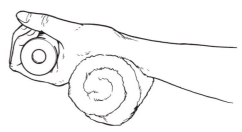

図2.48　良肢位固定：手掌上

必要以上に伸ばさないよう、関節の拘縮をつくらないような配慮が必要となります。

良肢位固定

初期においては、包帯や装具を利用して手関節やや背屈、MPJ、IPJ屈曲とし、手掌にタオルなどを入れて指屈筋腱やMPJが必要以上に伸びないようにします（図2.47、図2.48）。

手のROMエクササイズにおいても同様の配慮をします。指節間関節のROMエクササイズを行う時には、手関節とMPJは屈曲位とし、指の屈筋腱が必要以上に引き伸ばされないようにします。MPJのROMエクササイズの時には屈曲は指伸展で、伸展は指屈曲で行います。手関節のROMエクササイズの場合には基本的にMPJを含めて指は屈曲しておきます。

（飛松好子）

第3部　回復期（入院）リハビリテーション

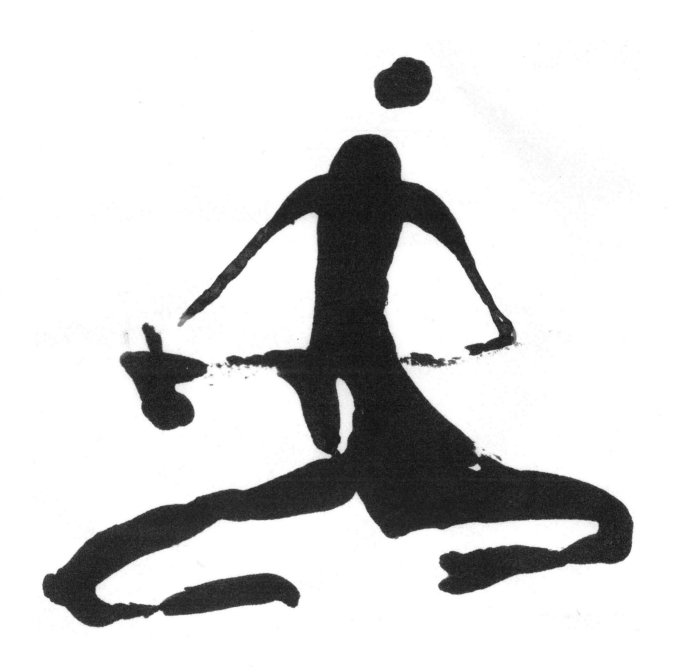

1 評価・訓練プログラムとチームアプローチ

1 リハビリテーションへの道

　急性期治療とその期におけるリハビリテーションが終了するといよいよ本格的なリハビリテーション医療が行われます。生活機能が自立できるか否かの分かれ目はトランスファーが自力で可能になるか否かが決め手になります。レベル的には次節で述べるザンコリー分類の2-B-Ⅱあたりが生活機能自立の分かれ目になります。生活機能が自力では難しい場合には、社会資源の活用や介助者の介助が必要になります。

　また、頸髄損傷といってもレベルは広く分布し、生活機能が比較的短期で自立できるレベルから、生活機能の自立に時間を必要とするもの、生活機能の自立は困難なものと大きくいって3群に分かれます。ザンコリー分類2-B-Ⅲ以下であれば病院のレベルで十分自立が可能です。それ以上の麻痺の場合には重度障害者更生援護施設等の利用が必要になります。またそれらの施設では生活訓練のみならず、就労移行支援等の職業訓練も行ってお

り、その利用も可能です。

訓練プログラム

　車いすを使った移動動作や姿勢、体位変換といった粗大な運動機能は理学療法で行われます。上肢を使った動作や机上動作は作業療法で行われます。また生活の場である病棟においては看護師が、訓練の進行具合に見合った形で介助、半介助、見守り、自立といった形で、自立の援助をします。運動療法士がいるところでは、体育、スポーツを通じて体力増強、応用動作の習熟等の訓練を行います。具体的な生活動作（着替え等）は習熟すればその訓練は終わります。ROMエクササイズや、残存筋力増強訓練等のコンディショニングの部分は終わりまで続けられます。これらは社会復帰後は自分で、あるいは生活動作の中で続けられます（図3.1、図3.2、図3.3）。

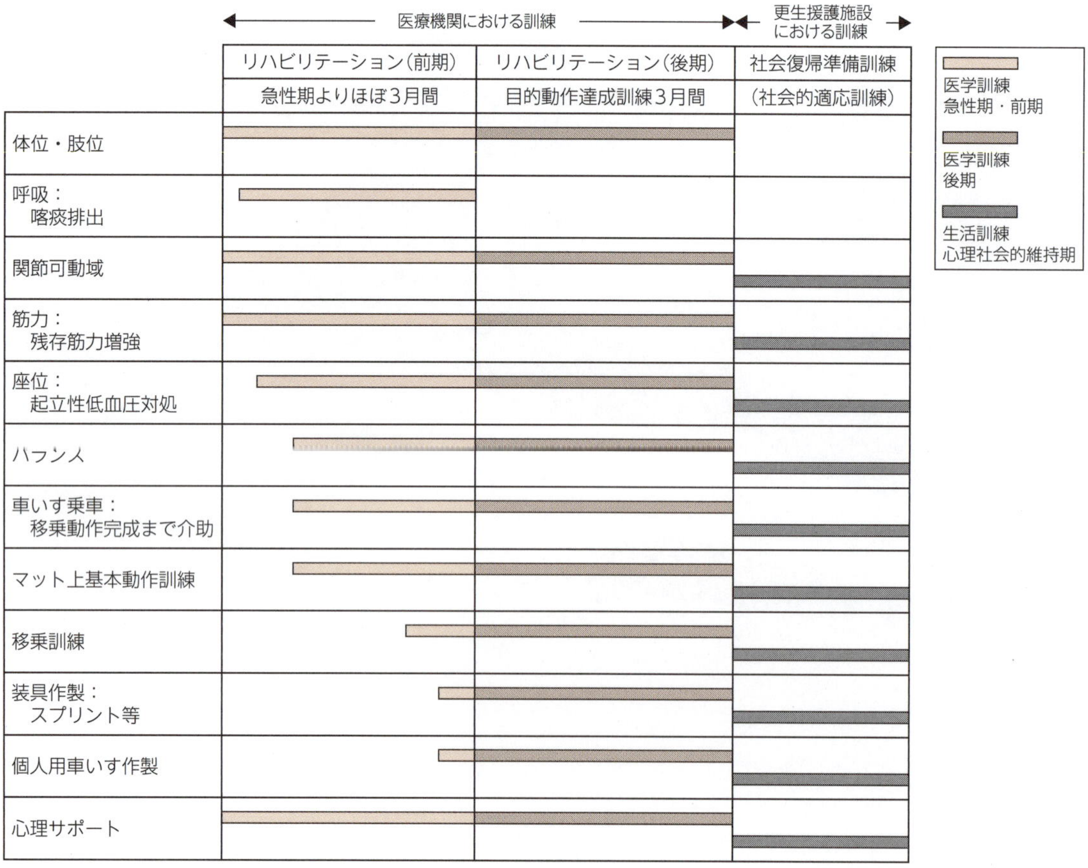

	医療機関における訓練		更生援護施設における訓練
	リハビリテーション（前期）	リハビリテーション（後期）	社会復帰準備訓練
	急性期よりほぼ3月間	目的動作達成訓練3月間	（社会的適応訓練）
体位・肢位	██████████	██████████	
呼吸：喀痰排出	███		
関節可動域	██████████	██████████	█
筋力：残存筋力増強	██████████	██████████	██████████
座位：起立性低血圧対処	████		█
バランス	█████████	██████████	█
車いす乗車：移乗動作完成まで介助	█████████	██████████	█
マット上基本動作訓練	█████████	██████████	█
移乗訓練	███	██████████	█
装具作製：スプリント等	███	██████████	█
個人用車いす作製	███	██████████	█
心理サポート	██████████	██████████	█

凡例：
- 医学訓練 急性期・前期
- 医学訓練 後期
- 生活訓練 心理社会的維持期

図3.1　頸髄損傷訓練プログラム：理学療法（PT：Physical Therapy）
（木村哲彦：リハビリテーションへの道. 二瓶隆一, 他・編：頸髄損傷のリハビリテーション 改訂第2版, p.73より. 一部改変）

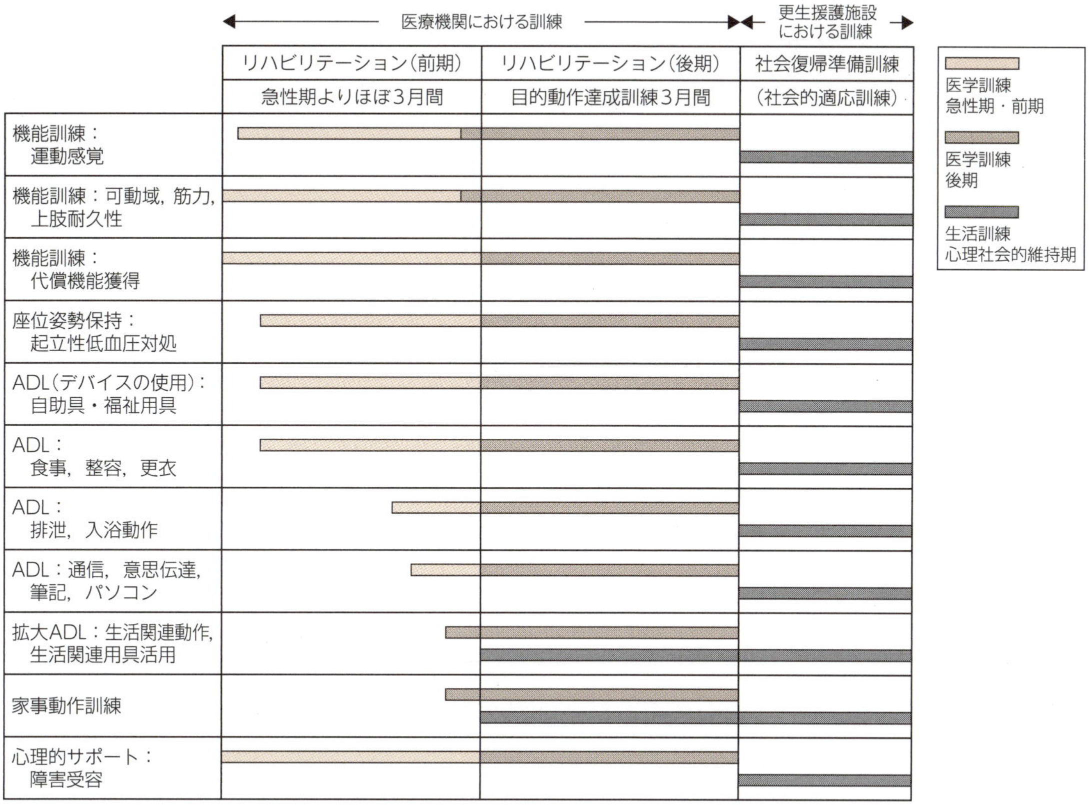

	医療機関における訓練		更生援護施設における訓練	
	リハビリテーション（前期）	リハビリテーション（後期）	社会復帰準備訓練	
	急性期よりほぼ3月間	目的動作達成訓練3月間	（社会的適応訓練）	

凡例:
- 医学訓練 急性期・前期
- 医学訓練 後期
- 生活訓練 心理社会的維持期

機能訓練：運動感覚
機能訓練：可動域，筋力，上肢耐久性
機能訓練：代償機能獲得
座位姿勢保持：起立性低血圧対処
ADL（デバイスの使用）：自助具・福祉用具
ADL：食事，整容，更衣
ADL：排泄，入浴動作
ADL：通信，意思伝達，筆記，パソコン
拡大ADL：生活関連動作，生活関連用具活用
家事動作訓練
心理的サポート：障害受容

図3.2 頸髄損傷訓練プログラム：作業療法（OT：Occupational Therapy）
（木村哲彦：リハビリテーションへの道. 頸髄損傷のリハビリテーション 改訂第2版, p.74より. 一部改変）

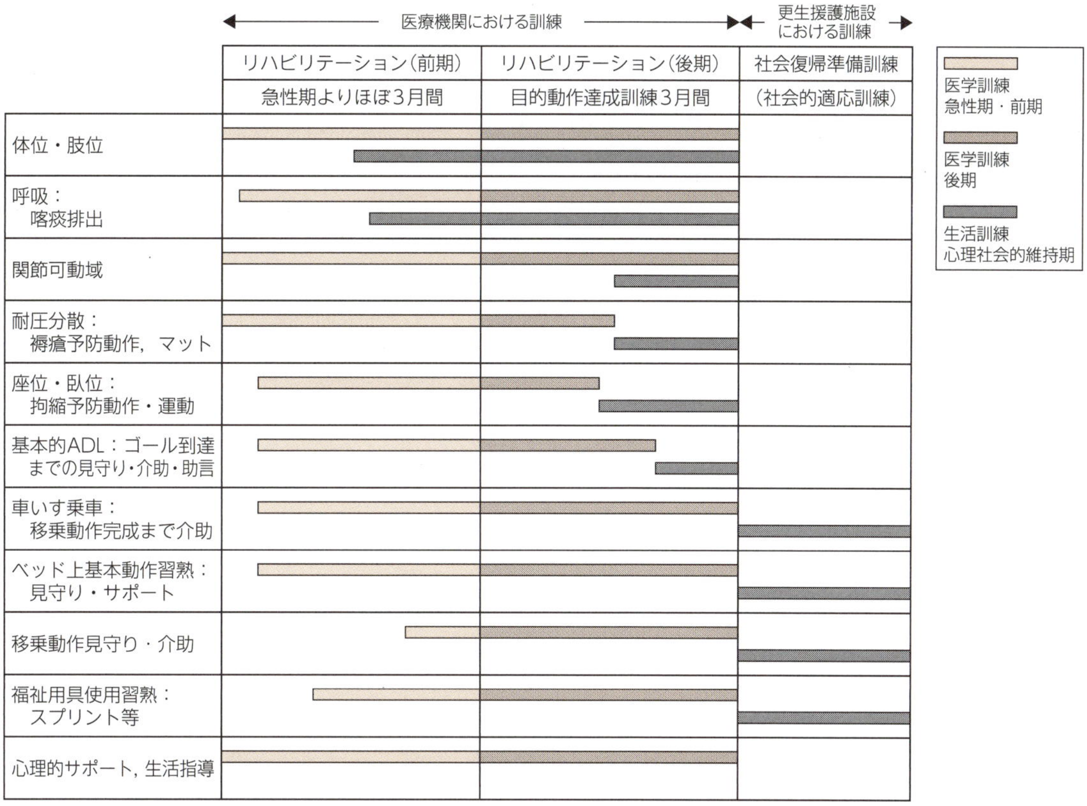

	医療機関における訓練		更生援護施設における訓練	
	リハビリテーション（前期）	リハビリテーション（後期）	社会復帰準備訓練	
	急性期よりほぼ3月間	目的動作達成訓練3月間	（社会的適応訓練）	

凡例:
- 医学訓練 急性期・前期
- 医学訓練 後期
- 生活訓練 心理社会的維持期

体位・肢位
呼吸：喀痰排出
関節可動域
耐圧分散：褥瘡予防動作，マット
座位・臥位：拘縮予防動作・運動
基本的ADL：ゴール到達までの見守り・介助・助言
車いす乗車：移乗動作完成まで介助
ベッド上基本動作習熟：見守り・サポート
移乗動作見守り・介助
福祉用具使用習熟：スプリント等
心理的サポート, 生活指導

図3.3 頸髄損傷訓練プログラム：病棟ナーシング（リハビリテーション看護）
（木村哲彦：リハビリテーションへの道. 頸髄損傷のリハビリテーション 改訂第2版, p.75より. 一部改変）

第3部 回復期（入院）リハビリテーション

1 評価・訓練プログラムとチームアプローチ

頸髄損傷リハビリテーションの特異性

頸髄損傷は四肢体幹の運動麻痺、感覚障害、排泄障害、自律神経障害が重複した重大な障害です。これらのことが一気に起こった急性期においては初期に呼吸障害を呈する場合も多く、多くはICUに収容され初期治療を受け、その後リハビリテーション病棟に移行します。リハビリテーション病棟へ移る時期は初期治療が終了する頃ですが、後遺障害も重篤なので、それぞれの専門機関が関わることとなります。しかしながら、適切な初期治療とリハビリテーションが行われれば、職業的な自立や、スポーツ、レクリエーションを楽しむことも可能となります。頸髄損傷のリハビリテーションにおいては、頸髄損傷のためのリハビリテーション設備が整っていることと、専門のスタッフがいる施設を選ぶことが重要です。

多くの頸髄損傷になった方やそのご家族はその原因となった事故の重大性にショックを受け、また将来のことを考えて途方に暮れてしまいます。初期の段階でリハビリテーション病院への転院をすすめられて不安に思う方も多いと思われます。それは決して急性期病院の「長期入院は困る」という都合から発したものではなく、専門機関を知ることによって前向きな気持ちになってもらいたいという考えに基づくものです。

(飛松好子)

2 慢性期リハビリテーションにおける評価尺度

頸髄損傷のリハビリテーションでは多職種によって行われるチームアプローチと、リハビリテーションの進行度を評価する評価バッテリーが必要とされます。

頸髄損傷者の上肢機能を評価するためにZancolli〔ザンコリー〕の分類が使われます(表3.1)[1]。これは元々は手の機能再建術を行うために作られたものですが、頸髄完全損傷者の損傷パターン、麻痺高位をよく反映し、肩周辺筋の筋力ともよく相関するので、使われます。

表3.1　頸髄損傷の上肢の麻痺分類（Zancolliの分類）

型	最低機能節	残存筋		亜型
1. 肘屈曲可能型	5〜6	上腕二頭筋（biceps）　（＋） 上腕筋（brachialis）　（＋）		腕橈骨筋（br. rad）　（−）（1-A） 腕橈骨筋（br. rad）　（＋）（1-B） 弱いweak　（2-A）
2. 手関節背屈可能型	6〜7	長橈側手根伸筋（ECRL）（＋） 短橈側手根伸筋（ECRB）（＋）	強力 (strong)	円回内筋（pron. teres）（−） 橈側手根屈筋（FCR）　（−）（2-B-Ⅰ） 上腕三頭筋（triceps）　（−） 橈側手根屈筋（FCR）　（−） 上腕三頭筋（triceps）　（−）（2-B-Ⅱ） 円回内筋（pron. teres）（＋） 円回内筋（pron. teres）（＋） 橈側手根屈筋（FCR）　（−）（2-B-Ⅲ） 上腕三頭筋（triceps）　（＋）
3. 指伸展可能型	7〜8	総指伸筋（EDC）　（＋） 小指固有伸筋（EDV）（＋） 尺側手根伸筋（ECU）（＋）		示指固有伸筋（EDⅡ）（−） 長母指伸筋（EPL）　（−）（3-A） 示指固有伸筋（EDⅡ）（＋） 長母指伸筋（EPL）　（−）（3-B）
4. 指屈伸可能型	8〜1	深指屈筋（FDP）　（＋） 示指固有伸筋（EDⅡ）（＋） 長母指伸筋（EPL）　（＋） 尺側手根屈筋（FCU）（＋）		浅指屈筋（FDS）　（±） 長母指屈筋（FPL）　（−）（4-B） 浅指屈筋（FDS）　（＋） 長母指屈筋（FPL）　（＋）（4-B） 骨間筋（intrinsic ms.）（−）

肘, 手, 指の各関節機能と頸髄との関係を示した評価法である.
(Zancolli E：Functional restoration of the upper limbs in traumatic quadriplegia. Structural and dynamic basis of hand surgery 2nd ed. Lippincott, Philadelphia, 229-262, 1979)

ASIA〔エイシア〕の分類（p.12、図1.9参照）は元々は急性期における神経学的な障害の推移を知るために使われるものであり、慢性期においてはその値はほとんど動かず、評価としてはザンコリー分類の方が細かいのですが、障害の程度やパターンを表わすのに有用です。ザンコリー分類から外れる不全麻痺の場合にも有用です[2]。

頸髄損傷者の上肢機能を測るものとして金子式簡易上肢機能検査（STEF〔ステフ〕：Simple Test for Evaluating Hand Function）があります[3]。握り、つまみ、放し、移動、定位の機能を測定するものです。頸髄損傷の場合には練習効果を測定することができます。またある動作のどの部分が難しいかを知ることによって、その部分の工夫や練習を積むといった方針を決めることができます。

ADLのレベルでは、FIM〔フィム〕（機能的自立尺度：Functional Independence Measure；表3.2）[4]や、バーセルインデックス（Barthel Index）（表3.3）[5]が使われます。FIMはASIA分類のADL評価に使われています。バーセルインデックスは元々は施設に生活する高齢者のADL評価のために開発されたものであり、項目によって重み付けが異なります*。重み付けは頸髄損傷にとっては有用性は非常に少ないですが、総点を云々するものではないので、そのまま用いられています。また、評価は、全介助、半介助、自立という3段階、または全介助か自立かの2段階と簡単なものです。簡単ですが、感度が低いということがいえます。一方で、臨床で使う際に簡単で、評価者による評価の違いが少ないということがいえます。さらには頸髄完全損傷の場合には、ADL自立は車いすADLの自立ですので、80点で自立だということになります。FIMはバーセルインデックスに比べ、含まれる項目に意思疎通などが含まれ、より広い障害を反映します。ただし一般的には頸髄損傷は認知の障害を伴わないので、不必要な項目ということがいえます。評価は7段階評価であり、それだけ感度は高いのですが、逆にいうと評価が難しく、評価者によって結果が異なるということが起きがちです。それを避けるためには十分なトレーニングと習熟が必要となります。項目間に重み付けはありません。点数で評価しますが、点数だけでは何がどう変わったのかを評価できない点はバーセルインデックスと同様です。頸髄損傷や脊髄損傷の場合にはADLの自立に順番があります。その順番とバーセルインデックスの点数との間には相関があり、それに基づいてバーセルインデックスの点数と自立の内容との間を類推することができます[6]。

表3.2　FIM評価用紙

	レベル		
	7　完全自立（時間，安全性含めて）		介助者なし
	6　修正自立（補助具使用）		
	部分介助		
	5　監視		
	4　最小介助（患者自身で75%以上）		
	3　中等度介助（50%以上）		介助者あり
	完全介助		
	2　最大介助（25%以上）		
	1　全介助（25%未満）		

	入院時	退院時	フォローアップ時
セルフケア			
A．食事　　箸・スプーンなど			
B．整容			
C．清拭			
D．更衣（上半身）			
E．更衣（下半身）			
F．トイレ動作			
排泄コントロール			
G．排尿コントロール			
H．排便コントロール			
移　乗			
I．ベッド，いす，車いす			
J．トイレ			
K．浴槽，シャワー　浴槽・シャワー			
移　動			
L．歩行，車いす　歩行・車いす			
M．階段			
コミュニケーション			
N．理解　聴覚・視覚			
O．表出　音声・非音声			
社会的認知			
P．社会的交流			
Q．問題解決			
R．記憶			
合　計			

注意：空欄は残さないこと．リスクのために検査万能の場合はレベル1とする．

（千野直一・監訳：FIM：医学的リハビリテーションのための統一データセットの利用の手引き 原著第3版．慶應義塾大学医学部リハビリテーション科，1991より）

＊ADL項目によって点数が異なること。難しいことは点が高く、簡単なことは点が低くなります。

頸髄損傷者の場合には、その障害の重さ、永続性、突然の発症などから、気持ちが滅入り、うつ状態となることがあります。このような心理状態はうなずけるものであり、決して精神に障害を来したわけではありません。しかしそのことによってリハビリテーションが進まなくなったり、周囲とうまくいかないことがあります。頸髄損傷者がどのような心理状態にあるかを調べることによって、周囲の誤解を解いたり、どのように援助したらよいかを見つけることができます。よく使われるも

表3.3　Barthel Index（BI）

		介　助	自　立
注意：患者が基準を満たせない場合，得点は0とする．			
1.	食事をすること（食物を刻んであげる時＝介助）	5	10
2.	車いす－ベッド間の移動を行うこと（ベッドの起き上がりを含む）	5〜10	15
3.	洗面・整容を行うこと（洗顔，髪の櫛入れ，髭剃り，歯磨き）	0	5
4.	トイレへ出入りすること（衣服の着脱，拭く，水を流す）	5	10
5.	自分で入浴すること	0	5
6.	平坦地を歩くこと（あるいは歩行不能であれば，車いすを駆動する）	10	15
	*歩行不能の場合にはこちらの得点	0*	5*
7.	階段を昇降すること	5	10
8.	更衣（靴ひもの結び，ファスナー操作を含む）	5	10
9.	便禁制	5	10
10.	尿禁制	5	10

Barthel Index：評点上の教示

1. 食事をすること
   - 10 ＝ 自立．患者は，手の届くところに誰かが食物を置いてくれれば，トレイやテーブルから食物を取って食べる．患者は必要であれば自助具をつけて，食物を切り，塩や胡椒を用い，パンにバターをつけるなどを行わなければならない．これを応分の時間内に終えなければならない．
   - 5 ＝ 何らかの介助が必要である（上記の食物を切るなど）

2. 車いす－ベッド間の移乗を行うこと
   - 15 ＝ この活動のすべての相が自立．患者は車いすに乗って安全にベッドに近づき，ブレーキをかけ，フットレストを挙げ，安全にベッドに移り，横になる．ベッドの端で座位となり，安全に車いすへ戻るのに必要ならば，車いすの位置を変え，車いすへ戻る．
   - 10 ＝ この活動のいずれかの段階で，わずかの介助を要する．あるいは安全のために患者に気づかせてあげるか，監視を必要とする．
   - 5 ＝ 患者は介助なしに座位になれるが，ベッドから持ち上げてもらう，あるいは移乗にはかなりの介助を要する．

3. 洗面・整容（トイレット）を行うこと
   - 5 ＝ 患者は手と顔を洗い，髪をとかし，歯を磨き，髭を剃ることができる．どのようなカミソリを使用してもよいが，引き出しや戸棚から取り出し，刃を交換したり，ソケットに接続することは介助なしにできなければならない．女性は，化粧を行っていたのであれば，化粧ができなければならないが，頭髪を編んだり，髪型をつくらなくてもよい．

4. トイレへ出入りすること
   - 10 ＝ 患者はトイレの出入り，衣服の着脱ができ，衣類を汚さず，介助なしにトイレットペーパーを使うことができる．必要なら手すりなどの安定した支えを利用してもよい．トイレの代わりに便器を使用することが必要であれば，患者は便器を椅子の上に置き，空にし，きれいにすることができなければならない．
   - 5 ＝ 患者はバランスが悪いため，あるいは衣類の処理やトイレットペーパーの扱いに介助を要する．

5. 入浴すること
   - 5 ＝ 患者は，浴槽あるいはシャワー，スポンジ（簡単な沐浴，スポンジで洗い流す）のいずれかを使用できる．どの方法であっても，他人がいない条件で必要なすべての段階を自分で行わなければならない．

6. 平坦地を歩くこと
   - 15 ＝ 患者は，少なくとも50ヤード（約45.7m）を介助あるいは監視なしで歩くことができる．患者は装具あるいは義足をつけ，クラッチ，杖，あるいは固定型歩行器を使用してもよいが，車輪型歩行器の使用は認めない．装具を使用する時は自分で締めたり，緩めたりできなければならない．立位をとることや座ることもでき，機械的器具を使うところに置き，座る時には片づけることができなければならない（装具の着脱は更衣の項目にする）．
   - 10 ＝ 患者は，上記事項のいずれかに介助あるいは監視を必要とするが，わずかの介助で少なくとも50ヤードは歩くことができる．

6a. 車いすを駆動すること
   - 5 ＝ 患者は歩くことはできないが，車いすを一人で駆動することができる．角を曲がる，向きを変える，テーブルやベッド，トイレなどへと車いすを操作できなければならない．少なくとも50ヤードは移動できなければならない．歩くことに得点を与えたなら，この項目の得点は与ない．

7. 階段を昇降すること
   - 10 ＝ 患者は介助あるいは監視なしに，安全に階段（次の階まで）の昇降ができる．必要であれば，手すりや杖，クラッチを使用すべきである．階段昇降に際しく，杖やソフツナを持っていらればならない．
   - 5 ＝ 患者は，上記項目のいずれかに介助あるいは監視を必要とする．

8. 衣服を着脱すること
   - 10 ＝ 患者はすべての衣服を着脱し，ボタンなどをかけ，靴ひもを結ぶことができる（このための改造を行っていないのであれば）．この活動はコルセットや装具が処方されていれば，それらを着脱することを含む．必要であれば，ズボン吊りやローファー（靴），前開き衣類を使用してもよい．
   - 5 ＝ 患者は衣服を着脱し，ボタンをかけるなどに介助を要する．少なくとも半分は自分で行う．応分の時間内に終わらなければならない．女性は，処方された場合を除き，ブラジャーあるいはガードルの使用に関して得点をしなくてよい．

9. 便禁制
   - 10 ＝ 患者は排便のコントロールができて，失敗することはない．必要な時は，座薬や浣腸を使用できる（排便訓練を受けた脊髄損傷患者に関して）．
   - 5 ＝ 患者は，座薬や浣腸に介助を要する．あるいは時に失敗をする．

10. 尿禁制
   - 10 ＝ 患者は日夜，排尿のコントロールができる．収尿器と装着式収尿袋を使用している脊髄損傷患者は，それらを一人で身につけ，きれいにし，収尿袋を空にし，日夜とも陰股部が乾いていなければならない．
   - 5 ＝ 患者は，時に失敗をする．あるいは便器の使用が間に合わない，トイレに時間内に着けない，収尿器などに介助を要する．

(Mahohey FI, Barthel DW : Functional evaluation: The Barthel Index. Md State Med J 14; 1965: 61-65)

のとして、SDS（自記式うつ尺度：Self-rating Depression Scale)[7]等があります。これらは、質問に答えることによって、うつや不安の程度を測ろうとするもので、あまりにそれが強ければ、なんらかの援助をする必要があります。

病院でのリハビリテーションの段階では使われませんが、社会復帰した頸髄損傷者の社会的不利を測るCHART（Creig Handicap Assessment and Reporting Technique)[8]、健康に関連したQOLを測るSF-36（MOS 36-item Short-Form Health Survey)[9]などの尺度も頸髄損傷者のおかれた状態を評価する際に使われます。

文献

1) Zancolli E : Functional restoration of the upper limbs in traumatic quadriplegia. Structural and Dynamic Basis of Hand Surgery, 2nd ed. Lippincott Philadelphia, pp.229-262, 1979.
2) American Spinal Injury Association : ASIA (Standards for Neurological and Functional Classification of Spinal Injury), revised version, 1992.
3) 金子翼，生田宗博：1974年簡易上肢機能検査の試作．理療と作療8：197-204，1974.
4) Granger CV, et al. : Guide for the use of the uniform data set for medical rehabilitation. Uniform Data System for Medical Rehabilitation 1986 Project Office Buffalo General Hospital New York 14203 USA.
5) Mahoney FI, Barthel DW : Functional evaluation; the Barhtel Index. Maryland State Med J 1965; 14: 61-65.
6) Tobimatsu Y, Nakamura R : The order of reaquirement of activity of daily living functions in people with spinal cord injury during rehabilitation after initial medical treatment and its affecting factors. Tohoku J Exp Med 2001; 194: 181-190.
7) 福田一彦，小林重雄：自己評価抑うつ性尺度使用手引き．京都，三京房，1983.
8) 熊本圭吾，岩谷力，飛松好子，他：CHART日本語版の作成．総合リハ30：249-256，2002.
9) The Health Institute (THI) , International Resource Center (IRC) for Health Care Assessment : How to score the MOS 36-item Short-Form Health Survey(SF-36). MOS trust, Boston, MA 1991.

（飛松好子）

3 チームアプローチ

リハビリテーションの流れ

頸髄損傷者の受傷から、社会復帰に至るまでに通る過程は図3.4のように考えられます。初期治療は、原因にもよりますが、総合病院のICUまたは脳外科や整形外科の一般病棟に入院し行われます。その時点ですでに急性期のリハビリテーションが開始されます。その後全身状態が落ち着いたら本格的なリハビリテーションが始まります。慢性期リハビリテーションは総合病院のリハビリテーション病棟、回復期病棟、リハビリテーション病院やリハビリテーションセンターといわれるところで行われますが、転棟や転院が遅れる場合には、急性期を過ごした病棟でどんどん始められます。ですから、転院、転棟が遅れたからといって気を揉む必要はありません。

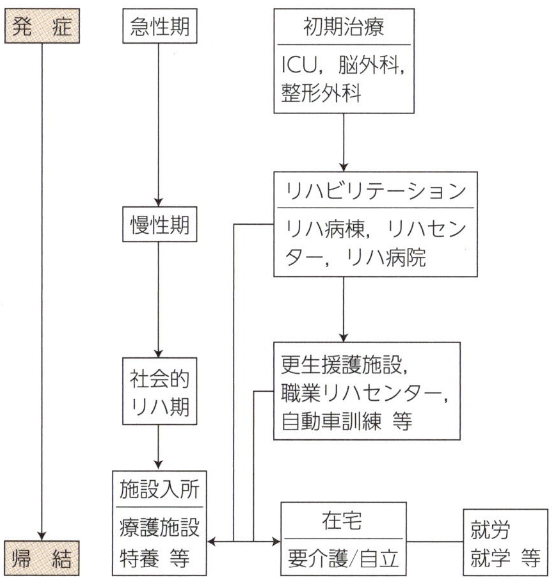

病院で行われるリハビリテーションを医学的リハビリテーションといい、社会生活が営めるためのADLの自立、あるいは家族への介護指導がそのゴールになります。医学的リハビリテーションが終了した段階で条件が整えば、そのまま社会復帰をしますが、そうでない場合にはその後の社会的リハビリテーションが必要となり、職業訓練、さらなる自立に向けたリハビリテーションを受けるための更生援護施設の利用などが行われます。最終的にどうなったかということを帰結といいます。家庭で暮らし、就労や就学する人もいれば、療護施設や特別養護老人ホームに入所する場合もあります。

チームアプローチとは

医学的リハビリテーションにおいては、様々な専門職が頸髄損傷者に関わります。それは頸髄損傷が、健康や機能に大きな影響を及ぼし、家族や環境、暮らし方、将

図3.4　受傷から社会復帰までの過程

1 評価・訓練プログラムとチームアプローチ　75

来を大きく変えてしまうような複合的な障害だからです。そして、一般的に慢性期リハビリテーションは図のような専門職によって、図のような過程に沿って行われます（図3.5）。まず最初に各部門がそれぞれの専門に応じた機能状態の評価をします。心理状態や、それまでの生活の様子などに関しても詳細な情報を得ます。このようにして頸髄損傷者の状態を把握し、かつ頸髄損傷者自身の希望（ボランティアを利用した独居、家族と共に暮らす、復学など）を把握した上でゴールが設定されます。このように多数の専門職が一人の患者に関わり、情報交換をしながら同じゴールに向けてリハビリテーションを行う方法をチームアプローチといいます。

ゴール設定

ゴールを設定する際には患者さんとそのご家族のご希望も重要になります。ただし初期においてはご希望を聞いても「歩けるようになりたい」とか「指が動くようになってほしい」といった回復への望みをおっしゃる方がほとんどです。その際には、「動く」ことによって何ができるようになりたいのか、という掘り下げた聞き方が必要です。多くの方が心の中で思っている「指が動けば仕事ができる、家族を養える」「ごはんが食べられる」というご希望や「歩ければ会社に行ける、学校に行ける」というご希望は指が動くようにならなくても、歩けるようにならなくてもかなうことです。その辺をご理解していただきつつ将来へ向けたリハビリテーションチームアプローチを行います。

ゴール設定のためにリハビリテーションチームは定期的にカンファレンスを行い、専門職ごとに患者さんのリハビリテーションの進み具合について情報交換を行い、設定したゴールへ近づいているか、支障となっているものがないか、あればどう解決するかといった討論を行います。カンファレンスの内容はその直後に主治医と受け持ち看護師を通じて患者さんとそのご家族に伝えられます。

チームを構成する専門職

医師はその時の状態に関する再診断を行います。また健康状態のチェックと必要に応じた治療を行います。

看護師は、病棟においてその時の理学療法（PT）、作業療法（OT）の進み具合に応じたADLの訓練を生活の中で行います。また、医師と連携して排泄に関する指導と訓練を行います。健康管理も看護師の大切な役割です。

理学療法士（PT）は移動機能（車いす駆動、移乗など）のチェックと訓練、関節可動域訓練、筋力強化など、粗大な運動機能*の改善を行います。

作業療法士（OT）はADL（日常生活活動）訓練を行います。必要に応じて自助具を作製したり、また手の機能改善のための筋力強化や関節可動域訓練、巧緻性*改善のための訓練などを行います。排泄動作の訓練や入浴訓練などもPTや看護師と協力して行います。家屋改造の指導もします。

*歩行や体位変換のような大きな筋肉を使った大きな動きを粗大運動といい、手の動きのような精密さを要求されるような運動を巧緻運動といいます。

MSW（メディカルソーシャルワーカー）は福祉の援助、その他に関し、患者の必要に応じた情報の提供を行い、相談にのります。心理士は、障害を受けて動揺した患者さんの心理測定やカウンセリングを行います。

運動療法士は、普通の病院やリハビリテーション病院にいることは少なく、主にリハビリテーションセンター

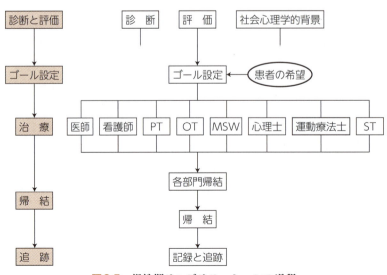

図3.5 慢性期リハビリテーションの過程

や脊髄損傷センターにいます。スポーツやレクリエーションを通じて体力や筋力のアップ、車いす操作の向上を行います。またゲームを通じて他人との関係のとり方の改善等、社会生活上の技能を取り戻すことも目的の一つです。

　一般的に脊髄損傷のリハビリテーションにはST（言語聴覚士：Speech Therapist）は必要ありませんが、高位頸髄損傷の場合に気管切開を行ってスピーチカニューレをつけることがあり、その時に言語療法を行います（p.17参照）。

　このように様々な職種が一人の患者のリハビリテーションに参加しますが、各々自分の専門性を発揮しつつ、情報交換をし、重なり合うところは多くの職種が関わることになります。また、専門職がいない部門については他の職種が補い合います。

（飛松好子）

第3部

回復期（入院）リハビリテーション

1 評価・訓練プログラムとチームアプローチ　77

2 理学療法

1 総論

リハビリテーションは患者さんの社会復帰、生活機能の自立をめざして行われます。理学療法は、主に移動動作を中心に患者さんの自立を進めます。

理学療法は基本的にコンディショニング、促通（ファシリテーション、引き出すこと）と抑制、運動学習によって、患者さんの運動機能を高めます（表3.4）。

コンディショニングとは、患者さんに二次的に起こってくる機能低下を防ぐことです。頸髄損傷の場合には、麻痺のために関節を動かせず、関節がだんだん動かなくなる拘縮が起こってきますが、それを予防することや、使わない筋肉や麻痺のある筋肉がそのために力がなくなっていることがあり、それも予防して、筋肉が最大限の力を発揮できる状態にすることなどがそれにあたります。

頸髄損傷の人は、身体が動かないことに加え、痙性があります。痙性によってバランスを崩したり、筋肉痛を感じたりすることがあります。痙性を和らげるためや、その他筋力を増強させる方法として、促通と抑制という手法があります。これらの手法の一部は神経生理学的アプローチといわれます。神経筋促通法（PNF：Proprioceptive Neuromuscular Facilitation）とは、筋力を増強させる時に行います。リラクセーションは、全身的な筋肉の緊張を落とす手法です。ストレッチは、筋肉を引き伸ばし、痙性を落とします。

頸髄損傷者は、残った筋力を最大限に使って車いす生活を行わねばなりません。今までと違った方法で、いろいろなことをせねばなりません。いわば新しいスポーツ種目に取り組んで練習をするようなものです。このように新しい動作を繰り返し練習し、身のこなしを覚えることを運動学習といいます。理学療法はこのような運動学習を指導することによって頸髄損傷者の自立を図ります。

具体的には表3.5に示すようなメニューが行われます。身体を整え、二次的な障害（廃用）を防ぎ、痙性を軽減させるコンディショニングは全期間を通じて行われます。基本動作訓練として、床の上での体位変換の訓練が行われます。寝返り、起き上がり、プッシュアップがそれにあたります。プッシュアップは移動の基本となる動作であり、また座位においては褥瘡予防のための臀部の除圧にも使われますので、極めて重要です。座位保持訓練は座位バランスの改善のために行われます。頸髄損傷者は、背もたれや側方からの支えなしには座っていることができません。ですから、この座位保持訓練の目的は、座位姿勢で、バランスの崩れなどに対処する頭部や上肢の動きを学ぶことです。

その他、車いす基本動作、応用動作を訓練します。また、不全麻痺で歩行が可能な人に対しては立位歩行訓練、応用歩行訓練が行われます。

このような起居移動動作は、ADLと密接に結びついています。例えば（衣服などの）着脱を考えてみても、座位耐久性、座位における上半身の動きに伴うバランスの崩れとそれからの立ち直り、前屈姿勢からの起き上がり、車いす上で行う場合には足挙げ動作、等が要求されます。このように基本起居動作訓練は当然のことながらADLの基礎となり、またADL訓練にはこのような基本動作をこなせないうちはできない項目も数多くあります。そのようなわけで、PT、OT、看護師は、互いの訓練の進み具合を知る必要があります。また何かの動作で

表3.4　頸髄損傷に対する運動療法

① コンディショニング
　・関節可動域訓練，モビライゼーション
　・筋力増強訓練
② 促通と抑制
　・神経筋促通手技
　・リラクセーション，ストレッチ
③ 運動学習，機能訓練
④ 肺理学療法

表3.5　頸髄損傷に対する運動療法機能訓練

① コンディショニング
　・廃用症候群の予防（ROM，筋力増強），痙性の軽減
② 基本動作訓練
　・寝返り，起き上がり，座位保持，立位歩行，プッシュアップ
③ 車いす訓練
　・基本動作訓練：駆動訓練，トランスファー
　・応用動作訓練：段差走行，キャスター挙げ，床からの乗り移り，戸外走行
④ 応用歩行訓練（不全のみ対象）
　・階段昇降，戸外歩行
⑤ 褥瘡予防
⑥ 介助法指導

行き詰まった時には、何が妨げとなっているかを分析し、担当部門が妨げとなった動作を集中的に訓練したり、あるいはその他の部門はそれが済むまで他のことを訓練するなど有機的にリハビリテーションを進める必要があります。これこそがチーム医療であり、情報交換と、ゴールの共有に基づいて行われることなのです。

> **●ヒトの身体運動の方向●**
>
> 直立し、上肢を垂らして手のひらを前に向けた姿勢を解剖学的基本立位姿勢といいます。この時に前にある部分を前面、後ろにある部分を後面といいます。身体を前後に分ける面を前額面、左右に分ける面を矢状面、上下に分ける面を水平面といいます。原則的に前方に出る動きが屈曲、後ろに行く動きが伸展、身体の中心に近づく動きを内転、離れる動きを外転といいます。軸状に回る場合を回旋といい、前面が正中（身体を左右に分ける線、鼻とへそを通る）に近づく場合を内旋、遠ざかる方向を外旋といいます。前腕は回内、回外といいます。

(飛松好子)

2 寝返り

頸髄損傷者の寝返り動作は、ベッド上の除圧や更衣動作といった日常生活活動の獲得につながることをめざして行います（図3.6）。

頸髄損傷者の寝返り動作は、残存筋を用いて頭頸部・肩甲帯を回旋させ、その回旋力が体幹・骨盤を経て下肢まで伝達されることで動作が完成します。回旋力を引き起こすためには、両上肢の強い振りや反動が必要となり、またその力を効率的に伝達するために、関節の可動

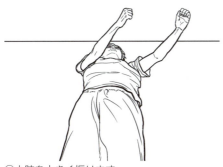

①上肢を大きく振ります．

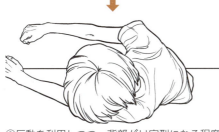

②反動を利用しつつ，背部がU字型になる程度に肩甲帯を外転させて上肢を強く大きく振ります．上側の上肢が胸郭を越えると同時に頭部を強く屈曲させます．

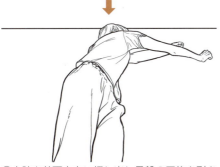

③上肢を前下方向に押し出し骨盤の回旋を引き出し，最終域で頸部を伸展させます．

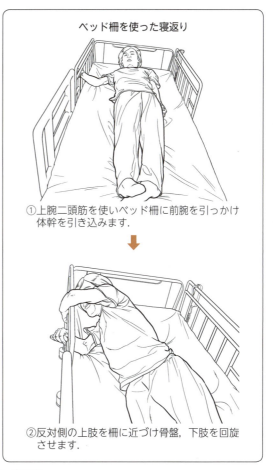

ベッド柵を使った寝返り

①上腕二頭筋を使いベッド柵に前腕を引っかけ体幹を引き込みます．

②反対側の上肢を柵に近づけ骨盤，下肢を回旋させます．

図3.6　寝返り

性や肩甲帯・体幹などの柔軟性、運動の方向とタイミングが重要になります。動作練習は、まず両上肢を強く振る練習を行います。肘関節伸展位に保持したまま肩関節屈曲90°程度で水平方向に大きく上肢を振ります。肘関節が屈曲しやすい場合には、肘関節を固定するなどの工夫をしながら行います。両上肢が振れるようになってきたら、両肩甲帯がマットから離れるまで振れるよう促します。動作練習の初期段階では、動き方がわかりにくいことがあるため、動作のタイミングをつかみやすくするために、寝返りしやすい環境を設定します。例えば、手関節に重錘ベルトを付け、徐々に重錘を軽くしていくことで難易度を変化させることや、あらかじめ下肢を交差させて骨盤を回旋させておくなどの工夫を行います。次に、側臥位に到達するまでに必要となる肩甲骨の強い外転の練習を行います。寝返る方向の上肢は肩関節外転位とし、介助者が上側の上肢を支えながら肩関節外旋・肘関節回外位で前下方に突き出す動きと（肩甲帯のプロトラクト）、頸部の屈曲回旋を誘導します。押し出す方向がわかりづらい場合には、介助者が上肢を支えながら肩甲骨の上方回旋と外転の動きを直接誘導したり長軸方向に弱い抵抗を加えながら反復して突出方向を誘導します。また、上側になる肩甲骨の下に枕を入れて半側臥位をとります。半側臥位から肩甲帯を誘導することで、運動のタイミングや動きを伝えやすくなります。側臥位まで動

作が可能になれば、上側の上肢を目で追うことで頸部の伸展を促し骨盤の回旋まで行います。損傷レベルや体の状況に応じて、ベッド柵・電動ベッド機能利用・開始姿勢の設定等の工夫を入れながら行います[1,5]。

上腕二頭筋が有用なC5レベルやC6B-Ⅰは、ベッド柵等を利用した寝返りが可能となり、C6B-Ⅰでも大胸筋の収縮や柔軟性が高いこと、肘関節を伸展位に保持したまま両上肢の振りが可能であれば、C6B-Ⅱと同様に上肢の振りや頸部の反動で可能になります。C6B-Ⅲは、上腕三頭筋・大胸筋・前鋸筋が利いているため寝返りに十分な旋回力が得られてきます。しかし、下肢の痙性や脊柱可動性低下や股関節の可動域制限などの要因によっては、可能な動作を妨げることもあります。

このように頸髄損傷はレベルによって残存筋が違うことや、関節可動域や柔軟性・痙性などにより動作の獲得状況が変わってきます。特に、動作練習の初期段階では脊柱の柔軟性や肩甲骨の可動性が低下している場合があり、肩関節周囲に痛みを生じやすく、動作を妨げる要因につながることがあります。そのため、可動域や柔軟性の確保は重要となります。また、動作獲得には、動作のイメージやタイミング・動きの方向も重要な要素になるため、運動の伝え方も工夫する必要があります[2]。

〔参考文献は次項3を参照〕

（市川眞由美）

3 起き上がり

起き上がり動作は、入浴動作や自動車関連動作など応用的な日常生活動作に必要な基本動作です。寝返りと同様に肩関節や頭頸部など残存筋を使いますが、広い基底支持面から支持面を狭くしながら動作を完成させるため、上肢の重心移動とバランス、タイミングが重要になります。また、前屈位から体幹を起こすことや後方にある体幹を前方に移動させるなど、ダイナミックな動作が必要となるため、十分な筋力や可動性・柔軟性が必要になります。

起き上がりの方法は、残存機能レベルによって獲得できる方法が異なります。大きく分類すると以下の三つの方法があります。

①ベッド柵を使った起き上がり
②回旋を伴う起き上がり（側臥位）
③直角方向への起き上がり（背臥位）

ベッド柵を使った起き上がり

寝返ろうとする方向の前腕をベッド柵に引っかけ、上腕二頭筋や三角筋を使って半側臥位まで寝返ります。次に、反対側の手関節を背屈させてベッド柵に引っかけ体幹を引き起こします。この時、頭部をベッド柵にのせ、頭部で柵上を伝いながら頭部を両下肢の間にもっていき起き上がります（図3.7）。寝返りから半側臥位までの動作が難しい場合には、ベッドの背もたれを高くした環境で行うと動作のコツがつかみやすくなります。

回旋を伴う起き上がり（側臥位）

■(1) 肘関節伸展が有用な場合

寝返りを行い、両肘関節で支持し、回旋を伴いながら体幹前屈位になる方法です。寝返った側の上肢を肩関節外転させ、頭部の下あたりに位置します。次に、頭部を

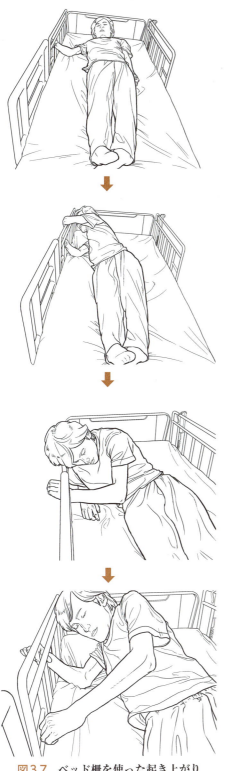

図3.7 ベッド柵を使った起き上がり

前方に移動しつつ肘関節で床面を強く押しながら肩関節内転・内旋させて両肘関節支持となります。次に、左右に重心を移動させながら肘関節を下肢の方向へと移動させていきます。最後に、起き上がる側の上肢で下肢を引き付けると同時に支持側の肘関節を伸展させて頭部を大腿部の方向に移動させ前屈位になります[4]（図3.8a）。

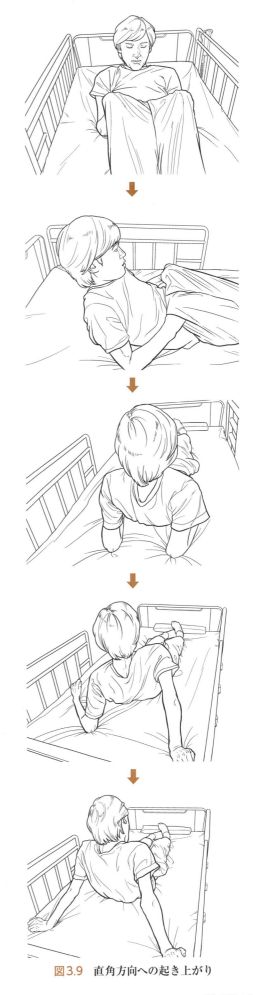

図3.9 直角方向への起き上がり

■(2) 肘関節伸展が有用でない場合

　頭部を前方に移動させながら下側の肩関節を屈曲外転位から伸展内転内旋させ、頭部をマットに接地します。次に、下肢の方向に体幹を近づけるために肩甲骨の下制や肩関節伸展を使って床面を手掌で押しつつ頭頸部を回旋させます。最後に(1)と同様に起き上がる側の上肢で下肢を引き付けながら前屈位になります（図3.8b）。この動作のポイントは、頭頸部と両肩関節を同時に動かし、上部体幹をマットから持ち上げつつ上肢でマットを押して重心を移動させることです。そのため頭頸部・肩関節・肩甲骨の屈曲・回旋などの可動性や、下側になった肩関節を動かすため肩関節周囲の筋力、脊柱の柔軟性が必要になります。また、視覚的に上肢の位置が確認できないため、動かし方がわかりづらく難しい動作ですが、反復練習をすることで徐々に上肢の動かし方が向上するとともに体の使い方も向上していきます[5]。

直角方向への起き上がり（背臥位）

　両手部を臀部の下やポケットの中に入れ、上肢の遠位部を固定し、両肘関節を屈曲させつつ頭頸部を屈曲させます。この時、肘の位置は頭側に近づけておくと力を入

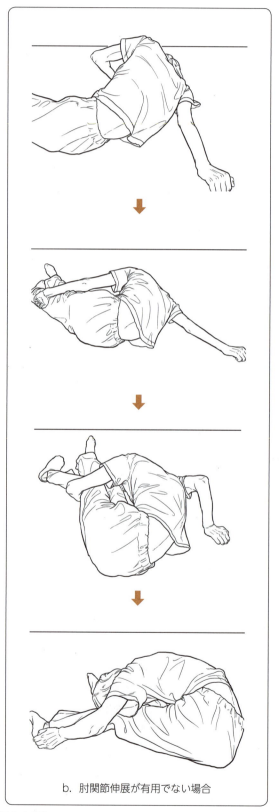

a. 肘関節伸展が有用な場合　　　　　b. 肘関節伸展が有用でない場合

図3.8　回旋を伴う起き上がり

れやすくなります。背部が床面から離れると同時に、肘関節を片方ずつ素早く後方に引き、後方両肘関節荷重位となります。次に、片側の肘関節に体重を移動させ、反対側の上肢を後方に振り出し肩関節および肘関節伸展位をとります。この時、後方に振り出した上肢は、できるだけ肩関節を伸展し、手掌は体幹後方で正中位に接します。次に、伸展させた側に体重をかけ、同様に片側の肘関節を伸展させます。両手掌でマットを強く押しつつ頭頸部の反動を利用しながら長座位になります。この動作は、背臥位から長座位まで垂直方向へと起き上がる動作であるため、前後左右に重心移動が必要になります（図3.9〔p.81〕）。この動作のポイントは、関節に荷重をかけながら反対側の肩・肘関節を動かすことですが、①両側関節支持から片側関節支持への重心移動、②非対称的に関節を動かす、③屈曲・伸展に大きく動かす、といった応用的な動きも必要になります。そのため頭頸部でバランスをとることや、肩甲帯・胸郭・肩甲骨の下制、内転、肩関節伸展の可動域や脊柱の可動性がとても重要になります。また、痛みを伴いやすいため、まずは両肘関節荷重位を保持するなど、静的姿勢保持練習から徐々に重心移動練習へと移行する方が進めやすいです[1,3,5]。

文献（前項2と共通）

1) 二瓶隆一，他・編著：頸髄損傷のリハビリテーション 改訂第2版．pp.123-127，協同医書出版社，2006.
2) 国立別府重度障害者センター：重度肢体不自由者のための支援マニュアル．p.56，2003.
3) 神奈川リハビリテーション病院脊髄損傷マニュアル編集委員会：脊髄損傷マニュアル−リハビリテーション・マネージメント．pp.119-124，医学書院，1996.
4) 武田功・編著：PTマニュアル 脊髄損傷の理学療法．pp.116-123，医歯薬出版，1993.
5) 岩﨑洋・編：脊髄損傷理学療法マニュアル．pp.96-101，文光堂，2006.

（市川眞由美）

4 座位

　頸髄損傷の移動や移乗の基本となる姿勢は座位です。安全に安定した移乗動作および下肢を扱うには、状況に応じた座位保持ができることが必要です。完全麻痺の場合、腹筋、背筋といった体幹筋を用いての座位保持が困難となります。

　ではどのように座位保持を行うのでしょうか。

　完全麻痺においては脊椎の椎間関節での骨性および靭帯の可動性の限界により、骨盤後傾位、最大後弯曲位でのロッキングを利用し、両坐骨、仙骨の3点支持にて行います。麻痺域（体幹以下）の上に非麻痺域（両上肢、肩甲帯、頭頸部）がのっている状態（図3.10）であり、この非麻痺域での調整にてバランス調整をしています。座位バランスは6段階に分類されています。（表3.6）練習もまずは支持下で安定して座れるところから始め、支持なし、静的バランスから動的バランスへと進めていきます。

両上肢支持による座位保持

　まずは長座位での姿勢保持で両上肢支持による座位保持から始めます。

- 両上肢を前方（大腿部中央外側）につきます。この時、肩外旋前腕回外位で肘伸展を保持し、座位保持を行います（側方床上支持）。
- 徐々に手のつく位置を体幹に寄せ基底面を狭くしていき、大腿部の上にのせた状態で座位保持を行います（両上肢両膝上支持）。

表3.6　座位バランスの評価法（国際ストークマンデビル車いす協議連盟の基準の鷹野改版）

NORMAL	正しい姿勢や座位にてあらゆる方向からの強いPushingに対して正常な立ち直り反射があり座位を保持できる．
GOOD	ある程度のPushingに対し立ち直りがあり座位を保持できる．
FAIR	両手前方挙上ができ，座位保持が可能であるがPushingに対して不安定である（両上肢伸展位で前方水平位挙上5秒保持可）．
POOR	座位はとれるが両手前方挙上できずPushingに抵抗できない．
TRACE	ごく短時間座位はとれるが，安定した座位を維持できない．
ZERO	まったく座位をとれない．

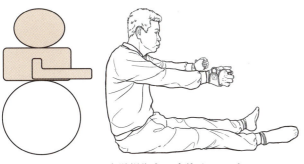

図3.10　脊髄損傷者の座位イメージ

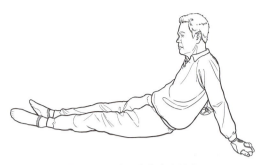

図3.11 両上肢後方支持位

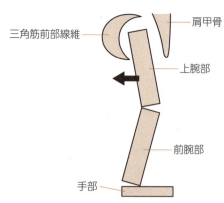

図3.12 肩関節屈筋による肘関節伸展

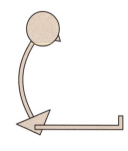

a. 安定した座位の状態

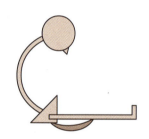

b. ハムストリングス短縮による骨盤後傾の状態

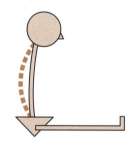

c. 脊柱の後弯がなく，骨盤が立っている状態

図3.13 座位バランスと骨盤，脊柱の関連性

・両上肢を後方につき支持します。（図3.11）。

まずは体重支持から始めます。肩関節伸展外旋位、前腕回外位ポジションにて、初めは体幹近くに手をついて保持し、徐々に肩関節を伸展させ手が臀部より離れた位置で保持できるようにします。初めは体重負荷時に肩の痛み、手の痺れなどの訴えが多く聞かれますが、耐荷重練習を続けていくと、痺れには慣れ、痛みは軽減し、肩伸展のROMは拡大してきます。

この後方支持は後方にバランスを崩した時に保護伸展としての役割を担います。素早くかつ適切な場所に手をつき、体幹を支え得る対応力が求められます。

■肩関節屈曲による肘伸展

上腕三頭筋が麻痺している場合、肩関節屈曲による肘伸展の練習を行います（図3.12）。

「前ならえ」のように腕を前に上げるように指示し、三角筋前部線維を意識して肘の伸展を練習します。

・最初は手を側方位置から行い徐々に後方へと移していきます。

・そして前方支持から後方支持へタイミングよく肘を伸展し体重を受けられるように練習を行っていきます。タイミングが遅いと肘がロックせず、体幹は勢いよく倒れるため介助は後方にいる必要があります。

これを繰り返し、予測内で対応できるようになれば外乱を加え、それに対応できるように練習していきます。

上肢を浮かしての座位保持

次は上肢を浮かした状態での座位保持です。

座位バランスには視覚前庭迷路系による平衡感覚、非麻痺域の動き、脊柱の柔軟性が必要とされます。

【脊柱骨盤と座位との関連】

前述していますが、完全麻痺においては最大後弯位でのロッキングを利用し、両坐骨、仙骨の3点支持にて行います（図3.13a）。

ハムストリングスの短縮は骨盤を後傾位にするため後方へ不安定となります（図3.13b）。脊柱は両坐骨、仙骨

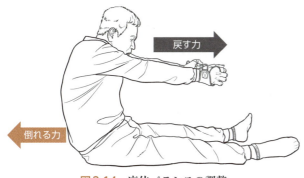
図3.14 座位バランスの調整

の3点支持とするために適度な後弯を必要とします。また脊柱のたわみがバランス対応範囲となるため鉄板のような脊柱ではバランスは不良となります（図3.13c）。逆にたわみが大きいと遊動的ですが能力次第では調整幅の広い座位バランスが獲得できます。

麻痺域での体性感覚情報がなく、安定し得るポジション、揺らぎの方向、対応範囲の見極めを学習していきます。

■ 随意的姿勢回復
■ 予測に基づく姿勢調整

麻痺域での体性感覚情報はなくとも、視覚情報、前庭迷路系情報で倒れる方向をも見極め、残存している頭頸部、肩甲帯を動かし座位バランスを保つことができます。

上肢の位置で重心の位置が動きます。身体がぐらりとした時に肩甲帯、頭頸部にて位置を修正します（図3.14）。

両手を横に広げたり、前に挙上してもバランスが保てるように練習を行います。保護伸展が不十分な場合は後方で介助します。クッションもしくはしっかりとした台を置き、倒れた時に衝撃が緩和できるような配慮をします。

前方挙上での座位保持ができればFairレベルとなります。

■ 外乱に対する随意反応

日常生活では車いす上での姿勢保持、食事、更衣など手を使う場面はたくさんあります。先ほどと同様、物を持てば重心位置が物の方へ移動し、支持基底面を外れます。姿勢をぐらつかせずに物を持つには物と反対方向へ傾ける必要があります。

次のステップとして、ボールを「持つ」「動かす」「投げる」「受ける」練習を行います。パスキャッチは投げた後、受けた後に床に手をつかないように指示します。また、後方に倒れそうな時、ボールを離して後ろに手をつくように説明しておきます。最初は後方に背もたれ、クッションなどを置いておくとよいでしょう。ボールを投げる強さ、距離など変化をつけ高度なバランス能力をめざします。

（別役訓子）

5 座位での移動

C6（2-A～2-B-Ⅱ）の方は、臀部を床につけたまま床上を移動します。2-B-Ⅲより下位になると胸髄損傷者に近いプッシュアップでの移動に変わってきます。臀部を床につけたままの移動では、肩甲帯周囲筋の活動と肩甲骨の胸郭に対する可動性が重要になってきます。従って、臥位や側臥位にて肩甲帯周囲筋の収縮パターンの学習や肩甲骨の周囲の筋のストレッチを行う必要がでてきます。また、床上での移動練習を行う上で、前方転倒時の起き上がり練習も行う必要があります。練習は、起き上がり→前方移動→側方移動→後方移動の順に行うようにします。以下に要点をまとめます。

起き上がり練習

C6（2-A）では難しい部分ではありますが、C6（2-B-Ⅰ）より下位では、長座位で体幹前屈位からの起き上がり練習を行います。最初は、本人が耐え得るだけの体幹前屈位から練習を開始するため、わずかな前屈から行います。その後、徐々に前屈を増やし、できれば頭部が下腿に触れる位置からの起き上がりへと練習を続けます。大事なことは、両肘を伸展した状態で肩甲帯周囲筋の動きを意識した運動が行われるかどうかです。最初は肘を曲げたパターンで行おうとする場合も多いのですが、起き上がり動作になりにくい上、床上移動の練習へスムーズに移行するためにも、肩甲帯周囲筋の動きが床上に伝わるように肘を伸展したままの動作を学習していきます。

前方移動

図3.15のように体幹前屈位にて肘を伸展した両上肢にて身体を前方に押し出すようにして移動します。床面が滑りにくかったりして前方移動しにくい場合は、体幹を少し持ち上げて前方に倒れ込みながら行うようにしま

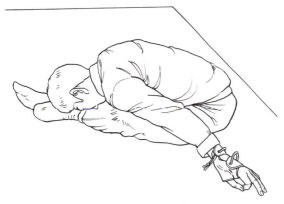

図3.15　前方移動1

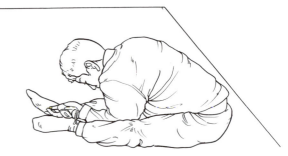

図3.16　前方移動2

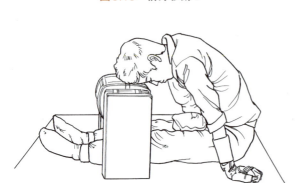

図3.17　前方移動3

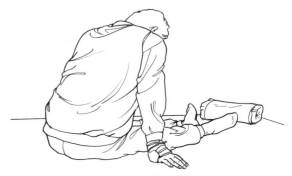

図3.18　後方移動

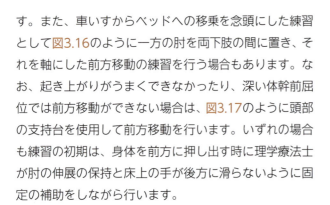

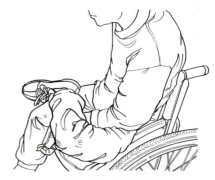

図3.19　靴の着脱

す。また、車いすからベッドへの移乗を念頭にした練習として図3.16のように一方の肘を両下肢の間に置き、それを軸にした前方移動の練習を行う場合もあります。なお、起き上がりがうまくできなかったり、深い体幹前屈位では前方移動ができない場合は、図3.17のように頭部の支持台を使用して前方移動を行います。いずれの場合も練習の初期は、身体を前方に押し出す時に理学療法士が肘の伸展の保持と床上の手が後方に滑らないように固定の補助をしながら行います。

側方移動

側方移動の場合は、図3.15の前方移動を行いながら右（左）上肢を外転させることで臀部を左（右）に移動させることを行います。徐々に前方への移動を少なくさせながら側方移動の形にしていきます。プッシュアップができる場合は、臀部の除圧時に体重を一方の上肢にのせるような状態で側方移動を行います。

後方移動

図3.18のように肘伸展位にて、片方の臀部を除圧しながら同側の肩甲帯を後方に移動させることを行います。それを左右交互に行いながら後方移動の形をつくっていきます。練習の初期には左右交互の動きを連続して行わないようにして、片方の臀部の移動が終わった時に後方に転倒しないようなバランス練習を行うようにします。また、座位バランスが良好な方には、体幹の後方に両上肢を支持させ、体幹を後方に引き上げるような動作を用いて後方移動を行う方法もあります。

車いすへの移乗

後方移動を行いながら車いすへ移乗していきます。クッションに乗り上げる場面では、臀部の左右交互の連続した動きよりも片方の臀部の除圧時にクッションに確実に乗り上げることを意識した練習を行います。

また、ベッドへの移乗動作を行う前に図3.19のように片方の足を持ち上げ、靴の着脱の練習も行っておきます。

（小山信之）

6 車いす－ベッド間のトランスファー

車いす－ベッド間のトランスファーには、車いすをベッドに対して直角に位置させる方法（前方アプローチ）と、斜めに位置させる方法（側方アプローチ）があります。これらのどちらの方法を選択するかは、機能レベルと患者の背景や存在する合併症等を考慮して検討します。

前方アプローチによる方法

■動作手順（車いす → ベッド）

図3.20に示します。

■動作手順（ベッド → 車いす）

車いす → ベッドの動作と逆の手順で行いますが、いくつか注意を要する点があります。

①車いすに乗り移った後、体幹を起こして車いすの背当てにもたれる際、転倒から落車につながる危険性があるため、左右のバランスへの注意が必要です。

②長座位で臀部を後進させる必要があるため、移動する方向について視覚的な確認が難しくなります。このため、上肢での触知による確認等を適時行う必要があります。

①臀部を前方にずらす

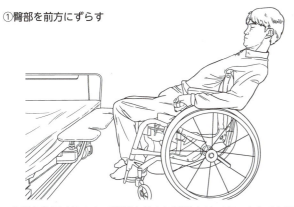

体幹を伸展することで臀部を前方に移動させ、車いす上での座位を浅くします.

②下肢をベッドに上げる

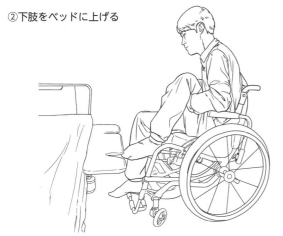

片方の上肢を押手グリップにかけて体幹を固定させ、対側の上肢で下肢を持ち上げます.

③体幹を前方に倒す

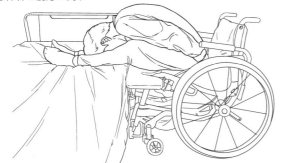

両下肢を上げた後、体幹を前方に倒して前屈姿勢をとります.両手でバランスをとりながらゆっくりと倒れないと、側方への転倒から落車の危険が発生するので注意が必要です.

④前屈姿勢のまま前方に移動する

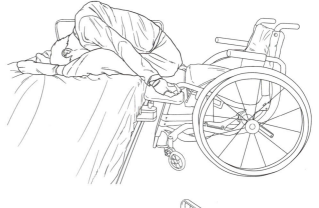

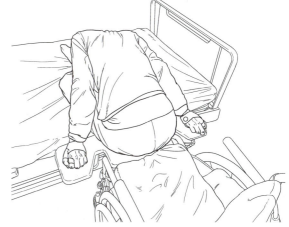

両上肢の力で身体を前方に押し出しながら前進します．両手をつく位置は、《タイヤ→車いすフレーム→トランスファーボード→ベッド》の順に、徐々に変移させます．（次頁へ続く）

図3.20　前方アプローチ

⑤体の向きを変える

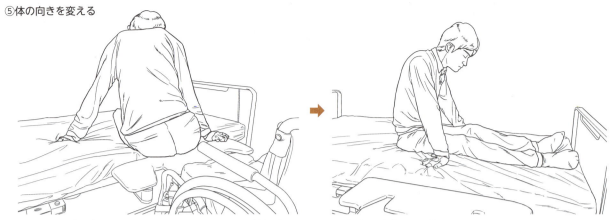

体が完全にベッドに乗ったら前屈姿勢から体幹を起こし，臀部を側方に移動させ，体をベッドの向きに合わせます．

⑥仰向けに寝る

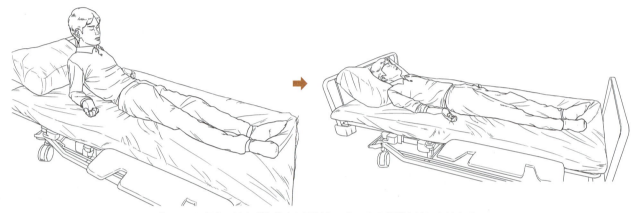

バランスに気をつけながら後方に両肘をつき，その後仰向けになります．

図3.20　前方アプローチ（続き）

■対象となる機能レベル

　肘関節の伸展筋が機能しないC6レベル以上の方が対象となりますが、C5レベルの一部の方でも、この方法によるトランスファーが自立できる場合があります。また、C7レベル以下の方でも、座位等のバランスが不良な場合や、次に示す側方アプローチによるトランスファーが安定して行えない場合などは、こちらの方法を日常的に行うこともあります。

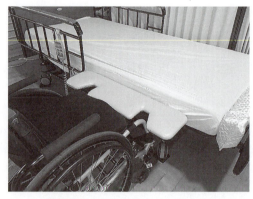

図3.21　トランスファーボード

■動作実施における工夫点

- 車いすの前方のフレーム形状によっては、ベッドに車いすを直角に位置させた時，車いすの座面（クッション）とベッドマットとの間に大きな隙間が空いてしまうことがあります。この場合、臀部が隙間に落ち込んでしまうことによる転落の危険性があるため、トランスファーボード（図3.21）を設置して隙間を埋める必要があります。
- 麻痺レベルによっては、下肢の持ち上げ時の姿勢維持が困難なために、動作が不可能となる場合もあります。この場合、足上げ用のひもを用いることで下肢の持ち上げが可能となることもあります（図3.22）。
- ベッドマットは褥瘡予防のための柔らかいタイプを使用することが多いため、体重を支持している臀部および手部は沈み込んでしまいます。このため、麻痺レベルによっては臀部の移動が難しくなることもあります。その場合は、マット上に滑りやすい布（シルクやキルト生地等）を設置し、少ない力で臀部を移動できるよう工夫する必要があります。

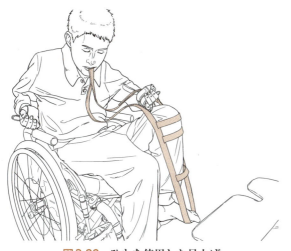

図3.22 ひもを使用した足上げ

- 電動ベッドを使用している場合は、乗り移る側の高さが臀部のある側よりも3〜5cm程度低くなるようベッドを調整すると、円滑な動作につなげることができます。

側方アプローチによる方法

■動作手順

図3.23に示します。

■対象となる機能レベル

肘関節の伸展筋が機能するC7レベル以下の方が対象となります。C6レベルの方が本動作を行おうとすると、肘関節は完全伸展位でのプッシュアップが必要となるため、車いす側の上肢へ荷重する際、斜め方向（自分から離れる方向）に車いすを押すこととなります。この結果、車いすを遠ざけてしまうため、トランスファーは不可能となります。一方、不全損傷で下肢の筋力にある程度の有効性がある方では、上肢筋力が低くても、このトランスファー方法の自立を図れる場合があります。

側方アプローチによる方法は、動作が素早く行えるほか、機能レベルによっては段差のある場所へのトランスファーが可能になるなどのメリットがあります。しかし、前方へのバランスの崩れによる転落の危険があるため、端座位での安定したプッシュアップ能力が不可欠となります。よって、対象となる機能レベルの方であっても、安全性を考慮して、日常的には前方アプローチによる方法を選択することもあります。

（清水 健）

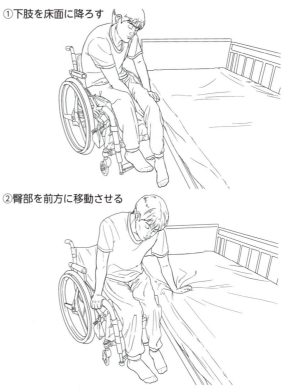

① 下肢を床面に降ろす

② 臀部を前方に移動させる

車いす上でのプッシュアップ、あるいは体幹を伸展させる等により、臀部を車いす上で少し前方にずらします。これにより、臀部を側方に移動する際にタイヤや側板に接触してしまうことを防ぎます。

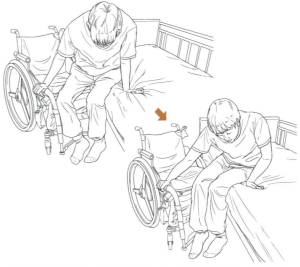

③ 臀部を側方に移動する

片方の上肢を車いすの前方フレーム、対側の上肢をベッド上に支持し、プッシュアップすることで臀部を側方に移動させます。

④ 下肢をベッドに持ち上げる

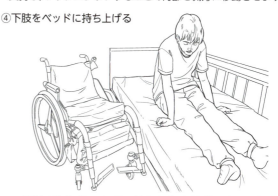

下肢を片方ずつベッドに持ち上げ、長座位になります。

図3.23 側方アプローチ

7 不全麻痺の移動

不全麻痺の場合は、その損傷タイプにより対応が違ってきます。中心型損傷者のように下肢より上肢に麻痺が強く残る方では、何らかの歩行形態の獲得を目標に練習を行います。しかし、四肢の動きは見られるが動作につながらない不全麻痺の方などの場合は、動作能力的には電動車いす操作の状態にとどまる方もいます。ここでは、代表的な例を念頭に置き、座位・立ち上がり・歩行について述べていきます。

座位保持練習

四肢の動きは見られるが動作につながらない不全麻痺の方の場合は、介助を行う上での座位バランスの安定を図る練習を行います。端座位にて前後左右に体幹を理学療法士が傾け、それを安定した座位に戻す練習を行います。なお、他の不全麻痺がある方でも体幹に対しての頸部の分離した動きが行いにくい場合がありますので、立ち上がり〜歩行などの動的なバランス練習を行う前に座位でのバランス練習を行っておきます。

立ち上がり練習

図3.24のように前方に支持できるものを置き、理学療法士が臀部を介助したり、座面を高くしたりして立ち上がり練習を反復していきます。ここでは、立ち上がり中の前後左右のバランスを保つことを意識して練習します。また、立ち上がった後での膝折れ現象を防ぐために臥位や座位で両膝の伸展筋に負荷をかけながら伸展位保持練習を行います。

立位保持〜歩行前練習

立ち上がりと歩行の間の練習として立位での静的・動的バランス練習を行います。

図3.25では、平行棒を使用し立位保持の練習を行っています。ここでは、前方の鏡を見ながら左右の移動や片足立ちでの姿勢修正を通してのバランス練習を行っています。

歩行練習

不全麻痺の損傷タイプに応じた補助具を使用していきます。可能であれば転倒防止も図れる図3.26のような免荷式歩行器が使用できればよいのですが、通常の歩行器や杖を使用する場合も多いです。また、下肢の支持性の

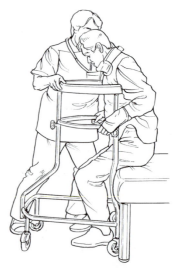

図3.24　立ち上がり練習

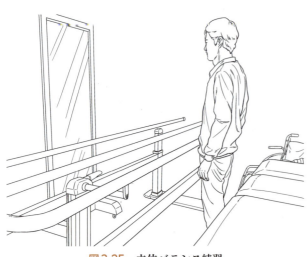

図3.25　立位バランス練習

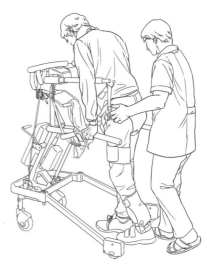

図3.26　免荷式歩行器を使用しての歩行練習

不十分な場合は装具の装着も考慮していきます。歩行器を使用される方の場合は杖の使用が困難な場合があるので、補助具を使用しない状態での歩行を短距離でもできるように練習を行います。杖使用の場合は、片方の下肢が軸となる歩行ができるようであれば両杖から片杖使用に練習を方向づけ、できれば杖なしで歩行できるように練習を行っていきます。

上記の各動作中に、ご本人の訴えとして四肢体幹の過筋緊張感や、痛みおよび痺れの訴えが見られ、うまく練習ができない場合があります。そのような時は、当日の体調変化に合わせて練習量を加減していきます。また、温熱を中心とした物理療法も併用していきます。

（小山信之）

8 車いす上座位練習

初期の車いす上座位練習

ベッド上での座位の持久性が向上したら、車いすへの乗車を開始します。

頸髄損傷者は運動麻痺と知覚麻痺があるため、車いす上座位では姿勢変形や褥瘡予防を考慮したものが必要となります。クッションの選択が大切です。10cm高のクッションが褥瘡予防には適切です。

また初期は、起立性低血圧症状を起こす頻度が高いです。対策としては、ティルト（振り子型）・リクライニング型車いす（図3.27）を使用します。頸椎固定装具を使用している場合も多いのでヘッドサポートの使用も重要です。リクライニング型は体幹・臀部のずれが生じやすいのでティルト型が有用です。

C6・C7頸髄損傷者では、なるべく早期に普通型車いすへの移行を経験することが望ましいでしょう。その際、背もたれの高さ・背の張り加減・背の角度を調整できるものを選ぶと、動作習得に応じた対応が可能です（図3.28）。最初に車いすに乗車した際は、左右（側方）の不安定性を感じることが多いことでしょう。簡易的に体幹を支える用具（パッド）を使用したり、骨盤部をタオルで支えると安定します（図3.29）。

起立性低血圧対策としては、腹部を圧迫して血圧低下を防ぐ腹帯の使用や、介助者による腹部の圧迫、車いすを後方に倒し症状改善を図ります。そして、徐々に車いす座位の延長を図ります。

回復期の車いす上座位練習

車いす上座位の持久性が向上したら、座位でのいろいろな動作の練習を開始します。

両上肢を前方に挙上しても倒れないような位置を確認しましょう。（図3.30、図3.31）。そして、体幹を回旋させたり側屈させたりして、元の姿勢に戻る練習をします。

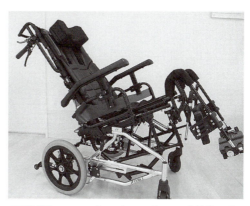

図3.27　ティルト・リクライニング型車いす

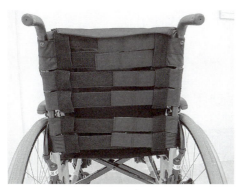

図3.28　背張り調整

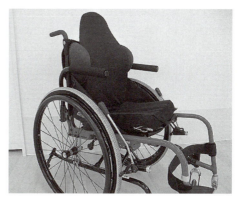

図3.29　簡易的背補正・体幹パッド

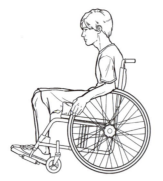
図3.30　通常姿勢

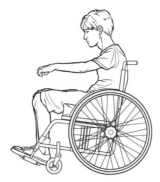
図3.31　両上肢前方挙上

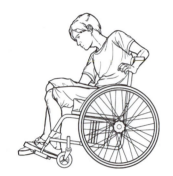
図3.32　片側上肢で支えての動作

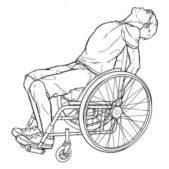
図3.33　体を伸展する動作（臀部を前方に押し出す動作）

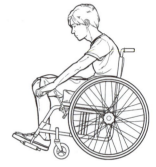
図3.34　ブレーキ操作

　次に移乗動作の練習の準備として、片側上肢をハンドグリップに掛けて、反対側上肢を前方に伸ばすような練習を行います（図3.32）。これは、体幹の安定性を確保し、上肢で下肢を持ち上げる移乗動作（直角アプローチ）の際に大切です。

　またこの状態の体幹を安定させた状態で、体幹を大きく回旋させたり伸展することで、臀部を前方に押し出す練習を行います（図3.33）。これは移乗動作への大事な練習となります。

　車いす上での動作練習とともに、車いすのブレーキ操作の練習を行います（図3.34）。初期では、ブレーキレバーを延長し、力が弱い場合でも操作ができるように考慮します。

（吉田由美子）

9　車いす操作練習

　移動を自立するため、車いすを自力で駆動することは重要です。車いすが身体に適合し、無駄なエネルギーを使わず駆動できることが望ましいです。

　駆動の際は、ハンドリム上を時計の針で2時の位置でつかみ8時から9時の位置で放すような駆動方式を練習します。ほとんどの頸髄損傷者はハンドリムをしっかり握ることができず力を十分に伝えることができません。そのためグリップ力を高めるため、滑り止め用のハンドリムのコーティング（ビニール）や掌面にゴム素材を用いたグローブを使用します。

直進駆動

　両手を対称に後ろに持っていきハンドリムにしっかりと押し当てるか握ります。

　機能に応じて肘の伸ばし方は異なりますが、ハンドリムを押し前方に進みます（図3.35）。

回旋動作

　直進性を得られたら、回旋動作を行います。この動作はエレベーターなどの狭いスペースでの方向転換などによく使います。両手の動かす量を変えることで、回旋半径を大きくしたり小さくしたりすることができます。

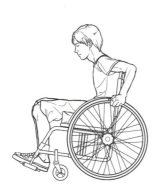
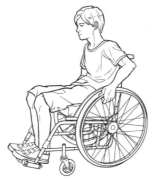

図3.35　車いす直進駆動

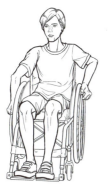
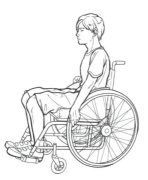

図3.36　車いす回旋動作

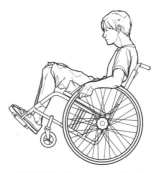

図3.37　キャスター挙げ

（図3.36）。

小さく回旋する場合は、（右回旋の場合）右手は後方へ、左手は前方へと駆動します。

走行中などで大きく回旋する場合は、回旋側のハンドリムやタイヤを押さえて固定し反対側をこいで曲がります。頸部や体幹の傾け具合の調整も大事になってきます。

キャスター挙上

頸髄損傷者でも一部のC6、一般的にはC7レベルではキャスター挙上が可能となります。キャスター挙上の目的は、段差昇降や不整地走行を可能とすることです。

練習はタイヤを後方に回転（バック）させ、タイミングをはかって瞬間的にハンドリムを前方回転に力を加える方法です（図3.37）。

キャスターを挙上した状態で静止することもよいですが、瞬間的に持ち上げて段差を越えたり降りたりするだけでも有用です。ただし転倒のリスクもあります。初期には転倒防止バーの装着をおすすめします。

段差昇降

段差を昇る際は、キャスターを挙げて段の上にのせた後、タイミングを合わせて後輪を強く駆動して昇ります。降りる際は、体幹を後方の背もたれにしっかりと付け前方へバランスを崩さないようにしながらゆっくり降ります。段差が高い場合は、車いすを後方に向け、体幹を前傾して左右ゆっくり同時に降りる方法もありますが転倒に注意が必要です。

（吉田由美子）

10 トランスファーの到達度

頸髄損傷者におけるトランスファーの到達度については、Zancolliの上肢機能分類（以下、Zancolli分類）に沿った調査が過去にいくつか行われています。その中から、脊髄損傷者が多く入院するリハビリテーション医療機関（国立障害者リハビリテーションセンター病院）における調査結果（表3.7）と、主に頸髄損傷者を対象として機能訓練サービスを提供する障害者支援施設（国立障害者リハビリテーションセンター自立支援局自立訓練部、伊東重度障害者センター、および別府重度障害者センター）における調査結果（表3.8）について、抜粋し示します。

表3.7 医療機関におけるZancolli分類別のトランスファー自立者の割合

Zancolli	対象者数（人）	WC⇔Bed（%）	自動車（%）
C4	5	0	0
C5A	5	0	0
C5B	13	0	0
C6A	2	50.0	0
C6B-Ⅰ	17	71.0	41.0
C6B-Ⅱ	26	96.0	77.0
C6B-Ⅲ	16	100	69.0
C7A	10	100	100
C7B	5	100	60.0
C8A	5	100	100
C8B	5	100	100

WC：車いす，　自動車：自動車運転席
（国立障害者リハビリテーションセンター病院）

表3.8 障害者支援施設におけるZancolli分類別のトランスファー自立者の割合

Zancolli	対象者数（人）	WC⇒Bed（%）	Bed⇒WC（%）	自動車（%）
C4	18	0	0	0
C5A	12	16.7	16.7	0
C5B	29	75.9	55.2	10.3
C6A	26	88.4	84.6	37.1
C6B-Ⅰ	43	100	100	84.5
C6B-Ⅱ	36	100	100	85.0
C6B-Ⅲ	26	100	100	100
C7A	7	100	100	100
C7B	4	100	100	100
C8A	5	100	100	60.0
C8B	1	100	100	100

WC：車いす，　自動車：自動車運転席
（国立障害者リハビリテーションセンター自立支援局　自立訓練部，
伊東重度障害者センター，別府重度障害者センター）

　車いす－ベッド間のトランスファーで7割以上の方が自立するZancolli分類のレベルは、医療機関がC6B-Ⅰであるのに対し、障害者支援施設ではC5Bとなっています。同様に、車いす－自動車運転席間のトランスファーを比較すると、医療機関がC6B-Ⅱであるのに対し、障害者支援施設ではC6B-Ⅰとなっています。このように医療機関と障害者支援施設でトランスファーの到達度を比較すると、Zancolli分類で1～2レベル程度の差があることがわかります。医療機関では、受傷からの経過期間が短いことによる全身状態の安定性の問題や、入院期間の制約等により、動作目標を低めに設定せざるを得ない状況があるようです。これに対して障害者支援施設では、医療機関の退院後に利用されるため全身状態は比較的安定しており、また、到達可能な動作目標があれば、ある程度長期のサービス利用期間を設定できる傾向があります。このような違いが、トランスファーの到達度の差に影響を及ぼす主要因であろうと考えられます。

　以下では、国立障害者リハビリテーションセンター自立支援局の各障害者支援施設における、頸髄損傷者（C5～C6）のトランスファーに関するおおまかな方針について、Zancolli分類別に要点を述べます。

C5A

　肩甲帯および肩関節周囲の筋力が強く、脊柱や胸郭の可動性が良好に保たれている若年者では、前方アプローチによる車いす－ベッド間のトランスファーが可能となる場合があります。

C5B

　前方アプローチによる車いす－ベッド間のトランスファーが可能です。しかし、長座位での前屈位からの起き上がり動作が困難であり、肩甲帯周囲の筋力も不十分なため、頭部支持台、足上げ用のひも、滑りやすいシーツ等が必要となります。

C6A

　前方アプローチによる車いす－ベッド間のトランスファーでは、足上げ用のひもは不要となりますが、頭部支持台や滑りやすいシーツは必要です。動作を阻害する要因が少ない方であれば、車いす－自動車運転席間のトランスファーが可能となる場合があります。

C6B-Ⅰ

　長座位での前屈位からの起き上がりが可能となるため、頭部支持台は不要となります。また、体幹を前屈させず、長座位のままでの前方移動が可能となります。多くの場合、車いす－自動車運転席間のトランスファーおよび自動車の運転が可能となります。

C6B-Ⅱ

　長座位にてプッシュアップによる臀部の挙上が効率的に可能となるため、前方アプローチによる車いす－ベッド間のトランスファー、車いす－自動車運転席間のトランスファーなどにおいて、時間の短縮が図れるとともに、環境の違いに対する応用性が増加します。

C6B-Ⅲ

　肘関節の伸展筋が有効に作用するため、実用的な側方アプローチによるトランスファーが可能となります。これにより、段差のあるベッドや洋式トイレなど、様々な環境での応用的なトランスファーができるほか、自動車の後部座席や床面と車いす間のトランスファーが可能となります。

（清水　健）

11 車いす介助の仕方

　頸髄損傷者は体幹筋の麻痺があるため車いす上で座位を十分に保つことができません。介助のもと、移動する場合には転倒の防止のための体幹ベルトが必要です。小さな段差でもバランスを崩すことがあります。

段差・溝の越え方

　まずはキャスター（前輪）挙げです。介助者は左右のハンドグリップを下に押しながら、片方の足でティッピングレバーを押しながら前輪を挙げます（図3.38）。そのまま前進して段差や溝を越えます。そしてゆっくり降ろします。（図3.39）

　降りる時は、小さな段差であればそのまま降りてもよいですが前方に倒れる危険があります。段差手前でキャスター挙げをして降りるか、後ろ向きで降りることが望ましいです。急な坂道も同様です。

階段やエスカレーターの昇り降り

　原則的には階段やエスカレーターの昇降はリスク管理上避けるべきです。

　段差が低い階段、数段の場合には、前後で介助しながら昇降することもできます。階段の下方にいる介助者が車いすの前方をしっかりと持ち上げ、前方にバランスを崩さないよう注意をします。上方にいる介助者は車いすをゆっくり引き上げたり降ろしたりします。持つ所は動かないことを確認し、しっかりと固定された箇所を持つようにします（図3.40）。

　エスカレーターでは上りは前方から、下りは後方から

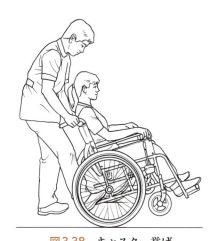

図3.38　キャスター挙げ
（水上昌文：車いす介助の仕方．頸髄損傷のリハビリテーション 改訂第2版．p.141より）

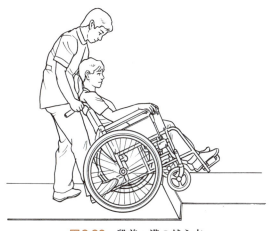

図3.39　段差・溝の越え方
（水上昌文：車いす介助の仕方．頸髄損傷のリハビリテーション 改訂第2版．p.141より）

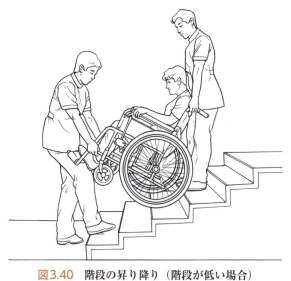

図3.40　階段の昇り降り（階段が低い場合）
（水上昌文：車いす介助の仕方．頸髄損傷のリハビリテーション 改訂第2版．p.141より）

乗ります。介助者は少なくとも下方に位置し、転倒を防ぐようにします。ブレーキはかけず、降りた時にすぐに車いすの転がりで動くようにした方がいいでしょうが、エレベーターを使用することが原則です。

（吉田由美子）

12 車いす処方の原則と注意事項

車いすがユーザーの手に届くまで

車いすは障害によって失われた下肢の移動能力に対し、転がり抵抗の少ない車輪を上肢で操作して代償する"車"としての機能と、ユーザーが日常生活において多くの時間を過ごす生活の場である"椅子"としての機能の両面から捉える必要があります。

ユーザーへ適合した車いすを供給するためには、そのユーザーの障害の状況、性別、年齢、住環境、社会的背景等を考慮し、ニーズに応じた最適な処方がなされることが不可欠です。処方内容を確定するには身体状況の観察、評価および採寸（身体寸法計測）として行うユーザー情報の収集が重要な役割を担います。この収集では医師のみならず、理学療法士（PT）、作業療法士（OT）、リハビリテーションエンジニアなど医療関連専門職による多角的な評価が行われます。評価内容は医学的所見、姿勢評価、車いす関連動作、周辺環境などに大別されます。

医学的所見では、運動障害、知覚障害、膀胱・直腸障害、自律神経機能障害（起立性低血圧、体温調節障害、自律神経過反射）、呼吸障害、疼痛などはもとより、筋力などの残存機能、痙性麻痺症状、褥瘡の有無または危険性について評価されます。

姿勢評価では車いす上の座位評価を行う前段階としてプラットフォーム上などで仰臥位と端座位における評価を行います。仰臥位の評価では非重力下における身体状況を把握することを目的とします。仰臥位にて車いす上の望ましい肢位である座位基本姿勢（股関節・膝関節ともに90°屈曲位、足関節中間位、腰椎軽度前弯位）をとることが可能か、ならびに骨突出部の程度、関節拘縮、筋緊張、脊柱変形の有無や左右差などについて評価します。一方、端座位での評価では、抗重力機能や平衡機能の評価方法としてプッシングの外乱に対する立ち直りを評価するストークマンデビル方式の改法などが用いられます。さらに、検者が徒手で対象者の身体を支持し、支持位置と力加減からシミュレーションを行い、車いすが有するべき身体支持機能を確認します。

周辺環境の評価も重要です。車いすでの実使用環境として屋内・屋外、自宅、学校、職場、施設の状況について、使用環境下の間取り、車いす導線の幅、自家用車・送迎用バス内のスペース、移乗や保管のスペースの確保など想定されるすべての場所について評価することが望まれます。さらに介助が必要な場合は人的評価として家族のみならず、学校教諭、介護職員など関わる人の意見を確認しておく必要もあります。

車いすの分類

JISによる分類では駆動、および操作方法によってユーザー自身が操作可能な場合に用いられる自走用車いす（図3.41）と、操作が不可能であり介助者によって操作される介助用車いすに分類されます。損傷レベルがC5以下では、自走用車いすでの屋内平地走行は可能ですが、起立性低血圧、自律神経過反射などの自律神経機能障害などにより座位の耐久性が低い場合、ならびに受傷後間もない頃では介助用車いすが適応となります。

座位耐久性がなく車いすに乗車したまま休憩姿勢をとる必要がある場合には姿勢変換機構を有する座位変換形が適用となります。その一つはシートが固定のままバックサポートの角度が変化するリクライニング機構です。股関節角度を変化させることが可能なことに加えて、挙上式のレッグサポートを用いて仰臥位に近い姿勢をとることが可能となります。しかし、生体の股関節軸とリク

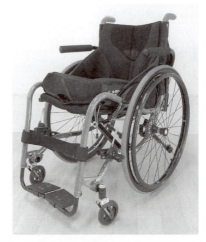

図3.41 頸髄損傷者が使用する自走用車いすの一例

ライニング機構の機械軸のずれにより、姿勢変換時に骨盤の前方へのずれとバックサポート（ヘッドサポート）に対する頭部位置のずれが生じてしまうことから、姿勢変換後に姿勢を整える必要があります。

もう一つはシートとバックサポートの角度を一定に保ったまま全体の角度が変化するティルト機構です。この機構では、姿勢変換時の骨盤のずれを防止できます。機種によっては両方の機構を有するものもあります。また、これらは体重支持箇所を臀部から背部に変更することが可能であることから褥瘡予防の観点からも有効です。

座位身体寸法と車いす寸法

座位姿勢における主要な身体寸法とその計測値をもとにした車いすの寸法の目安を図3.42、図3.43に示します。車いすの各要素のサイズは身体寸法の計測に基づいて設定を行う、もしくは適正な範囲の製品を使用するべきです。寸法が不適切な車いすでは座位姿勢が崩れやすく、また駆動動作、ADLを効率的に行うことができません。

頸髄損傷者における注意すべき点

■処方の方針
- 頸髄損傷者では体幹筋の筋力が十分でないことから、脊柱変形に対して早期からの配慮が必要です。脊柱変形がある場合は変形への対応と進行の防止、また変形がない場合でも変形発生の予防を考慮した座位姿勢保持が重要です。
- 上肢機能が低下している場合に、駆動性能を重視した車いす設定を取る傾向にあります。しかし、車いすへの乗車時間では駆動・操作時間よりも休息・作業時間の方が圧倒的に長いことから、駆動のみを重視した座位姿勢は避けるべきです。
- 頸髄損傷では障害状況から車いすに求めるニーズが高くなりがちですが、それらすべてを具現化できるとは限りません。ニーズを1台の車いすに盛り込もうとすると寸法増大、重量増加などを招き、かえって実用しにくくなることからニーズの優先度に応じて処方を決定します。
- 評価では実環境でなくては判明しないこともあります。可能な限り実際に近い状況で試用することで、車いすよりも環境整備によって課題が解決することが判明し、車いすを多機能にする必要がなくなることもあります。

■構成要素
①バックサポート

頸髄損傷者は体幹筋の麻痺により姿勢保持機能が低下し、矢状面においては骨盤後傾位となる傾向があり、特に受傷部位が高位ほどその傾向が強く、バックサポートにおけるランバーサポート部を中心に適切な支持が必要です。また、前額面においては頭部から体幹の中心が正中線上に近づけるように姿勢を整えることで側弯変形を防止し、呼吸・嚥下・排泄機能を改善することも見込まれます。

また、バックサポート単体でなく、シートクッションの種類、アームサポートの高さ、補助部品も含めて複合的に検討される必要があります。それでも、体幹の安定性が十分に得られない場合は、金属製フレームをベースとした剛性が高いタイプの座位保持装置などの利用も考慮すべきです。

なかでも活動的なユーザーでは、自家用車への積み込み時には全長が短い方が動作しやすいことから、低い

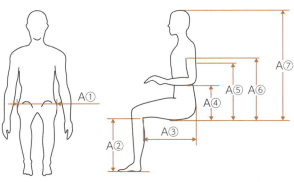

A①：座位臀幅　A②：座位下腿長　A③：座底長
A④：座位肘頭高　A⑤：座位肩甲骨下角高
A⑥：座位腋下高　A⑦：座位頭頂高

図3.42　主要な座位身体寸法

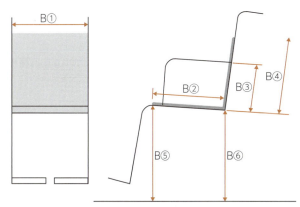

シート幅（B①）：座位臀幅 + 20mm
シート奥行（B②）：座底長 − 20〜50mm
アームサポート高（B③）：座位肘頭長 + 10〜20mm
バックサポート高（B④）：座位腋下高 − 50〜100mm
前座高（B⑤）：座位下腿長 + 50〜80mm
後座高（B⑥）：前座高 − 20〜40mm

図3.43　身体寸法に基づく車いすの寸法

バックサポート高が望まれます。しかし、訓練によって積み込み動作が改善することから、姿勢保持性が必要な場合には安易に低くするべきではありません。

②シートクッション

材質からエア、ゲル、フォームの種類に大別され、さらにこれらを組み合わせた複合タイプ等、近年では多様な種類があります。頸髄損傷者における選定では座位安定性能（骨盤の支持性能）に加えて、褥瘡予防性能（座位接触面における圧力の再配分性能）が高い製品が望まれます。特に臀部軟部組織の萎縮による坐骨・尾骨の突出が著明な場合は、厚さも重要な要素であり、褥瘡予防の観点からは10cm程度が必要です。さらに配慮が必要な場合には同種類であっても生体により近い形状の製品も用いられます。また、ユーザーの主観的評価のみならず、接触圧力計測に基づく定量的評価によって選択されることが望まれます。さらに失禁への対策としてカバー、もしくは本体に防汚性、防湿性を有し、容易に洗浄可能なものが望まれます。日常の使用においてはエアタイプにおける空気量の調整方法、ゲルタイプにおける偏ったゲルの整え、製品の経年劣化の確認など使用上における注意点を十分に理解して確実に実践することが必要です。

③ハンドリム

把持することによって車いすを操作する部分ですが、頸髄損傷では把持力が弱いために、パイプ径を太くし、金属材料の表面をビニールコーティングしたものや、滑りにくいプラスチック材料を用いることや、残存レベルがC5〜6では手掌部に滑り止め効果の高いゴム材を用いた皮革製グローブを使用することで摩擦抵抗を増やして駆動力を上げるとともに、手指を保護します。

④その他

移乗については側方移乗の場合は邪魔にならないようにアームサポートを跳ね上げ式や脱着式を、前後移乗の場合では近接するために脱着式のフット・レッグサポートを用います。

（岩﨑 洋・星野元訓）

13 電動車いすの適応

電動車いすとは車いすにモーターを取り付け走行できる車いすです。実用歩行能力が失われ、ハンドリムでの駆動ができない、もしくは実用的でないレベルの頸髄損傷に適応されます。

使用者の大部分はC3〜C5レベルですが、C6レベルでも簡易型の電動車いすを使用していることもあります。

高位頸髄損傷者は起立性低血圧への対応、臀部の除圧・姿勢変換ができないので、車いすでのティルト（図3.44）、リクライニング（図3.45）機構が必要となってきます。

よって、使用者が操作するものは走行と車いすの姿勢です。調整はコントローラーを前後左右し行われます。このコントローラーは残存機能により仕様が決まります。

C3レベル

横隔膜と肋間筋が働かないため呼吸運動ができません。そのため人工呼吸器が必要となり、車いすにも搭載します。頸部の筋群がMMT3以下であればビブ付きスティック式のチンコントローラー（図3.46）を使用します。下顎（下唇を動かす要領）にて前後左右に操作します。走行は高機能電動車いすによるラッチモード、Gトラックシステム*が必要です。

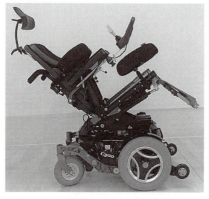

図3.44 ティルト

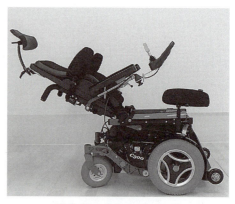

図3.45 リクライニング

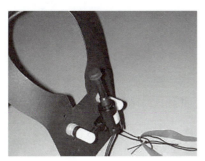

図3.46　ビブ付きスティック

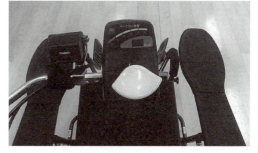

図3.47　扇形チンコントローラー

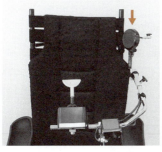
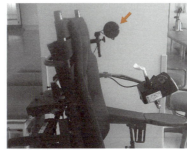

図3.48　頭部スイッチ

図3.49　スプリント

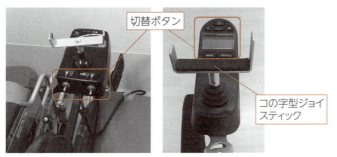

図3.50　操作Box

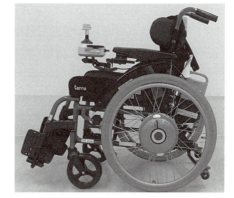

図3.51　簡易電動車いす

＊G-Tracは、路面状況による車体角度の変化を認識し、少ない修正で直進走行性を高めるための制御システム。傾斜路での片流れも防ぎます。

C4レベル

上肢は動きませんので操作はチンコントロールとなります。が、頸部筋群がMMT3以上あれば扇形チンコントローラー（図3.47）での操作もできます。座席と走行の切り替えは頭部スイッチ（図3.48）の使用が可能となります。ただし、走行中は押し続けなければならず、長時間の操作には疲労が伴います。また、屋外などの不整地では路面からの衝撃で顎がコントローラーから外れてしまうことがあり、姿勢の崩れから入力操作が困難となる場合もあり、高機能電動車いすの走行モードが望ましいといえます。

C5レベル

肩関節周囲筋群と肘を曲げることができます。車いすの自操が可能なレベルですが、スピード、耐久性の面から実用性に乏しく、屋外移動は電動車いすが実用的です。操作は手部操作が可能です。手関節をスプリント（図3.49）固定し、コの字型ジョイスティック（図3.50）に乗せ、操作します。座席との切り替えはコントローラーにあるボタン（図3.50）で行います。既存のスイッチが使えない場合は後付けで別スイッチを取り付けることも可能です。

C6以下のレベル

不全の四肢麻痺などで上肢の筋力は低下し起立性低血圧や褥瘡の問題がなければ簡易型の車いす（図3.51）が便利です。

（別役訓子）

14 高齢頸髄損傷者に対するアプローチ

近年、高齢者の人口の増加に伴い、高齢頸髄損傷者の数が増加しています。高齢頸髄損傷者の特性は若年者に比べ転落や転倒が受傷原因となることが多く、比較的軽度の外傷であるため、不全四肢麻痺を呈することが多いです。特に76歳以上では転倒事故が約半数を占めるようになります。高齢頸髄損傷者では加齢による筋力低下や可動域制限、易疲労性等の問題が受傷前に起きていることが多く、合併症のリスクも高くなります。

受傷機転が転倒であることが特徴的な不全麻痺の様式として、中心性頸髄損傷（シュナイダー型）があります。中心性頸髄損傷の特徴として比較的軽度の外傷で起こるため、非骨傷性であり、脊柱管狭窄症や後縦靱帯骨化症（OPLL）、頸椎症を合併していることが多いです。そのため、再転倒には注意しなければなりません。また、上肢や手指により強い麻痺を生じ、下肢の麻痺は比較的軽度です。これは、頸髄の弱い中心部に強い外力が加わることや、運動の下行性伝導路である外側皮質脊髄路の内側に頸髄への神経線維が存在し、外側に腰髄への神経線維が走行しているため、血管分布や循環障害等の関与により脊髄灰白質と白質に出血や血腫が生じ、脊髄中心部が破壊されることで頸髄への神経線維がより障害されるため起こります。上肢残存機能がADLに大きく影響するため、多くの介助が必要になる場合もありますが、高齢頸髄損傷者では配偶者も高齢であることが多く、介護体制を整えなくてはなりません。

中心性頸髄損傷者の運動療法

中心性頸髄損傷では体幹機能の麻痺の個人差が大きく補助具なしでの歩行を獲得できる例もあれば、座位保持も十分に獲得できない例もあります。しかし、高齢頸髄損傷者では受傷以前から体幹機能が低下していることが多く、日常生活動作の獲得には体幹機能が重要になります。また、下肢の知覚障害の度合いも歩行獲得に大きく影響し、特に深部感覚が温存されているかどうかも重要です。

■体幹・四肢の交叉性運動

四肢の対角線上の運動（図3.52）は、身体の運動効率がよく麻痺筋への促通効果も高いです。また、四肢体幹の協調性改善にも効果的です。練習は仰臥位などの安定した姿勢で始め、個々の能力に合わせた運動方法と運動負荷を選択します。ボディーイメージや運動制御が不十分な状態での過負荷な運動は痛みの誘発や痙性の助長にもつながる恐れがあります。そのため、最大努力をさせない範囲で漸増的に負荷するとよいです。

交叉性の運動を促通する練習としてエルゴメーターを取り入れることもよいです。安全性にも優れており、下肢交互性運動を増やすのに適した練習法です。

■バランスボールを使用した座位練習

バランスボールを使用した座位練習は接地している両側足底と変化するバランスボールの支持面で基底面をなす難易度の高い練習です（図3.53）。バランスボールを使

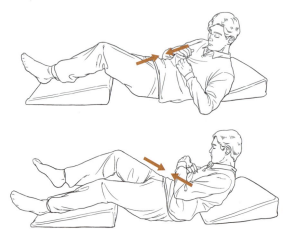

図3.52　四肢の対角線上の運動

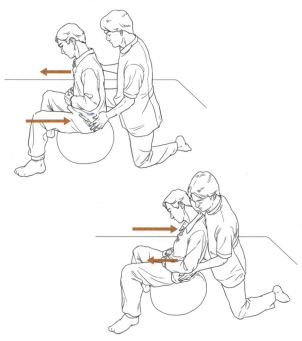

図3.53　バランスボールを使用した座位練習

用した練習の特徴は弾力を用いることで体性感覚や前庭系などバランスに関する多くの刺激が入力できる点や、両下肢の支持性や体幹の協調性を向上させバランス反応を強化できる点です。下肢の麻痺が比較的軽度であるが歩行時の安定性が低下していることの多い中心性頸髄損傷者の、さらなる歩行機能の向上のための練習として適しています。

■膝立ち位での練習

立位の前運動として一般的に用いられており、股関節周囲筋と体幹筋を強化でき、体幹下肢の支持性・協調性の改善も期待できます。また、感覚障害のある場合、下肢荷重感覚の入力にも効果的です。方法はセラピストが前方もしくは後方から介助し、重心移動をアシストします。支持性が低い場合は前方に台を置き、上肢支持を利用して荷重量を調整して行います。

膝立ち歩きが可能な場合は、歩行の実用性は高いと考えられます。

中心性頸髄損傷者の車いす駆動

上肢に強い運動麻痺を呈する、中心性頸髄損傷者は上肢での車いす駆動が難しいことが多いです。そのため、足こぎにて車いす駆動を行います。足こぎでの車いす駆動は歩行動作に必要な下肢の交互運動の練習にもつながります。足こぎをする際は体幹が伸展し、臀部が車いす座面の前方に滑らないように注意します（図3.54、図3.55）。不良姿勢になるのを防ぐため、車いす座位で両足底面が接地可能な車いすを選択することも重要です。

中心性頸髄損傷者の起居移動動作

下肢の麻痺の重症度がASIA機能分類にてDレベル程度であり、かつ安定した座位保持が可能で、ある程度の体幹機能（筋力がMMT3以上）を備えていれば、上肢を使用しないでも起居・移動・移乗、および歩行が獲得できる可能性があります。

上肢を使用しない起き上がり動作方法は、両下肢を大きく上方に挙上し、そこから勢いよく下方に振り下ろ

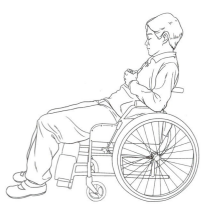

図3.54　臀部が前方に滑った場合

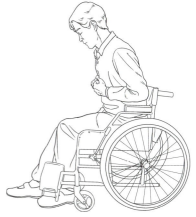

図3.55　良肢位での足こぎ駆動

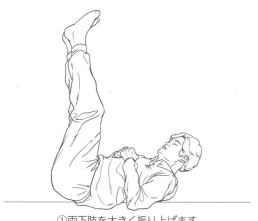

①両下肢を大きく振り上げます

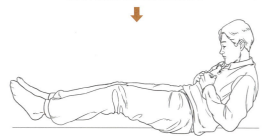

②振り下ろしながらやや遅れて頭部体幹を屈曲させます

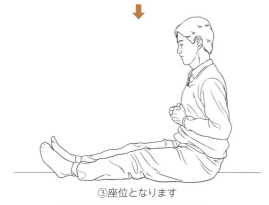

③座位となります

図3.56　反動での起き上がり

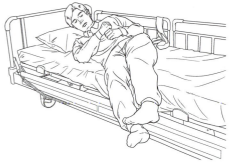

①両下肢をベッド外に降ろします

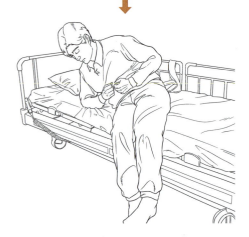

②肘をつきながら下肢の重みを利用して起き上がってきます

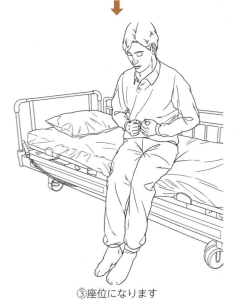

③座位になります

図3.57　下肢の重さを利用する起き上がり

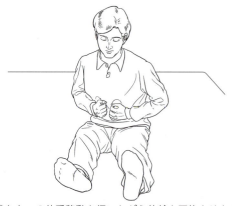

①左右への体重移動を行いながら体幹を回旋させます

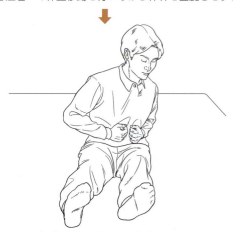

②これを繰り返し移動します

図3.58　長座位姿勢での前方移動

し、その反動で起き上がる方法（図3.56）やベッド外に下肢を降ろし、下肢の重さを利用して起き上がる方法（図3.57）があります。動作のコツは、下肢を振り下ろす際にタイミングを計りながら腹筋群および頭頸部屈曲筋群を協調的に使用することです。

　起き上がった後の座位移動は、体幹を大きく左右に傾けて体重移動を行いながら、同時に体幹を回旋させ、臀部で歩くような形で移動します（図3.58）。

文献

・岩﨑洋・編：脊髄損傷理学療法マニュアル．pp.209-212, 文光堂，2008.

（田中亮造・岩﨑　洋）

15 高位頸髄損傷者に対するアプローチ

高位頸髄損傷者とはC4頸髄損傷以上をいいます。C4以上では筋肉は頸周辺の僧帽筋、胸鎖乳突筋、肩甲挙筋が作用し、C3以上では副神経の支配により、胸鎖乳突筋僧帽筋の上部線維がMMTで1〜2－の範囲で作用しますが、上肢筋肉は作用しないため、必然的に日常生活動作は全介助になります。C3以上の完全麻痺では呼吸筋である横隔膜が作用しないため、人工呼吸器が必要となります。アプローチとしては残存筋の筋力増強、関節可動域の維持、呼吸練習などの残存能力の維持が中心となりますが、日常生活動作の向上のため、環境制御装置や電動車いすといった機器の導入を図ります。特に電動車いすの使用により、積極的な社会参加へのアプローチが行われています。

コミュニケーション方法の検討

人工呼吸器使用者のリハビリテーションを行う際に最初に行うことはコミュニケーション方法の検討です。特に大切なのが、緊急時や苦しい時の合図の確認です。瞬きや舌打ちなどを使用し、回数で苦しさの度合いを伝えるとよいです。これは補助呼吸練習を行う際にも使います。また、緊急時は人が不快に感じる音を選択するとよいです。また、介助者に自分の意思を的確に伝える練習も重要になります。

呼吸練習

人工呼吸器使用者の呼吸練習には補助呼吸、気道内分泌物の除去、胸郭拡張練習があります。僧帽筋、胸鎖乳突筋による補助呼吸練習を行うことで、短時間の自発呼吸が可能です。短時間でも自発呼吸が可能になるとチューブ、コネクター等の呼吸器回路が外れても、介助者が来るまでパニックにならずに待つことができ、1分以上可能になるとトランスファー時に外すことができ、チューブが邪魔にならずに安全にトランスファーが可能になります。

■胸郭拡張練習

胸郭の柔軟性を維持、獲得するために、徒手的に胸郭の捻転を行います。これは痰吸引前に行うと効果的です。胸郭の可動性の維持・改善は呼吸時のエネルギー消費の軽減、呼吸能力の維持・改善をしていく上で重要です。

■補助呼吸練習

医師のオーダーが出たら、まず本人へのオリエンテーションをします。その際、練習の目的と必ず苦しい練習であることを伝え、了解を得ます。

準備するものは、アンビューバッグ、SpO$_2$計（血中酸素飽和度測定器：Saturation Pulse O$_2$）、ストップウォッチです。方法はSpO$_2$計を相手の頭部の横に置き、絶えず顔の表情とSpO$_2$計を確認しながら行います。また、苦しくて我慢できない場合の合図を確認しておきます。例えば、瞬き、目の開閉等です。人工呼吸器を外した際にパニックになり、呼吸苦を訴える場合もあるので会話などをしながらリラックスした状態で行います。

施行手順は、①顔面、頸、鎖骨、肩の可動域練習と胸郭の捻転、痰の吸引、②チューブを外す、③鼻から呼吸する、④苦しくなったら口を大きく開き、舌を前方に出す、⑤頬を膨らましながら舌を巻いて、口を閉じる、⑥唾を飲み込むようにする、それを繰り返します、⑦本人が苦しい状態になれば、アンビューバッグで呼吸を確保します。その際、最初の3、4回は素早く押して呼吸を確保します。そして1分程度（約12〜14回）アンビューバッグで呼吸させ、安定すれば、チューブを取り付けます。人工呼吸器を外せた時間を記録し、相手に伝えます。

呼吸練習は規則正しく、断続的に行うことにより、効率的な呼吸パターンが習得でき、それが、自発呼吸時間の延長に結びつきます。

■非侵襲型排痰補助装置の導入（Mechanical Insufflation-Exsufflation：MI-E）

気道内圧を陽圧から陰圧に急速に切り替えることで気道内に貯留した分泌物の排出を助けます。肺炎予防、吸引回数の減少、胸郭や肺の柔軟性、コンプライアンスの維持などの効果が期待できます。

嚢胞性肺気腫の病歴のある方や気胸または気縦隔症に罹りやすい方、気圧性外傷に最近、罹った方は使用前に慎重に考慮する必要があります。そのため、必ず医師の指示のもと行ってください。

残存筋筋力増強練習

すべての残存筋は筋力増強練習の対象となります。僧帽筋、胸鎖乳突筋、顔面表情筋は電動車いす、環境制御装置の操作に重要です。また、これらの筋は呼吸補助筋としても重要です。

第3部 回復期（入院）リハビリテーション

2 理学療法 103

関節可動域練習

　関節可動域制限は体位変換、更衣、移乗動作時の介助者への負担を増加させる原因になります。また、ハムストリングスの短縮により、座位保持時に骨盤が後傾位となり、前方すべり座りや斜め座り等の不良姿勢の原因にもなり、それに伴う褥瘡の発生要因にもなるため、念入りに練習することが重要です。

座位耐久性向上

　座位姿勢は日常生活動作や、寝たきりの予防のためにも必要です。褥瘡発生のリスク軽減、起立性低血圧の改善のためにも、早期から車いす乗車時間の延長を図ります。起立性低血圧の症状は座位時間を徐々に延長していくことで改善していきますが、下肢や臀部を弾性包帯や腹帯で圧迫することも効果があります。車いす乗車時間は起立性低血圧や座位耐久性を評価しながら徐々に延長していきます。目標は日中の間、車いすに乗車していることです。

トランスファー練習

　トランスファーの最終目標は、介助者とスタッフの二名で行えるようにすることです。入院中から、ご家族には積極的にトランスファーに参加してもらいます。方法は、身体状況や環境によって様々です。トランスファーを行う際は、非常時に備え、必ず二名以上で行います。

電動車いすのセッティング

　電動いす上での良好な姿勢は、電動車いす操作や褥瘡予防のためにも重要になります。基本的には、骨盤中間位、頭頸部中間位になるよう左右対称にセッティングします。人工呼吸器の回路はなるべく正中を通るようにします。カニューレが曲がることで、痛みを生じ、頭頸部が側屈するのを防ぐためです。人工呼吸器は、電動車いすの後方に吊るしたり、台などに置くようにします。ヘッドレストは頭頸部の安定性によって形状を変えたりします（図3.59、図3.60、図3.61）。

電動車いすに求められる機能

　電動車いすに求められる機能は、①容易な操作方法、②安定した座位保持、③起立性低血圧対応機能、④自己での除圧が可能であることです。

　①**容易な操作方法**：［入力方法］ラッチモード・プログラム

　現在、高位頸髄損傷者が電動車いす操作入力を行う方法には、(1)顎、(2)頭、(3)息、(4)舌、があります。(1)顎（以下：チン〔chin〕）も大げさなコントローラーではなく、ミニジョイスティックで操作するタイプが出回り、外観と操作時の反応がよいので使用されています。

　人工呼吸器を使用している方で、座席を後方へ15°程度傾斜させ、頭をヘッドレストに置くことにより、頭の重みを軽減させ、残存筋力で容易に頸、顎を動かすことができます。頸周辺筋が弱い高位頸髄損傷者の操作方法はたいへん重要です。一般に使用されているモードはモメンタリーで、これは、操作をしている間は走行状態であり、止める時はコントローラーを放す方法です。しかし、このモードは屋外走行中、路面からのショックで、チンコントロールでは顎から外れてしまうことがあり、また、長時間の操作には疲労が伴います。チンコント

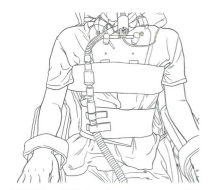

図3.59　電動車いすのセッティング1

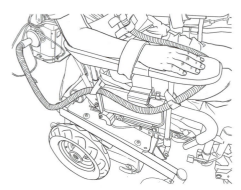

図3.60　電動車いすのセッティング2

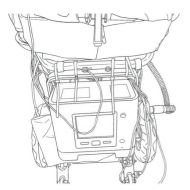

図3.61　電動車いすのセッティング3

ロールで長時間の操作を容易にするモードとしてラッチがあり、ラッチモードでは、直進走行の場合は1回の操作で、走行中はコントローラーから顎を外しておけます。止める場合はコントローラーに触れます。左右のコントローラーを進行方向に動かします。そのため長時間安定した屋外走行が可能となります。

プログラムすれば操作もできるので、使用者の機能に適合でき、前進・後退速度、コントローラーの感度、トルク等も制御できるようになっています。

②安定した姿勢保持が可能：座位保持装置

高位頸髄損傷者は、体幹、上肢の筋肉が動かないため、座位のバランスがとれません。そのため姿勢を保持する必要があり、骨盤、体幹を安定させると座位の安定性が向上します。

③起立性低血圧が自己で対応可能：ティルト、リクライニング

起立性低血圧については自己で対応するには、座席が倒れ、頭の位置が心臓の高さに近づくことが必要です。これには、一般には振り子リクライニングと呼ばれ、座面と背の角度は変わらないまま、座席が後方に倒れるティルト式があります。このティルトはシートと衣服、身体のずれが生じにくく、姿勢直し、衣服直しの介助者負担も軽減されます。一方、リクライニングは、背とフットレストが同時に傾斜します。これはシートと衣服、身体とシートのずれが生じやすいという欠点があります。従って、介助面からみてもティルトを選択します。

④除圧動作が自己で可能：ティルト、リクライニング

座位姿勢保持をしていると両坐骨結節に体重が加わります。褥瘡予防のため、30分または1時間ごとに背に体重を移して、坐骨結節に加わる圧力を減らすことが必要です。それにはやはり、ティルトまたはリクライニングができることが条件になります。

【座クッション】

クッションは褥瘡予防のためだけではなく、姿勢を安定させるためにも本人に適したものを選択します。クッションの条件は、①圧分散が優れていること、②姿勢が安定すること、③むれにくいこと、④洗えること、⑤ケアが容易であること、です。

電動車いす操作練習

電動車いす操作能力を短時間で向上させるため、以下のことをポイントに練習します。①走行感覚をつけます、②距離感をつけます、③車いすの大きさを覚えます、④キャスターの動きを覚えます

操作練習はまず、屋内の広い場所での移動、直進、止まることの練習から始めます。事故を防ぐためにも止まる練習は非常に重要です。停止線で止まれるようにする練習や急ブレーキの練習を行います。その後に、動きながらの右折左折（図3.62）、その場回転、後方移動、廊下での移動、玄関・自動ドアの通過、エレベーターの乗降、カーペット上の走行、混雑した場所の走行、ベッド・テーブルへの横づけ練習などです。屋外練習は、道路の片流れでの直進（図3.63）、点字ブロックの通過、横断歩道の通過、段差乗り越え、土・芝生・砂利等の走行、踏切の通過、お店内の走行などを行います。

そして、これらの経験により、危険と判断できる能力を身につけるようにします。操作練習で忘れがちですが、介助の依頼を適切に行えることも重要です。

介助者への指導

重要なことは、指導内容が介助者に確実に伝わり、また、その内容が負担とならないように考慮することです。介助者痰吸引前の胸郭捻転、関節可動域練習、人工呼吸器の取り扱い、電動車いすの取り扱い、トランスファー方法、介護機器の選択と取り扱い等を指導し、自宅改造のアドバイスを行います。上記のことで、入院中

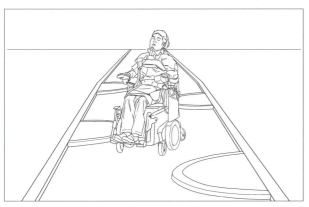

図3.62　スラローム

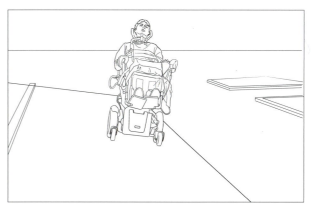

図3.63　片流れ

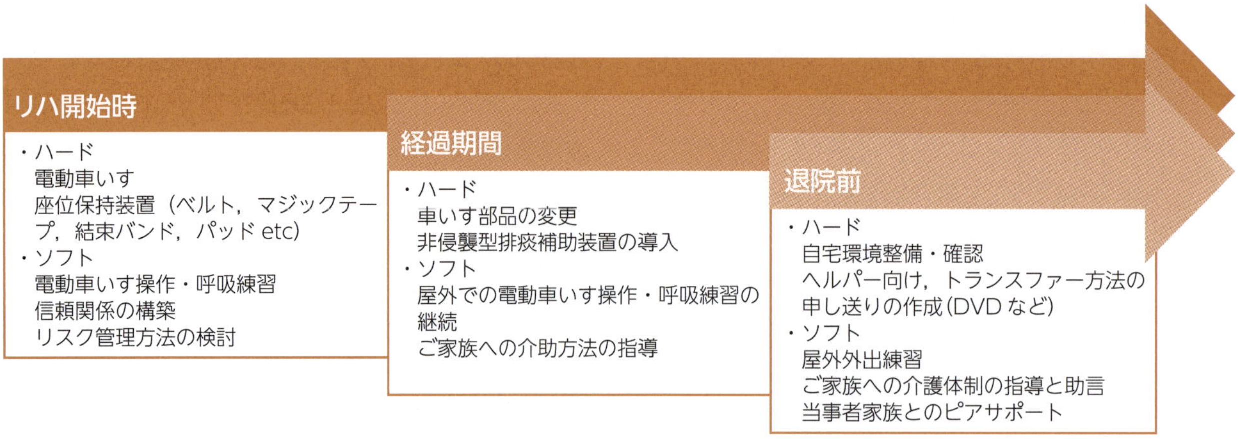

リハ開始時

・ハード
　電動車いす
　座位保持装置（ベルト，マジックテー
　プ，結束バンド，パッド etc）
・ソフト
　電動車いす操作・呼吸練習
　信頼関係の構築
　リスク管理方法の検討

経過期間

・ハード
　車いす部品の変更
　非侵襲型排痰補助装置の導入
・ソフト
　屋外での電動車いす操作・呼吸練習の
　継続
　ご家族への介助方法の指導

退院前

・ハード
　自宅環境整備・確認
　ヘルパー向け，トランスファー方法の
　申し送りの作成（DVD など）
・ソフト
　屋外外出練習
　ご家族への介護体制の指導と助言
　当事者家族とのピアサポート

図3.64　高位頸髄損傷者に対する理学療法における構成要素

に行えることは、介助者にも積極的に参加してもらい、介助に慣れてもらいます。患者さんご本人はもちろんですが、ご家族の心理面のケアも非常に重要になります。

理学療法の全体の流れを図3.64に示します。

（田中亮造・岩﨑 洋）

3 作業療法

1 回復期の作業療法

作業療法は、頸髄損傷者が可能な限り日常生活を自立し社会復帰するよう、リハビリテーションチームの一員として重要な役割を担います。残された機能を最大限活用して日常生活活動の練習を行います。同時に、受傷後6か月程度は運動機能の一部が回復することがあるので、身体機能の回復にも働きかけます。

評価

評価は、初めて作業療法が処方された時から始まります。正確な初期評価は患者さんの身体状況を把握し、適切なゴール設定をするために必須です。評価は定期的に行い、訓練経過の確認と必要に応じて修正を行います。評価を継続的に行うことで訓練効果を患者さん自身も確認することができ、意欲的に訓練に取り組むことを助けます。

評価には、以下の内容が含まれます。

■医学的情報

医学的管理上必要な情報を把握しておきます。

①診　断：損傷部位、禁忌事項など
②合併症：頭部外傷、骨折、心疾患、精神疾患など
③現病歴：受傷日、受傷原因、入院までの経過
④全身状態：呼吸、血圧
⑤二次的合併症：褥瘡、異所性骨化など

■社会背景

長期目標の検討には、患者さんやご家族の社会的背景に関する情報が必要です。

①生育歴、教育歴、職業歴、資格・免許の有無、受傷前の活動状況など
②家族構成や家族の中での患者さんの役割、主な介助者、住宅状況、経済状況など
③身体障害者手帳、介護保険、労災認定の有無など

■身体状況

適切なゴールを設定するためには、正確に身体状況を把握する必要があります。

頸髄損傷の患者さんの機能的なゴールは、身体状況を把握することでおおよその予測をすることができます。

また、受傷後早期では身体機能の変化が見られることも多く、定期的に評価を行うことで、関節可動域の制限や筋力低下、痛みなどの変化に気づき、二次的障害を予防することにも有効です。

検査尺度としては、

①関節可動域検査（ROM）

肩関節に痛みのある患者さんは多く、痛みのない運動範囲も確認しておくことが必要です。この検査の中で関節拘縮や筋緊張の異常などを知ることができます。

②筋力（MMT）

筋力を正確に把握することで、患者さんの神経学的なレベルを判断します。また、回復途中の患者さんでは、機能の変化を捉えるため重要な検査の一つです。この検査により、日常生活活動（ADL）の予測も可能です。

③感覚検査

筋力測定と同様に、患者さんの神経学的なレベルを判断するために必要な検査です。感覚が障害されている身体部位を確認することは、ADLを安全に遂行するためにも必要です。

④上肢機能検査

簡易上肢機能検査（STEF）が一般的に使用されています。C6機能レベル以下の頸髄損傷者で、把握やつまみ動作が可能な患者さんに使用します。

脳卒中上肢機能検査（MFT：Manual Function Test）は、脳卒中の上肢機能を回復段階に合わせて評価する尺度として開発された検査ですが、頸髄損傷の上肢機能検査としても保証されています。上肢の運動（前方挙上、側方挙上、手掌で後頭部を触れる、手掌で背部を触れる）、握る、つまむ、手指操作（立方体運び、ペグ）の8課題で構成されており、頸髄損傷者のわずかな運動の変化も捉えることができる検査として有用です。

■機能的状況

機能的状態としては、ADLの評価尺度であるBarthel Index（BI）と機能的自立度評価（Functional Independence Measure：FIM）が一般的に使用されています。

ADLの遂行状況を知ることは重要です。現状での遂行状況を評価し、退院後の生活全般を考慮した目標を設定します。また、FIMやBIの項目だけではなく、職業関連

動作や家事など生活関連動作についても評価を行います。

■心理状況

受傷後、多くの患者さんは将来について不安を感じて抑うつ的になります。様々な活動を通して患者さんの心理状況についても観察していきます。

ゴール設定

機能レベルにより、獲得できるADL動作を予測することは可能です。しかし、患者さんの年齢や性別によりゴールは異なります。その他、心理・社会的な要因、文化的な要因、認知機能や退院後生活する環境要因、経済的な背景などの要因はゴール達成に影響を及ぼすことがあります。初期に設定する目標は、患者さんの目標と一致しないかもしれません。しかし、ゴール達成に向けた訓練過程での短期目標は、優先順位を考慮することが必要です。達成可能で現実的な目標を設定し、進めることで患者さんは達成感を感じ、訓練に積極的に参加できるようになることが期待できます。

ゴールを設定するにあたり、社会的背景の検討が必要です。時間をかければセルフケアは自立可能であっても、復学や復職など社会的なゴールが明確になっている場合、生活全体を考慮した目標を設定します。

訓練プログラム

起立性低血圧症状などにより車いす乗車の耐久性が十分ではない時期、訓練の主な目的は残された機能を低下させず、徐々に耐久性を向上させることです。医学的な管理のもと、関節可動域の維持をはじめ筋力の維持・向上は重要です。また、この時期でも獲得可能なナースコールを押す、読書をする、タブレットを操作するなど様々な活動を自ら行えるように働きかけます。

車いすに乗車して訓練を行えるようになったら、身体機能の改善およびADL動作獲得に向けた訓練を積極的に行います。必要に応じて装具や自助具を活用します。

例えば、C5・C6機能レベルの患者さんは上腕二頭筋の作用により、肘関節屈曲、前腕回外位になりやすく、スプーンなど自助具の操作やつまみ動作を阻害することがあります。図3.65に示すような弾性ベルトで製作した回内装具を利用して動作練習を行います。C6機能レベルの患者さんは手関節の伸展を利用して把握機能を代償します。手関節伸筋の筋力が十分ではない患者さんの動作学習に手関節駆動式把持装具を利用して練習を行います（図3.66）。手関節伸筋群の筋力が十分残存しているC6・C7機能レベルの患者さんの把持動作学習には、短対立装具を用いると有効です（図3.67）。C7機能レベルの患者さんのなかにはMP関節が伸展し、テノデーシスを利用した把持を阻害してしまうことがあります。手指の各関節の柔軟性を保つために図3.68のような装具を利用することがあります。

ゴール達成が近づいたら、社会復帰に向け自宅の環境整備の準備を開始します。社会的な背景を考慮し、物理的な環境だけではなく公的サービスの利用についても相

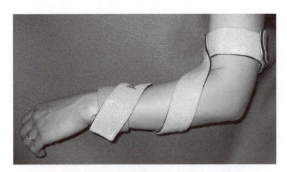

図3.65　弾性回内装具（ネオプレン製）

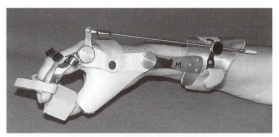

図3.66　手関節駆動式把持装具

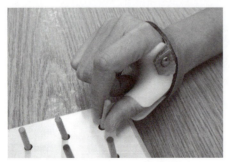

図3.67　短対立装具

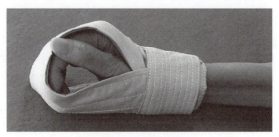

図3.68　手指屈曲装具

談を行います。

どのような時期においても、リハビリテーションチームで情報を共有し、協力してチームでアプローチを行うことでより効果的なサービスを提供することが可能になります。

受傷後「何もできなくなってしまった」と抑うつ的、依存的になっている患者さんには、作業活動やADL動作獲得という経験を通して「自分でできた」という達成感や満足感を実感し、意欲的になるよう支援していきます。

（井上美紀）

2 ADL到達ゴール

日常生活活動（ADL）

日常生活活動は、どんな人にも共通して日々の生活で必要な活動のことをいいます。具体的には、食事、整容、排泄、入浴、移動、コミュニケーションを示しています。その他、就労や、家庭生活で必要な生活関連動作は広義のADLと考えられています。

ADL自立の難易度

頸髄損傷の完全損傷の場合、残存する機能のレベルでADL到達ゴールを予測することは可能です（表3.9）。

C5機能レベルより上位の損傷では、装具や自助具などを使用して、食事や電動車いすの操作、パソコン操作は可能ですが、他の動作は全介助となります。C6機能レベルは獲得できる動作は増え介助量は軽減しますが、残存機能に個人差が大きく、ADLのすべての動作が可能になっても、時間を要することや動作を行える環境が限定されるため、退院後の生活の中では介護を必要とすることがあります。特に排泄と入浴は、移乗や更衣などが含まれる複合的な動作であり、環境の整備や福祉機器の活用が必要なため、退院後は家族による介護や公的サービスを利用することが多い動作です。完全に日常生活活動が自立できるのはC7機能レベル以下になります。

ADL訓練上の留意点

①動作学習

機能レベルによりADLの到達ゴールを予測できます。しかし、年齢や性、合併症などを考慮することが必要です。また、同じ機能レベルの患者さんであっても、個々に機能は異なります。患者さんの身体機能を十分に理解して、動作方法や自助具などを検討することが必要になります。

練習は、要素動作ごとに分けて行います。初めは介助しながら短期間で獲得可能な一部の動作を繰り返し練習することから開始し、徐々に介助量を減らしていきます。一つの動作が可能になったら次の動作へと進め、最終的には一連の動作として行えるように指導します。

【例：食事動作】

介助者はスプーンに食物をのせ、患者さんに口まで運ぶように指示し援助しながらこの動作の練習を行います。口まで運ぶことが可能になったら、食物をスプーンですくう練習を行い、最終的に患者さんは自分で食物をすくい口に入れ、スプーンを下ろして食物をすくうという一連の動作を獲得します。

②社会的背景

患者さんのライフステージに合わせて、ADLの目標を設定することが必要です。例えば、学童期の子どもは復学を優先し、食事や就学に必要なコミュニケーションを除き、家族による介護に頼ることが多いので、家族指導が重要になります。一方、青年期の患者さんでは、就労を目標に職業訓練へと進めるためにADL訓練を積極的に行います。ADL動作の方法は、自宅の環境や介助者の状況、退院後の生活に合わせて検討することが必要です。

③問題解決能力

受傷後、自身の障害を受け止められず抑うつ的になることや、頸髄損傷者のなかには、受傷時頭部の外傷を合併していることもあります。このような患者さんのなかには、訓練の過程で起こる様々な問題を解決することが難しく、支持的な対応や指導方法の工夫など様々な援助が必要なことがあります。

④要介護者のADL

高位頸髄損傷者では、ADL全般に介助が必要です。福祉機器を活用して食事動作が可能になっても、装具や自助具の装着、机上のセッティングなど様々な介助が必要で、準備のわずかな違いで動作ができないことがあります。患者さんと介助者に方法の指導を行いますが、患者さん自身が介助者に適切に指示が出せるような指導も必要です。

（井上美紀）

表3.9 獲得できる ADL

機能レベル	コミュニケーション	食事	整容	移動	更衣上半身	更衣下半身	移乗	排尿	排便	入浴
C4	△ マウススティックなどの機器を使用して携帯電話・パソコン操作	△ 食事用ロボットの利用が可能 三角筋・上腕二頭筋の筋力MMT2-残存していればポータブルスプリングバランサーと装具・自助具を使用して食事と歯磨きが可能になることがある	×	○ 電動車いす操作	×	×	×	×	×	×
C5	○ 手関節装具と自助具を使用して、パソコンや携帯電話を操作	△ 手関節固定装具と自助具を使用して可能 三角筋の筋力MMT3未満の場合は、ポータブルスプリングバランサーや自助具を活用	× 自助具を使用して歯磨きや整髪が一部介助での可能 三角筋の筋力MMT3未満の場合は、ポータブルスプリングバランサーを使用	○ 屋内平地は車いすを駆動して移動 屋外は電動車いすを使用	×	×	×	×	×	×
C6	○ 自助具を使用して携帯電話・パソコン操作、書字	○ 自助具を使用	○ 歯磨き、洗顔、髭剃り、手の爪切りを自助具を使用して可能	◎ 屋内・屋外ともに車いすを駆動して移動可能	○ ボタン操作は介助	△ ベッドで実施 衣類の改良など自助具を利用	△ ベッドと車いすはトランスファーボードを利用して前方移乗	△ 男性は自己導尿が可能	△ 整備された環境で自助具を使用して座薬挿入が可能	△ 整備された環境でシャワー浴 洗体の一部が可能
C7	○ 自助具を使用	◎ 自助具を使用	◎	◎	◎ 自助具でボタン操作も可能	◎	◎ ベッド、便器、浴室など様々な環境で垂直、側方移乗が可能	◎ 女性も自己導尿が可能	◎ 便器に移乗し座薬挿入、摘便が可能	◎ 整備された環境では、浴槽移乗も可能
C8	◎	◎	◎	◎	◎	◎	◎	◎	◎	◎

×：不可　　△：一部介助
○：年齢や可動域制限・痛みなど他の阻害要因がなければ可能
◎：整備された環境で可能（自助具も不要なことが多い）

3 病室内の環境制御

　頸髄損傷の患者さんの多くは、自律神経障害により体温調節が十分に行えないため、室温の調整が必要になることがあります。夏季は気温の上昇に伴い発熱することを防ぐため室温を下げ、冬季は室温を上げることで体温を保つといったことがしばしば観察されます。その程度は個々により異なるため、部屋ごとに室温を調節できると対応が容易になります。その他、車いすとベッド間の移乗や介助者によるケアのため、ベッド周辺にスペースを確保することが必要となります。

　病室では、早期からナースコールやテレビのスイッチなど患者さん自身で操作できるように工夫します（図3.69、図3.70）。ナースコールの操作が難しい損傷レベルが高位の患者さんも、簡易なタイプの環境制御装置（図3.71）を利用することで、必要な時に看護師を呼べるといった安心感を得ることができます。また、テレビなどの操作を自由に行える体験は、「すべて依頼しないと何もできない」といった患者さんや家族の心理的な負荷を軽減することに有効です。

（井上美紀）

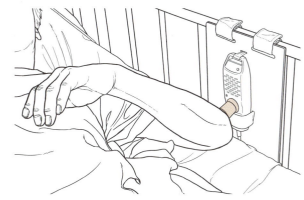

図3.69　肘で操作できるよう，柵にナースコールを固定
ボタンを凸にし，押しやすくします．

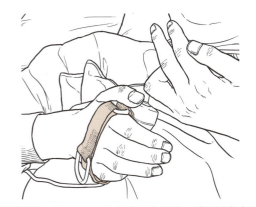

図3.70　ナースコールにカフを付け，手に固定する

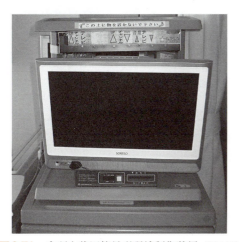

図3.71　床頭台兼用簡易型環境制御装置（㈲東光）

4 食事動作

　座位が可能になったら食事の練習を開始します。C6機能レベル以下の頸髄損傷者では、適切な自助具を提供することで摂食は可能になります。高位の頸髄損傷者では、まずは車いす座位で練習を開始します。動作を行うことで座位姿勢が崩れてしまうことがあるので、摂食動作を行わない側の上肢をテーブル上にのせるなど注意が必要です。練習開始時は食事の一部を自己摂食し、徐々に量を増やしていきます。車いすで食事が可能になったら、ベッド上での食事練習を開始します。ベッド上では座位を安定させるために膝を軽度屈曲位にし、枕を利用して両側から体幹を支えます。食事に様々な装具や自助具を使用するため、看護師や家族に装着方法や管理について患者さん自身が指示を適切に行えるように指導することが重要です。

把持機能を補う

　C6・C7機能レベルでは、万能カフに角度を調整したスプーンやフォークを固定するだけで食事は可能になります（図3.72）。

　C5機能レベルでは手関節を中間位に固定するために

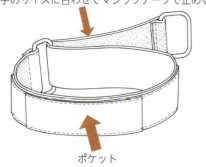
手のサイズに合わせてマジックテープで止める
ポケット

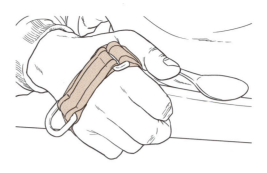

図3.72　万能カフ
万能カフに角度を調整したスプーンを固定.

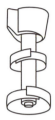
食事用ポケット
タッチペン専用ポケット

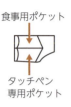

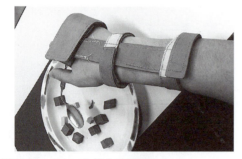

図3.73　ポケット付き手関節装具

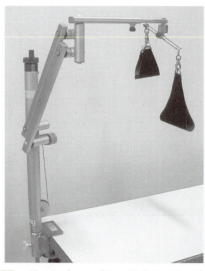

図3.75　ポータブルスプリングバランサー（PSB）
上肢の上下・水平方向の運動範囲を拡大することができます.

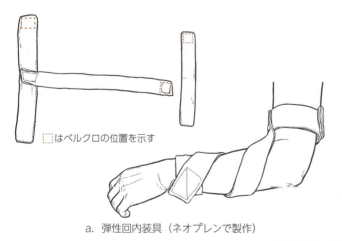

はベルクロの位置を示す

a．弾性回内装具（ネオプレンで製作）

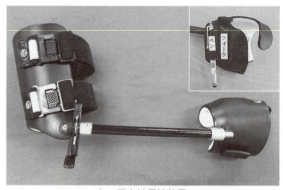

b．回内外保持装具
回内外保持，手関節固定に有効．写真上部のように手掌部に
万能カフを付けると自助具として使用できます.

図3.74　回内装具

装具を使用します。手関節固定装具に万能カフを取り付けるなどの工夫をします。食事に使用する万能カフは食事専用にし、歯磨き用などと分けておくとスプーンやフォークが食事中カフのポケットの緩みにより不安定になることを防ぐことができます（図3.73）。C5機能レベルでは、上腕二頭筋の作用により肘関節屈曲に伴い前腕が回外し食事動作を阻害することがあります。このような場合、前腕回内を補助する装具を利用して練習を行うと運動学習の効果が期待できます（前掲 図3.65、図3.74）。

上肢の到達機能を補う

C5機能レベルでも三角筋の筋力がMMT3以下で口元

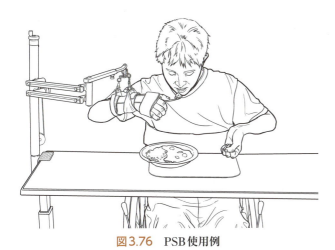

図3.76 PSB使用例

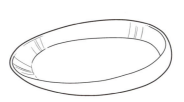

図3.77 すくいやすい皿

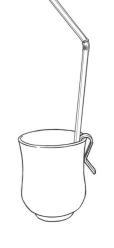

図3.78 ストローホルダーを用いてストローを固定

まで手が届きにくい時、筋力はMMT3であっても持久性が十分ではない時、不全麻痺でC4機能レベルでも肩関節や肘関節の自動運動がわずかでも可能な時、ポータブルスプリングバランサー（PSB）を用います（図3.75、図3.76）。スプーンやフォークだけではなく、食器もすくいやすいものを使用します（図3.77）。

食事中お茶を飲むため、ストローホルダーを用いてストローが口元付近に届くようにストローを固定します（図3.78）。

（井上美紀）

5 整容動作

歯磨き

食事動作が可能になってきたら並行して歯磨きの練習を開始します。歯磨きは口の中で上下左右に歯ブラシの向きを変えながら細かく動かすことが必要です。また、歯の表と裏でも歯ブラシの向きを変えることが必要になり、360°ブラシ付き歯ブラシ（図3.79）を使うと便利です。十分にブラッシングができない場合は、電動歯ブラシを利用することで可能になります。電動歯ブラシは、ブラシの大きさ・形、柄の大きさ・形、重さなど様々です。できるだけ軽いものを選択すると操作は容易です。C5・C6機能レベルの患者さんでは自助具の工夫が必要になります。歯ブラシを保持することが難しい場合はホルダーを作製します（図3.80）。歯磨きはブラッシングだけではなく、口をすすぐための工夫も必要です。ストローで口に水を含み、すすいだ後、直接またはストローを使用して口の中の水をガーグルベースンに吐き出します（図3.81）。

洗顔

C6機能レベル以下の患者さんで、洗面所に一人で移動できるようになれば可能になります。洗顔にはブラシを利用すると、片手でも顔全体を洗うことができます。化粧水などを使用する場合は、ポンプ式のボトルを利用すると動作は容易になります。

整髪

ブラシを把持できるような自助具を用います。後頭部など手が十分に届かない場合は、柄を長くするなどの工夫をします。髪を一つに縛るためリボンを工夫した自助

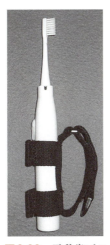

図3.79 360°ブラシの付いた歯ブラシ　　図3.80 電動歯ブラシホルダー

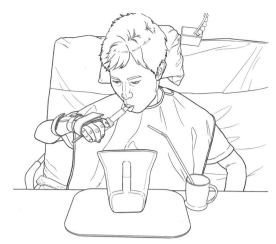

図3.81 コップの水をストローで口に含み，すすいだ後ガーグルベースンに吐き出す

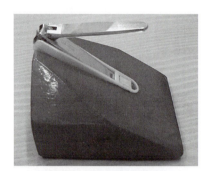

図3.83 台付き爪切り

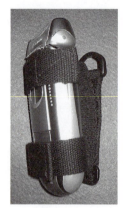

図3.85 電動シェーバーホルダー

具も作ることができます（図3.82）。

爪切り

C6機能レベル以下の頸髄損傷者では、自助具を使用

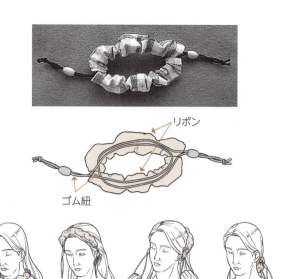

図3.82 リボンを工夫した自助具

①首に通す　②一側を前頭部に引き上げる　③両側のゴムを引きながら下ろす　④髪は一つに縛られ完成

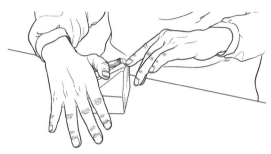

図3.84 台付き爪切り使用例

すると手指の爪を切ることができます（図3.83、図3.84）。足指の爪切りは、安全を考慮して足指の保清を含め家族や介助者に依頼します。家族の対応が難しい場合、フットケアを利用すると安全に管理ができます。

髭剃り

C6機能レベル以下の損傷者では電動シェーバーや剃刀を使用して動作は可能になります。ホルダーを付けることや両手で保持して行います（図3.85）。また、電動シェーバーのスイッチの形状によって、工夫や介助が必要になることがあります。

（井上美紀）

6 更衣動作

更衣動作は、C6機能レベル以下で自立が可能です。

一般的な動作方法は以下の通りですが、一度にすべての動作練習を始めるのではなく、寝返り、ズボンを大腿から下腿へ下げるなど要素動作に分けて練習を行います。この時、適切な動作をイメージできるように、初めは大部分を介助して繰り返し経験し、徐々に介助量を減らしていきます。一つの動作が可能になったら次の動作へと進め、最終的には一連の動作として行えるように指導します。

シャツの更衣

最初は、車いす座位で机を前にして、ゆったりしたサイズで伸縮性があり、襟が広く開くかぶりシャツから練習を開始します。かぶりシャツの着衣の手順は、①袖を通す、②片側の肘をついて体を支えながら頭を通し、シャツを下ろします。脱衣は、③一側の肘を脇から抜き手を袖から抜く、④頭部を脱ぐ、⑤もう一側の袖を抜きシャツを脱ぐ方法と、背部のシャツを引き上げ、頭部の後方から前にシャツを抜いた後、袖を抜く方法があります。練習初期には、着衣、脱衣とも頭部や背部は介助が必要で、左右にバランスを崩しやすいので、注意が必要です（図3.86）。

前開きのシャツは着脱とも一側の袖から開始し、身頃、反対側の袖と進めます。ボタンの操作には自助具を使用することができます。しかし、襟や袖のボタン操作は難しくベルクロやスナップ、マグネットボタンなどに変更する工夫が必要なことがあります。

ズボンの更衣

ベッド上でギャッジアップ機能を利用して動作練習を行いますが、更衣練習の前に左右への寝返りが可能か確認することが必要です。ベッドの柵を利用しても左右方

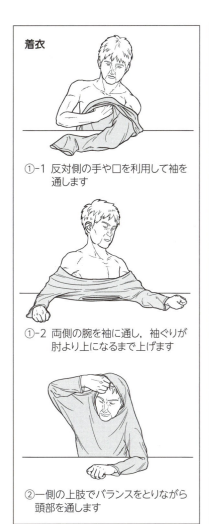
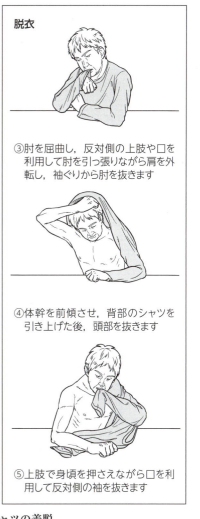

図3.86　シャツの着脱

向へ寝返りができることが必要です。寝返りが可能になったら、ゆったりしたサイズでウエストがゴム、裾の開いた伸縮性のよいズボンから開始します。着衣の順序は、①ベッドをギャッジアップし体幹を前傾して足部にズボンを通します（図3.87①a）。リーチが十分ではない場合、リーチャー（図3.88）を利用しますが、リーチャーの先端部分で皮膚を傷つけないよう注意します。踵を通す時は、足部を持ち上げることが必要です。その他、ギャッジアップ座位で一側ずつ膝を屈曲させて持ち上げ、ズボンを通す方法もあります（図3.87①b）。足部を上げられない場合は、移乗動作などに使用するループを利用します。②足部に通したズボンを膝上まで引き上げます（図3.87②）。③左右に寝返りをしながらズボンを腰まで引き上げます（図3.87③）。

脱衣の順序は着衣と逆になります。最初に臀部のズボンを寝返りしながら下げます。この時、坐骨よりも下に下げるようにしてください。股の部分も十分に下げておきます。次に大腿、下腿と下げていきます。下腿を持ち上げ踵の下のズボンを通して脱ぎます。

ズボンの引き上げを助けるためループを付けることも多く、ループの取り付け位置は寝返りをしながら操作しやすい位置にします。

下着

パンツの更衣はズボンと同様です。女性のブラジャーは、ホックの操作が難しいので、体の前面でホックを止め後ろに回して手を通すと着脱ができます。ブラジャーの着脱が難しい場合は、カップ付きのキャミソールを着るなど他の方法で対応することができます。

靴下・靴

靴下や靴は、車いす－ベッド間の移乗練習の中で練習を行います。一側の踵を反対側の膝まで持ち上げ、靴と靴下を着脱します（図3.89）。靴はスニーカーのような形が崩れにくいもので、少し大きめのサイズで練習を行い

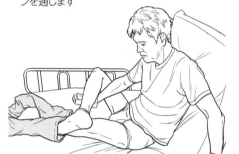

①a　ベッドをギャッジアップし，体幹を前傾して足部にズボンを通します

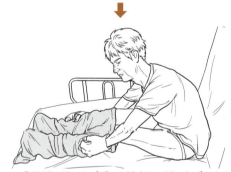

①b　ベッドをギャッジアップし，一側ずつ膝を屈曲させて持ち上げズボンを通します

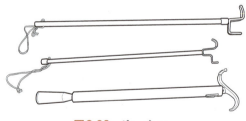

図3.88　リーチャー

②足部に通したズボンを膝上まで引き上げます

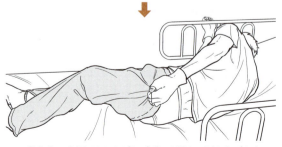

③左右に寝返りをしながらズボンを腰まで引き上げます

図3.87　ズボンをはく

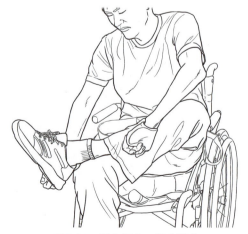

図3.89　足を組んで靴を脱ぐ

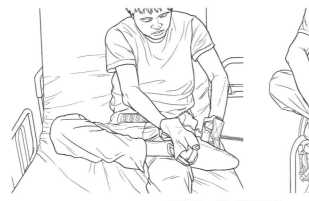

図3.91　靴下着脱練習

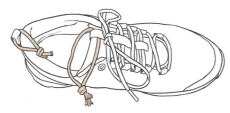

図3.90　靴の工夫
ベロを靴ひもで止める，ベロや踵にループを付ける．

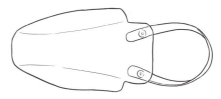

図3.92　ソックスコーン

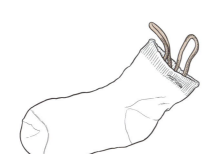

図3.93　ループ付き靴下

ます．スニーカーは靴ひもで靴のベロがつま先の方に入り込まないようにしておきます．ベロや靴ひもの部分を利用して指に引っかけられるようなループを作ると靴を持ち上げることができなくても，指で引っかけて操作することができます．踵を引き上げることが難しい場合は，踵にもループを付けます（図3.90）。

靴下は，ベッド上または車いす座位で練習を開始します（図3.91）。足指を靴下に通しにくい時は，ソックスコーンを利用すると履きやすくなります（図3.92）。靴下の引き上げ・下ろしはループを付けると容易になります．靴下のループは，ゴムの伸縮性を阻害しないように注意してください（図3.93）。

（井上美紀）

7　排泄動作の関連機器

排便関連機器

排便動作は，トイレへの移動，便器への移乗，ズボンやパンツの更衣，排便，排便後の後始末と複数の動作を必要とするため，頸髄損傷者では，最も困難な動作の一つといえます．膀胱直腸障害のある場合，排便のコントロールは難しく，緩下剤や座薬の使用にも時間をかけて調整が必要となります．

排便の自立には，最初に便意の有無を確認します．次に，排便中座位保持が可能か検討します．座位保持が難しい場合は，ベッド上で排便することになりますが，場所の確保ができればティルト式のトイレ用車いす（図3.94）での排便も可能です．座位保持が可能であれば，移動や移乗が難しくてもトイレ用の車いす（図3.95）を利用することでトイレまたは脱衣所や浴室などの個室で排便を行うことができます．C7機能レベル以下の患者さんの多くはトイレで便座に移乗して排便を行います．移乗が自立すると予測される患者さんでも，女性や筋力が不十分で移乗の自立に時間がかかると予測される場合は，トイレ用車いすでの座薬挿入や摘便動作の練習を開

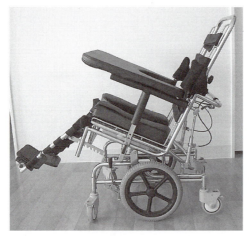
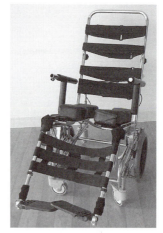

図3.94 ティルト式トイレ・シャワー用車いす

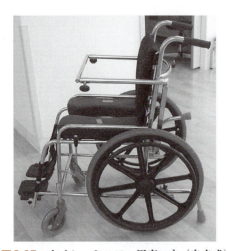

図3.95 トイレ・シャワー用車いす（自走式）

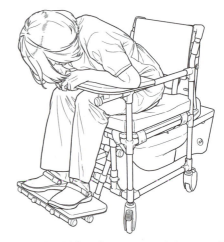

図3.96 トイレ用車いすのテーブルを利用して体幹を前傾する

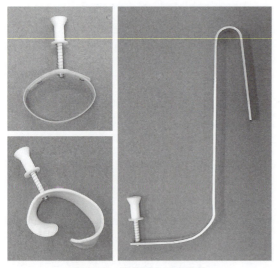

図3.97 座薬挿入用自助具

始することで、動作獲得に必要な期間を短縮することが期待できます。

　排便には時間がかかることが多く、褥瘡予防のため便座での除圧や排便後の皮膚チェックが必要です。トイレ用車いすを使用する場合は、クッションの材質などにも注意をします。

　また、排便中に腹圧をかけやすくするため、テーブルなどを利用して体幹を前傾させます（図3.96）。

　座薬を利用する場合は、座薬の保持、肛門までのリーチ、肛門内に挿し込むといった一連の動作が必要です。肛門まで手が届いても挿入することが難しい場合は、自助具を利用します。座薬挿入用の自助具が市販されていますが、個々の身体機能に合わせて調整・製作する必要があります（図3.97）。

　排便後の後始末には、洗浄機能付き便座を利用することが多くなっています。

　排便のコントロールは、食習慣を含む自身の生活全般について自己管理することが重要です。排便の頻度、便の性状、使用した薬剤、所要時間などを記録する排便日誌は自身の排便状況について知るために有効です。排便日誌は、退院後の在宅サービス利用に向けた情報共有でも役に立ちます。

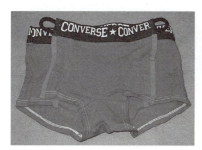

図3.98　女性用下着
ナプキンを固定・交換しやすく改良した例

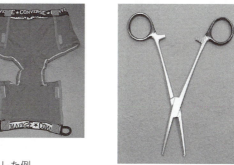

図3.99　クランプと使用イメージ

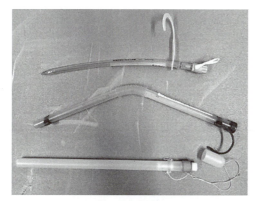

図3.100　自己導尿セット
セルフカテ（富士システムズ㈱）；セフティカテ（クリエートメディック㈱）；SCIケース（九州風雲堂販売㈱）

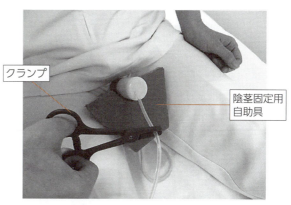

図3.101　自助具による陰茎の固定とクランプによるカテーテル挿入（男性）

■補足：女性の月経

女性の生理は、尿漏れパッドと同様の対応が可能です。ナプキンを下着に固定するため改造した下着（図3.98）や、産褥用の下着を利用します。

タンポンを使用する場合は、つまみ動作を補うためクランプ（図3.99）を利用すると操作が容易になります。

《使用手順》

①アプリケーターの斜線部分を指で挟みます。C7機能レベルで指が伸展し、把持が難しい場合は、クランプでタンポンを挟み把持します。
②片手で腟口のまわりを開き、もう一方の手でアプリケーターの先端を挿入します。
③先端を挿入したら腟口を開いた手を放し、筒を押し入れます。
④クランプを持ってアプリケーターを抜きます。
⑤タンポンを腟から取り出す時、ひもを指で引くか、またはクランプでひもを挟んで引き抜きます。

排尿関連機器

排尿に使用する器具は排尿状態によって異なりますが、尿道留置カテーテルによる排尿（留置しない）、収尿器での排尿、オムツでの排尿のいずれかを選択します。

男性と女性では体のつくりの違うことから、女性の方が排尿管理は難しくなります。以下に主な排尿器具を紹介します。

①自己導尿セット（図3.100）

尿閉や残尿がある場合に使用します。カテーテルをつまむ、または、カテーテルを両手の親指の付け根で挟み、尿道口に押し込む。これらができれば導尿は可能です。カテーテルにはあらかじめ潤滑剤がついているものもありますが、ついていない場合はカテーテルにつけてから挿入します。押し込む力が弱い場合は潤滑剤を工夫したり、クランプを使用したりします（図3.101、図3.102）。クランプを使用すると、クランプは管を挟み込むように把持しますので、尿道口にカテーテルを入れた途端に尿が出て衣類を汚す心配はなくなります。

自己導尿での排尿が自立できるためには、移乗や体位の調整、ズボン・下着の上げ下ろし、器具の洗浄も必要となります。持ちにくいものにはループを付ける、消毒綿はタッパー式の清浄綿で代用する、衣類にもループやマジックテープを付ける等工夫すると操作が楽になり時間の短縮ができます。尿器を洗う動作が難しい場合は、尿とりパッドを使用する方法もあります。男性の場合は浴用マットなどを切り取り、陰茎を固定すると導尿がしやすくなります（図3.101）。女性の場合は尿道口の

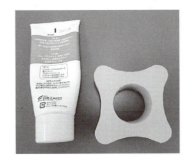

図3.102　潤滑剤と開閉用自助具

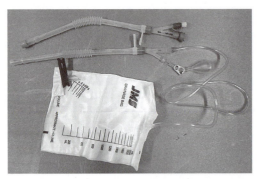

図3.103　間欠式バルーンカテーテル
(㈱ディブインターナショナルズ); JMSドレンバック(㈱ジェイ・エム・エス)

確認に鏡やスカート、また、産褥ショーツにループを付けるなど改良した下着を使用するとよいでしょう。

②**間欠式バルーンカテーテル**（図3.103）

旅行や通勤・通学など一時的に導尿ができない場合に使用します。固定水を注入するのが難しい場合はリザーバーをクランプでつまんだり、ループを付けた注射器を使用したりします。尿路感染症や膀胱結石、尿道合併症、膀胱容量の低下を予防するために、使用時間は最小限にすることをおすすめします。

③**収尿器**

反射排尿や叩打排尿の場合に使用します。使い捨ての収尿器と再利用型の収尿器があります。男性の場合は市販品がいくつもありますが手作りのものを使用している方もいます。女性は、漏れないように尿を受け止めることが難しく、オムツの使用が一般的です。その場合には、自己導尿や膀胱瘻を併用すると尿失禁を減らすことができ、褥瘡予防にもなります。再利用型の収尿器は福祉制度を使うと支給される場合があります。膀胱瘻については（p.51）を参照してください。

（井上美紀〔排便関連機器〕、古田佳奈代〔排尿関連機器〕）

8 入浴関連機器

入浴は身体を清潔に保つことに加え、心身をリフレッシュする効果があります。身体の清潔を保つための洗体はブラシやループ付きのタオルを利用することで可能になります（図3.104）。洗髪はブラシを用いて洗います（図3.105）。洗い流す時、シャワーを手元で水栓操作できるようにしておくと動作が容易になります。

洗い場の床を高くして車いすから移乗する場合、褥瘡予防のためマットレスを敷くことが必要です。床に移乗できなくても、排便動作関連機器で紹介した、トイレ・シャワー用車いすを使用することでシャワー浴は可能です。この椅子を使用する場合、車いすと接触している臀部や大腿部と足部の洗体には介助を必要とすることがあります。

浴槽に入ることを希望される患者さんで、手すりなどを利用しても移乗ができない場合、浴槽の出入りはリフトを利用することで可能になります。リフトについては、移乗・住宅整備の項目を参考にしてください。

（井上美紀）

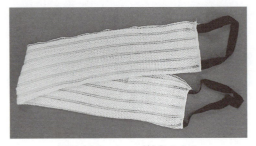

図3.104　ループ付きタオル

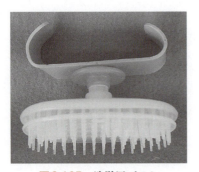

図3.105　洗髪用ブラシ

9 コミュニケーション

書く

　筆記用具で文字を書くためには、筆記用具を保持できること、保持した筆記用具を動かして筆記対象物（紙など）に書くことが必要とされます。頸髄損傷の場合は、筆記用具を保持することが難しいため、筆記用具の把持方法を工夫し、残存機能を活用した動作練習が必要になります。

　また、近年はスマートフォンなどのスマートデバイスの普及が進み、日常的なメモなどは筆記用具を使用せずにスマートフォンのメモアプリに入力して保存するなど、書くことに対する代替手段を利用する機会が増えています。指や手の部分で画面を直接タッチして文字を入力したり、発声が可能であれば音声認識機能を併用することで効率のよい文字入力が可能となります。

■把持方法の変更（C6機能レベル以下の場合）

　片手で保持する場合は、筆記用具を指にかけて固定します（図3.106）。片手で3点以上の接点による固定ができない場合は、筆記用具を両手で挟むように固定します。自助具を必要としない方法は、外出先などでとっさにメモを書く必要がある時などに役立ちます。

■書字用自助具

　自助具は、把持機能の違いによって、形状と機能要件が大きく異なります。

　①握りが可能（C8機能レベル以下、不全型）

　手指による固定が不十分な場合には、太めのペンやあらかじめ滑り止めが標準装備されている筆記用具を使用したり、軸にゴムやスポンジ等を巻いて滑りにくくすることで（図3.107）、弱い力でも固定しやすくなるように工夫します。

　②握りが不可

　手指でペンを握ることができない場合には、自助具を用いて筆記用具を手に固定します。万能カフに筆記用具を直接差し込んだ場合は（図3.108）前腕中間位で書く動作を行います（図3.109）。「ユニバーサルニューカフ」（図3.110）を使用する場合は、ネック部分の角度を調整することで、より自然な肢位で書く動作ができます。

　③装具の使用

　C5機能レベルのように手関節の背屈位固定が難しい場合は、ポケット付き手関節固定装具を装着して、ポケットに直接筆記用具を差し込むか、キャッチャーをポケットに差し込んで書字動作を行います（図3.111）。

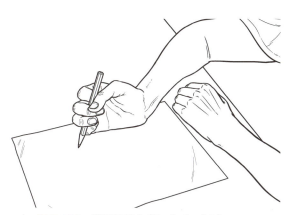

図3.106　筆記用具を指にかけて固定

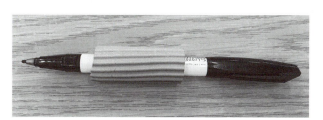

図3.107　柄を太くして握りやすくしたペン

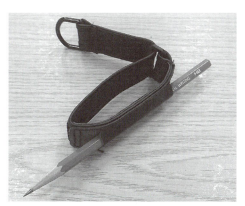

図3.108　万能カフに筆記用具を直接差し込む

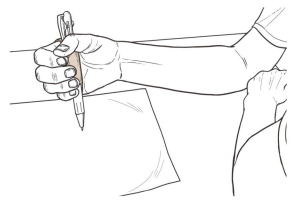

図3.109　万能カフを使用しての書字練習

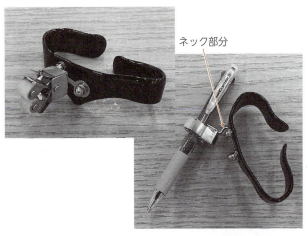

図3.110 ユニバーサルニューカフ（有）フセ企画）

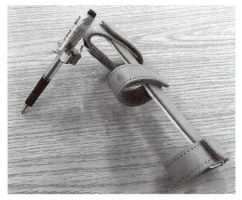

図3.111 手関節固定装具＋キャッチャー＋ペン

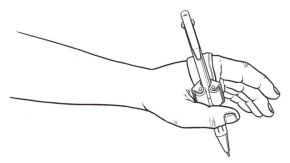

図3.112 前腕軽度回内位で書く

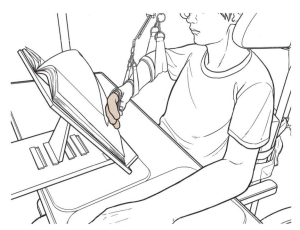

図3.113 手でページをめくる

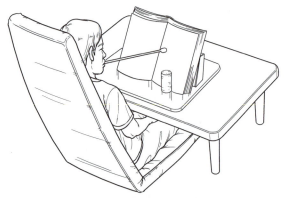

図3.114 マウススティックを使ってページをめくる

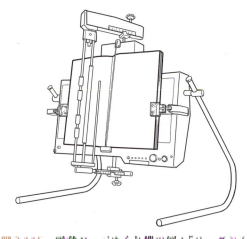

図3.115 電動ページめくり機の例：『リーダぶる』
（ダブル技研㈱）

■書字動作練習

自助具や装具を用いる場合、または把持方法を変更する場合のいずれにおいても、受傷前とは異なる運動を利用した書字動作となるため、書字動作練習を反復して行う必要があります。就学や就労においても、書字が必要になることがあるため、それぞれの環境に合わせた実用的な書字方法の習得や自助具類の準備が必要になります（図3.112）。

読む

C4・5機能レベルの患者さんでは、本や新聞のページをめくることも困難になります。ポータブルスプリングバランサー（以下、PSB）を用いることで上肢を動かすことができるのであれば、手や指先に滑り止めを装着し、本を机や書見台に固定することで、手を使ったページめくりが可能になります（図3.113）。また、手でのページめくりが難しい場合は、マウススティックを使用することもあります（図3.114）。読みたい本のサイズや厚みが合えば、市販されている電動ページめくり機の使用を検討します（図3.115）。また、スマートフォンやタブレッ

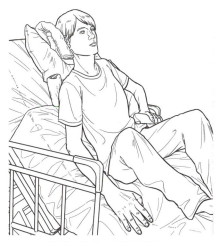

腹部・胸部の圧迫を避ける

図3.116　体勢づくりの工夫

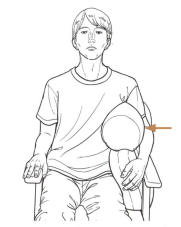

図3.117　正中位保持のための工夫

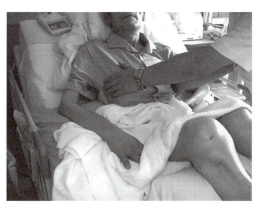
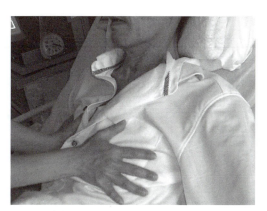

図3.118　胃瘻造設のための胸部圧迫

ト端末の操作ができる場合は、電子書籍の利用ができます。

話す（発声・発語について）

①姿勢

ベッド上・車いす上でも胸部・腹部の圧迫を避ける必要があります。前かがみになってしまうと頸部が前屈になり頸部を圧迫し、呼吸（吸気・呼気のバランス）に影響が出てくるためです（図3.116）。

また姿勢の傾きに対しては、クッションなどを利用すべきです。図3.117のような体勢づくりを工夫する必要があります。

②呼吸

吸気は鼻から、呼気は口から行う指導をしています。なぜなら、発声発話の際には、呼気はほとんどが口腔から排出されるためです。口呼吸をしていると、口腔内の乾きが生じ、口唇・舌の動きが拙劣になります。介助として、胸部の両サイドを圧迫します。大きな吸気をするためには、しっかり呼気をしてから、鼻から吸います。

図3.118の患者に関しては、胃瘻造設のために、胸部

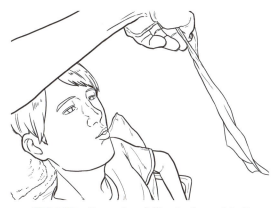

図3.119　ティッシュを使ったブローイング

を圧迫しています。

また、図3.119のように、呼気流や強さに関しては、患者の前にティッシュペーパーを配置しブローイングしてもらいます。

ST（言語聴覚士）は、呼気の強さ（フー）、方向性に対して、患者へのフィードバックをします。

これは、ブローイングの強さとティッシュの揺れに対し、患者の自覚を促すためです。フィードバックに対して、図3.120のような物品も、有用な手段となります。

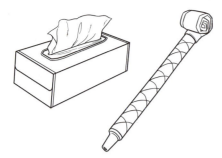

図3.120 ブローイングのフィードバックに使える物

表3.10 発声訓練

無意味単語
子音　P－T－K　　T－K－P　　K－P－T
　　　ぱーたーか　　たーかーぱ　　かーぱーた
　　　ぱーたーけ　　たーかーぺ　　かーぱーて
　　　ぱーたーこ　　たーかーぽ　　かーぱーと
　　　ぱーてーか　　たーけーぱ　　かーぺーた
　　　ぱーてーけ　　たーけーぺ　　かーぺーて
　　　ぱーてーこ　　たーけーぽ　　かーぺーと
　　　ぱーとーか　　たーこーぱ　　かーぽーた
　　　ぱーとーけ　　たーこーぺ　　かーぽーて
　　　ぱーとーこ　　たーこーぽ　　かーぽーと
　　　ぺーたーか　　てーかーぱ　　けーぱーた
　　　ぺーたーけ　　てーかーぺ　　けーぱーて
　　　ぺーたーこ　　てーかーぽ　　けーぱーと

口の体操

① まず，深呼吸しましょう．（×　　回）

② 口を大きく開けて，ギュッと閉じる（　　回）

思いっきり開けて，　　歯が見えなくなるまでぎゅっと閉じる

③ 唇を突き出して，横に引く（　　回）

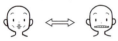
思いきり口を前にとがらせて，　イーッと横に引きます

④ 舌を出したり，ひっこめたりする（　　回）

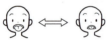
べーっと前に出して　　口の中にひっこめる

⑤ 口の両端に舌先をつける（　　往復）

図3.121　口の体操

パソコン、スマートフォン、タブレットPCの利用

スマートフォンやタブレットPCの急激な普及に伴い、パソコンを用いなくとも、誰でも、どこからでもインターネットに簡単にアクセスできるようになってきました。スマートフォンを用いることで、買い物や音楽・映像配信、金融サービス、行政機関への届け出などといった生活活動をどこからでも簡単にできるようになり、利用できるサービスがさらに広がりつつあります。また、TwitterやFacebookなどのSNS（Social Networking Service）を利用することで、情報発信や情報収集がより簡単に行うことができるようになっています。タブレットPCは従来型のパソコンに比べて、軽量かつ薄型であり、システムの起動が速く、バッテリーでの稼働時間が長いなど多くのメリットがあります。機器を選択するには、ニーズだけではなく、患者さんおよび介助者の操作習熟度合いも考慮する必要があります。

■パソコン操作

WindowsおよびmacOSともに、初期状態ではマウスとキーボードを使用することを前提としています。ただし、いずれにおいても、障害があっても使いやすくする機能が標準搭載されており、Windowsでは「コンピューターの簡単操作センター」（図3.122）から、macOSでは「システム環境設定」の中の「アクセシビリティ」（図3.123）から各種設定ができます。例えば、Shiftキーと別のキーと同時に押すことができない場合には、Windowsでは「固定キー」を、macOSでは「スティッキーキー」を使用することで、キーを一つずつ押して同時に押した時と同じ操作ができるようになります。

C6機能レベル以下で手指でのキー入力やマウス操作

③発声

5母音（あいうえお）を使用します。発声前に大きな吸気を促すことに注意を向けます。「1吸気」対「1発声」（大きく息を吸って「あー」）で、安静時呼吸を2～3回してから、繰り返します。この時の呼吸は、患者のペースに合わせます。

表3.10は無意味単語の音読・復唱表です。[P]は両唇音、[T]は舌尖挙上、[K]は奥舌挙上されなければ子音が産生されません（構音器官の運動です）。

そのためには図3.121のような口の体操が必要です。

④単語レベルでの発話

例えば「おはよう」は、「○・お・○・は・○・よ」（○は吸気を示す）。また、発話ができない場合は、口形をSTが読み取ります。状況によって、患者への選択肢を口頭で促し、患者のYes/No反応を見ます。

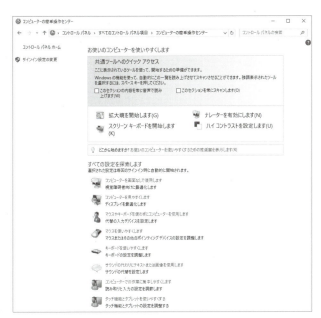

図3.122　Windows コンピューターの
　　　　　簡単操作センター

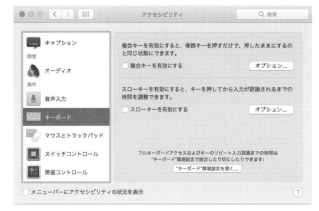

図3.123　macOS アクセシビリティ

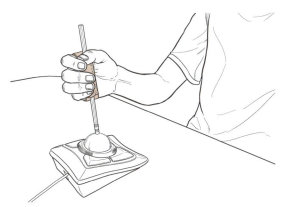

図3.124　万能カフにゴム付き鉛筆を差し込んで
　　　　　トラックボールマウス操作（C6, C7）

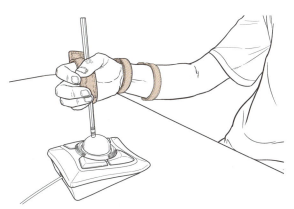

図3.125　手関節固定装具にゴム付き鉛筆を
　　　　　差し込んで操作（C5）

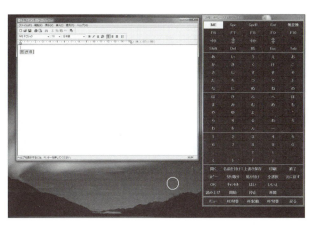

図3.126　オートスキャン（オペレートナビTT）の画面

が難しい場合は、市販のハンドスティックや万能カフとスティックを組み合わせた自助具を使用します（図3.124）。C5機能レベルでは、ポケット付き手関節固定装具にスティックなどを差し込んで、キーボード操作やマウス操作を行います（図3.125）。肩や腕の力が弱い場合には、PSB（ポータブルスプリングバランサー）を装着することもあります。一般的なマウスではハンドスティックによる操作が難しいため、トラックボールマウスを使用します。ほとんどのノート型パソコンには、スライドパッド（静電容量式）が標準搭載されていますので、自助具のスティックの部分をスマートフォンで使用するタッチパネル対応の物にすることで、指先とほぼ同じような操作ができるようになります。

C4機能レベルより高位の場合は、腕や手指での操作が難しいため、オートスキャン入力またはマウススティックでの入力を選択します。ティルト付きの車いすを使用している場合や、ベッド上でパソコンを操作することが多い場合は、オートスキャン入力（図3.126）を第一選択とし、各OSに搭載されている音声認識機能や、GoogleやAppleなどから提供されているクラウド技術を用いた音声認識機能と組み合わせることで、効率的な文字入力が可能になります。オートスキャン入力は各OSに標準搭載されているものがあり、さらに高機能なものとして「オペレートナビTT」などの市販ソフトウェアがあります。オートスキャン入力を行う場合には、各種スイッチやセンサーとインターフェース機器を別途用

3　作業療法　125

意する必要があります。

そのほかにも、スイッチの押し方の長短の組み合わせでマウス操作を行うワンキーマウスがあります（図3.127）。

マウススティック（図3.128）でキーボードを直接入力する場合は、書見台などを用いてマウススティックで入力しやすいようにキーボードを設置します（図3.129）。加えて、いつでもマウススティックを口から出して離せるようにするための装置や道具の工夫が必要です。マウススティックで直接トラックボールなどを操作することも可能ですが、テンキーでマウス操作（Windows：マウスキー、macOS：マウスキー、図3.130）を行うことも可能であり、接続する機器が少ない分だけワークスペースにも余裕ができ、介助者による設定も容易になります。また、ハンドスティックですべてのキーを押せない場合には、テンキーでマウス操作を行い、OSに標準搭載されているオンスクリーンキーボード（図3.131）を用いることで、すべてのキー入力が可能になります。

■ **スマートフォン、タブレットPC**

近年普及してきたスマートフォンやタブレットPCは、ハンズフリーでの通話ができるほか、画面を直接タッチすることでアプリケーションを操作したり、情報の閲覧や発信ができるなど、電話・通信機器の枠を超えて、生活にとってたいへん便利で欠かせない存在になっています。

多くのスマートフォン、タブレットPCのタッチパネルは、静電容量方式パネルを採用しているため、C6機能レベル以下のように、画面を直接タッチできる患者さんはもちろんのこと、指などで直接タッチが難しいC5

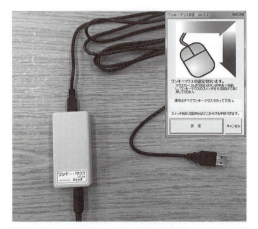

図3.127 ワンキーマウスと設定用ソフトウェア

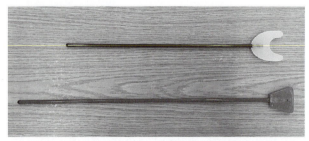

図3.128 マウススティック（上：自作品タッチパネル用，下：市販品）

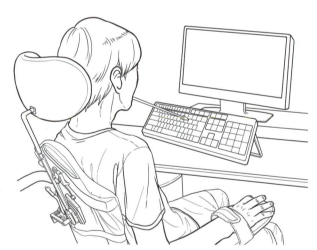

図3.129 マウススティックでのキーボード操作

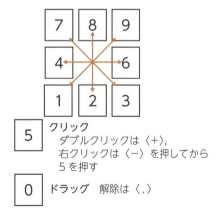

図3.130 テンキーマウスによるマウスカーソル操作（Windows）

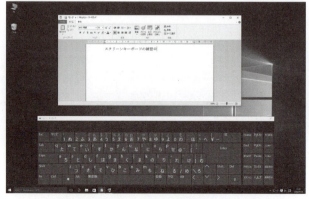

図3.131 オンスクリーンキーボード（Windows）

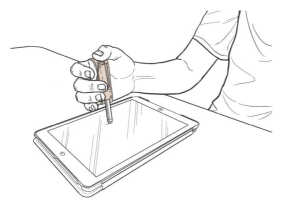

図3.132 万能カフにスマートフォン用タッチペンを差し込む

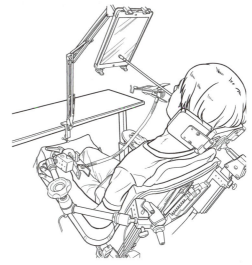

図3.133 マウススティックで画面を直接タッチ

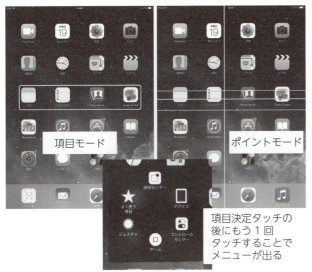

図3.134 スイッチコントロール（iOS）

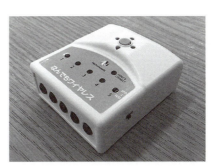

図3.135 「なんでもワイヤレス」（テクノツール㈱）

■マウススティック使用における注意事項

　マウススティックを長期にわたって使用する場合には、歯科的、内科的なトラブルが起きる可能性もありますので、マウススティックの選択は安全性が担保されている市販品の使用を第一選択にすること、定期的に歯科医や歯科衛生士によるケアを受けることをおすすめします。もし、マウススティックを自作する必要がある場合には、口にくわえる部分の素材を厚生労働省告示の衛生規格基準に適合したものを使用してください。

コミュニケーション機器（意思伝達装置）

■意思伝達装置

　意思伝達装置（表3.11）を使用する利点としては、文章レベルで自ら発信可能である点です。

　それぞれの操作可能部位に関しては、以下の通りです。
- 頭部：首が動き、頬や頭部でスイッチを押すことができる。
- 腕　：肩が動き、腕や肘でスイッチを押すことができる。
- 手掌：手首が動き、手掌でスイッチを押すことができる。
- 指　：手首は動かないが、指でスイッチを押すこと

　機能レベルより高位レベルであっても、専用の導電性のあるタッチペン（図3.132）や、タッチパネル対応のマウススティックを用いることでほとんどの操作ができるようになります（図3.133）。また、画面の狙った場所にタッチができない場合であっても、デバイスに搭載されているスキャン入力機能（iOS：スイッチコントロール、図3.134）を用いることで、ほとんどの操作が可能になります。スキャン入力でのスキャンの選択・確定は、画面の任意の点を直接タッチしたり、無線型のインターフェース機器（図3.135）に接続された各種スイッチ・センサーを操作して行います。

　また、音声認識機能を使用することで、手で入力するよりも素早い文字入力が可能になるだけではなく、WEB検索やメールの作成から送信までをすべて音声のみで操作することも可能です。例えば、「スキャン入力で音声認識を起動させて、長い文章を音声で入力する」ような使い方も可能になります。

表3.11　意思伝達装置一覧

種別	製品名・発売元	概要
文字等走査入力方式	製品名：レッツ・チャット 発売元：パナソニックエイジフリーライフテック㈱	言語障害，上肢障害のある方でも，スイッチひとつで会話が楽しめます（VOCA）. 【主な特長】 1. 入力スイッチひとつで文章の作成と，表示・読み上げ・印刷が可能 2. 最大62文の文章の保存と呼出が可能 3. テレビリモコン機能や呼出ブザー機能を内蔵
	製品名：伝の心 発売元：㈱日立ケーイーシステムズ	1スイッチまたは2スイッチで文章作成や定型句の呼び出しを行いメッセージの音声化ができる.
生体現象式	製品名：心語り 重度障害者用Yes/No判定装置 発売元：ダブル技研㈱	脳内の血液量の変化を測定することにより，Yes/Noを伝達することができる装置.
	製品名：MCTOS 高機能バイオスイッチ 発売元：㈱テクノスジャパン	人の身体には生体信号があり，脳波(EEG)・眼電信号(EOG)・筋電信号(EMG) がよく知られています. MCTOSは，これらの信号を利用して電子機器を操作する高機能バイオスイッチです.
その他	製品名：オペレートナビTT 上肢障害者向けWindows操作支援ユーティリティ 発売元：テクノツール㈱	マウスやキーボードによるパソコン操作が困難な場合のWindows操作支援ソフトウェア. テンキー，またはスイッチによりオンスクリーンキーボードからアプリケーション操作，文字入力，マウス操作ができる.
	製品名：ディスカバープロ with インテリスイッチ 上肢障害者向けWindows操作支援ソフト&スイッチ 発売元：㈱アクセスインターナショナル	上肢障害などのためにキーボードやマウス操作が難しい方に，1つまたは，2つのスイッチを使って，Windowsパソコン全般の操作をするための製品.

※それぞれの機器のスイッチは患者さんの状態に合わせて選択します.

ができる。

・頬、顎：それぞれの部位を動かすことができる。
・口唇、舌：それぞれの部位を動かすことができる。
・瞬き：意識的に目を閉じることができる。
・眼球：目を動かすことができる。
・呼気：息を吸う、吐くことで圧変化を起こすことができる。

などを評価して患者さんに合わせた操作しやすいタイプのスイッチを選択します。

50音表

あ	か	さ	た	な	は	ま	や	ら	わ	゛
い	き	し	ち	に	ひ	み		り		゜
う	く	す	つ	ぬ	ふ	む	ゆ	る	を	
え	け	せ	て	ね	へ	め		れ		
お	こ	そ	と	の	ほ	も	よ	ろ	ん	
1	2	3	4	5	6	9	7	9	0	
月	日									
月	火	水	木	金	土	日				

図3.136　50音表

■操作困難な患者さんに対してのコミュニケーション方法（眼球の動きが随意的に可能な場合）

50音表（図3.136）の透明ボードを使用し、問いかけに目線で答えられるようにします。

身体部位の絵（図3.137）を使用し、患者さんの状態を確認します。

【コミュニケーションノート】

あらかじめ本人の好みを載せておくと、STからの問いに目線で答えやすくなります。また、これ以外にも、患者さんの趣味や日常生活上必要な項目を載せておくと、家族とのコミュニケーションを円滑にすることが可能であると思われます（図3.138）。

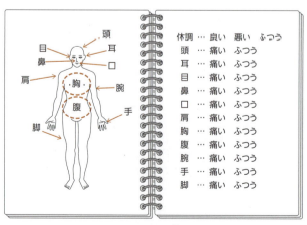

図3.137　身体部位の絵

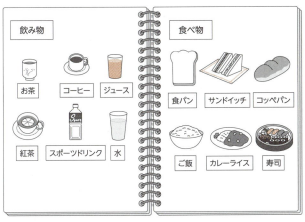

図3.138　コミュニケーションノートの例

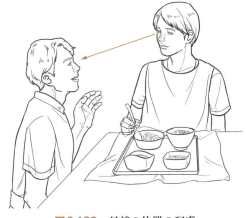

図3.139　目線の位置の配慮

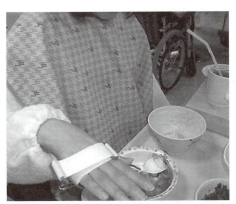
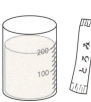

図3.140　患者の状態に合わせて使用

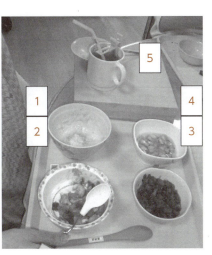

図3.141　配置の番号づけ

摂食嚥下について

①間接訓練とお楽しみ程度の摂取

間接訓練は口腔器官（下顎開閉・舌運動・義歯の有無・反射の惹起）の可動域や速さ、正確性をよく診ます。

場合によっては、間接訓練を中心に行います。

お楽しみ程度に、ゼリーやヨーグルト、プリン等を介助にて摂取します（食紅使用：吸引時の目印のため）。一口量は、患者の状態に合わせますが、2cc程度で全体量を5口程度から始め、2～3度飲みを促します。嚥下後に、発声（ドライボイス、ウェッティボイス）の確認をします。

②直接訓練

姿勢に関しては、「話す」の①で述べた要領で行います。

頸部が後屈しないようにSTは患者との目線を平行、もしくは下にするように配慮します（図3.139）。

患者の状態により、カフを使用し、スプーンを使用したり、水分に対し、適したとろみ剤を使用したり、ストローを使用します（図3.140）。

介助摂食の場合は、図3.141のように配置を番号づけ、患者の意志を尊重します。

介助側は、一口量とペーシングには、十分な配慮が必要です。

一口摂取時には、口唇閉鎖（閉じない場合は介助）、咀嚼の促しを行います。口腔内に残渣があるので、2～3度飲みを促します。嚥下後は、「咳払い」を促します。摂食中に話しかけることはしません。口腔内に残渣がないことを確認して、次の一口を摂取します。

③摂取後の吸引

摂取後はすぐに横にならず、座位をとっているよう指導しています。口腔内ケアと吸引を行い、誤嚥していないことを確認します。

また、毎日の体温測定をカルテ上で確認しています。

④当院での食形態

国立障害者リハビリテーションセンターにおける食形態を図表で示します（図3.142～図3.146、表3.12、表3.13）。

上記内容に関しては、嚥下可能な患者の食事をSTが入院時に確認し、形態を検討します。

⑤訓練計画変更

直接訓練への移行は、嚥下機能評価を行い主治医に結果を報告し指示を受けます。移行判断基準として、以下

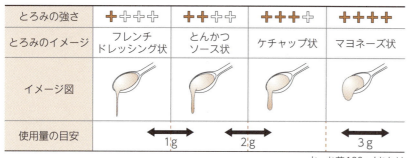

図3.142 とろみの目安

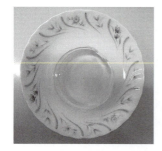
アガロリーゼリー

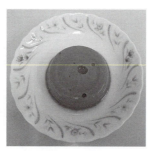
オクノスムース

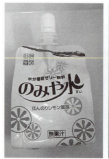

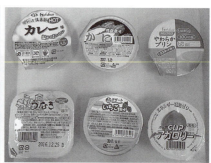

図3.143 ゼリー食

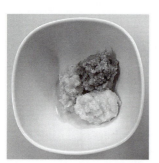
嚥下食Ⅰ

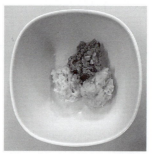
嚥下食Ⅱ

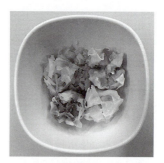
嚥下食Ⅲ

図3.144 嚥下食Ⅰ・Ⅱ・Ⅲ（料理例：シュウマイ）

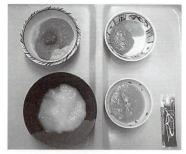
嚥下食Ⅰ

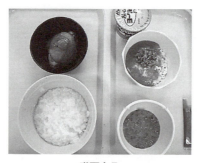
嚥下食Ⅱ

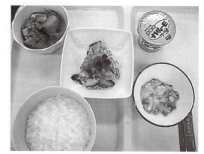
嚥下食Ⅲ

図3.145 嚥下食Ⅰ・Ⅱ・Ⅲ

3点を挙げておきます。

(1) 嚥下反射の惹起：反復での唾液嚥下・随意的嚥下・口腔および咽頭部への冷圧刺激・ごく少量の水分で嚥下反射がほぼ安定して得られるか（必要に応じて、摂食嚥下造影を行う）。

(2) 唾液嚥下：空嚥下の後で唾液の誤嚥を示唆するむせや湿声は見られない。吸引回数・量の減少。

(3) 全身状態・意識レベル・呼吸の安定。

⑥摂食嚥下時のSTの留意点

・安定した姿勢を保持する。
・摂食時間の設定をする。
・病室か食堂での摂食を検討する。

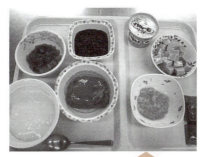
嚥下食Ⅱ

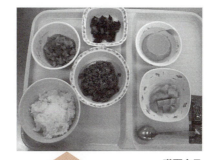
嚥下食Ⅲ

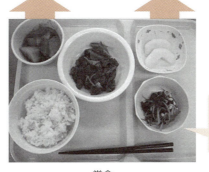
常食

牛肉の味噌焼き
じゃがいもの炒め煮
もやしとにらのナムル
梨

図3.146　常食からの展開

表3.12　誤嚥しやすい食材と形態

サラサラした液体（水分状のもの）	お茶，みそ汁，ジュース
口腔内でバラバラになりまとまりにくいもの（硬くて繊維の多いもの）	いか，たこ，こんにゃく，ごぼう，たけのこ，れんこんなど
食品内の水分の少ないもの	パン，カステラ，いも類，茹卵
口腔内や咽頭に付着しやすいもの	のり，わかめ，青菜類，もなかの皮，ウェハースなど
粘りの強いもの	もち，だんご
酸味が強くむせやすいもの	酢の物，柑橘類，梅干しなど
喉につまりやすい種実類	ピーナッツ，大豆，ごま

表3.13　国立障害者リハビリテーションセンターの嚥下食・安全の分類

分類 （食種）	ゼリー食1 （ソフト）	ゼリー食2 （ハード）	嚥下食Ⅰ	嚥下食Ⅱ	嚥下食Ⅲ	安全食
形態	ゼラチンゼリー，ごっくんゼリー　咀嚼，食塊形成の必要なく，なめらかに嚥下できる．喉頭・咽頭に残留しない．	アガロリーゼリー，オクノスムース等．咀嚼，食塊形成の必要なく，滑らかに嚥下できる．喉頭・咽頭に残留しない．やや粘度あり．	ミキサートロミ付き．ペースト状．固形物は無し．舌で押しつぶせるやわらかさ．増粘剤でまとめる．	軟菜つぶしトロミ付き．マッシュ状．極小きざみ（3mm以下）歯ぐきでつぶせるやわらかさ．とろみがあり流動性なし．	1cm以下のきざみ．歯ぐきで噛み切れるやわらかさ．原則とろみはつけない．危険食材除く．	500円玉の大きさ．危険食品除く．とろみをかける場合あり．
主食			なめらか粥	全粥	全粥・軟飯	ご飯・軟飯・粥
エネルギー （kcal）	20（1食）	150（1食）	1200	1400	1500	1600
VF造影	水，とろみ水	極軟ゼリー	軟ゼリー	中ゼリー	硬ゼリー	クッキー

- 声質の確認をする。
- 誤嚥による肺炎を防ぐ。

以上の事柄に留意し、安全な対応を心掛けています。

参考文献（「摂食嚥下について」）
1) 窪田俊夫，他：脳血管障害における麻痺性嚥下障害－スクリーニングテストとその臨床応用について．総合リハ 10：271-276, 1982.
2) 才藤栄一，他：平成11年度厚生省科学研究費補助金（長寿科学総合研究事業）「摂食・嚥下障害の治療・対応に関する総合的研究」総括研究報告書，pp.1-18, 1999.
3) 寺本信嗣，他：嚥下スクリーニングとしての簡易嚥下誘発試験（simple swallowing provocation test）の有用性．日呼吸会誌 37：466-470, 1999.

（伊藤 伸〔書く／読む／パソコン、スマートフォン、タブレットPCの利用〕、
君嶋伸明〔話す／コミュニケーション機器（意思伝達装置）／摂食嚥下について〕）

10 移乗・移動動作の関連機器

家庭内で使用するリフト

ベッドと車いすの間の移乗介助や、トイレ・風呂等への移乗・移動の介助は、介助者にも頸髄損傷者本人にも負担が大きくなりがちです。リフトの適切な使用は、この双方の負担を大きく軽減できる場合が多いため、環境に合ったタイプを選択し、有効に活用したいものです。

■天井走行式リフト

天井にレールを敷設するタイプ（図3.147）で、レールをカーブさせたり、ターンテーブルを入れることで走行の向きを変えることもできます。価格は他のタイプと比較すると高めになりますが、介助者の負担はより少なくなり、また室内の段差等の影響もなくなります。

■固定式リフト

床や壁、ベッド等に支柱を取り付けて固定し、支柱を中心として旋回するタイプです（図3.148）。車いすとベッドの間の移乗や入浴介助等に用いられます。

■床走行式リフト

機器の脚部にキャスターが付いており、介助者が押して移動できるタイプです（図3.149）。床面が平らであること、機器の移動が可能なスペースがあることが利用の条件となります。

■吊り具

腋下と膝下の2か所で吊り上げるベルト式と、体幹と大腿部を覆って吊り上げるシート式があります（図3.150）。ベルト式は介助手順が比較的単純ですが、肩の疼痛を増悪させてしまう等の危険性もあるので、利用の際には注意が必要です。シート式は吊られる本人への負担は少ない傾向にあり、疼痛等の管理が容易になりますが、利用時の準備に時間を要するという特徴があります。

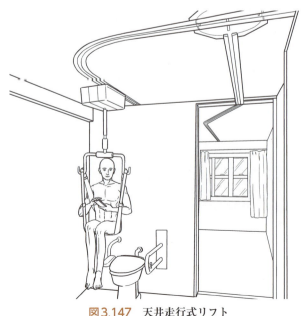

図3.147　天井走行式リフト

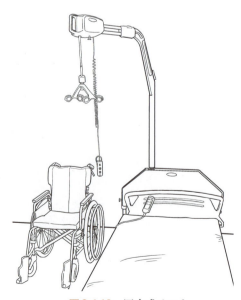

図3.148　固定式リフト

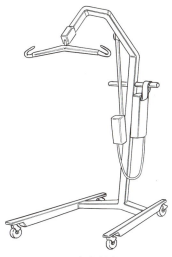

図3.149　床走行式リフト

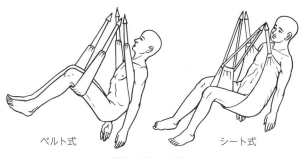

ベルト式　　　　　シート式

図3.150　吊り具

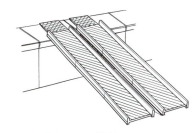

図3.152　簡易スロープ

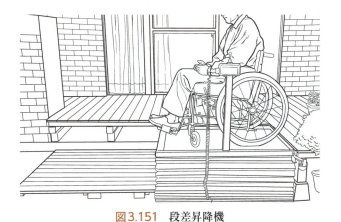

図3.151　段差昇降機

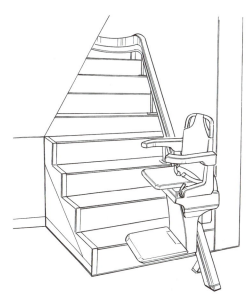

図3.153　階段昇降機（走行レールあり，本人のみ移動）

段差、階段の昇降機器

■段差昇降機
屋内外の出入りにスロープを設置するスペースがない場合等に使用されます（図3.151）。頸髄損傷者自身が操作可能なものも販売されています。

■簡易スロープ
段差にスロープが設置されていない、あるいは設置が不可能な場合に、簡易的に設置するスロープです（図3.152）。

■階段昇降機
階の移動はエレベーターを設置できれば非常に便利ですが、構造上の問題や経済的な理由等で不可能な場合は、この機器を利用することで階段の昇降が可能となります。階段に走行レールを取り付けるタイプと単体で利用できるタイプの機器があり、それぞれに車いすごと乗るものと、本人の体のみを乗せるものがあります（図3.153、図3.154）。なお、本人の体のみを乗せる機器を利用する場合、上下の各階に車いすを準備するか、介助者が車いすを運ぶ必要があります。

自動車の乗降機器

■乗降用リフト
主に運転者が操作して車内後部等のスペースに車いすごと乗車します（図3.155）。車内のスペースに余裕のあるワンボックスタイプの車に使用されることが多い装置です。

■乗降用スロープ
スロープは自動車の大きさにはあまり依存しない装置

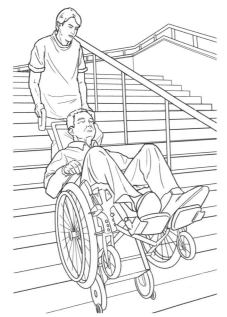

図3.154　階段昇降機（単体利用，車いすごと移動）

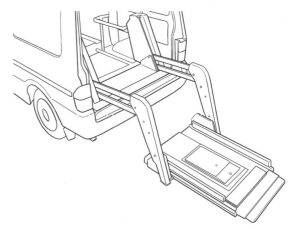

図3.155　乗降用リフト装着車

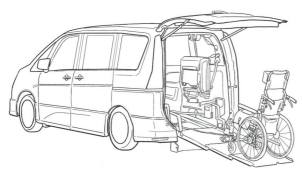

図3.156　スロープ装着車

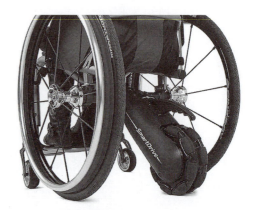

図3.157　車いす駆動補助機器（SmartDrive MX2）
（画像提供：MAX Mobility社）

であり、軽自動車に装備される例もあります。

　スロープが装備された自動車（図3.156）に乗車する場合、頸髄損傷者の車いす操作能力では単独での乗降は困難なことも多いため、介助にて乗降するか、あるいは電動車いすの使用が不可欠となる場合が多く見られます。

車いす駆動補助機器

　大車輪を電気の力で動かす電動車いすとは異なるコンセプトにより、車いすでの移動を補助する機器（図3.157）が開発されています。使用者が大車輪を駆動すると電動回転が開始される機器であり、操作感はアシスト式の電動車いすと類似しています。ラッチ機能（いちど開始された電動回転が解除の操作を行うまで持続される機能）が付いており、移動に要するエネルギー消費を大きく抑えられます。また、使用中の自走用車いすへの装着が可能なため、新規の車いす作製が不要という特徴があります。一方、使用方法によっては危険な場面が想定されるため、操作には十分に慣れる必要があります。

（清水　健）

11　家事動作

　自宅に退院後、主婦として家事を行う場合と、役割として家事の一部を行う場合があります。いずれの場合も、家族の一員として役割を担うことは大切です。実際に家事動作を自身で行うことができなくても、家族やヘルパーに適切に家事について指示をするなど、家事について自身で管理できることが必要です。

　家事動作には、調理、掃除、洗濯など様々な活動が含まれます。調理は、安全に行うための道具の工夫と環境の整備が必要になります。調理用の自助具は一部市販されています（図3.158）。ラップをかけなくても食器や容

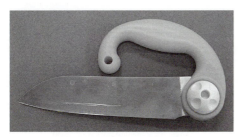
図3.158　ホルダー付き包丁

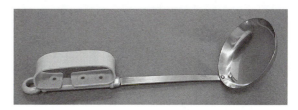
図3.159　ホルダーを取り付けたお玉

器にかぶせると電子レンジで食物を温めることができるふたやふた付き容器など、生活便利用品の中には頸髄損傷者が活用できる道具もあるので利用します。しかし、それらの道具を安全に使用することが難しい場合は、調理用の道具の一部を改造するなど自助具を製作します（図3.159）。

C6機能レベル以下では、調理はできなくても介助者が調理した料理や冷凍の食品を電子レンジで温めることを安全に行えるように練習を行うと、退院後の生活で健康維持に役立ちます。

掃除は、ロボットも活用できますが、紙のモップなどは軽量で車いす座位でも操作は容易です。床や机の上の掃除は可能ですが、浴室やトイレの掃除は介助者に依頼することが多いです。

洗濯は、洗濯機の操作は可能ですが、室内用の洗濯干しを使用することが多く、シーツなどの大きな洗濯物を干すことは介助が必要です。ベランダなど屋外に干す場合は環境整備も必要になります。

（井上美紀）

12 環境制御装置

高位の頸髄損傷者では、日常生活の多くに介助が必要です。自由な時間を介助者に頼らずに過ごせるかどうかは重要なことです。テレビ、ビデオ、エアコン、ベッド等の操作が自己で可能になると、頸髄損傷者自身の生活の質が向上するだけでなく、介助者の負担軽減にもつながります。その意味で高位の頸髄損傷者へは環境制御装置の導入は有用です。導入に向けては、今後の生活プランを具体的に考え、どのようなことを自身で行いたいのかをはっきりさせることが重要です。

環境制御装置と制御対象機器

環境制御装置（ECS：Environmental Control System）は、環境制御専用機とパソコンやスマートデバイス（スマートフォン、タブレットPC等）と組み合わせて利用する簡易型コントローラーに大別されます。

環境制御専用機は、制御部（本体）、入力部、表示部で構成されており、接続可能な操作対象機器には、電動ベッド、テレビ、ビデオ、オーディオ、照明機器、電動カーテンなどがあります（図3.160～図3.164）。

操作したい機器を制御部に接続しますが、その接点をチャンネルといいます。ECSと制御したい装置との接続は、大きく二つの形態に分けられます。一つは、リレー接点を利用する方法で、ここに様々な装置のスイッチを接続すれば、そのスイッチをon/offさせることができます。二つ目は、赤外線を利用する方法です。近年は、赤外線リモコンで家電製品が制御できますので、テレビやエアコンなど、リモコンが付属する機器は結線せずに赤外線信号による制御が可能です。

パソコンやスマートデバイスと組み合わせて利用する

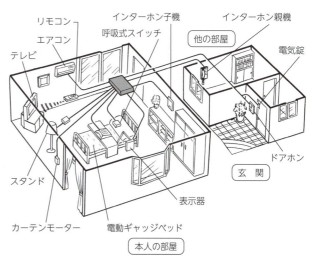
図3.160　環境制御装置（ECSの展開）
（園田啓示：環境制御装置．頸髄損傷のリハビリテーション 改訂第2版．p.232より）

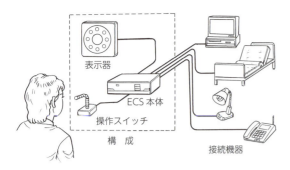

図3.161　ECSの模式図
（園田啓示：環境制御装置．頸髄損傷のリハビリテーション 改訂第2版．p.232より）

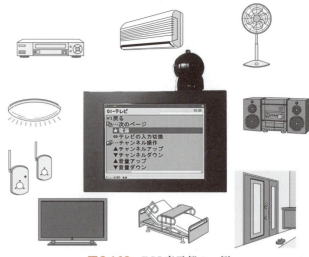

図3.162　ECS表示部の一例
（みてら：㈱アクセスインターナショナルのHPより）

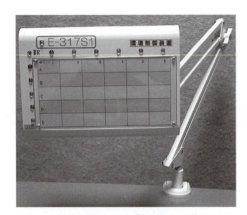

図3.163　ECS表示部の一例
（E-317S1：大番ビル福祉サービスHPより）

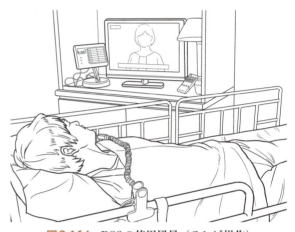

図3.164　ECSの使用風景（テレビ操作）

タイプは、専用ソフトをパソコンにインストールすることにより、家電製品をパソコンの表示画面で操作したり、Bluetooth対応学習リモコンを接続し、スマートデバイスの表示部で家電やAV機器のリモコン操作が行えるようになっています。近年のIT技術の進歩によって、コンピューターと組み合わせて利用するECSの需要が高まっています。

環境制御装置の操作方法

入力方式には、主に直接入力方式、ステップ方式、オートスキャン方式の3種類があります。

①直接入力方式

タッチパネルに表示された項目を指や入力用のタッチペンで直接触れたり、音声で入力することで操作します。

この操作が可能な機種は、一部のECS、スマートデバイスと連動して利用するタイプの簡易型コントローラーです。操作には、画面を直接触れられる程度の身体機能の残存、耐久性が必要になります。

音声入力タイプは、他の機種と異なりベッドのギャッジアップや体位変換等でECSやスイッチの位置調整をする必要がないことが優れた点ですが、声の出し方や使用環境によっては音声認識が不十分な場合もあるので注意が必要です。

②オートスキャン方式

スイッチを作動させると、設定した時間間隔で操作対象機器を示すランプが順次点灯します（例えばテレビ→ベッド→ビデオなど）。目的の機器のランプが点いたところで、スイッチを作動させると機器が選択され、この状態で再度スイッチを入れると機器の操作が可能になります。

一つの入力スイッチで操作可能ですが、操作対象が入れ替わるのを待つ時間が長いという不便な点もあります。

③ステップ方式

表示部に示された項目に従い、二つのスイッチ（例えば吸気と呼気）を使い分けることができれば、目的の機器の選択と対象機器の操作を直接選択でき、機器が実際に作動するまでの時間が短縮します。

主な環境制御装置と選択の基準

ECSを選択する際に、「ECSで何を操作したいか」、「使

表3.14 国内で販売されている主な環境制御専用機（2016年10月現在）

製品名	チャンネル数	リレー接点	制御方式	その他	問い合わせ先
みてら	1000	20	1～2入力	－	㈱アクセスインターナショナル
Palette	5760	24	1～2入力	－	橋本義肢製作㈱
E-108S1	108	12	1～2入力	呼び出しスイッチ回路内蔵	大番ビル福祉サービス
E612S	60	12	1～2入力	呼び出しスイッチ回路内蔵	大番ビル福祉サービス
E-317S1	31	7	1入力	呼び出しスイッチ回路内蔵	大番ビル福祉サービス
E-127s	19	7	1入力	呼び出しスイッチ回路内蔵	大番ビル福祉サービス
Pコンダクター2	20	2	1～2入力	呼び出しスイッチ回路内蔵	福祉支援サービスコミル
テレビトコール	テレビとコール機器の使用に限局	－	－	呼び出し受信器（別売）対応	徳器技研工業㈱
レッツリモコン	テレビの使用に限局	－	－	－	パシフィックサプライ㈱

＊各種スイッチ，アーム等は別売．各製品，仕様，製造・販売元は変更されていることがあります．
＊問い合わせ先が複数ある場合があります．

表3.15 国内で販売されている主な簡易型コトローラー（2016年10月現在）

製品名	使用環境	問い合わせ先
ボイスキャン	パソコン	㈱ボイスキャンwelfare
なんでもIR	パソコン	テクノツール㈱
I Remocon	スマートデバイス	㈱グラモ
IR Kit	スマートデバイス	maaash.jp
学習リモコンREX	スマートデバイス	ラトックシステム㈱
plutoステーション	スマートデバイス	㈱Pluto
フューチャーホームコントローラー	スマートデバイス	㈱rti技研

＊各製品，仕様，製造・販売元は変更されていることがあります．
＊問い合わせ先が複数ある場合があります．

用する際の姿勢や環境はどうか」、「ECSを操作する際の入力方法はどうするか」などを具体的にイメージすると、希望する機種の大まかな範囲が決まってきます。

例えば、若年の高位頸髄損傷者では、テレビやベッド、オーディオなど複数の操作を行うために、チャンネル数が多いECSが必要かもしれません。逆に、普段は家族が付き添っているので、自分ではテレビだけ操作できればよいと考える方に、多機能な機種は必要ありません。

患者さんや介助者を含めた実際の生活をイメージして、本当に必要な機能は何なのか考えることが大切です。

ECSを比較検討する時の基準の一つにチャンネル数があります。チャンネルの種類には赤外線、リレー接点（DC）、100V（AC電源）出力の3種類があり、一つの動作ごとに一つのチャンネル（CH）を必要とします。テレビを例にたとえると、音量の上げ/下げ、TVチャンネルの切り替えなど、動作状態を変更するのがリレー接点で、リモコンについているボタンの中で、操作したいボタンの数と同数のチャンネル数が必要になります。例えば、音量の上げ/下げ、TVチャンネルの切り替えで最低でも3チャンネルが必要です。さらに視聴したい放送（BS、CS等）分だけチャンネル数が増えることになります。これに対し、テレビ本体の電源スイッチを制御する

のが100VAC出力で、機器自体の電源の入/切に用います。

上記以外に、購入後の製品保証や保守・点検について確認しておくと安心です。パソコンやスマートデバイスと組み合わせて使用する簡易型コントローラーは、安価な分、説明書を見ながら自分で接続や設定を行う場合が多いので注意が必要です。

その他、ECSを操作するための個人の能力に合ったスイッチの選択、購入可能な価格か、などがECS選定の際の検討項目になります（表3.14、表3.15）。

環境制御装置導入の流れと注意点

①導入の検討（必要性の確認）

介護力や経済状況などを踏まえ、導入の有無を検討します。病棟生活でECSを体験しておくと、今後の生活に結びつけて考えやすくなります。カタログやインターネットなどによる情報収集を行いますが、すでに使用している方の意見が聞ける機会があるとよいでしょう。

②操作能力の評価

体位変換時も考慮して、確実で耐久性のある操作部を探し、スイッチ／センサーを選択します。高齢者では操作の理解に時間がかかるかもしれません。

3 作業療法　137

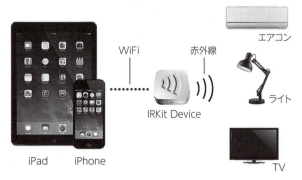

図3.165 スマートデバイスを用いたIRKit使用例
（maaash.jp HPより）

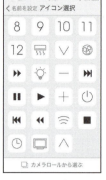

図3.166 IRKitシンプルリモコンの一例

③接続機器の選択

接続可能機器のうち、何を接続し、どのような操作をしたいのかを相談し、将来のことも考え余裕を持たせてチャンネル数を決める必要があります。

④機種の決定

接続可能なスイッチ／センサー、チャンネル数とその種別、機能の拡張性などをもとに機種を絞ります、希望する内容によっては、簡易なリモコン型やスイッチ型なども選択の対象となります。家屋改造の計画段階から業者と連絡をとり準備を進めます。

⑤試用

業者と相談し、実際の機器で操作を確認します。

⑥設置工事

ベッドの位置と操作対象機器の位置、および体位変換や車いすの乗車時の利用に配慮し、入力部、表示部の設置位置を決めます。入力部の固定は、ベッドの背もたれ角度が変化しても操作できるように工夫します。

赤外線信号を使用する場合は、赤外線発光部の方向に注意します。

⑦フォローアップ

使用者の身体機能、ECSに対する希望に変化はないか、また機器の保守のため導入後の使用状況を把握します。

環境制御装置の今後

近年の電子工学の目覚ましい発展とともに、障害者、高齢者のための支援技術が注目され、様々なハイテクノロジーの福祉機器が出現してきています。

環境制御装置についても同様の傾向があり、従来の高額な環境制御専用機から、テレビ操作や呼び出しコール機能に限定した機種や、音声入力による操作が可能な機種、パソコンやスマートデバイスと組み合わせて使用する安価な機器など、利用者のニーズに応じた簡易型コントローラーが主流になってきています（表3.14、表3.15）。特に、スマートデバイスと組み合わせて使用する学習リモコンの中には、一般向け製品として販売されているものも多数あり、インターネットを介して、自宅外からも家電製品を操作できるようになっています（図3.165、図3.166）。

（森田藤香）

4 リハビリテーションスポーツ

1 リハビリテーションスポーツ

スポーツの効果

近代障害者スポーツの生みの親といわれる英国、国立ストーク・マンデビル病院脊髄損傷センター長のルードヴィッヒ・グッドマン博士（卿）は、1944年脊髄損傷者に治療の一環としてその当時新しい手法とされた障害者スポーツを導入した結果、延命のみならず受傷から社会復帰までの期間を平均6.5か月に短縮させ、かつ85%の有給職を実現し、スポーツによる治療の有効性を実証しました。また国際的にも障害者の身体に及ぼす影響についての医・科学的分析が行われ、呼吸機能、心臓・循環機能、代謝機能、骨代謝、その他の運動生理機能、心理、社会活動などの好結果を報告しています。

頸髄損傷者は、急性期に呼吸機能や循環機能・腸管機能・膀胱直腸障害などの全身的治療を受けて、全身状態が落ち着き次第、亜急性期になるとリハビリテーション看護を受けつつ理学療法や作業療法などの練習が開始されます。

理学療法・作業療法は身体を部分的・局所的・基本的・個人的に練習を行い、その目的は起居移動動作や整容・更衣・食事・歩行・階段・入浴等にあります。亜急性期～慢性期あるいは維持期になると、体力の向上や敏捷性・巧緻性・耐久性の向上を目的にリハビリテーションスポーツ（医療体育）が導入されます。具体的にはバドミントンや卓球・風船飛ばし・車いすの走行・バスケット等の種々のスポーツがあり、理学療法や作業療法と比べると総合的・全身的・応用的・集団的といえます。

このようにリハビリテーションスポーツは社会生活を送るために必要な身体機能の回復・改善を図り、他方心理的な安定やQOLの向上を得て障害の受容、精神的自立、意欲の改善を図り、徐々に自主的な活動が行えるように方向づけを行います。このように、リハビリテーションスポーツは医学的リハビリテーションの最終過程であると同時に社会的リハビリテーションの導入段階として位置づけることができ、スポーツの持つ特性を活かし、障害者の社会参加に貢献することがリハビリテーションスポーツの主要な課題といえます。

現在、日本における急性期病院の入院期間（在院期間）は病院の機能により1～4週間と短く、亜急性期からリハビリテーションスポーツを導入する期間は極めて短いため、回復期病棟に転棟・転院してから導入することが実際的であります。

■リハビリテーションスポーツの医学的留意点

医師およびセラピストは以下の項目に注意して、リハビリテーションスポーツを導入することをおすすめ致します。

①原因疾患の把握と症状出現への対応
②複合障害の有無のチェック
③合併症の増悪の予防
④栄養、水分、電解質の摂取法の指導
⑤その他の健康管理

頸髄損傷者は四肢の麻痺に加え筋肉の萎縮や心肺機能の低下を予防する必要があります。ルードヴィッヒ・グッドマン博士（卿）は「スポーツは、健常者よりもむしろ重度の障害者にとって重要です。スポーツは、治療上非常に大きな価値をもっており、身体的・精神的、そして社会的リハビリテーションにも重要な役割をはたしております」と述べていますが、身体障害者は健常人以上にスポーツを行う必要があることは21世紀の現在でも全く変わりありません。

厚生労働省では平均寿命より健康寿命の延伸に重点を置いて、高齢者にスポーツをすすめておりますが、頸髄損傷者も健康寿命の延伸に健常者以上にスポーツの導入が必要であり、これは在宅で行う生涯スポーツ（市民スポーツ）の興隆につながるわけであります。

(陶山哲夫)

2 リハビリテーションスポーツの段階と内容

障害者がスポーツ訓練を受ける場面には、リハビリテーション病院、障害者関係施設、スポーツ施設、地域社会、個人生活の場など、様々な目的を持って取り組まれています。これらは独立して行われるのではなく、障害者のリハビリテーションから社会生活に至る総合的な流れの中で理解するべきです。その流れは次の四段階に分けられます。各段階の関係や内容を下記に示します。

①第一段階：基本的な運動づくりを行うスポーツ訓練の段階

リハ病院へ入院中に行われるいわゆるリハビリテーションスポーツの段階です。急性期が過ぎて全身状態が安定したら、医学的リハと並行して麻痺・障害の程度に合わせて行います。特に心理的側面や障害の受容を考慮しつつ筋力増強訓練、バランス訓練、耐久性訓練などの基礎運動習得訓練を中心に行い、治療と機能訓練の要素を持った内容を展開することになります。

②第二段階：スポーツ活動を手段として機能向上を図る訓練の段階

リハ病院から更正訓練施設に移行する段階では、各種のスポーツの特性を手段として機能の改善・向上を図る訓練が行われます。さらにこの段階では、障害者が自発的、積極的に各種スポーツ活動に取り組むよう仕向けていくことも訓練、指導の目的です。

③第三段階：「健康増進・フィットネス」を体得させる訓練の段階

職業訓練を受ける障害者が多数いる更生訓練施設などでは、運動機能の維持、向上を意図しつつ、いろいろな種目のスポーツ活動を行います。運動の楽しさを追求することによって、生涯スポーツの獲得を図りながら、積極的な自己健康管理（フィットネス）の方法を体得させることを目的とします。

④第四段階：スポーツ活動への参加を促進する段階

地域社会で生活する障害者のスポーツ活動は、機能訓練としての意味合いよりは障害者が楽しみながら積極的にスポーツ活動を行うことにあり、この段階でのスポーツ訓練の目的は、健康の維持・増進を図るとともに社会参加を促進し、生活の質の向上につなげていくことです（表3.16）。

(陶山哲夫)

表3.16 リハビリテーション過程における段階別運動療法（スポーツ訓練）の内容

段階	主たる場	段階別スポーツ訓練の内容		
		訓練の段階	対象者の状態，取組方	主な内容
第一段階	病院	基本的な運動づくりを行うスポーツ訓練 【基礎運動習得訓練】	理学療法に引き続いてあるいは並行して行う段階 対象者は受動的	疾患に対する治療的色彩の濃い体操や運動を通した訓練を行う
第二段階		スポーツの特性を手段として機能の向上を図る訓練 【機能向上訓練】	ADL確立の段階 全身的な運動を行い，対象者はやや積極的，かつ能動的	対象者のニーズに合わせスポーツ種目を選択し，その特性を手段として訓練を行う
第三段階	更生訓練施設	健康増進・維持管理・フィットネスの方法の獲得を図る訓練 【健康増進・フィットネス訓練】	更生訓練施設などで職業訓練等を行う段階 全身的な運動を行い，対象者はやや積極的，かつ能動的	運動機能の維持・向上を意図しつつ，生涯スポーツの獲得をめざしていろいろなスポーツ種目を行う
第四段階	社会	地域のスポーツ活動への積極的な参加を促進する訓練 【社会参加訓練】	職業訓練等の修了を控えた段階 個別に種目を選択 対象者は生涯スポーツを活動	楽しみとして，心身の健康維持，増進，あるいは競技会などへの参加，記録の向上をめざして，個別に種目を選択して行う

(国立身体障害者リハビリテーションセンター 運動療法士のあり方に関する検討委員会報告（平成9年3月31日）より)

3 頸髄損傷者におけるスポーツの必要性

身体機能の維持、向上の意義づけ

頸髄損傷者にリハビリテーションスポーツを導入するにあたり、医師をはじめとして他の医療スタッフの理解と協力が是非とも必要です。リハ・体育指導員と共にスポーツの有効性を説き、性、年齢、車いすの使用状況、麻痺の程度、生活環境、趣味などを十分考慮して、きめこまかい対応が必要です。

初めてスポーツを開始する際に、以下のようなステージに対して適切な対応が必要です。

①**導入期**：医師や看護師、セラピストやリハ体育指導員、友人、種々の情報により障害者スポーツを知り、あるいは知らされます。

②**葛藤期**：障害者スポーツを知り、不安や恐怖感を感じる時期です。リハ体育指導員や他の医療スタッフが説明したり実際の現場を見学させ、カウンセリングを行います。

③**体験期**：スポーツを実際に体験し、心身共に自信を持たせます。

④**適応期**：スポーツを受け入れ、自主的にもスポーツを行い楽しめるようになります。

頸髄損傷による四肢の麻痺や随伴症状、二次的合併症による身体機能の低下、および日常生活を送る上での障害などを改善する目的でスポーツを導入します。以下に主たる改善事項（あるいは改善すべき事項）を挙げます。

①急性期におけるベッド上安静による関節や筋肉、呼吸系、心臓循環系、代謝機能、その他の生理機能および身体的機能低下を改善します。

②損傷脊椎の安定性を獲得するために、頭頸部から胸部までの金属製装具やポリネックカラー、フィラデルフィアカラーなどで頸部を固定するため、その結果、頸部や肩甲帯の筋肉を動かすことができず、必然的に残存する抗重力筋や頸部の筋肉の力が弱くなります。これらの筋力を増強させます。

③車いす座位でも背シートに寄りかかるため、脊柱の円背姿勢を生み、脳神経支配で残存する僧帽筋などの肩甲帯周囲筋が弱くなります。

④肩、肘、手関節などの運動麻痺に合わせ手指の把持機能も障害を受けるため、日常生活の中で重い物体を操作する能力に限界を生じ、残存する上肢の筋力をも低下させる傾向が大きくなります。

⑤車いすの車輪特性より駆動後は回転惰性を生じるため、多くの場合、正常歩行の歩数と比較しても少ない駆動回数で同じ距離を移動することが可能となります。また、日常生活を送る上で、よほど急ぐ用がなければマイペースで走行するため心拍数や呼吸数が上がることもありません。その結果、耐久力、持久力が低下します。

⑥急坂の登坂、大きな段差、摩擦抵抗の大きい路面などは物理的に回避しなければならず、主として移動する平坦地だけでは両上肢肩甲帯の残存筋力を維持強化する運動としては負担が少ないといえます。

⑦中・長距離の移動には、自動車を利用することが多く、体力全般の低下が進むため、体力を改善・増強する必要があります。

⑧介助や援助を受けることが多く、自発的、持続的な運動を敬遠する傾向が生じ、身体活動が不活発になりがちです。スポーツを通して心理的自立性、自発性を向上させてモチベーションを上げることが重要です。

車いすは両脚の代用となる重要な移動手段ですが、頸髄損傷者は車いす上でも座位姿勢を余儀なくされる状態を呈します。運動麻痺のため身体を動かす上半身の筋肉量が少ない上に、よい姿勢を感じる表在や深部の感覚も麻痺しているため、日常生活の多くの時間を占める座位姿勢に注意をそそぐ人は多くはありません。その結果、脊柱の側弯や骨盤の変形を生じさせます。また股関節、膝関節、足関節などの下肢の各関節に拘縮を発生させ、衣服や靴の着脱が困難になりますので、自分でできる限りのストレッチ体操の工夫と、楽なペースで行える範囲の運動の実践が必要となります。原疾患や合併症の悪化、廃用症候群、肥満、生活習慣病などを防止する意味において、意識して身体活動を習慣化させることは、健康づくりに必要な最低運動量を満たすことになります。そのため、個人の適応能力の範囲内でのスポーツ活動は、入院中からの動機づけと実施が重要な役割を果たします。スポーツは人の輪をつくりコミュニケーションを促進させ、ストレス解消にも役立ち、より豊かな社会生活を送る上で必要なQOLの向上の一手段としても重要です。

実際にスポーツを実施するには、訓練の状況やゴールの設定、退院時期、社会的な適応状況などを見定め、ス

4 リハビリテーションスポーツ **141**

表3.17 リハビリテーションスポーツの原理・訓練内容・注意事項

体育学・教育学の知識と技術

訓練の方法と原理		トレーニング (Training)	練習 (Practice)	訓練の諸原理
意味		一定の計画のもと身体発達に用いるもの	巧緻性（スキル）を高めるもので運動動作の協調性と最高の調和をもって完成するように学習する	①過負荷 ②頻度 ③反復 ④転移 ⑤特殊性 ⑥適応可能能力 ⑦随意刺激 ⑧漸進性 ⑨意識性 ⑩動機づけ ⑪個別性
目的		筋、腱、靭帯、骨、心臓、肺臓を強化する		
対象		筋力、持久力、柔軟性	調整力	
効果		行えば強くなり、中断するとその効果は消失（可逆性）	一度覚えれば永久的（非可逆性）	

種目
1 スポーツ種目の選択　4 既製用具の大きさ、重さ、長さの選択
2 種目特性の有効利用　5 用具の改造、考案
3 適した種目の考案　　6 ルールの緩和、追加、変更

医学・知識

		レベル別　C4, 5	C6	C7, 8
注意留意事項		肩甲骨翼状、挙上拘縮 肩関節亜脱臼 肩関節以下手指までの変形拘縮 四肢末梢部の浮腫 排痰方法	肩関節拘縮 肘関節屈曲拘縮 前腕回外拘縮 手指屈曲拘縮	手指の変形
	共通	1 臥位式と受傷部の安定 2 脊柱と胸郭の拘縮 3 側弯、円背、骨盤変位 4 頸部－肩甲骨上肢帯の痛み 5 起立性、動作性貧血 6 過緊張反射	7 呼吸機能 8 感覚麻痺と外傷 9 体温調整 10 プッシュアップ能力と褥瘡 11 痙性、化骨、尿路 12 車いすの適合と乗車姿勢	13 休息と水分摂取 14 低血糖症状 15 手袋と前腕のプロテクター 16 入浴や排便後の体調 17 心理的状況 18 転倒

ADLの確立と安定・習熟

目的／状況／医療における治療的スポーツ訓練の内容		保護・監視的体力 訓練　初期	基礎体力養成 訓練　中期	余裕の体力養成 訓練　後期
		動機づけ 車いす乗車耐久性 良姿勢保持 車いす走行能力 ドライブ・ブレーキ操作 ヘッド・チンコントロール ボディーコントロール（静的） ストレッチ体操 呼吸補助筋の強化 リラクセーション 起立性・動作性貧血の改善 社会的技能（個別）	筋力 持久力 瞬発力 バランス 調整力 スキル ｝基礎体力強化 車いす操作（四輪） キャスター操作（二輪） ボディーコントロール（動的） 代償機能の開発 社会的技能（グループ）	基礎体力　維持　強化 車いす習熟訓練（不整地移動、踏切など） 各種トレーニング法 各種体操 各種スポーツ（レクリエーション） 各種スポーツ（競技的） 特に上肢・肩甲帯・体幹の筋力パワー強化 自己管理（麻痺域・肥満） 社会的技能（リーダー）

繰り返される運動刺激　→　身体の適応能力／心理的社会的適応能力　→　更生施設などにおける機能訓練を配慮したスポーツ　→　生涯スポーツ

自信

ポーツの質と量を調整してゆき、さらには生涯スポーツへつなげてゆくようにします（表3.17）。

文献

1) 初山泰弘：身体障害者スポーツと運動処方．整形・災害外科 31：917-926, 1988.
2) 初山泰弘：スポーツ医学の側面からみた脊髄損傷．総合リハ 19：595-700, 1991.
3) 井出精一郎：身体障害者スポーツの歴史と現状．日本身体障害者スポーツ協会, 1992.
4) 北村昭子, 水田賢二：スポーツ訓練．脊髄損傷—包括的リハビリテーション．医歯薬出版, pp.199-209, 2002.
5) Nilson R：Complication that may occur in those with spinal cord injuries who participate in sports. Paraplegia 1995; 23: 152-158.
6) 中川一彦：パラリンピックの歴史．ノーマライゼーション障害者の福祉 17：26-29, 1997.
7) 総理府：障害者白書—生活の質の向上をめざして—平成9年版, 1997.
8) 陶山哲夫：障害者スポーツの特色. Medical Rehabilitation 15-24, 2002.
9) 陶山哲夫：広まる車いすマラソン．中村太郎・編：車いすマラソン—大分から世界へのメッセージ, 医療文化社, pp.36-73, 2004.
10) 陶山哲夫：障害者スポーツの普及に向けて．月刊カレントテラピー22：85-91, 2004.
11) 陶山哲夫：障害者スポーツの最近の動向．理学療法科学 21：99-106, 2006.
12) 日本身体障害者スポーツ協会：障害者スポーツの歴史と現状．平成14年2月.
13) 日本身体障害者スポーツ協会：21世紀を見据えた障害者スポーツの在り方．1998.
14) 全国身体障害者総合福祉センター：福祉行政と障害者スポーツ．障害者スポーツ指導員養成研修資料；37-101, 平成15年2月.

（陶山哲夫）

4 機能訓練としての運動・スポーツ

機能回復を目的として

運動やスポーツは、姿勢や動作、筋力・持久力・調整力などの体力を向上させるのに有用です。それに加えて、気分転換など心理的な要因の解消、社会参加の促進など、広い範囲での効果が期待されています。

このような運動やスポーツの要素や効果をリハビリテーションの一環として取り入れ、心身の活動性を向上させることがリハビリテーション体育の目標の一つとなります。

頸髄損傷者では、他の章でも挙げられている残存機能の維持・向上、座位バランス能力の獲得、車いす操作性の向上、車いす移動時の耐久性の向上などを目的としてプログラムを進めていきます。

しかし、頸髄損傷者が運動を行った場合、健常者の運動時と異なる身体反応を引き起こすことがあります。特に、座位耐久性が向上し移動が行えるようになると、その反応を強く感じることになります。

運動時の変化

図3.167は、車いすローラー上で運動負荷試験を行い、心肺持久力を測定している様子です。ゆっくりした速度から最大に出せる速度まで段階的に増加させ、速度が維持できなくなるまで力を出し切ります。その結果、図3.168に示すように、健常者が同じ条件で運動を行った場合に比べて、約1/3程度の能力しか発揮できませんでした。さらに、運動開始時点から、体内に酸素を取り込む反応に違いが認められました。しかも、運動開始時点では、身体の感覚的な疲労を感じていない状態でした。

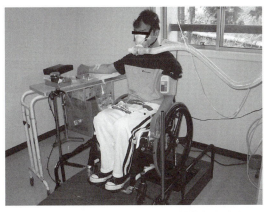

図3.167　車いすローラーでの運動負荷試験

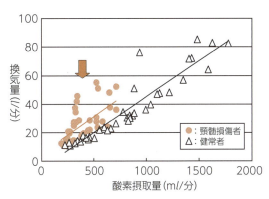

図3.168　車いす運動時の酸素摂取量の変化

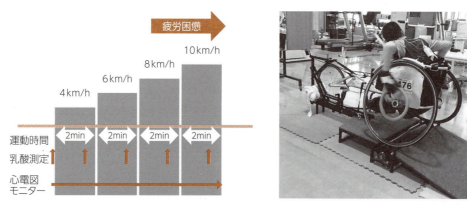

図3.169 車いすマラソン選手の最大乳酸測定の方法

このように、他の章で述べられている神経学的機能（運動や感覚）に加えて、運動やスポーツを行った場合、身体内部の反応も特有の変化を起こしていることがわかりました。これは、残存機能や体力レベルに合わせた運動の強さを調節することが必要であると考えられます。

運動の強さを調節するには、いろいろな方法があります。ここでは、その基礎となる身体の反応から運動の強さを調整する方法を紹介します。頸髄損傷者で、車いすマラソン選手の例を挙げながら解説をします。スポーツ選手は、十分にトレーニングされ、運動耐性が高く、身体反応がはっきりしているためです。運動強度の決定には、血液中に出てくる乳酸（Lactate Acid：LA）の変化を用いてより詳細に決定します。

運動を行うとその強さに合わせて、筋肉中のグリコーゲンを利用し、運動に必要なエネルギーを産生します。その過程で血液中にLA（B-LA）が出てきます。その量を測定することで、運動の強さを明確にしていきます。このB-LAの上昇は、アドレナリンやノルアドレナリンなどの神経伝達物質と同じ変化をすることが報告されており、エネルギーの利用と身体の活性化を反映しています[1]。

前述の運動負荷試験中に、それぞれの負荷段階で、耳たぶから微量な血液を採取します（図3.169）。その数値を、運動の強さと合わせて、グラフにすると図3.170のように、2次曲線の関係になります。この変化を3本の直線で結ぶとおおよそ2mmol/dl程度で変移点が認められます。この点をLactate Threshold（LT：乳酸閾値）[2]と呼び、健常者では、安全で効果的に心肺持久力を向上させる運動強度として有用とされています。このLTでの運動は、頸髄損傷者も健常者と同様に、一定の時間、運動を持続することが可能です。その効果は、頸髄損傷者の場合、筋肉の持久力を向上させることが考えられます。

通常の訓練では、この方法をもとに、動作と主観的な

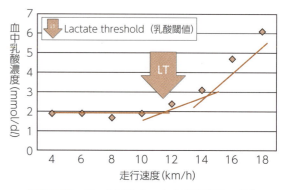

図3.170 車いす運動中の血中乳酸濃度の変化

身体の疲れ具合とのバランスをとりながら運動を行います。この主観的運動強度では、LT強度の運動は、「ややきつい」程度に相当します。しかし、LT強度の運動であっても、事前の準備運動などを行わずに実施すると大きな負担となります。

それでは次に、実際の運動やスポーツの実践例について、紹介します。

運動やスポーツの実践例：運動前には、ストレッチ・体操から始めよう！

（この体操は、本書改訂第2版でこの項を担当した北村昭子が考案し、リハ体育で実際に活用しています）

肩甲部の体操は、体幹のバランスが良い方は、両方を同時に行いましょう。また、座位バランスが不良な方は、片方の腕をロックし、バランスをとりながら、片方ずつ可能な範囲で行いましょう。この体操は、ストレッチと同様に、呼吸を止めず、動かせる範囲で、肩甲部を意識しながら行いましょう。まずは、水平に動かす体操（図3.171）から開始し、ばんざいの動作（図3.172）、手の甲を正面に向けて横に広げる動作（図3.173）、肘を体側部につけて横に開くガッツポーズに近い動作（図3.174）と進めます。

肩部の体操は、電動車いすレベルの方に行っている体操です。肩甲部の体操と同様に、呼吸や動かす範囲を意

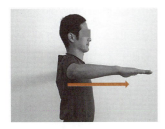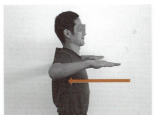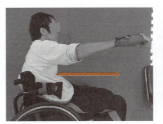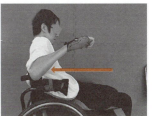

図3.171　肩甲部の体操（水平）

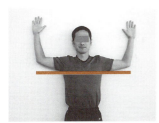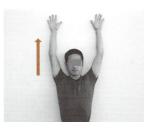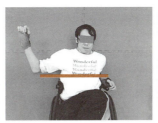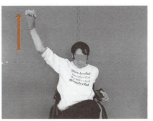

図3.172　肩甲部の体操（ばんざい）

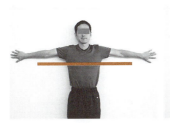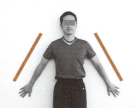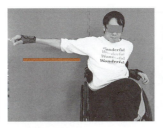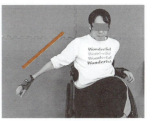

図3.173　肩甲部の体操（横に）

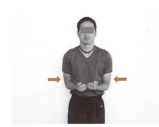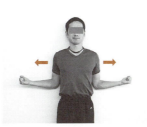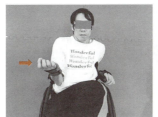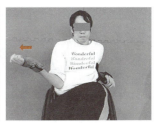

図3.174　肩甲部の体操（ガッツ）

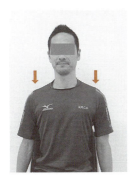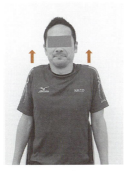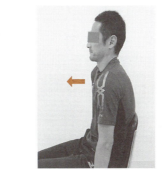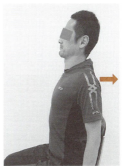

図3.175　肩甲部の体操（上下）　　　　　図3.176　肩甲部の体操（前後）

識しながら、ゆっくりと自分のリズムで行いましょう。
まずは肩を上下に動かし、動く範囲をしっかりと確認します（図3.175）。次に、前後に動かします（図3.176）。さらに、前後に回旋し、大きく動かします（図3.177）。そして、左右交互に回旋方向を変え、ダイナミックに動かしましょう（図3.178）。ただし、痛みや違和感が出ない範囲で徐々に動かすことを心がけてください。

体操の後は、運動・スポーツを始めましょう。

4　リハビリテーションスポーツ　　145

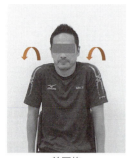 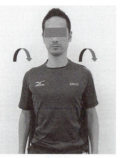 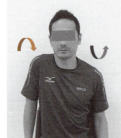 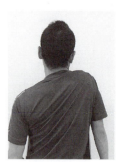

前回旋　　　　　　後回旋　　　　　　　　　交互回旋

図3.177　肩甲部の体操（回旋）　　　　図3.178　肩甲部の体操（交互回旋）

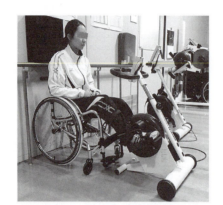

図3.179　足を動かすPassive運動

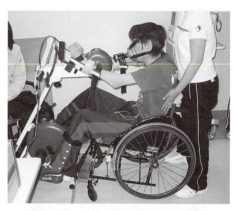

図3.180　手足を動かすHybrid運動

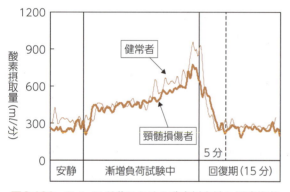

図3.181　Hybrid運動における酸素摂取量の経時的変化：頸損者および健常者の一例

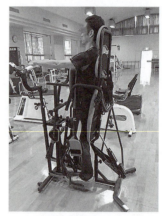

図3.182　全身を動かす立位歩行様運動

全身を使った運動を行おう！

　また、車いすなど上肢を使った運動以外に、麻痺域も使った全身運動は、車いす運動時と異なった身体反応を引き出し、心肺持久力や呼吸循環機能の維持・向上に有効な手段となります。脚を他動的に動かす運動は、Passive運動と呼ばれ（図3.179）、帰還血流量（心臓へ戻ってくる血液量）が安静にしているよりも増加することが報告されています[3]。また、脚を他動的に動かしながら腕を動かす運動はHybrid運動と呼び（図3.180）、図3.181に示すような運動時の変化が認められ、持久力を増加させるための運動では、車いすの運動よりも効果的であると考えられます。

　さらに、歩行に近い運動では、図3.182に示す運動があります。この運動は、車いす運動に比べて楽にエネルギーを発揮できます。また、この運動時の身体反応は、健常者が同様な運動を行った場合と同じ変化を示します（図3.183）。加えて、車いす運動で、疲労困憊に至る程度の運動も楽に行うことができます。このような歩行に近い全身運動は、日常生活に必要不可欠な持久力とともに、麻痺域への効果も報告されています[4]。リハ体育では、電動車いすレベルの頸髄損傷者にも、コンディショニングが整えば、この運動をプログラムに取り入れています。

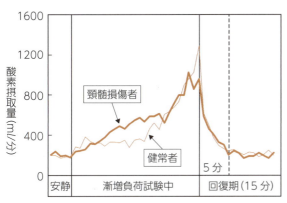

図3.183 立位歩行様運動における酸素摂取量の経時的変化：頸損者および健常者の一例

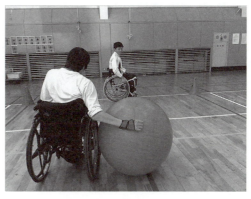

図3.184 大玉サッカー

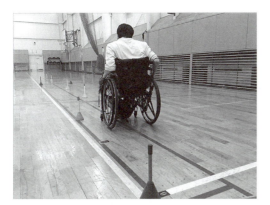

図3.185 スラローム

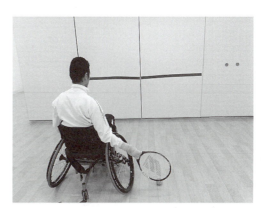

図3.186 ミニテニス

その反面、この運動にはリスクもあります。実施に際しては事前に、医師やリハ体育専門家のアドバイスを受けることが必要です。

スポーツ種目で楽しみながらリハビリテーション！

①大玉サッカー（図3.184）

大玉サッカーは、直径100cm程度の大きなゴムボールを使用します。コートの広さは、バスケットボールコートやバレーボールコートなど、対象者の体力や移動能力に合わせて設定します。手や車いすを利用して、ボールを転がし、任意に設定したゴールをボールが通過した場合に得点とします。また、動的なバランス機能が乏しい頸髄損傷者では、空中に浮いたボールをコントロールすることが困難となりますので、ボールはフロアーを転がし、ゲームを行います。パワーサッカーやウィルチェアーラグビーの要素を組み合わせ、体力や移動能力が向上中の対象に活用します。

②スラローム（電動・手動）（図3.185）

スラロームは、陸上競技のトラック種目の一つです。30mの距離に、2mごとに赤や白の旗門を設置し、その旗門の幅は、1.27～1.3mです。この旗門に触れたり、倒したりしないように、前進、後進、回転をしながら走ります。使用する車いすは、日常生活で使用する車いすを用います。そのため、日常生活で安全に、しかも正確に車いすを操作する練習にも活用できます。

③ミニテニス（図3.186）

車いすテニスは、一般のテニスと同様の規格で、屋外でのプレーを行いますが、体温調節や運動機能に制限がある頸髄損傷者で、特に、高位の損傷レベルの対象では、屋外や広いフロアーでの活動や移動は、負担が大きく、目的に応じた訓練効果を得にくくなります。そのため、強いダッシュやターンを伴わない広さで、スポンジボール、軽いラケットを使用して、ゲームを行い、ラリーや方向転換の回数をカウントしながら行います。

④ゴロ卓球（図3.187）

ゴロ卓球は、高位の損傷レベルの対象者に、楽しみながら、上肢の筋トレや可動範囲のコントロール性を向上させる種目として活用しています。図3.188に示すように、ラケットの代わりに、滑車の付いたラケットを固定し、平面の部分をラケット面に見立てて、打ち返せる範囲内で、リズムよく、打ち返します。サウンドテーブルテニス（視覚障害者用卓球）の台を活用し行う場合もあります。このように、卓球台の大きさや形態を調整するこ

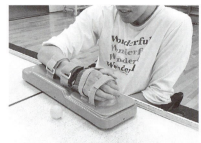
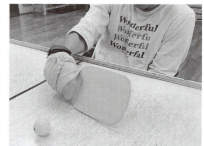

図3.188　ゴロ卓球のラケットの工夫

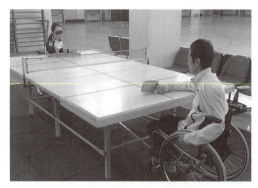

図3.187　ゴロ卓球
サウンドテーブルテニス用の台を活用した場合

とで、いろいろな人数でもプレーができます。

⑤水泳

　水中では、重力の影響が少なく、わずかな筋力で、陸上よりもダイナミックな運動が可能となります。また、首まで水につかることで、全身に適度な水圧がかかり、循環機能への好影響や呼吸補助筋のトレーニングなど、全身的な効果が期待されます。水中でのバランス不良の場合は、浮き具や救命胴衣などを使用し、対象者が安心して、浮き身をとれるように補助を行います。しかし、体温調節機能が十分に機能しない対象では、耐性が向上するまでは、入水時間を短くすることをおすすめします。
〔参考文献は次項5を参照〕

（樋口幸治）

5　車いす移動訓練の効果

　日常生活の活動性を維持・向上させるためには、体力要素に基づいた車いすでの移動能力を向上させることが必要です。リハビリテーション体育では、体力の構成要素を考慮した体力測定を考案し、頸髄損傷者の移動能力の評価を行っています。この評価は、前述の専門的な測定環境を必要とせず、日常生活の中でも、自己測定や確認が可能な種目を含んでいます。瞬発力を示す項目として10m走、持久力を示す3分間走、敏捷性を示すリピートターンが挙げられます。

10m走（瞬発力）

　瞬発力を測る10m走は、10mの直線を可能な限り速く走り抜ける種目です。想定される場面は、横断歩道を信号の点滅なく安全に余裕をもってわたる速さです。測定の方法は、対象者は、車いすの前輪（キャスター）がスタートラインにくるように位置につき、測定者の合図とともに全力疾走します。測定者は、スタートの合図とともにストップウォッチをスタートし、キャスターがゴールラインを踏んだ瞬間にストップウォッチを止め、その要した時間を測定します。

3分間走（持久力）

　持久力を測る3分間走は、3分間に何m走行できるかを測定する種目で、20mの直線コースを使用します。測定には、スタート位置と20mの位置に目印（コーン）を置き、1往復40mの距離の目印の外側を周り時間内に走った距離を計測します。また併せて、スタート前と終了直後に心拍数を測定し、身体的な負担や運動の効率を測定することもおすすめします。心拍数の測定は、10秒間の拍動をカウントし、10秒の拍動×6＋10を運動中の心拍数とします。また、運動効率は、Physiological Cost Index（PCI）＊を用いて、心拍数1拍あたりに移動した距離を計算し算出します[5]。

＊PCI（拍/m）＝［歩行後HR（拍/分）－安静時HR（拍/分）］÷歩行速度（m/分）

リピートターン（敏捷性）（図3.189）

　リピートターンは、立位で行う反復横跳びを車いすで

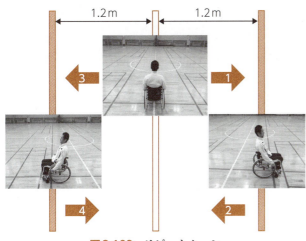

図3.189 リピートターン

行うものです。120cmの間隔に引いた3本の線を20秒間の間に何回往復できるかを計測する種目です。床上に線を引き、その線（中央線）を中心にして、左右に120cm間隔で線を引きます。対象者は、まず中央線を左右の両輪でまたぎ、スタートの合図の後、左右任意の線に前輪が触れるか越すまで前進し、即座に、後進し中央線に戻り反転し、再び反対側に前進します。この動作を繰り返し20秒間で何回、中央線と左右の線をまたげたかをカウントします。

車いす移動訓練の評価基準について

車いす移動訓練の評価基準について、リハビリテーション体育では、5段階評価表を作成して、対象者の訓練に活用しています。3分間走（表3.18）と10m走（表3.19）の評価表を示します。

（なおこの項は本書改訂第2版・藤本茂記著に著者が追記しました）

表3.18 3分間走の評価表

	低い：1	やや低い：2	ふつう：3	やや高い：4	高い：5
C5	-60	61-101	102-142	143-183	184-
C6	-150	151-189	190-229	230-269	270-
C7〜8	-214	215-256	257-299	300-341	342-

単位：m

表3.19 10m走の評価表

	低い：1	やや低い：2	ふつう：3	やや高い：4	高い：5
C5	-19.6	19.5-14.9	14.8-10.3	10.2-5.7	5.6-
C6	-9.2	9.1-7.8	7.7-6.5	6.4-5.2	5.1-
C7〜8	-6.9	6.8-5.9	5.8-4.9	4.8-4.0	3.9-

単位：m

参考文献（前項4と共通）

1) 八田秀雄：乳酸を活かしたスポーツトレーニング．pp.56-61，講談社，2001．
2) Ivy JL, Withers RT, Van Handel PJ, Elger DH, Costill DL：Muscle respiratory capacity and fiber type as determinants of the lactate threshold. J Appl Physiol 1980; 48 (3): 523-527.
3) Muraki S, Yamasaki M, Ehara Y, Kikuchi K, Seki K：Cardiovascular and respiratory responses to passive leg cycle exercise in people with spinal cord injuries. Eur J Appl Physiol Occup Physiol. 1996; 74 (1-2): 23-28.
4) Alekna V, Tamulaitiene M, Sinevicius T, Juocevicius A：Effect of weight-bearing activities on bone mineral density in spinal cord injured patients during the period of the first two years. Spinal Cord 2008; 46 (11): 727-732.
5) Mac Gregor J：The evaluation of patient performance using long-term ambulatory monitoring technique in the domiciliary environment. Physiotherapy 1981; 67: 30-33.
6) 野村一路：障害者におけるレクリエーションの意義．矢部京之助，他・編著：アダプテッド・スポーツの科学－障害者・高齢者のスポーツ実践のための理論，pp.72-76，市村出版，2004．

（樋口幸治）

5 慢性期の排尿・排便管理

排尿管理

　慢性期の排尿管理で重要なことは、上部尿路障害／腎機能障害を起こさないようにするという点です。脊髄損傷患者では腎機能低下が、生存期間に寄与することが示されています[1]ので、特に腎機能の評価は重要となります。検査方法としては、血液検査（尿素窒素、クレアチニン、β_2 microglobulin、白血球、CRP）、尿検査（尿タンパク、24時間蓄尿クレアチニンクリアランス測定）、超音波検査、造影剤を注射して行う排泄性尿路造影（IP：Intravenous Pyelography）、CT、腎シンチレノグラム、膀胱造影などがあります。

　合併症を早期に見つけて、悪化するのを防止するために、自覚症状がなくても定期的に検査を受けることが必要ですが、行う検査やどのくらいの間隔で行うのがよいのかは明確なエビデンスがありません。しかし、血液検査だけでは軽度の腎機能障害を見つけるのは難しいので、超音波検査か排泄性尿路造影を1年に1回は受けることをおすすめします。

　高い膀胱内圧（高圧環境）が続くと膀胱が変形・萎縮してしまい、膀胱尿管逆流や水腎症が起きて、最終的には腎不全に移行する経過をたどります（図3.190）ので、高圧環境にさせないことが大切です。高圧環境は排尿筋過活動、膀胱コンプライアンス（柔軟性、膀胱の広がりやすさ）の低下、排尿筋外尿道括約筋協調不全（DSD）などが原因となります。これら下部尿路機能障害の病態把握には尿流動態検査[*1]が必須検査と考えられています。

　*1　膀胱内圧測定、内圧尿流測定など排尿機能を動的に評価する検査法。

　その他、尿路感染による発熱、尿失禁、自律神経過反射といった合併症を減らすこと、排尿動作に伴う患者と介護者の負担を最小限にとどめることなど、総合的かつ継続的に管理していくことが必要になります。

排尿状態

　頸髄損傷では慢性期になると膀胱は多くの場合は排尿筋過活動の状態となり、ある程度尿がたまると自動的に膀胱が収縮するようになります。膀胱の排尿反射が回復するまでの期間は受傷後数週間から1年以上かかる場合もあります。ただし、頸髄損傷では排尿筋外尿道括約筋協調不全が約7割に見られるほか、膀胱収縮が持続しないためにしばしば残尿が生じます。膀胱の排尿反射が回復してくるか、座位が可能になったら排尿訓練を開始します。排尿反射の回復は、氷水テスト[*2]か尿流動態検査で判定します。

　*2　膀胱に氷水を注入して排出の有無を調べるテスト。

　麻痺のレベルによって手の動きが違いますので、それぞれ可能な排尿方法が決まってきます（表3.20、図3.191）。第4頸髄レベル以上では排尿は全介助になります。第5頸髄レベルでは自己導尿ができないので、叩打・手圧排尿ができない場合は、第4頸髄レベルと同様の排尿になります。第6頸髄レベルでは約半数が自己導尿で自立できます。第7頸髄レベル以下では肘の拘縮など合併症がなければほぼ全例が自己導尿可能です。

表3.20　頸髄損傷レベル別排尿法

C5レベル以上	叩打排尿，反射排尿（収尿器，オムツ），膀胱瘻，尿道留置カテーテル，介助間欠導尿
C6レベル	自己導尿，叩打排尿，膀胱瘻，尿道留置カテーテル
C7レベル以下	自己導尿，叩打排尿

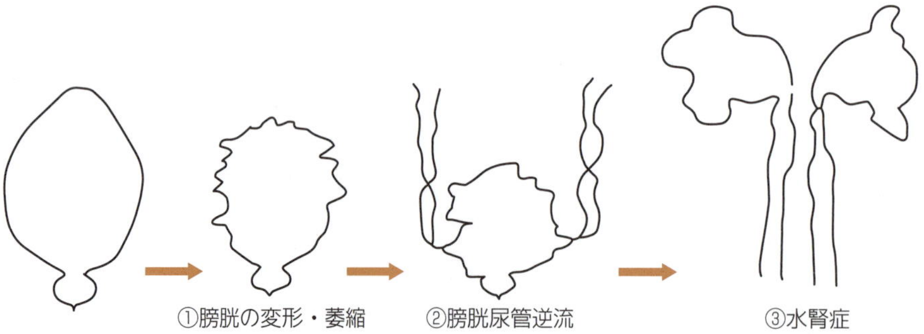

①膀胱の変形・萎縮　②膀胱尿管逆流　③水腎症

図3.190　上位脊髄損傷者における下部尿路および上部尿路形態悪化のパターン
（Stöhrer M：Alterations in the urinary tract after spinal cord injury－diagnosis, prevention and therapy of late sequelae. World J Urol 1990; 7: 205-211より）

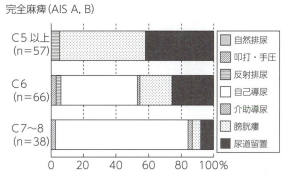
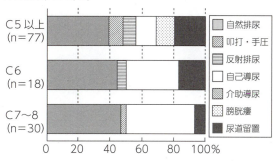

図3.191 頸髄損傷者のリハビリテーション退院時の排尿方法（国立障害者リハビリテーションセンター，1998〜2003年）

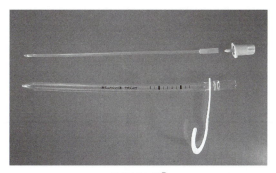
セルフカテ®

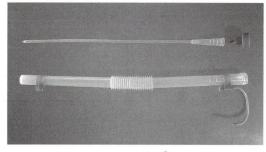
セフティカテ®

図3.192 自己導尿カテーテル

表3.21 自己導尿に必要な用具と消耗品

自己導尿用カテーテル
潤滑剤（グリセリン，キシロカインゼリーなど）
清浄綿（消毒綿）
尿器
石けん　　など

表3.22 市販されている自己導尿用カテーテル

① 再利用型（携帯型）
- セルフカテ®（富士システムズ㈱）
  （男子用（N，L，太），女子用，男児用，女児用，チーマン，ワンタッチ）
- セフティカテ®（クリエートメディック㈱）
  （折りたたみ式）
  （男性用（N，L），女性用，小児用，CUR用，チーマン）
- DIBマイセルフカテーテル®（㈱ディヴインターナショナル）
- 間欠式バルーンカテーテル（㈱ディヴインターナショナル）
  （男性用，女性用，セミハード）
- SCIケース®（九州風雲堂㈱）
  （せき損センター式）（マンドリン付き）

② 使い捨て型
- ネラトンカテーテル（外径12・14Fr：長さ15〜33cm）
  （テルモ㈱，ニプロ㈱）
- スピーディカテ®／スピーディカテコンパクト®（女性用）
  （コロプラスト㈱）

■自己導尿（清潔間欠自己導尿）

Lapidesらによって、1972年に提唱されました。患者が自分で一日に数回、カテーテルを尿道から入れて尿を出す方法です。受傷後初期に行う無菌的間欠導尿のような厳密な無菌的操作ではなく、手を消毒する程度の清潔操作で行います。自己導尿では導尿するたびにカテーテルとともにある程度の細菌が膀胱の中に入りますが、カテーテルを留置せず、残尿をなくすことによって高い率で尿を無菌に保つことができます。適切に行えば、合併症が少ない安全な排尿方法であり、尿失禁を減らし、留置カテーテルをなくすことで生活の質を改善することができます。

頸髄損傷では、第6頸髄レベル以下の人ならサイドピンチか指でつかんでカテーテルを尿道に入れることができます。男性ではZancolli分類2-A、女性では2-B-Ⅱまで可能です。自己導尿に必要な用具・消耗品を表3.21、表3.22、図3.192に、自己導尿の手順を図3.193に示します。指の力がない場合には、長いカテーテル（セルフカテ®男子用L33cmやセフティカテ®CUR用39.5cm）を使うか、カテーテルに延長チューブを付けると挿入しやすくなることがあります。括約筋の緊張でカテーテルが支える場合は、チーマン型カテーテルや太いカテーテルを使うと入りやすくなることがあります。

外出時の排尿の際、その手間と準備は自己導尿のハードルを上げてしまいます。排尿が大変だと外出を控えてしまう方もいると思います。近年では、親水性コーティングがすでに施され、開封後すぐに使えるスピーディカ

①体位をとり，下着を下げる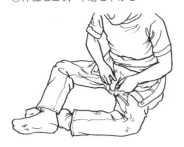

②手指の消毒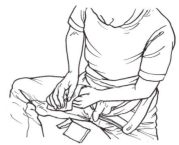

③尿道口の消毒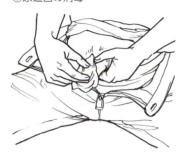

④潤滑剤をつける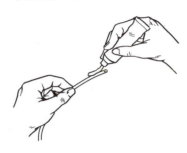

⑤カテーテルの挿入（男性）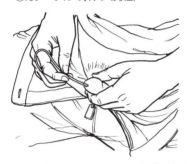

⑥（女性）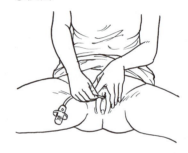

図3.193 自己導尿の手順
（中村隆一・編：リハビリテーションマニュアル10 清潔間欠自己導尿．国立身体障害者リハビリテーションセンター，pp.5-10，2001より）

テ®／スピーディカテコンパクト®が登場し、カテーテルひとつあれば自己導尿ができるようにもなっています。また、親水性カテーテルは非親水性カテーテルと比較し、症候性尿路感染症の頻度が低いとの報告[3,4]もあります。しかし、他の方法と比べるとコストがかかります[5]。

自己導尿を行う場合の注意点を表3.23にまとめました。頸髄損傷では排尿筋過活動となるので、膀胱に尿をためすぎると膀胱が勝手に収縮して膀胱内圧が上がり、尿失禁や膀胱の変形・萎縮の原因になります。自己導尿では、膀胱容量と尿量に合わせた十分な回数の導尿を行うことと過度の水分を摂取しないことが必要です。水分摂取をすごく我慢するということではありませんが、むしろ健常者よりもやや少なめの方がよいのです。健常者では一般的に一日尿量がおおよそ20～25ml/kgとなるような飲水量が適当といわれています[6]。体重60kgの場合には一日尿量1,200～1,500mlになり、一つの目安に

表3.23　自己導尿の注意点

- 膀胱容量と尿量に合わせて排尿回数を決める．
- 一日に最低3～4回は導尿する．
- 1回の導尿量は膀胱容量よりも少なめにする．
- 水分摂取制限（一日尿量の目安は1,200ml以下）．
- 尿意を感じたらすぐに導尿する．
- できるだけ尿失禁のない状態にする（必要なら抗コリン薬を服用する）．
- 通常は抗生物質の予防投与は行わない．
- 症状がない細菌尿，膿尿は治療しない．

なります。例えば、膀胱炎を起こして尿が混濁した場合に、水分を多く摂取すると尿が薄まって尿混濁がなくなったように見えることがありますが、単に薄まっただけで膀胱炎が治ったわけではありません。高齢者など、腎機能低下がある人で水分を過剰に摂取すると、気分不快や血圧低下などを引き起こす「低ナトリウム血症」になることがありますので、多くても2,000ml/日程度に抑えるべきです。また、かえって、1回の導尿量が多い

人、一日の尿量が多い人が発熱しやすいといわれています。頸髄損傷でも、ある程度の尿意や発汗などの代償尿意を感じることがありますが、健常者とは違って、尿意を感じた時にはすでに膀胱の収縮が始まって膀胱の圧力が高くなっているので、排尿を我慢せずにすぐに導尿を行う必要があります。

自己導尿を行っている場合は、ときどき膀胱炎になって尿が混濁すること（膿尿、細菌尿）があります。もし尿が混濁しても膀胱炎では発熱しませんので、急性腎盂腎炎を起こして発熱した場合や、急に尿失禁が増える、自律神経過反射が頻発するなど他の症状がなければ抗生物質は使わないようにします。抗生物質を頻繁に使うと抗生物質が効きにくい耐性菌が感染してしまうので、予防的な抗生物質は使いません。

①介助者による間欠導尿

高位頸髄損傷者では自己導尿はできないので、間欠導尿は介助者が行うことになります。自己導尿と同様に合併症の少ない優れた方法ですが、在宅で行う場合は365日定時に行わなくてはならないため、介助者が束縛され、負担がたいへん大きくなります。

②間欠式バルーンカテーテル法

間欠式バルーンカテーテル®は、患者自身が留置して繰り返し使うタイプのバルーンカテーテルです（図3.194）。自己導尿を行っている方が、導尿が難しい場合に一時的に使用することで生活の質を向上させることができます。自己導尿と同様にして患者自身が膀胱まで挿入してから、リザーバーを押して蒸留水でバルーンを膨らませて留置し、カテーテルを尿バッグにつなぎます。カテーテルを抜く時は、クランプを開くと蒸留水がリザーバーに戻り、バルーンが縮みます。

間欠式バルーンカテーテル法の目的としては、①夜間の尿量が多いか尿失禁がある場合に、夜間のみ留置する、②通勤・通学時のみ使用する、③旅行、自動車の運転、飲酒など、一定時間自己導尿ができない場合に使用する、などが挙げられます[7]。尿道留置カテーテルは慢性尿路感染症や尿道合併症の危険がありますが、間欠式バルーンカテーテル法は、留置を短時間にすることで合併症の危険を減らすことができます。

■反射排尿

いわば排尿を放置した状態で、尿がたまると膀胱が勝手に収縮して排尿します。排尿をコントロールできないので、オムツか収尿器が必要になります。排尿筋外尿道括約筋協調不全があると高率に腎障害が生じるので必ず確認しなければなりません。尿閉状態の場合や残尿が多い場合は内視鏡で括約筋を切開する手術を行います。

■叩打排尿

下腹部を手でトントンと叩いて膀胱の収縮を誘発して排尿する方法です。頸髄損傷では1回の膀胱収縮では完全に排尿しきれないことが多いので、叩打で繰り返し収縮を誘発して残尿を減らします。完全麻痺の場合に叩打排尿ができるようになるのは60〜70％といわれます。1〜3か月訓練しても残尿が50ml以上ある、排尿に時間がかかる、強い自律神経過反射が起きるなどの場合は別の排尿方法に変更する必要があります。また、尿流動態検査を行って排尿筋外尿道括約筋協調不全がある、膀胱の収縮反射が弱い、排尿時の膀胱内圧が高いなどの場合は叩打排尿を避けた方が安全です。

叩打排尿を定期的に行うことで尿失禁がない状態になる方もいますが、多くの場合は尿失禁を伴うために収尿器が必要になります。叩打排尿で一見うまく排尿できていても、高圧排尿が続いていると膀胱変形や水腎症を起こします。叩打排尿を始めた場合には、6か月後くらいに膀胱造影などを行って膀胱変形が見られたら中止する必要があります。また、10年以上たってから排尿困難が強まって水腎症が生じることがあるので、年1回程度の定期検査が必要です。

● 収尿器：オムツは尿による皮膚のかぶれと尿汚染により、褥瘡ができやすいのが欠点です。また、外出先での交換が困難ですので、生活が制限されます。在宅で生活する場合にはできるだけ避けた方がよいのです。収尿器には、表3.24のようなものがあります。収尿器は水分摂取制限がなく、トイレを気にせずに外出できるという長所があります（図3.195）。短所は、発赤、腫脹、皮膚潰瘍など陰茎皮膚障害です。

■尿道留置カテーテル

長期留置では尿道合併症が多くなるほか、男性では前立腺炎、精巣上体炎による発熱やカテーテル交換時の尿道損傷の危険があり、女性では括約筋が緩んでバルーン

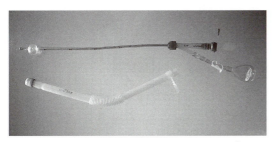

図3.194　間欠式バルーンカテーテル®
（㈱ディヴインターナショナル）

表3.24 収尿器の種類と特徴

① コンドーム型
　装着が簡単ではずれにくい，使い捨て．
　かぶれることがある．
　・コンビーン®（ワンピース，ツーピース，セキュアー）（コロプラスト㈱）
　・インケア®（カテ，インビューカテ，チップカテ〔先端取り外し型〕）（ホリスター社）
　・ワイドバンド®（ロチェスターメディカル社）
　・ペニック®（再利用型）（アルケア㈱）
② ベルト固定式
　はずれにくい，長期間使用でき，経済的．
　逆流防止膜で陰茎に傷がつくことがある．
　・ユニボン®，オルボン®（アルケア㈱）
③ パンツ式
　はき心地がよい，長期間使用でき，経済的．

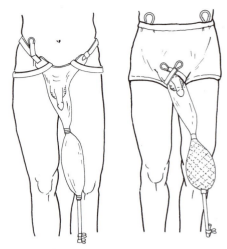

図3.195　収尿器
左：ベルト固定式収尿器（ユニボン®）
右：パンツ式収尿器

ごと抜けるようになる、陰部が不潔になるために膣炎を繰り返すなどの問題があります。慢性膀胱炎状態が続くことから、膀胱結石、膀胱の萎縮、膀胱腫瘍の合併なども問題となります。また、カテーテルが詰まる、抜けるといったカテーテルトラブルも起きます。カテーテル留置が必要な場合は、膀胱瘻にした方が安全で、生活もしやすいといわれています。

カテーテルは通常は2〜4週間ごとに交換します。カテーテルを留置している場合には、たとえ尿が混濁し細菌尿があっても、発熱がなければ抗生物質は原則として投与しません。むやみに抗生物質を投与すると細菌の耐性化を招いてしまい、いざ発熱した時に抗生物質が効かず治療に困ることがあります。尿混濁が強い場合には、膀胱内の沈澱物を除去し、カテーテルの閉塞を防止するために膀胱洗浄を行います。「膀胱洗浄が感染の原因になる」といわれますが、カテーテル留置で尿が混濁している場合には、すでに細菌が感染して慢性膀胱炎を起こしているのですから、膀胱洗浄による感染を気にすることは意味がありません。また、3ウェイバルーンカテーテルを留置して生理食塩水などで膀胱を灌流しても、尿を薄めるだけで膀胱洗浄の効果はありません。

■膀胱瘻

下腹部から直接膀胱にバルーンカテーテルを入れる方法です（p.52、図2.28参照）。尿失禁がなく、行動を束縛しないという長所があり、患者にとっては生活しやすい方法です。尿道留置カテーテルに比べると尿道合併症がなく安全で、清潔も保ちやすいといえます。しかし、カテーテル交換が必要であり、慢性膀胱炎とそれに伴う合併症（膀胱結石、膀胱萎縮、膀胱腫瘍の可能性など）やカ

テーテルトラブルの可能性があることは尿道留置の場合と変わりません。

■不全頸髄損傷の排尿

不全麻痺の場合には膀胱機能はほぼ正常の場合から、完全麻痺に近い場合まであり、必ずしも上肢・下肢の麻痺の程度とは一致しません。不全麻痺の排尿方法は図3.191の通りで、約半数は自分で排尿が可能ですが、尿意を我慢できずトイレに間に合わないで尿を漏らす（切迫性尿失禁）、トイレに行ってもすぐに尿が出ない、排尿後に膀胱に尿が残ってしまう（残尿）などの症状もしばしば見られます。特に、排尿筋外尿道括約筋協調不全があって、排尿困難が強い場合はそのまま排尿していると水腎症から腎不全になることがあります。自分で排尿できているようでも、尿流測定や残尿測定を行って排尿状態を確認しておくことが重要です。自排尿でも最大排尿筋圧が40cmH$_2$O以下で、残尿が100ml以下の条件であれば、腎機能障害の発生頻度は清潔間欠導尿で管理している患者と変わらないという報告[8]があり、カテーテルを使用するかどうかのおおよその基準になります。

また、切迫性尿失禁に対しては抗コリン薬が有効です。自然に排尿できる方でも、1回の排尿に時間がかかる場合や尿失禁が多い場合には自己導尿を行った方が生活しやすいこともあります。

■尿失禁対策

間欠導尿や自排尿を行っている患者さんにおいては、尿失禁の頻度が高いといわれています。尿失禁は褥瘡発生のリスクになることも指摘[9]されていて、尿路管理の中でも重要となります。脊髄損傷患者を対象としたアン

ケートでは約半数は尿失禁を認め、そのうちの6割が尿失禁のために困ると感じています[10]。

多くは、対処法として時間を決めて早めにトイレに行く「定時排尿」や飲水制限、パッドやオムツでの対応がされています。

尿失禁の原因が、排尿筋過活動や蓄尿時の膀胱内圧上昇、膀胱容量の減少である場合、頸髄損傷患者において認める尿失禁に対しても、抗コリン薬が有効であることは報告されています[11, 12]。しかし、抗コリン薬はムスカリン作用に伴う、口内乾燥や便秘といった副作用があります。特に排便機能も低下している頸髄損傷患者においては、便秘の増悪は問題となりますので、抗コリン薬の使用については十分注意が必要です。夜間や外出時などに自己導尿が難しい場合は、間欠式バルーンカテーテルを使用すると便利です。

括約筋機能不全に起因する腹圧性尿失禁では、抗コリン薬のような排尿筋過活動を抑える薬物治療は効果が得られないことがあります。

人工括約筋はカフによって尿道を圧迫して、尿失禁を防止するもので、括約筋機能不全による難治性の尿失禁においては有用な外科的治療法です。長期成績も認められていますが、装置の不具合や感染に伴う装置の摘出などの合併症も多く、その適応は慎重に決める必要があります[13]。

排便管理

頸髄損傷では脳によるコントロールがなくなり、排便は脊髄を介する反射のみで行うことになります。外肛門括約筋を意識して収縮・弛緩することができなくなり、腹圧もかけられなくなります。また、いきみや直腸収縮時に、外肛門括約筋が収縮する奇異性収縮が見られることがあります。便意を知覚できなくなるので、便意に基づいた排便はできなくなり、排便は計画的に行う必要があります。脊髄反射は残るので、粘膜刺激によって反射排便が可能なことが多いのです。また、頸髄損傷では脳からの抑制がなくなることで大腸が過反射状態となるため、全大腸の通過時間が延長するため、しばしば便秘が問題となります（図3.196）。

麻痺のレベルや障害の程度、生活様式などはそれぞれ異なりますので、排便訓練により自分に合った排便方法を確立する必要があります。排便訓練のポイントは次の4点です。

①食事を調節する。
②規則正しい排便習慣をつける。
③下剤で便の硬さを調節する。
④排便を誘発する。

まず、食事はできるだけ座位で規則正しくとるようにします。食物繊維は便の中身を増やし、水分を含む便を形成するので、野菜や果物、豆類、海藻などの食物繊維の多い食物をたくさん食べるようにします。便を軟らかくするためには水分を多くとる方がよいのですが、自己導尿を行っている場合には水分摂取を増やすことはできませんので、注意が必要です。

排便訓練では規則正しく排便することが重要です。腸の動きや生活習慣などにより、人によって排便間隔が異なります。毎日排便する人もいれば、2、3日に1回という人もいます。朝か夜の決まった時間に排便するようにします。食後に排便を行うと胃結腸反射によって大腸の動きが亢進するので、排便が起きやすくなる利点があります。直腸に便がなければ排便が起きませんので、便が直腸に下りてくるタイミングに合わせて排便を行うのが理想的です。自分に合った排便間隔を探していく必要があります。

食事だけでは便が適度な硬さにならない場合は、下剤で便の硬さを調節します。下剤には表3.25のようなものがあります。まず、塩類下剤、膨張性下剤など便を軟らかくする下剤を用い、必要に応じて大腸刺激性下剤を追加します。下剤の種類、量、服用時間は、便の性状を見ながら調節して自分に合ったものを見つけていきます。

排便反射の誘発には、肛門から指を入れるか、新レシカルボン坐剤®により直腸を刺激します。指による刺激は、手袋をして潤滑剤をつけた指を肛門から直腸内に入れ、円運動します。新レシカルボン坐剤®は腸内で炭酸ガスを発生し、直腸内圧を上昇させて排便反射を起こします。直腸粘膜刺激により大腸の蠕動運動を亢進させるとともに、外肛門括約筋の反射性弛緩を起こして排便します。腹部を時計回りにマッサージする、下腹部を叩く

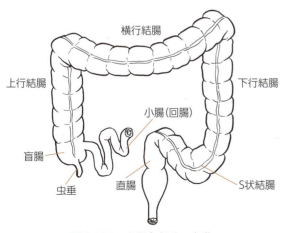

図3.196　大腸各部分の名称

表3.25　下剤の種類

	薬剤名	作用・特徴
塩類下剤	酸化マグネシウム（カマ）	浸透圧により腸管内に水分を移行させて便を軟らかくする．習慣性が少なく長期投与が可能．
膨張性下剤	カルメロース（バルコーゼ®），カンテン末	腸管内で水分を吸収して膨張し，便の量を増やすとともに軟らかくする．
大腸刺激性下剤	センナ（アローゼン®），センノシド（プルゼニド®），ビコスルファート（ラキソベロン®）　など	大腸を刺激して腸の蠕動を促進する．8〜12時間で効果が現れる．連用すると習慣性が生じやすい．
その他	ルビプロストン（アミティーザ®）	腸管への腸液の分泌を増加させ便を軟らかくする．妊婦には禁忌．

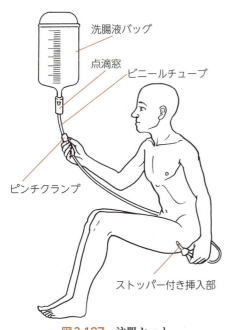

図3.197　注腸セット
肛門から微温湯を注入することによって排便反射を起こし便の排泄を促します．

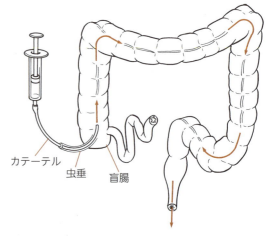

図3.198　順行性浣腸（Malone法）
虫垂を使って皮膚から盲腸にストーマをつくり，週に2度程度グリセリン浣腸や微温湯などを注入します．普段はストーマを絆創膏でふさいでおきます．

なども排便の補助になります．外肛門括約筋の弛緩が不十分な場合は摘便か浣腸が必要になります．

横になった姿勢では腸の動きが悪くなるので，できるだけ座位をとり，車いすに乗るようにします．また，完全麻痺の場合は本来の便意はなくなりますが，自律神経過反射による鳥肌，発汗，頭痛などを「代償便意」として感じることがあるので，排便間隔を決めるのに利用できることがあります．不全麻痺ではある程度便意が残りますが，異常感覚により頻回に便意を感じたり，残便感を感じる場合もあります．

例えば，朝に排便を行う場合には，前の晩に下剤を服用し，新レシカルボン坐剤®や浣腸を行って排便するのが一般的な方法です．排便の状況を確認しながら，自分に合った方法を確立していく必要があります．

■摘便

十分な排便ができない場合には摘便を行うことがあります．ゴム手袋にワセリンやキシロカインゼリーをつけて直腸に指を入れ，便塊が触れれば指で直腸粘膜が傷つかないように掻き出します．直腸内の便が触れなくなるか，肛門が収縮するようになったら終了の目安です．

■浣腸と洗腸

腸管内に硬便があったり，排便反射が弱い場合にはグリセリン浣腸を行います．あるいは，10〜20mLの微温湯を肛門から直腸に数回入れ，排便反射を誘発して排便を促進する方法もあります（図3.197）．人工肛門の洗腸と同様に肛門から1回500〜1,000mLの微温湯を入れ，洗腸する方法もあります．便が出るまで便器に座っていなければならない，後便の処理などの問題がありますが，しばらくは便失禁がないので安心できます．

■順行性浣腸（ACE：Antegrade Continence Enema）

盲腸部に手術でストーマ*1をつくり，そこから薬液を注入して浣腸を行う方法で，ストーマとして虫垂を使う方法（Malone〔マローン〕法）（図3.198）と胃瘻と同様

のポート[*2]を挿入する方法（盲腸ポート法）があります。腸蠕動と同一方向へ薬液を注入するので、便の移動がスムーズで有効性も高いといわれています。重度の排便障害がある患者ではACEで、便失禁、排便時間が減り、QOLが有意に改善したと報告されています[17]。合併症はストーマ狭窄がやや多く、再手術が必要になることがあります。

[*1] 人工肛門、腸瘻や尿路変更における皮膚への開口部.
[*2] 胃瘻などに留置し薬液の注入口となる軟プラスチック製の管.

■排便の自立

排便の自立には、トイレへの移動、便座への移乗、脱衣、排便の誘発と排便姿勢の保持、排便終了の確認と後始末、着衣、車いすへの移乗をすべてできるようになることが必要です。頸髄損傷の方は障害レベルによって自分でできる動作に限界がありますが、一つでもできれば介護量がその分は軽減でき、生活の自由度も上がります。

頸髄損傷でも座位保持が可能な場合はトイレでの座位排便が目標となります。座位排便には重力を利用できる、腹圧をかけやすいといった利点がありますが、排便には30分から1時間以上はかかりますので、この時間は便器に座っていられることが必要です。座位バランスを考えて、トイレの環境整備も必要となります。頸髄損傷では便の排出時に自律神経過反射による血圧上昇とその後の血圧低下があることが多く、座位では血圧低下時に失神しないように注意が必要です。

■介助による排便

急性期や高位頸髄損傷の場合、排便は全介助になります。排便はベッド上で側臥位をとって行うことが多くなります。排便操作も、介助者が行い、摘便や浣腸が必要なことがほとんどですが、できるだけ排便反射を誘発して排便を行うようにします。

文献

1) Greenwell MW, Mangold TM, Tolley EA et al. : Kidney disease as a predictor of mortality in chronic spinal cord injury. Am J Kidney Dis 2007; 49: 383-393.
2) Stöhrer M : Alterations in the urinary tract after spinal cord injury—diagnosis, prevention and therapy of late sequelae. World J Urol 1990; 7: 205-211.
3) Cardenas DD, Hoffman JM : Hydrophilic catheters versus noncoated catheters for reducing the incidence of urinary tract infections: a randomized controlled trial. Arch Phys Med Rehabil 2009; 90: 1668-1671.

4) De Ridder DJNK, Everaert K, Rernandez LG, Valero JVF, Duran AB, Abrisqueta MLJ, VenturaMG, Sotillo AR : Intermittent catheterization with hydrophilic-coated catheters (SpeediCath) reduces the risk of clinical urinary tract infection in spinal cord injured patients: a prospective randomaised parallel comparative trial. Eur Urol 2005; 48: 991-995.
5) Wyndaele JJ, De Ridder D, Everaert K, Heilporn A, Congard-Chassol B : Evaluation of the use of Urocath-Gel® catheters of intermittent self-catheterization by male patients using conventional catheters for a long time. Spinal Cord 2000; 38: 97-99.
6) 日本排尿機能学会 夜間頻尿診療ガイドライン作成委員会・編：夜間頻尿診療ガイドライン. ブラックウェルパブリッシング, 2009.
7) 関寛之・編：リハビリテーションマニュアル1 間欠式バルーンカテーテル法. 国立身体障害者リハビリテーションセンター, 2002.
8) Weld KJ, Wall BM, Mangold TA, Steere EL, Dmochowski RR : Influences on renal function in chronic spinal cord injured patients. J Urol 2000; 164: 1490-1493.
9) 池田篤志：合併症の予防と管理〔褥瘡〕. 全国脊髄損傷データベース研究会・編, 脊髄損傷の治療から社会復帰まで, pp.32-43, 保健文化社, 2010.
10) Hansen RB, Biering-Sørensen F, Kristensen JK : Urinary incontinence in spinal cord injured individuals 10-45 years after injury. Spinal Cord 2010; 48: 27-33.
11) Stöhrer M, Madersbacher H, Richter R, Wehnert J, Dreikorn K : Efficacy and safety of propiverine in SCI-patients suffering from detrusor hyperreflexia—a double-blind, placebo-controlled clinical trial. Spinal Cord 1999; 37: 196-200.
12) Ethans KD, Nance PW, Bard RJ, Casey AR, Schryvers OI : Efficacy and safety of tolterodine in people with neurogenic detrusor overactivity. J Spinal Cord Med 2004; 27: 214-218.
13) Patki P, Hamid R, Shah PJR et al. : Long-term efficacy of AMS 800 artificial urinary sphincter in male patients with urodynamic stress incontinence due to spinal cord lesion. Spinal Cord 2006; 44; 297-300.
14) 牛山武久：排便コントロール. 総合リハビリテーション 28：455-469, 2000.
15) 神山剛一：直腸機能障害. 脊損ヘルスケア編集委員会・編, 脊損ヘルスケア基礎編, pp.67-76, 日本せきずい基金, 2005.
16) 神奈川リハビリテーション病院 脊髄損傷マニュアル編集員会・編：排便障害. 脊髄損傷マニュアル 第2版, pp.48-52, 医学書院, 1996.
17) Smith PH, Decter RM : Antegrade continence enema procedure: impact on quality of life in patients with spinal cord injury. Spinal Cord 2015; 53: 213-215.

（佐藤 両・岡田 弘・牛山武久・永松秀樹）

6 歯科（予防と治療）

頸髄損傷者にとって虫歯や歯周病等の歯科疾患の問題は重要です。全身の健康のためにも、またリハビリテーションのためにも、健全な口腔環境で、食事やコミュニケーションが楽しく行えるようにすることは大切なことです。そのためには口腔内の状態を知り治療の必要な場所は早期に処置を行いましょう。口腔環境は全身の健康に影響を与えるといわれています。口腔衛生の重要性を知り、実行し、いつまでも健康な歯で食事ができるようにしましょう。

口腔内の状況

頸髄損傷者の口腔内は、上肢の機能の低下による清掃困難の影響（虫歯や歯周病の罹患）は多少ありますが、特別顕著なことは見受けられないようです。表3.26、表3.27はC6レベル完全麻痺の頸髄損傷者、上肢の機能には全く問題のない胸・腰髄損傷者、それぞれ20名の口腔内診査結果の比較です。胸腰損者に比べ頸損者の歯周ポケットが若干深いですが、口腔環境が特に劣っているとはいえませんでした。

口腔内所見としては受傷時に起きた歯冠破折、歯牙の喪失、歯槽骨や顎骨の骨折に伴う不正咬合、顎関節症、また急性期にできてしまった輪状カリエス（歯冠の全周囲が融けるように虫歯ができる状態）などが見られる場合があります。

ブラッシング能力

高位頸髄損傷者の歯磨きは介助が中心になります。C5完全麻痺では自力での歯磨きが一部可能になります。ポータブルスプリングバランサーの使用（図3.199）や介助者の仕上げ磨きが検討されます。C6完全麻痺では装具を使用した歯磨きが可能です。

頸髄損傷者の上肢機能低下によるブラッシング能力への影響を調べてみました。調査対象は前述の口腔内診査と同様で、C6レベル完全麻痺の頸髄損傷者、対照として上肢の機能に全く問題のない胸・腰髄損傷者とを比較してみました。調査方法は歯面に染めだし液を塗布し、汚れ部分（歯垢）を赤く染めます（図3.200）。赤く染まった汚れをブラッシングによりどの位の時間で20%以内まで磨き落とせるかを調べました。歯垢の検査方法はオレリーのプラークコントロールスコア（図3.201）を用いました。

結果は表3.28に示すように、頸損者は12分以内に20%以下まで介助なしで普通の歯ブラシで歯垢を落とすことができました。一方胸腰損者は6分以内でした。ブラッシング能力は劣りますが、時間をかけ工夫しながら行えば歯垢を20%以内に落とすことが可能です。し

表3.26 口腔内検査，口腔衛生検査の被験者

	頸損	胸腰損
性別／人数	男 17人 / 女 3人	男 15人 / 女 5人
平均年齢	28.4歳	24.5歳
障害者暦	7.5年	4.4年
損傷レベル	C6 完全麻痺	T5～L1

表3.27 口腔内検査結果

（1人平均）	頸損	胸腰損
健全歯数	15.5本	13.7本
処置歯数	9.5本	8.7本
未処置歯数	3.6本	4.7本
喪失歯数	1.7本	2.0本
DMFT	14.8本	15.4本
歯周ポケット	3.1mm	2.8mm

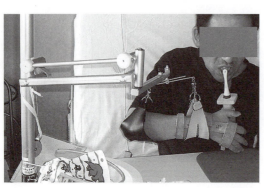

図3.199 ポータブルスプリングバランサーの使用

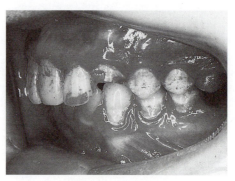

図3.200 染めだし

1) 歯垢染だし液を露出している歯牙表面に塗布する．
2) 軽くうがいさせ，歯肉と歯牙の境界部における歯垢の付着状況を確認する．その部位は頰側，舌側，近心，遠心の4面に分けて行う．
3) 検査用紙に歯垢が付着している部位を記入する．
4) 歯肉と歯牙の境界部以外に顕示された歯垢に関しては記録する必要がない．
5) 評価は次の式で行う．

$$\frac{\text{プラークの付着している歯面数}}{\text{被験歯面数の数}} \times 100 = (\quad)\%$$

【例】

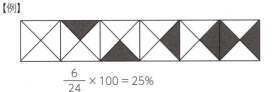

$$\frac{6}{24} \times 100 = 25\%$$

図3.201 オレリーによるプラークコントロールスコアの記載方法

表3.28 口腔衛生結果
（歯垢を20%以下まで落とすのに要する時間）

	頸損	胸腰損
3分以内	0人	6人
3～6分	5人	14人
6～9分	13人	0人
9～12分	2人	0人

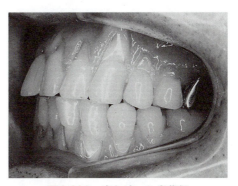

図3.202 磨り減った歯茎部

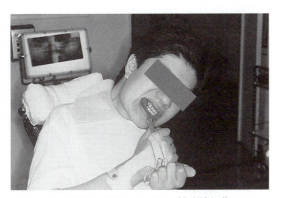

図3.203 ブラッシング（右側頰面）

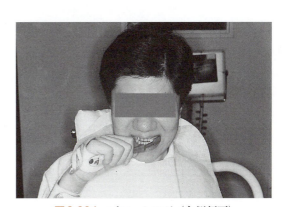

図3.204 ブラッシング（左側頰面）

かし微妙な力のコントロールができないため歯の側面を磨り減らしたり（図3.202）、歯肉を傷つけることがあるようです。

口腔清掃の方法

■普通の歯ブラシ

歯ブラシの持ち方は損傷レベルにより異なります。C6完全麻痺ではカフを利用する場合が多く、手首が曲がらない場合は磨く歯面によっては歯ブラシの柄を差し替えて歯ブラシの毛先が当たるようにします（図3.203、図3.204）。歯ブラシの毛先を歯面に直角、または歯と歯肉の境目に入れるように当て、前後に細かく動かします（図3.205）。この時カサカサと軽い音が出るようにします。歯ブラシを強く当てたり大きく動かすと歯面や歯肉を傷つけるだけでなく歯垢も落ちなくなります。噛み合わせ面も忘れずに磨きましょう。
360°歯ブラシ（図3.206）は毛先の向きを気にせず磨

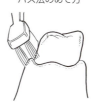
バス法のあて方

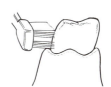
スクラッピング法のあて方

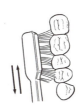

どちらも前後に振動を与えるように細かく動かす

図3.205 ブラッシング方法

けるので、便利で有用です。しかし、歯と歯茎の境目の清掃には若干難があります。慣れてきたら普通の歯ブラシの使用も試みましょう。

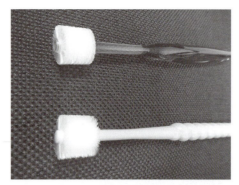

図3.206　360°歯ブラシ

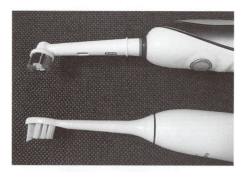

図3.207　電動歯ブラシ

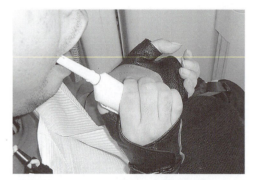

図3.208　ブラッシング（電動歯ブラシ）

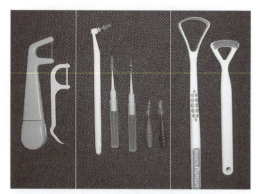

図3.209　その他の清掃器具

■電動歯ブラシ

　電動歯ブラシは多数のメーカーから多様な製品が出ています。最近の電動歯ブラシの性能は優秀です。実験でも普通の歯ブラシに比べ歯垢除去効果が優れているとの報告があります。また障害者の使用や介助者が行う場合においても効果が高いとの報告があります。図3.207の写真上段はヘッド部分が回転反復運動および振動するタイプです。写真下段は音波振動を利用した製品です。この両者はハンドル部分の太さや重量、スイッチ、歯垢除去性能、バッテリーの寿命等、頸損者にとって利用しやすいようです。価格は最近購入しやすくなりましたが、音波振動タイプは比較的高価です。上肢機能に障害がある頸損者にとって普通の歯ブラシで小さなストロークで磨く、強く当てないように磨くことは熟練が必要ですが、電動歯ブラシで基本的な使用方法を習得するとかなり効果的なブラッシングができます（図3.208）。しかし歯垢除去効果の高い電動歯ブラシでも漫然と口の中で動かしていても歯垢は取れません。歯の表面に確実にブラシを当て、すべての面を磨くこと、歯と歯肉の境目も磨くことが重要です。

■その他の清掃器具

　歯ブラシだけで歯垢を完全に落とすのは困難です。歯ブラシの補助清掃器具としては図3.209の写真左側からデンタルフロス（糸ようじ）、歯間ブラシ、舌クリーナー

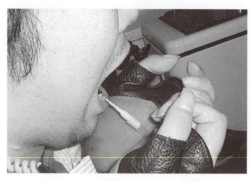

図3.210　歯間ブラシによる清掃

があります。デンタルフロスは歯と歯の接触面の清掃に有効です。歯間ブラシは歯と歯肉でできた隙間の汚れを落とすのに有効です。工夫次第で、使用できる可能性があります（図3.210）。ただし、口腔内の状況や上肢の機能により歯間ブラシの種類（ブラシの太さ、柄の形状）の選択、使用方法が異なりますので専門家のアドバイスを受けてから使用しましょう。舌の表面も汚れ（舌苔）がつきやすい場所です。口臭の原因にもなりますので、忘れずに清掃しましょう。普通の歯ブラシでも落とせますが舌クリーナーを利用すると効率的に落とせます（図3.211）。

■歯磨き粉や含嗽・洗口剤（図3.212）

　現在の歯磨き粉はフッ化物を含有した製品が主体となっています。フッ化物は齲蝕に対して抵抗力を持つ歯

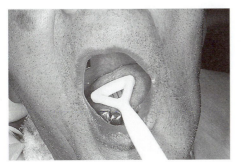
図3.211　舌クリーナー

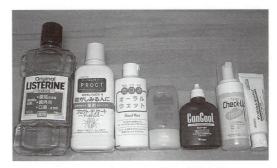
図3.212　含嗽・洗口剤，歯磨き粉

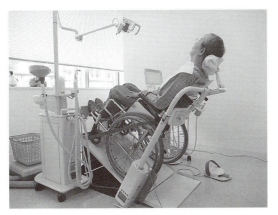
図3.213　車いす専用歯科診療台

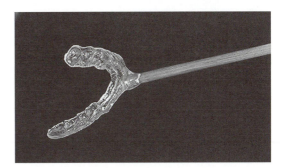
図3.214　マウススティック

質を作り、初期の齲蝕の再石灰化、細菌への作用により齲蝕予防に役立ちます。歯ブラシの毛先に少量取って使用しましょう。含有されている発泡剤は歯磨き時間を短く切り上げてしまう、研磨剤は歯質を削ってしまう等の副作用があります。状況によっては発泡剤や研磨剤の含まれていない製品がありますので利用しましょう。

含嗽・洗口剤も多様な製品が市販されています。殺菌効果、抗炎症作用、口臭予防等の効能があります。洗口剤の使用はブラッシングの代用にはなりませんが併用により、口腔内を清潔に保つのに有効です。

歯科受診

一般の歯科診療機関は車いすによる来院を配慮した設計にはなっていません。また上下肢の機能低下や上体のバランスの欠如などにより歯科診療台への移動は介助が必要となる場合も多く、歯科受診には多少困難を伴います。図3.213は車いす専用歯科診療台に車いすをセットした状態です。このような装置は数社から市販されています。車いすから診療台への移動を必要とせずに、一般に行われる歯科治療はすべて行うことが可能です。しかし残念なことに、このような装置を設置している医療機関は少ないようです。地域の口腔保健センターや障害者歯科に配備されているところがあります。

最近は訪問歯科を行う医療機関が増えています。診療の内容に多少制限はありますが、利用は有効な手段と考えます。頸髄損傷者の歯科受診は県や市の保健課や障害福祉課、地域の歯科医師会に相談するのがよいでしょう。また日本障害者歯科学会のホームページでも一部情報が得られます。

治療

上肢機能の低下を考慮した治療が必要です。歯科治療全般に口腔衛生や清掃性の考慮が必要です。前歯の歯冠修復（差し歯やブリッジ等）を行う場合、前歯を手指の代わりに使用する人もあり十分な強度を考慮した治療が必要です。前歯の歯冠修復は白い天然歯に似せるためセラミックやプラスチックで作るので衝撃や磨耗に弱いからです。また外傷から保護するため歯冠を数本連結したり、専用のマウスピースを作製する場合があります。マウススティック（図3.214）も本人の歯列に合わせ作製すると疲労軽減と歯の保護になります。

欠損歯が多い場合は可撤性義歯（いわゆる取り外しを必要とする入れ歯）を作製することになります。しかし上肢機能の低下から簡単に着脱できない場合があります。義歯の着脱が容易にできるように義歯の設計を考慮する必要があります。義歯安定のための維持装置（義歯の脱落や転覆を防ぐための留め金）に磁石を使用する場合もあります（MRI診断に影響ありとの報告がありますが）。またメンテナンスを十分考慮しながらインプラント治療を行う医療機関もあります。

歯科診療時には褥瘡、起立性低血圧、痙性、排尿、室温、呼吸などへの配慮も必要です。

　また増加傾向である高齢発症の頸髄損傷者は合併症として嚥下障害を来す場合もあります。肺炎予防等の観点からも、口腔内の整備や口腔ケアは重要です。

（大塚和樹）

7 慢性期合併症管理

1 合併症の予防と対策

褥瘡

褥瘡とは、2005年に日本褥瘡学会により「身体に加わった外力は骨と皮膚表層の間の軟部組織の血流を低下、あるいは停止させる。この状況が一定時間持続されると組織は不可逆的な阻血性障害に陥り褥瘡となる」と定義されています。ただし実際は単なる阻血にとどまらず、①阻血性障害、②再還流障害、③リンパ系機能障害、④細胞・組織の機械的変形が複合的に関与すると思われます。力学的には圧迫のみでなく剪断力（ずれ力）も影響しています。脊髄損傷者は皮膚の感覚障害があるため皮膚の傷や損傷に気がつかないことも多く、また運動麻痺のため寝返りなどの体位変換もできないことから褥瘡の発生リスクが高いです。以前から褥瘡は尿路感染とともに脊髄損傷の二大合併症といわれています。褥瘡を生じるとリハビリテーションを中断したり職業を休職したりする必要が生じるなど患者さんにかかる肉体的・精神的・時間的・経済的負担は大きいです。脊損者が褥瘡を好発しやすい理由を理解し発生予防に努めなければなりません。2005年度より日本褥瘡学会より褥瘡に対するガイドラインが公表されています。

■発生原理

褥瘡の定義にあるように、皮膚の局所に一定以上の圧が加わり血流が低下・停止した状態が一定時間以上継続すると虚血性壊死となって褥瘡が発生します。特に骨の突出部で起きやすいです（図3.215）。以前から200mmHg以上の圧で2時間以上の圧迫で皮膚は壊死に陥るといわれていて、看護領域で2時間ごとの体位変換を推奨される理由もそれによります。

また骨突出部の軟部組織にかかるずれ力は骨に近接した深部組織の方が強いと考えられ、皮膚表面よりも深部組織の損傷が先行する病態があります。臨床的には皮膚の変色や皮下の硬結（硬いかたまり）として観察され、深部組織損傷（Deep Tissue Injury：DTI）として注目されています。急速に増悪することがあり注意が必要です。

■発生要因

脊髄損傷者では次のような要因があります。

① 運動麻痺・感覚麻痺：麻痺により皮膚の違和感や痛みを感じず異常や褥瘡発生に気づきません。また運動麻痺で通常の自発的な体位変換、寝返りなどができません。

② 関節拘縮：麻痺により関節拘縮が生じやすく、その場合同一部位が圧迫されやすくなります。

③ 末梢循環障害：麻痺による自律神経障害により末梢循環障害があり麻痺域の血流量の減少があるといわれています。

④ 内分泌系、免疫系障害：脊髄損傷者では神経系のみでなく内分泌系、免疫系の障害も起こり、こうし

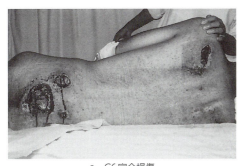
a. C6完全損傷

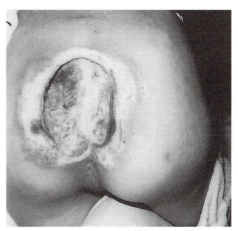
b. C7完全損傷

図3.215 褥瘡
（陶山哲夫：合併症の予防と対策．頸髄損傷のリハビリテーション改訂第2版, p.84より）

たことにより創傷治癒が遅延することがいわれています。皮膚は菲薄化して薄く光沢を帯びるようになると要注意です。

⑤**皮膚汚染**：麻痺による便失禁・尿失禁などで皮膚が汚染されやすく、湿潤してバリア機能も低下し褥瘡が発生しやすいです。

【好発部位】

骨突出部の仙骨部、坐骨部、大転子部、肩甲背部、膝窩部、踵部などに発生しやすいです。仙骨部や坐骨部に褥瘡が生じた場合、重度の場合は車いす乗車が行いにくく活動度が大きく損なわれます（p.57、図2.33参照）。

■**褥瘡の分類（深達度）**（表3.29）

褥瘡の分類は1975年のSheaの分類を原型として多数

の深達度分類が発表されています。現在国際的には米国褥瘡諮問委員会（National Pressure Ulcer Advisory Panel：NPUAP）のステージ分類、ヨーロッパ褥瘡諮問委員会（European Pressure Ulcer Advisory Panel：EPUAP）のグレード分類が一般的に用いられています。日本では日本褥瘡学会が提唱したDESIGN分類（2008年よりはDESIGN-R）での深達度分類が用いられます。それぞれ似通った内容ですが微妙に異なっている点もあります。NPUAPの2007年度版改訂では前述の「深部組織損傷：DTI（Deep Tissue Injury）疑い」、および「判定不能」が追加されているのが特徴です。「深部組織損傷：DTI」は皮膚表面にダメージが明らかになる前に骨に接した筋肉などの深部組織が皮膚表面より先んじて損傷を受けているという概念です。脊髄損傷患者での褥瘡

表3.29　DESIGN-R深さ項目，NPUAPステージ分類（2007年改訂版），EPUAPグレード分類の比較

DESIGN-R 深さ（2008）	d0 皮膚損傷・発赤なし		d1 持続する発赤	d2 真皮までの損傷	D3 皮下組織までの損傷	D4 皮下組織を越える損傷	D5 関節腔・体腔に至る損傷	U 深さ判定が不能な場合
NPUAP分類（2007改訂）		DTI疑い 圧力および/またはせん断力によって生じる皮下軟部組織の損傷に起因する，限局性の紫または栗色の皮膚変色，または血疱.	ステージⅠ 通常骨突出部位に限局する消退しない発赤を伴う，損傷のない皮膚．暗色部位の明白な消退は起こらず，その色は周囲の皮膚と異なることがある.	ステージⅡ スラフを伴わない，赤色または薄赤色の創底をもつ，浅い開放潰瘍として現れる真皮の部分欠損．破れていないまたは開放した/破裂した血清で満たされた水疱として現れることがある.	ステージⅢ 全層組織欠損．皮下脂肪は確認できるが，骨，腱，筋肉は露出していないことがある．スラフが存在することがあるが，組織欠損の深度が分からなくなるほどではない．ポケットや瘻孔が存在することがある.	ステージⅣ 骨，腱，筋肉の露出を伴う全層組織欠損．黄色または黒色壊死が創底に存在することがある．ポケットや瘻孔を伴うことが多い.		判定不能 創底で，潰瘍の底面がスラフ（黄色，黄褐色，灰色または茶色）および/またはエスカー（黄褐色，茶色，または黒色）で覆われている全層組織欠損.
EPUAP分類（1998）			グレードⅠ 損傷のない消退しない皮膚の発赤．特に，より暗い皮膚を持つ人においては，皮膚の色の変化，暖かさ，浮腫，硬結，あるいは硬さは指標として使えるかもしれない.	グレードⅡ 表皮，真皮あるいはその両方を含む部分層皮膚欠損．潰瘍は表在的で，臨床的には表皮剥離や水疱として存在する.	グレードⅢ 筋膜下には達しないが，皮下組織の損傷あるいは壊死を含む全層皮膚欠損.	グレードⅣ 全層皮膚欠損の有無にかかわらず，広範囲な破壊，組織の壊死，あるいは筋肉・骨あるいは支持組織に及ぶ損傷.		

（日本褥瘡学会・編：褥瘡予防・管理ガイドライン．照林社，2009，p.21より）

は多くがこの病態であるという意見もあります。

【重症度分類】

DESIGN-R分類は褥瘡の重症度、褥瘡状態の判定スケールとして使用が推奨されています。重症度や治癒過程を数量化して総合的に評価でき、治療効果も経時的に評価できる利点があります。その項目は、深さ（Depth）、浸出液（Exudate）、大きさ（Size）、炎症/感染（Inflammation/Infection）、肉芽組織（Granulation）、壊死組織（Necrotic tissue）の6項目で、ポケット（Pocket）が存在する時は最後にPを付記しDESIGN-Pと表記します。重症度は軽症ではアルファベットの小文字、重症は大文字で表記します。2008年のDESIGN-Rへの改訂で6項目の点数に重症度に対する影響度で重み付けが行われ、異なる褥瘡での重症度も判定できるようになっています（表3.30）。

■治療に必要な検査と診断

褥瘡について視診、および触診で状態をチェックします。深部組織損傷（DTI）では皮膚表面は色調変化のみ、または色調変化もない時もあります。熱感、腫脹、皮下の硬結や浮動感のみが所見のこともあり得ますので視診とともに触診が重要です。DTIの場合さらなる精査にはエコー検査が有用です。

褥瘡で深い創がある時は深部の状態をチェックするため、レントゲン（骨の変化、骨髄炎の有無等の検索）やMRI検査（骨・関節および軟部の検索）なども行う時もあります。

■褥瘡の治療

■全身状態の改善

日本人の褥瘡患者の多くは低栄養状態です。低栄養では創治癒が進みにくいので改善をめざします。貧血ではヘモグロビン（Hb）で11以上、低タンパク血症では血清アルブミン値で3.5g/dl以上をめざします。必要エネルギー量は性別、年齢、身長、体重、活動度や傷の状態より算出する計算式もあります（Harris Benedictの式）。簡便には必要エネルギー量：20～30（kcal）×体重（kg）、タンパク質必要量：1.0～1.2g/kgで算出できます。タンパク補給時は腎機能・肝機能等のチェックもします。その他にも脂質、亜鉛などのミネラル、ビタミンなども創傷治癒に影響します。入院の患者さんでは栄養サポートチーム（Nutrition Support Team：NST）にも介入してもらいます。

糖尿病などの内科疾患、尿路感染等の感染症などがある場合は早急にそれらの治療にかかります。

■局所治療

急性期の褥瘡（発症より約1～3週）は、状態が不安定で変動しやすく経時的な観察が重要です。褥瘡の発生原因を追究しそれを徹底して除去するようにします。前述のように全身状態の安定化も重要です。

局所治療の基本方針は、適度の湿潤環境を保ちながら創部を保護することです。外科的切除（デブリードマン）は、急性期が過ぎ壊死組織の分界が明らかになってから行う方がよいです。

慢性期褥瘡の治療においても褥瘡の発生原因の追究・除去が重要です。体圧分散用具なども使用し除圧（圧迫・ずれの排除）に努めます。慢性期褥瘡の局所治療を始める際には、治癒機序の違いにより浅い褥瘡（d；真皮まで）と深い褥瘡（D；皮下組織以上）に分けられます。

浅い褥瘡は創の保護と適度な湿潤環境の保持（Moist wound healing）が重要で、ドレッシング材が有用です。

深い褥瘡の場合、感染やポケット形成を併発していることが多いです。DESIGNの各項目の重症度分類で重症を軽症にしていくよう治療方針を立てます。Wound bed preparation（創面環境調整）という概念です。

壊死組織を除去する（N→n）、肉芽形成を促進する（G→g）、創を縮小させる（S→s）、感染・炎症を制御する（I→i）、浸出液を制御する（E→e）、ポケットの処置をする（P→p）ようにしていきます。

まず外科的デブリードマン（汚いところを切り取る）や外用薬・ドレッシング材の使用、洗浄、物理療法などで壊死組織を除去します。消毒は通常必要なく、洗浄液は生理食塩水、蒸留水、水道水などでよいです。次に湿潤環境を保持しながら適切な外用薬・ドレッシング材の使用などで肉芽形成促進を図り創の縮小を図ります。また、ポケットがある場合はこれを解消することをめざします。外用薬の注入やドレッシング材を軽く充填すること、物理療法（陰圧閉鎖療法）や切開などの外科的治療が試みられることもあります。

●持続吸引療法（Negative Pressure Wound Therapy：NPWT）：創面全体を閉鎖性ドレッシング材で覆い創面を陰圧に保って創部を管理する方法です。創面を専用のスポンジで被覆し専用の機械で内圧を－125mmHgに保つのを基本とします。NPUAP/UPUAPのガイドラインでは従来の治療法と比して創治癒に有利とされています。わが国で行う場合、保険適応で期間に上限（4週間）があります（2016年）。また専用の機械を用いず病院の壁吸引で持続吸引療法を行う時もあります。

表3.30 DESIGN-R® 褥瘡経過評価用

DESIGN-R® 褥瘡経過評価用

カルテ番号 （　　　　　）
患者氏名 （　　　　　）

月日 ／　／　／　／　／　／　／

		項目・点数			点数
Depth	**深さ** 創内の一番深い部分で評価し、改善に伴い創底が浅くなった場合、これと相応の深さとして評価する				
d	0	皮膚損傷・発赤なし	D	3	皮下組織までの損傷
	1	持続する発赤		4	皮下組織を越える損傷
	2	真皮までの損傷		5	関節腔、体腔に至る損傷
				U	深さ判定が不能の場合
Exudate	**滲出液**				
e	0	なし	E	6	多量：1日2回以上のドレッシング交換を要する
	1	少量：毎日のドレッシング交換を要しない			
	3	中等量：1日1回のドレッシング交換を要する			
Size	**大きさ** 皮膚損傷範囲を測定：[長径(cm)×長径と直交する最大径(cm)]*3				
s	0	皮膚損傷なし	S	15	100以上
	3	4未満			
	6	4以上 16未満			
	8	16以上 36未満			
	9	36以上 64未満			
	12	64以上 100未満			
Inflammation/Infection	**炎症/感染**				
i	0	局所の炎症徴候なし	I	3	局所の明らかな感染徴候あり（炎症徴候、膿、悪臭など）
	1	局所の炎症徴候あり（創周囲の発赤、腫脹、熱感、疼痛）		9	全身的影響あり（発熱など）
Granulation	**肉芽組織**				
g	0	治癒あるいは創が浅いため肉芽形成の評価ができない	G	4	良性肉芽が、創面の10%以上50%未満を占める
	1	良性肉芽が創面の90%以上を占める		5	良性肉芽が、創面の10%未満を占める
	3	良性肉芽が創面の50%以上90%未満を占める		6	良性肉芽が全く形成されていない
Necrotic tissue	**壊死組織** 混在している場合は全体的に多い病態をもって評価する				
n	0	壊死組織なし	N	3	柔らかい壊死組織あり
				6	硬く厚い密着した壊死組織あり
Pocket	**ポケット** 毎回同じ体位で、ポケット全周（潰瘍面も含め）[長径(cm)×短径*1(cm)] から潰瘍の大きさを差し引いたもの				
p	0	ポケットなし	P	6	4未満
				9	4以上16未満
				12	16以上36未満
				24	36以上
				合計*2	

部位 [仙骨部、坐骨部、大転子部、踵骨部、その他（　　　　　）]

*1："短径"とは"長径と直交する最大径"である
*2：深さ（Depth：d.D）の得点は合計には加えない
*3：持続する発赤の場合も皮膚損傷に準じて評価する

© 日本褥瘡学会/2013

こうした治療を行っていても創治癒が長期に遷延する皮下を越える褥瘡の場合、皮弁・筋皮弁術等の再建手術治療が検討されます。

■再建手術

【術前準備】

手術の前に、前に述べたように全身状態を改善させておきます。創の培養検査も行い抗生剤の感受性も確認しておきます。手術部位の創は前に述べたようにWound bed preparation（創面環境調整）で感染・炎症の鎮静した良質肉芽が形成される状態にしておきます。また、手術中の体位、および術後の安静体位をとるのに問題がないかもチェックしておきます。

【手術治療】

デブリードマン後に皮膚再建手術で傷をふさぎます。デブリードマンは壊死組織のみならず瘢痕組織なども含めて健常組織が現れるまで徹底的に行うのが重要です。取り残しを防ぐためにデブリードマンの前にピオクタニンなどの色素で創面を染色しておきます。創底部が骨に達する場合は、骨突出部の切除も行います。

【再建手術方法】

皮弁、筋皮弁、筋膜皮弁、穿通枝皮弁などの術式があります。

特に有用性が高い術式がどれであるかは、いまだ十分なエビデンス（科学的証拠）がありません。つまり一番よい術式がまだ定まっているわけではありませんが、治療に習熟した専門家の判断で治療法が決定されています。

可能なら単純、低侵襲の術式が選択されます。

筋皮弁は血流が豊富で肉厚の皮弁で感染にも強いとされ、死腔のあるようなある程度以上大きく深い褥瘡に用いられます。移動させる筋肉部分でのクッション効果も期待されましたが、長期的には筋組織の変性によりその効果は期待できないといわれています。かつては筋皮弁が多く行われましたが、最近は褥瘡の再発時のことを考え侵襲の少ない穿通枝皮弁が用いられるようになってきています。

褥瘡の好発部位である仙骨部、大転子部、坐骨部での皮弁術の例を図に示します（図3.216、図3.217、図3.218）。

【術後】

持続吸引ドレーンを留置します。通常手術より長期に留置し、吸引量が10ml/日以下になるまで、または1～2週程度留置します。手術部位に過度の緊張や荷重がかからないように注意します。術後はエアフローティングベッドやエアマットなどの圧力分散に優れるベッドの使用が望ましいです。体位変換は2時間ごとを目安にします。抜糸も通常より遅めに2～3週後に行います。再建部は順調でも強度が増すのは時間がかかり荷重開始や車いす乗車は慎重に進めます。車いす乗車開始の目安は術後5～6週以降といわれています。

車いす乗車を進める時は、リハビリ部門で車いす乗車時の接触圧を測定したり除圧動作を確認、指導するようにします（シーティングクリニック）。

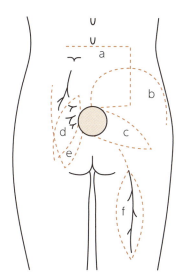

図3.216 仙骨部褥瘡に用いられる主な皮弁
a. 腰仙部横断皮弁　b. 殿部回転皮弁　c. V-Y皮弁
（直達皮弁，大殿筋穿通動脈皮弁，大殿筋皮弁）
d. 大殿筋穿通動脈皮弁　e. 腰殿部筋膜皮弁
f. 大腿後部皮弁（殿部大腿皮弁）
（吉本信也，他：褥瘡の手術治療における皮弁の選択．波利井清紀・編：皮弁・筋皮弁実践マニュアル，全日本病院出版会，2002, pp.141-149より）

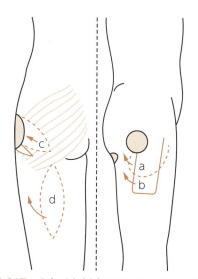

図3.217 大転子部褥瘡に用いられる主な皮弁
a. 直達皮弁（横転・回転皮弁）　b. 大腿筋膜張筋皮弁
c. 大殿筋皮弁　d. 大腿後部皮弁（殿部大腿皮弁）
（吉本信也，他：褥瘡の手術治療における皮弁の選択．波利井清紀・編：皮弁・筋皮弁実践マニュアル，全日本病院出版会，2002, pp.141-149より）

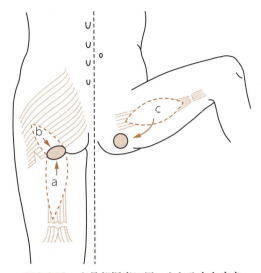

図3.218　坐骨部褥瘡に用いられる主な皮弁
a. 膝屈曲筋皮弁，大腿後部皮弁　　b. 大殿筋皮弁
c. 薄筋皮弁
（吉本信也，他：褥瘡の手術治療における皮弁の選択．波利井清紀・編：皮弁・筋皮弁実践マニュアル，全日本病院出版会，2002，pp.141-149より）

褥瘡が治癒した後や褥瘡のない時も、リスク評価、圧迫・ずれの排除、スキンケア、栄養管理、リハビリテーション、患者教育などを行うことが大切です。

浅い褥瘡でも治癒が遷延する時や再発を繰り返している時は、生活様式や除圧動作、使用している器具（車いすやクッション等）のチェックを行うことが望まれます。リハビリ病院等で行われている、いわゆるシーティングクリニックへのコンサルトがすすめられます。

■ 褥瘡と皮膚癌

褥瘡が治癒せず長期間（20年以上）経過している例では、皮膚の扁平上皮癌に移行することがあります。同じ色調、同じ光沢を持った褥瘡の潰瘍の一部が、ある日違った色調、違った光沢に変わります。①他の肉芽より艶が少ない、水気の少ない感じの肉芽になります。②血の気の少ない色調、少しばかり他の部分に比べて白っぽく、また紫がかった色に見えることもあります。③癌が成長するとカリフラワー状の盛り上がりに見えるようになります。脊髄損傷者には褥瘡を放置しないように指導します。

褥瘡治療は脊髄損傷者の身体状況や再発のリスクなどから、まずは保存治療が優先されます。NST（栄養サポートチーム）も介入した栄養管理、適切なデブリードマン等の処置や陰圧閉鎖療法なども行った保存治療は有効性が高いです。治癒が遷延して外科的治療を行う場合は、常に再発時のことを考慮する必要があります。治癒後はシーティングクリニックなどでチェックや患者教育を行い、再発予防を図ることが重要です。褥瘡の対応は多種職が参入して行うチーム医療・包括的医療が望まれます。

拘縮

拘縮とは関節部で関節や関節包外の筋肉、腱、靭帯、皮膚などの軟部組織の変化で関節可動域制限を来した状態です。3～4週間前後関節を固定した状態でいると拘縮が生じます。

脊髄損傷では次のような拘縮発症の誘因があります。
　①弛緩性麻痺を呈する場合は四肢自体の重さ、体位、寝具の重さなど
　②痙性麻痺では緊張の亢進した筋肉の短縮
　③麻痺筋と非麻痺筋の筋力不均等
　④疼痛による逃避肢位による筋肉の短縮
　⑤関節周囲の軟部組織に炎症や異所性骨化、あるいは関節自体の変性がある場合

頸髄損傷では四肢体幹麻痺があり、残された機能は最大限に発揮する必要があります。こうしたところに関節の拘縮が生じると運動機能へ大きく影響を与え、本来なら自立できるはずのADL動作も自立できなくなります。

例えば麻痺がC6レベルの場合、肘伸展筋の上腕三頭筋は麻痺していますが、手掌を床につき肘を伸展位でロックして、いざりやプッシュアップ動作を行うことも可能です。しかし肘や前腕に拘縮があるとこうした肢位がとれず動作が不能となります。

【頸髄損傷での高位別に発生しやすい拘縮】
　C4：肩甲骨挙上拘縮（麻痺のない副神経支配の僧帽筋の収縮による）
　C5：肩外転拘縮、肘屈曲拘縮
　C6：肘屈曲拘縮・回外拘縮、手関節背屈拘縮、指屈曲拘縮
　C7：指伸展拘縮

下肢は股関節屈曲・内転拘縮、膝関節屈曲拘縮、足関節内反尖足拘縮、足指屈曲拘縮が起こりやすいです。

こうした拘縮により各レベルで次のような影響が起こります。
　C4：呼吸補助筋の僧帽筋や胸鎖乳突筋が円滑に作動しにくくなり肺活量が減少
　C5：整容が自立から部分介助、更衣が部分介助から全介助
　C6：更衣と移乗が自立から部分介助
　C7：更衣が自立から部分介助

麻痺の高位が高いほど、拘縮のADLに対する影響は大きいです。

■予防・治療

受傷早期より他動運動と伸張運動を行い拘縮予防に努めます。

関節可動域訓練は各関節について全可動域を5～10回、全体で10～15分、最低一日1回は行います。暴力的な運動は異所性骨化を生じる危険がありますので愛護的に行います。なるべく痛みや拮抗筋の反射的収縮を誘発しないようにゆっくり行います。

装具療法として手関節背屈、手指軽度屈曲、母指掌側対立位を保持する目的でスプリントを使用することもあります。スプリントを握らせた上に弾力包帯で巻く時もあります。ただし麻痺域の皮膚を傷めないように内面にクッション材を十分に用います。

拘縮が起こってしまっている時は運動療法や物理療法を行います。関節可動域訓練の前に温熱療法を行うことは結合組織の粘性を高めストレッチの効果を上げる期待ができますが、熱傷の発生に注意する必要があります。

原則はこうした保存治療ですが、保存的治療を行っても拘縮があり日常生活動作や訓練に著しい障害を来す場合は手術治療も考慮されます。関節授動術や切腱術、腱延長術などが行われます。アキレス腱延長術など下肢手術が行われることが多いです。手術適応は手術によって失われる機能がないか慎重に検討して決めます。

異所性骨化

異所性骨化とは本来骨組織の存在しない場所（関節周囲の軟部組織・関節包・筋膜・筋など）に新たな骨が形成される病態です。石灰沈着とは異なり完成した新たな骨はハーバース管や骨髄腔を持つ正常な骨組織です。異所性骨化を来す病態としては脊髄損傷以外に頭部外傷、脳卒中、脂肪塞栓、CO中毒、血友病、関節近傍の外傷後や手術後などでも起こります。異所性骨化の発症は関節可動域制限を来してリハビリテーションや日常生活動作が大きく障害されます。早期に発見して適切な対応をすることが望まれます。

■発生

発生部位は腱、靭帯、関節包、筋肉、筋膜などの関節周囲です。発生頻度は18～85％と報告者で大きく異なります。これはADL障害が起きないとレントゲン検査が行われず、また治療者が異所性骨化を認識してチェックしているかなどの差によると思われます。

■発症メカニズム

異所性骨化の明確な発生機序は不明ですが、脊髄損傷

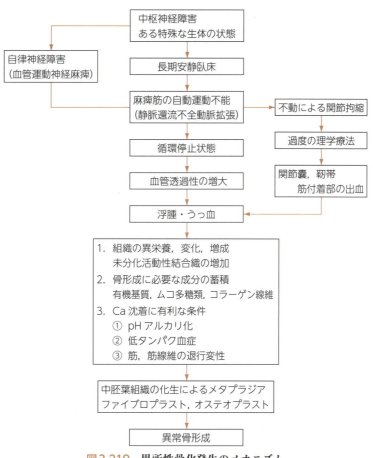

図3.219 異所性骨化発生のメカニズム
（陶山哲夫：合併症の予防と対策．頸髄損傷のリハビリテーション 改訂第2版，p.91より）

は自律神経障害を伴い、さらに長期臥床と麻痺筋の自動運動不能により、患側の浮腫、うっ血、低酸素状態など骨化に有利な局所環境になっており、そこに強制的な運動などでの小出血が加わり前骨芽細胞と骨誘導因子が生じて骨化が発生するといわれています（図3.219）。

■発生部位

股関節、膝関節、肩関節、肘関節、足関節など大関節周囲に起きます（図3.220）。股関節では腸腰筋や内転筋、坐骨結節に起きやすく、膝関節では内側広筋、大腿四頭筋、膝蓋靱帯など、肘関節では内・外果部や上腕三頭筋の尺骨肘頭付近などに起きます。

脊髄損傷に伴う骨化は股関節前面で上前腸骨棘から小転子に至るラインに認めることが多いという特徴があります。

■発生時期

受傷後1～6か月で発生し、多いのは2～3か月頃です。受傷後3～4年後の発生例もあります。

■発生頻度

不全麻痺より完全麻痺に多く、性別では女性より男性、年齢では高齢者より若年者に多いです。

■診断

臨床症状とレントゲン検査、血液生化学検査が重要です。RI骨シンチグラムも有用です（表3.31）。

■臨床症状

初発症状としては関節周囲や局所に熱感、腫脹、発赤などの炎症所見が見られます。他の炎症を来す疾患、蜂窩織炎・関節炎・骨髄炎などの細菌感染症や深部静脈血栓症などとの鑑別が必要となります。その後初発の炎症症状が消退すると関節周囲に硬結として触れ、関節可動域の制限を来します。

■検査方法

- X線検査：急性期の初期には骨化は見られません。あっても淡い骨陰影が見られる程度です。1～2週後に軟部組織内に雲状の淡い陰影が出現し次第に骨化が明確になります。慢性期には骨梁構造も形成された成熟した骨陰影が見られます。

  骨化のX線分類では、股関節での大・中・小骨化型、または0型（骨化なし）、1型（軽度の骨化）、2型（小転子中心）、3型（小－大転子－骨盤）、4型（大腿骨から骨盤）の5型分類があります（図3.221）。

- 血液生化学検査：急性期は炎症反応を示す血沈と

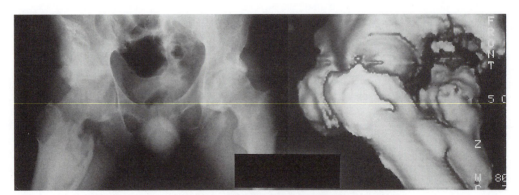

図3.220 股関節の異所性骨化
（陶山哲夫：合併症の予防と対策．頸髄損傷のリハビリテーション 改訂第2版，p.92より）

表3.31 異所性骨化の病期と診断

	理学的所見				血液検査			X線像	RI骨シンチグラム
	発赤・熱感	腫脹	腫瘤	可動域制限	血沈	ALP	CPK		
Ⅰ．急性期	＋	＋	－	±	↑	↑	↑	ごく初期は正常．軟部組織内に，雲絮状で骨梁のはっきりしない新生骨形成．	他の軟部組織と比較して，RI吸収の著明な増加．
Ⅱ．亜急性期	±	±	＋	＋	↑	↑または→		新生骨が少なくなり骨梁がはっきりする．	増加
Ⅲ．慢性期	－		++	++		→		化骨部の大きさ，形状が全く変化しなくなり，骨梁が完成する．	一定期間を隔てた検査値の比較では，RI吸収値は明らかに減少．

注：骨化の成熟には1年から1年半以上を要することが多く，成熟が完了したかどうかの診断には，血中アルカリフォスファターゼ（ALP）値，X線像を参考とするが，経時的RIシンチグラムによるRI吸収率の比較が最も信頼できる．

（Kewalramini LS：Ectopic ossification. Am J Phys Med 1977; 56: 99-121より）

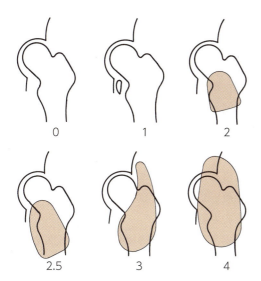

図3.221　股関節部異所性骨化の分類
(新宮彦助、他：関節周囲異所性骨化と石灰沈着. 日災会誌29：605, 1981より)

CRP、骨形成を反映するアルカリフォスファターゼ、筋組織の変化を反映するCPKの値が高値を示します。骨化が成熟するに伴い値は低下して、慢性期では正常値となります。

- RI骨シンチグラム：急性期から亜急性期の骨形成初期には幼弱な骨細胞活性が増加しRIの吸収値が高く濃厚な陰影として写し出されます。慢性期の骨成熟に伴ってRIの吸収値は低下して陰影は薄くなります。よって骨形成初期が検査施行の適応となり、発症早期の診断に有用です。
- CTスキャン：CTも異所性骨化の早期診断に有用です。単純X線では陰影が不明瞭な時期でもCTにより描出されます。横断面で骨化と関節の位置関係を確認でき、さらに3D画面として再構成することも可能です。後述の手術治療の際の術前プランニングにも有用です。

■治療
　■薬物治療
　EHDP（Etidronate Disodium：〔製品名〕ダイドロネル）：骨代謝改善薬で通常は骨粗鬆症薬として使用されることが多い薬です。しかし容量によって作用機序が異なり、低容量では破骨細胞の抑制と骨溶解を抑制して骨吸収抑制作用を呈しますが、高容量ではリン酸カルシウムの表面に吸着して骨のハイドロキシアパタイト結晶の形成や成長を抑制するために異所性骨化に対して使用されます（800〜1,000mg/日：一日1回）。使用期間は3か月までです。成熟した異所性骨化には有用でないので、骨成熟前の早期に異所性骨化を診断し早期に使用を開始

するようにします。
　その他にインドメタシン等のNSAIDs（非ステロイド性消炎鎮痛剤）を骨形成抑制効果を期待して使用されることがあります。
　■運動療法
　異所性骨化を増大させないよう愛護的な関節運動にとどめ、残存する関節機能を温存します。
　■手術治療
　異所性骨化によって関節運動を障害され日常生活動作の障害となる時に行われます。異所性骨の関節運動に支障を来す部分を切除します。ただし骨が未成熟な時期に手術を行うと異所性骨化が再発しやすいので、骨が十分に成熟するまで待機（通常骨化出現から1〜2年以上）することが重要です。レントゲン所見（骨梁構造があり変化がないか）やアルカリフォスファターゼ値（正常値内か）を調べ、必要時は骨シンチグラムもチェックし骨成熟を確認します。また異所性骨化の手術の場合、時に出血が多くなる時があるので注意します。手術後は再発予防にEHDPを服用し、関節の腫脹が消失してから徐々に愛護的に他動運動を行います。

■予防
　異所性骨化は受傷後早期に発症することが多いので、脊髄損傷の早期には無理な関節運動を行わないように注意し、発症を誘発しないようにします。関節周囲に腫脹、熱感、違和感などが発症したら異所性骨化も想定してレントゲン検査、血液検査を行います。異所性骨化を早期発見した場合は運動は愛護的な軽い運動にとどめて、薬物治療を開始しなるべく進展を抑えるようにします。また予防的に放射線治療も行われることがあります。

骨萎縮と骨折

　脊髄損傷者は麻痺による不動（動かさないこと）により体重負荷などの骨への刺激が少なくまたそれ以外の要因も作用し骨萎縮を来します。靴下をはく動作などの軽微な外力で骨折を来す時もあり、ADLに著しい障害を来すため、麻痺した上肢・下肢の骨萎縮に十分注意する必要があります。

■脊髄損傷での骨萎縮の原因
- 局所的：脱神経、不動性、循環うっ滞、感染
- 全身的：窒素・カルシウム・リンの摂取不足、栄養の低下、内分泌の変化、全身的感染症

■骨萎縮の診断と治療

■診断

● レントゲン検査： 海綿骨の骨梁が減少し次第に骨皮質が薄くなります。

● 骨塩定量： MD法、定量的CT測定法（QCT）、定量的超音波測定法（QUS）、二重X線吸収法（DXA）などの測定法があります。

・ DXA法： 現在骨粗鬆症の診断に最もよく用いられます。任意の部位の測定が可能です。脊髄損傷者の場合、測定部位は麻痺の影響の大きい下肢での測定が推奨されます。しかし脊髄損傷者におけるその測定条件や骨量の基準値はいまだ定まっていません。

● 骨代謝マーカー： 骨代謝マーカーで骨代謝の動態をチェックできます。

骨吸収マーカーとしてNTX（Ⅰ型コラーゲン架橋N-テロペプチド）、TRACP-5b（酒石酸抵抗性酸ホスファターゼ）などがあります。

骨形成マーカーとしてはBAP（骨型アルカリホスファターゼ）、P1NP（Ⅰ型プロコラーゲン-N-プロペプチド）などがあります。

脊髄損傷での骨代謝は受傷後早期に骨吸収が亢進して3〜6か月で骨萎縮が急激に進行するといわれ、下肢の骨量は受傷後3か月で約22％低下するという報告もあります。そして、報告により6か月以降や3年以降とその時期は異なりますが、ある時期以降の骨萎縮の進行は緩徐であるといわれています。しかし骨折の頻度は受傷後5年後頃より大きく増加します。

■治療

● 薬物治療： 骨粗鬆症薬（ビタミンD剤、カルシトニン、ビスフォスフォネート剤、副甲状腺ホルモン薬など）の使用が検討されます。

通常の骨粗鬆症での第一選択薬的な薬剤であるビスフォスフォネート剤は骨吸収抑制作用があります。脊髄損傷での骨萎縮・骨粗鬆症に有効であったという報告もあります。しかし慢性期での麻痺肢の骨量増加は確認できず、またビスフォスフォネート剤を長期に使用する場合は非定型骨折のリスクも考慮する必要があります。費用やリスクに対しての有用性の確認が今後望まれます。

● 運動療法： 起立や運動量と骨萎縮進行の予防との相関は十分には証明されていませんが、立位補助装置や吊り具などでの立位訓練も導入した方がよいでしょう。訓練施行時には起立性低血圧に注意します。

■萎縮骨の脆弱性骨折

脊髄損傷での完全麻痺では感覚がないため疼痛を感じず、局所の腫れや違和感のみが主訴のことがあります。変形や異常可動性がある時はわかりやすいですが、これらがない時も骨折を疑いレントゲン検査で評価をする必要があります。

受傷機転としては車いすからの転落が多いですが、ごく軽微な外力で起こることも多いです。本人も骨折と思わず受傷後しばらくたってから受診することも多いです。

■骨折の治療

治療目標として骨折前の機能を保持することをめざします。それまでできていた日常生活動作が損なわれないようにしなくてはなりません。許容できるアライメントで適切な骨癒合を図るようにします。

以前は骨萎縮のため内固定が困難で保存治療をされることが多かったですが、内固定材の改良で手術治療が可能となってきました。

手術治療の場合は骨に著しい脆弱性がないかを検討し、また褥瘡など軟部条件に問題がないか、尿路感染などの感染症がないかをチェックします。骨萎縮で術後に内固定具のルーズニングが起こるリスクもあるのでリハビリも慎重に行い、必要なら装具も装着します。

保存治療で外固定をする場合は固定具で褥瘡を生じないように十分注意します。麻痺肢の骨折は健常の部位より骨癒合が早い傾向があります。

● 大腿骨近位部骨折： 骨折が不安定型なら骨接合術を行い、安定型なら保存療法とします。また感覚障害で骨折に気づかず陳旧例となったものは車いす乗車や座位に支障がなければ経過観察にします。頸部内側骨折は偽関節になることが多いですが、日常生活に支障を来すことは少ないです。ADL動作に支障があれば骨頭切除術や骨切離術などを行います。頸髄損傷者は治療での長期臥床は行うべきでなく、早期より座位をとるようにします。

● 大腿骨顆上部骨折： 骨折部の安定性がよい時は膝ヒンジ付きの下肢装具での保存治療でも治療成績は良好です。装具は褥瘡を生じないように内層を柔らかい素材で作製します。なるべく早期に膝ヒンジをフリーにします。骨折部の安定性が悪い時は手術で固定し必要時装具も併用します。

■骨折の予防

車いすの移乗時などに下肢を捻らないように気をつけます。またリハビリ訓練時などに起きる時もありますので医療関係者も注意が必要です。可動域制限がある時は靴下の脱着などの通常の動作でも過剰な負荷となり骨折

を来しやすいので特に注意します。下肢に変化がないか常に自己チェックする習慣をつけます。骨萎縮進行予防に麻痺の下肢にも体重負荷訓練を行うことも試みてよいと思われます。

外傷性脊髄空洞症

脊髄空洞症は脊髄に空洞を生じ神経症状（運動麻痺や感覚麻痺）を来す疾患です。多くは原疾患があり、二次性に発症します。基礎疾患としてはキアリ奇形が約50％、脊髄損傷が8〜12％、脊髄腫瘍10％、脊髄くも膜炎6％といわれています。症状は一側性の痛みまたは痺れ感で発症することが多いです。症状は徐々に増悪し両側性になり運動麻痺、筋萎縮も見られてきます。反射の左右差や発汗の異常も早期から見られます。脊髄損傷者でこのような症状で麻痺が悪化・上向する時は脊髄空洞症を疑います。

■病因

成因は不明ですが脊髄損傷部位におけるくも膜と軟膜の癒着による髄液還流障害などが考えられています。くしゃみや怒責などが原因による静脈圧の上昇に伴って増強した髄液拍動が髄内の空洞の内容液に波及して髄内の力学的脆弱部を破壊して進展していく機序が考えられています（図3.222）。

■症状

- 感覚障害：初期は一側性ですが、やがて両側性に進展します。空洞は脊髄の腹側、側方に広がりやすく、背側には広がりにくいので温痛覚障害があっても触覚は保たれる特徴があります（解離性感覚障害）。しかし症状が進展すると触覚も障害されます。咳や怒責、いきみで痛みが誘発されます。
- 運動障害：初期には上肢遠位筋優位の脱力・筋萎縮が特徴ですが、進行すると上肢全体の筋力低下に至ります。
- 脳神経症状：空洞が上行して脳幹まで拡大すると脳神経症状が起こります。顔面の痺れ、頭痛、めまい、眼振、瞳孔不同、舌の線維束攣縮、嚥下困難、嗄声などが起こります。
- 自律神経症状：脊髄の側角（交感神経の起始核が存在する）が損傷されて自律神経症状が生じます。発汗障害、起立性低血圧、ホルネル症候群などがあります。発汗は初期に亢進し、空洞症が進行すると低下します。
- その他：上肢（肩、肘、手関節）のシャルコー関節（神経原性関節症）が生じることもあります（表3.32）。

■診断（図3.223、図3.224）

診断はMRI検査で行えます。T1強調画像で均一、境界明瞭な低信号、T2強調画像で高信号の病変が描出されます。画像上で明らかな空洞があっても症状がない時もあります。また空洞出現前に脊髄の腫脹と境界不鮮明なびまん性の信号変化（T1強調画像で信号低下、T2強調画像で亢進）が見られる時があります。このような時は経過を観察していく必要があります。

■治療

脊髄空洞は稀に自然縮小することもあります。初期の疼痛以外に神経症状がない時は安静（腹圧上昇を避ける）および疼痛に対しての薬物治療などで経過を観察します。

神経症状が現れ筋力低下などで日常生活動作の低下を来す時は手術治療を行います。治療が遅れると麻痺が不可逆的になるので適切な時期に行います。くも膜炎を伴わない時は空洞－くも膜下シャント（SSシャント）、くも膜炎を伴う時は空洞－腹腔内シャント（SPシャント）を行います。損傷部位を挟んだくも膜下腔－くも膜下腔バイパス（SSバイパス）が行われることもあります。術後脊髄の空洞がシャント前より縮小する場合は感覚・運動

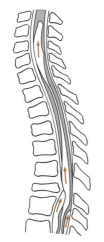

図3.222　内圧と空洞の進展
（陶山哲夫：合併症の予防と対策．頸髄損傷のリハビリテーション 改訂第2版, p.95より）

表3.32 外傷性脊髄空洞症の症状
① 疼痛
② 反射の左右差
③ 発汗異常
④ 麻痺の上行
⑤ 麻痺の増悪
⑥ 筋萎縮の進行

（陶山哲夫：合併症の予防と対策．頸髄損傷のリハビリテーション 改訂第2版, p.96より）

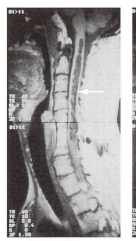
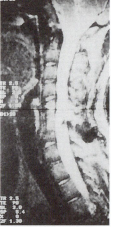

図 3.223　外傷後脊髄空洞症のMRI：1
C7脊髄損傷，39歳，男性．脊髄および空洞の腫脹が見られます．右：T1強調画像，左：T2強調画像
(陶山哲夫：合併症の予防と対策．頸髄損傷のリハビリテーション 改訂第2版, p.96より)

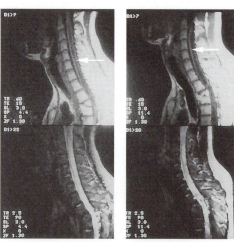

図 3.224　外傷後脊髄空洞症のMRI：2
T4完全脊髄損傷，22歳，男性．受傷直後（右）より脊髄はT1強調画像で低信号，T2強調画像で高信号を呈し，その境界は不鮮明でした．受傷後1年8か月（左）で脊髄の腫脹と信号の変化領域が拡大し，激しい痛みを訴えました．
(陶山哲夫：合併症の予防と対策．頸髄損傷のリハビリテーション 改訂第2版, p.96より)

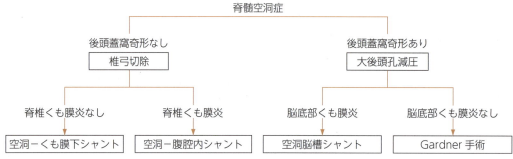

図 3.225　病態と術式の関係
外傷性脊髄空洞症ではSSシャント（空洞－くも膜下シャント）またはSPシャント（空洞－腹腔内シャント）が行われます．術式の選択に関しては定説はありません．
(陶山哲夫：合併症の予防と対策．頸髄損傷のリハビリテーション 改訂第2版, p.97より)

麻痺の改善が見られます．しかしシャントの管が詰まったり、髄液の内圧減少に至らない時には症状の再発を見ることがあります．こうした時は再度シャント術を行います（図3.225）。

脊髄空洞症は自然消滅の可能性もあり、また神経症状の悪化時は手術も必要になるため適切なフォローアップが必要です．経過が長くなるので心理的にも落ち込まないように精神的コントロールも大切です．

皮膚合併症

皮膚は体内の諸器官を外的刺激から保護する機能があります．表皮・真皮・皮下脂肪の弾力性で機械的外力に対して防御し、表皮角質層は皮脂で覆われ液体の侵入を防ぎ細菌の侵入も妨げます．熱に対しても不良伝導体で温熱・寒冷も伝えにくく、また発汗作用は体温調整も行っています．脊髄が損傷されると皮膚や皮下組織が萎縮し、自律神経系の異常で発汗も不調になり皮膚の防御機能を低下させます．

① **褥瘡**：前に述べています．
② **毛嚢炎**：毛孔や汗孔から細菌や寄生虫が侵入して発症します．臀部、会陰部、大腿部に起きやすいです．清潔に保つことが重要です．
③ **尋常性痤瘡**：顔面に発症しやすいです．皮脂の分泌が強く嚢をふさいで化膿を引き起こします．頸髄損傷者では顔面の発汗が多くなることがあるので発汗したら十分に清拭して脂性成分も拭き取ります．
④ **白癬**：足指や足底に起きやすいです．清潔と乾燥を保つようにします．
⑤ **陥入爪**：麻痺の下肢では足指も荷重されず発症しやすいです．爪が丸く変形して側方が陥入して傷を作り化膿します．爪を短く切りすぎないようにします．難治性では手術治療を行うこともありますが、最近はワイヤー（マチワイヤー）での陥入爪の矯正も

行われます。爪の切り方や清潔保持などの管理が大切です。

⑥**凍傷**：脊髄損傷者では下肢の循環障害があるため、足指や踵などの足部にしもやけを起こしやすいです。局所の保温と室内の温度調整をします。薬剤はビタミンEとプロスタグランジン製剤が有効です。

⑦**熱傷**：麻痺で知覚が脱失しているので気がつかないうちに暖房器具などで熱傷になることがあります。低温熱傷に注意します。

　脊髄損傷者の皮膚は健常者より損傷を受けやすい状況にあります。常に保清に努め異常がないかチェックするなどの自己管理が大切です。

文献

- 日本褥瘡学会・編：褥瘡ガイドブック第2版．照林社，2015．
- 日本褥瘡学会・編：褥瘡予防・管理ガイドライン．照林社，2009．
- Teasell RW：Cardiovascular consequences of loss of supraspinal control of the sympathetic nervous system after spinal cord injury. Arch Phys Med Rehabil 2000; 81: 506-516.
- Cruse JM：Review of immune function, healing of pressure ulcers, and nutritional status in patients with spinal cord injury. J Spinal Cord Med 2000; 23: 129-135.
- 神埜奈美，田島文博：脊髄損傷のリハビリテーション―合併症に関する最近のトピック：皮膚合併症（褥瘡）．Medical Rehabiritation 115：9-15，2010．
- 宮地良樹，真田弘美：褥瘡のすべて．永井書店，2001．
- 繁田文子：褥瘡予防の観点からみた栄養管理．Medical Rehabilitation 38：75-82，2004．
- 吉本信也，一瀬正治：褥瘡の手術治療における皮弁の選択．波利井清紀・編：皮弁・筋皮弁実践マニュアル，pp.141-149，全日本病院出版会，2002．
- 堀達之：褥瘡の手術適応と病態に応じた手術法の選択．Medical Rehabilitation 38：123-133，2004．
- 畑寿太郎：病態に応じた褥瘡の局所処置の実際．Medical Rehabiritation 38：88-94，2004．

- 竹内正樹，他：褥瘡―保存治療から手術療法まで．脊椎脊髄ジャーナル 16（4）：501-510，2003．
- 吉田由美子：シーティングクリニックにおける褥瘡への対応．Medical Rehabiritation 38：69-74，2004．
- 大熊雄祐，赤居正美：褥瘡の予防・管理指針．中村耕三・編：運動器診療最新ガイドライン，pp.56-58，総合医学社，2012．
- Garland DE：A clinical perspective on common forms of acquired heterotopic ossification. Clin Orthop 1991; 263: 13-29, 1991.
- 草野修輔，関寛之：合併症と随伴症状・対策4 異所性骨化．Medical Rehabilitation 22：145-147，2002．
- 富永俊克：合併症の予防と管理，筋骨格系．全国脊髄損傷データベース研究会・編：脊髄損傷の治療から社会復帰まで，pp.44-57，保健文化社，2010．
- 草野修輔，関寛之：合併症と随伴症状・対策5 関節拘縮．Medical Rehabilitation 22：148-149，2002．
- 新宮彦助：骨代謝障害．赤津隆，新宮彦助，井形高明・編集：脊髄損傷の実際，pp.231-235，南江堂，1991．
- Chantraine A：Acute concept of osteoporosis in paraplegia. Paraplegia 1978; 16: 51-59.
- Garland DE, Steward CA, Adkins RH, et al.：Osteoporosis after spinal cord injury. J Orthop Res 1992; 10: 371-378.
- CM Moran de Brito, et al.：Effect of alendronate on bone mineral density in spinal cord injury patients: a pilot study, Spinal Cord 2005; 43: 341-348.
- Laia Gifre, et al.：Incidence of skeletal fractures after traumatic spinal cord injury: a 10-year follow-up study. Clinical Reabilitation 2014; 28（4）: 361-369.
- 大橋正洋：骨萎縮と骨折．神奈川リハビリテーション病院・編：脊髄損傷マニュアル―リハビリテーション・マネージメント，pp.79-82，医学書院，1996．
- Williams B：Post-traumatic syringomyelia, and, update. Paraplegia 1990; 28: 296-313
- 芝崎啓一：外傷後脊髄空洞症．赤津隆，新宮彦助，井形高明・編集：脊髄損傷の実際，pp.116-123，南江堂，1991．
- 大田秀樹：脊髄空洞症に対する処置．脊椎脊髄ジャーナル 16（4）：524-528，2003．
- 飛松好子：合併症と随伴症状・対策7 脊髄空洞症．Medical Rehabiritation 22：152-153，2002．

（大熊雄祐）

---

2 随伴症状とその対策

痙性

　脊髄損傷受傷後、初期の弛緩性麻痺を呈する脊髄ショック期を過ぎると徐々に麻痺域の腱反射が亢進し、2～3か月後には筋肉の緊張（トーヌス）が高まり、皮膚や筋肉への刺激に誘発されて屈筋群や伸筋群が収縮します。こうした状態を痙性（痙縮）といいます。痙性のある患肢では筋収縮のため筋萎縮が少ないことや、動作時に痙性を有効に利用できる時があるなどのメリットもあります。しかし痙性が強すぎると、座位バランスや移乗、排泄動作などの日常動作や健康管理上必要な活動を妨げることとなり問題となります。

■痙性の病態

　脊髄損傷での痙性は痙縮（Spasticity）の亢進状態です。大脳中枢支配が絶たれた脊髄反射弓により惹起され

ます。脊髄損傷部以下の脊髄前角細胞は中枢からの抑制経路が遮断されています。さらにこれにより脊髄前角細胞のガンマ運動ニューロンの活動性が向上し、また麻痺筋群の筋紡錘からの求心性刺激の増加に同筋群のゴルジ腱器官の抑制反射機構が複雑に作用して発現するものといわれています。麻痺域からの求心性異常刺激で誘発されます。こうした痙性を誘発するものとしては関節拘縮、骨折、関節炎、発熱、褥瘡、膀胱炎、尿路感染、便秘、不安や心理的葛藤などの精神的問題や気候などの環境因子などがあります。

痙性麻痺の他覚的所見としては以下の所見があります。

①深部反射（腱反射）の亢進

②表在反射（皮膚反射）の消失

③病的反射の出現、クローヌスの出現

④折りたたみナイフ現象：四肢を他動的に屈伸すると運動開始時に触知された強い抵抗が急に減弱する現象

⑤皮膚刺激で誘発される下肢集団屈曲反射（下肢の屈筋がすべて作動して屈曲する）または伸展反射

痙性の評価法としてはAshworthの痙性スケールおよびそれを6段階評価に変更したAshworthスケール変法があります（表3.33）。

■痙性による障害

①腹筋群の高度の痙性は横隔膜運動を妨げ呼吸を行いにくくします。

②上肢の痙性はつまみ動作や把持動作などが障害され多くのADL動作が障害されます。

③下肢屈筋群の痙性はベッド上の体位変換が困難になり褥瘡の原因となることがあります。またベッド上で寝具や尿カテーテルをはねのけたりします。

④下肢伸筋群の痙性は股関節内転筋群の短縮を来すまでになると排尿排便動作が障害され陰部を清潔に保

てなくなります。

⑤不全で下肢の伸筋群の痙性は立位保持に有効ですが、痙性が強度になるとはさみ歩行と尖足を呈し歩行しにくくなります。

⑥車いす上の痙性は移動動作を困難にし、背筋や下肢の伸展痙性で前方に滑り落ちたり後方に転倒したりします。

⑦膀胱や外尿道括約筋の痙性は排尿困難や尿管逆流現象を引き起こすことがあります。肛門外括約筋の痙性は便秘障害の原因となります。

■対策と治療

痙性は単純に低下させればよいというものではありません。

一般的に下肢屈筋群の痙性増強はADL動作の障害となることが多いですが、適度の下肢伸筋群の痙性は移乗や立位動作に利用できます。動作時の痙性の状況をよく見極め対策・治療を検討します。

有害な痙性は誘発・助長する原因をよく検討し、その原因除去や治療に努めます。

日常生活で痙性を誘発する肢位は避けるようにします。

■理学療法・物理療法

痙縮の筋に持続的ストレッチングや様々な反射を利用した筋緊張の抑制を行います。温熱療法や水治療、自転車エルゴメーターによる拮抗筋との相互運動訓練が有効なこともあります。低周波電気刺激（治療用電気刺激：TES）を行う時もあります

■薬物治療

筋弛緩剤が用いられます。作用機序としては神経伝達に作用するもの（ジアゼパム、バクロフェン）と筋収縮に作用するもの（ダントロレンナトリウム）に大別されます。

●ジアゼパム（〔製品名〕セルシン、ホリゾン）：脊髄内、脊髄上位の神経組織中でGABAを伝達物質とするシナプスを阻害（神経化学物質の伝達を阻害）します。

●ダントロレンナトリウム（〔同〕ダントリウム）：筋収縮に必要なカルシウムイオンが筋小胞体から放出されるのを阻害して筋紡錘からの求心性入力の抑制と筋弛緩作用を示します。

●バクロフェン（〔同〕リオレサール、ギャバロン）：脊髄内の感覚神経から興奮伝達物質放出を阻害して脊髄の多シナプス反射を抑制し痙性を抑えます（表3.34）。

■神経ブロック

痙縮筋のモーターポイントブロック、末梢神経ブロック：神経破壊剤である1～5％のフェノールを用いて行います。電極の付いた針（ポール針）と電気刺激器を用

表3.33　Modified Ashworth Scale

0	筋緊張の亢進がない
1	軽度の筋緊張亢進があり，catch and releaseあるいは，可動域の終末でわずかな抵抗がある
1+	軽度の筋緊張亢進があり，catchと引き続く抵抗が残りの可動域（1/2以内）にある
2	さらに亢進した筋緊張が可動域（ほぼ）全域にあるが，他動運動はよく保たれる（easily moved）
3	著明な筋緊張亢進があり，他動運動は困難である
4	他動では動かない（rigid）

（辻哲也，他：脳血管障害片麻痺患者における痙縮評価．Modified Ashworth Scale（MAS）の評価者間信頼性の検討．リハビリテーション医学39：409-415，2002より）

表3.34　脊髄損傷者の痙性に対する薬物

薬剤名	薬理作用	用量	副作用
Diazepam（セルシン®，ホリゾン®）	脊髄内および脊髄上位の神経組織中で，GABAを伝達物質とするシナプスを阻害する（presynaptic inhibition）．	6mg/日 分3〜40mg/日 分4	一般的副作用は，眠気，疲労，失調症など．過量では，傾眠，意識混濁，昏睡，深部反射消失．
Dantrolene Sodium（ダントリウム®）	直接，骨格筋の収縮メカニズムに作用し筋弛緩作用を得る．筋収縮に必要なカルシウムイオンが，sarcoplasmic reticulumから放出されるのを阻害する．	25mg/日から開始，1日25mgずつ4〜7日ごとに増量．通常75mg/日に維持．最大150mg/日．	一般的副作用は，眠気，めまい，倦怠感，疲労，食欲不振，胃部不快感，下痢など．注意すべき異常反応として肝障害を起こすことがあり，投薬前にGOT/GPTを測定し，投薬中も定期的に肝機能検査を行うことが望ましい．
Bacrofen（リオレサール®）	感覚神経からの興奮性伝達物質の放出を阻害する（presynaptic inhibition）．	15mg/日 分3から開始し，1日15mgずつ3日ごとに増量．45mg/日までが適当．	一般的副作用は，眠気，めまい，倦怠感，疲労など．過量では，嘔吐，筋緊張低下，昏睡，呼吸困難，けいれん発作など．

（陶山哲夫：随伴症状とその対策．頸髄損傷のリハビリテーション 改訂第2版，p.100より）

いて筋収縮を確認しながら行われます。末梢神経では閉鎖神経（股関節内転に対して）や脛骨神経（内反尖足に対して）などでよく行われます。有効期間は3〜6か月程度です。注射後は筋の痙縮がブロックされる代わりに相対的に拮抗筋の力が増強することもあり、運動療法を行う時に注意が必要です。その他の注意点として、フェノールは腐食性の溶液で、注入時に疼痛を伴う組織の線維化を引き起こす可能性があります。知覚運動の混合神経への注入は推奨されていませんが、実施した場合、異常感覚を引き起こす可能性があります。知覚が残存している人には注意が必要です。

■ボツリヌス療法

ボツリヌス療法は臨床用ボツリヌス菌毒素製剤を用いた治療法で、神経筋接合部におけるアセチルコリン放出を抑制することによって、痙縮を軽減させる効果があります。2010年に上肢痙縮、下肢痙縮にもボツリヌス治療が行えるようになりました。感覚障害を起こさず痙性を抑制する効果が強いので最近はフェノールでの神経ブロックより行われやすくなりました。痙縮を呈する筋に直接注入します。筋電図やエコーで筋を確認して注入することもあります。効果の持続期間は約3か月です。この期間に理学療法、装具療法などをしっかり行うと効果継続も期待できます。抗毒素抗体誘導の危険性があるため、再投与する時は3か月以上期間を空けます。

■髄腔内バクロフェン療法

（ITB：Intrathecal Baclofen Therapy）

中枢系筋弛緩剤であるバクロフェンは経口薬として用いられてきましたが、経口剤では血液脳関門（Blood-brain-barrier）があるため脊髄まで到達しにくく、ふらつきなどの中枢系副作用が現れても抗痙縮作用はあまり強

くありませんでした。そこで米国で注入ポンプを体に埋め込みバクロフェンを直接脊髄腔内（硬膜下）に持続的に注入する髄腔内バクロフェン療法（ITB療法）が開発され、2005年から日本でも承認され施行可能になりました。適応となるのは脊髄または脳由来の痙性麻痺で、Ashworth評点で平均3以上程度の重度痙縮があり内服治療など他の痙縮治療で効果が不十分な例です。患者さんやご家族がこの治療のリスクも十分に理解しており、また3か月に1回程度定期的にポンプ内へ薬剤を充填（リフィル）するための通院が可能なことが必要となります。スクリーニングで腰部髄腔内にバクロフェンを実際に注入して有効であることを確認します。効果が確認できた患者さんにポンプとカテーテル（薬剤を注入する管）の埋め込み術を行います。バクロフェンの容量は埋め込み後も機械で調整可能です。重篤な副作用としてカテーテルの断裂などによる薬剤の突然の中止に伴う離脱症状があり、早期に診断・治療をされないと重篤、時に致死的なので注意を要します。

■手術療法

保存的治療が無効な時に行われますが、不可逆的ですので十分な検討の後に行います。

● 筋・腱切離術、延長術：強い痙縮を示す筋・腱を切離、または延長します。股関節（屈曲、内転）や膝関節（屈曲）、足関節（尖足）などで行われます。筋・腱を切りっぱなしにすると拮抗筋の痙性が強くなることがあるのでできれば延長術を行います。

● 脊髄外科的手術：脊髄神経後根切断術や脊髄切開術などの術式があります。

慢性期自律神経機能異常

■自律神経機能障害

自律神経系は、交感神経が胸腰髄節（多くはTh1～L2）の交感神経中枢から節前神経が出て交感神経幹に至り、ここで節後線維に連絡して各臓器に分布します。内臓器に分布する副交感神経は脳幹から出る迷走神経および仙髄節（S2～4）より出ています。交感神経と副交感神経はお互いに拮抗的に作用しています。頸髄を損傷すると上位中枢である脳幹部からの抑制の伝達路が頸髄部分で遮断されるため、胸腰髄に中枢のある交感神経は正常な働きに変調を来します。脳幹から出る副交感神経は損傷をまぬがれ作用が優位となります。こうして交感神経系と副交感神経系の調整、バランスが崩れ自律神経障害を来します。

■起立性低血圧

頸髄損傷では体幹、下肢の交感神経活動レベルが低下し、それに伴い反射性血管収縮が低下します。寝ている姿勢から急に起き上がると麻痺域以下の腹部内臓の末梢血管に血液が過剰にたまったままとなり低血圧になります。第5～6胸髄レベル以上の脊髄損傷で急性期に多く見られます。慢性期でも出現することがあります。座位にして収縮期血圧が20mmHg以上低下したら頭部～上半身を下げて血圧を上げるようにします。亜急性期からは少しずつ体を慣らしていきます。下肢に圧迫包帯を巻いたり腹帯をつけたりして徐々に体を起こす角度を上げます。薬物治療ではミドトリン（〔製品名〕メトリジン）や酢酸フルドロコルチン（〔同〕フロリネフ）、ジハイドロエルゴタミン、エフェドリンなどが使用されます。慢性期では座位時に腰を前屈させ腹圧を上げ血圧を上昇させる訓練をします。

■自律神経過反射

第5～6胸髄レベル以上の脊髄損傷で見られる発作性の高血圧症です。脊髄ショックを脱すると弛緩性麻痺から痙性麻痺へ移行し反射も回復しますが、損傷レベル以下の遠位性交感神経と脊髄の間の反射弓は上位中枢の抑制を受けなくなっています。過反射は損傷レベル以下の皮膚、筋、内臓などに対する刺激が発症原因となります。多くの場合、尿や便がたまることによります。刺激に対し損傷レベル以下の交感神経が過剰に興奮して、その支配している部位、特に腹部内臓器の血管群が収縮して高血圧になります。時に300mmHgを超えるような時もあり放置すると高血圧性脳障害を起こす危険もあります。高血圧になると、頸動脈洞や大動脈の血圧受容器を介して大脳へ伝達される刺激が迷走神経を興奮させて、徐脈などの副交感神経の症状が出るようになります。非麻痺域では血管拡張に伴う頭痛、顔面紅潮、鼻閉、皮膚温の上昇などが見られます。その他にも表のような症状が起こります（図3.226、表3.35）。

自律神経過反射が発症した時はすぐに原因を特定して取り除きます。起立性低血圧発症の発症機序と同様で、姿勢は座位にした方が血圧は低下します。尿や便がたまっている時は排尿、排便をさせます。また原因となる疾患があればすぐに治療にあたります。

誘因となる刺激が何かすぐにはわからない時には薬剤治療を行う時もあります。導尿など必要と思われる処置を行っても収縮期血圧150mmHg以上が継続する時は降圧剤が投与されます。

激しい症状を呈さないようにできれば、膀胱に尿がたまった時の自律神経系の反射で起こる発汗や寒気などを代償尿意として利用できる時もあります。同様に自律神経の反射での症状を代償便意としても利用できる時もあります。

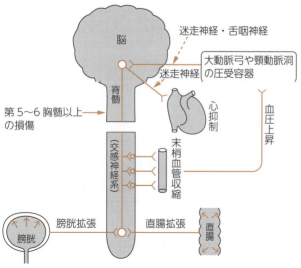

図3.226　自律神経過反射の機序
（美津島隆，他：起立性低血圧と自律神経過反射．古澤一成・編：メディカルリハビリテーション115 脊髄損傷のリハビリテーション，全日本病院出版会，2010，pp.16-20より．一部改変）

表3.35　自律神経過反射の症状

・発汗性高血圧	・鳥肌
・発汗	・鼻閉
・頭痛，頭重感	・胸内苦悶
・潮紅	・悪心，嘔吐
・徐脈	

第5～6胸髄以上の高位脊損者に見られる．骨盤内臓器（膀胱，直腸）の拡張が主たる原因であり，代償尿意，代償便意ともいう．

（陶山哲夫：随伴症状とその対策．頸髄損傷のリハビリテーション 改訂第2版，p.102より）

■体温調節障害（発汗障害、うつ熱）

脊髄損傷者では麻痺域の発汗障害があり汗での熱放散ができず高温環境下では体温が上がってうつ熱になります。頸髄損傷者は高温環境には長時間いないようにします。高温環境下では顔面を冷却してうつ熱にならないようにします。うつ熱になった場合は、浅いところに動脈のある頸部、腋下、鼠径部などをクーリングします。アルコール気化熱を利用する清拭も行われます。

疼痛

脊髄損傷では急性期から疼痛の訴えがしばしば見られます。受傷後早期は損傷した脊椎部位の痛みや体位変換時の側臥位で圧迫される肩関節の痛みの訴えが多いです。損傷脊椎部位の痛みは保存的治療または手術治療によって不安定性が消失すると疼痛も軽快していきます。慢性期になるとより様々な痛みの訴えが出現します。痛みを伴うとリハビリ訓練に支障を来したり家庭生活や社会生活が円滑に送れなくなったりすることがあります。痛みは治る種類と治りにくい種類があります。痛みの種類の判別が重要で、その原因の判別と対策、早期訓練の導入、社会での活動などが重要なポイントになります。

■疼痛の分類

疼痛は、炎症の痛みなどを含む「侵害受容性疼痛」と、体性感覚神経系の病変によって生じる「神経障害性疼痛」、心理的要因に伴う痛みの「心因性疼痛」に分類されます。各々が重複している部分もあります。「侵害受容性疼痛」は、熱刺激、化学刺激、機械刺激や炎症など、様々な刺激によって神経末梢の障害受容器が活性化されて生じる痛みです。「神経障害性疼痛」は体性感覚神経系に対する損傷や疾患によって直接的に引き起こされる疼痛です。「侵害受容性疼痛」と「神経障害性疼痛」は器質的疼痛（身体に異常がある疼痛）に含まれます。脊髄損傷者では疼痛に心因的要因が大きく作用していると思われる時があります。受傷後の不安、不眠、うつ状態などの精神的に不安定な時や障害を受容できない心理状態の時に強く疼痛を訴えることがあります。

■疼痛の生理

侵害受容器に刺激が加わると細胞膜の透過性が増し、K^+（カリウムイオン）が細胞膜に流出し起電位が生じます。閾値を超えると活動電位が発生してインパルスとなり、有髄であるAδ線維（直径5～2μm）と無髄のC線維（直径1.3～0.3μm）に伝わり脊髄後角の2次ニューロンに伝達されます。2次ニューロンはその後脊髄の対側に移行しますが、鋭く刺すような速い痛み（第一次の痛み：First pain）はAδ線維で伝達され、脊髄の外側脊髄視床

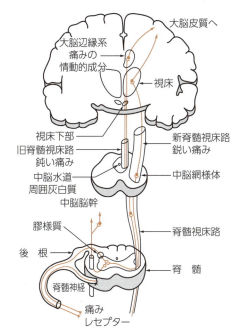

図3.227 痛覚の伝導路
（陶山哲夫：神経因性疼痛―疼痛の病態と治療．千野直一，他・編：リハビリテーションMOOK11 脊髄損傷のリハビリテーション，金原出版，2005, pp.123-129より）

路を中脳網様体を経て視床に至り大脳皮質に終わります。嫌な痛みや鈍痛などの遅い痛み（第二次の痛み：Second pain）はC線維が伝達し脊髄側索内の前内側にある前脊髄視床路を上行し、視床下部から大脳辺縁系を経て大脳皮質に終わります（図3.227）。

痛みの感じ方は多変性があり同じ侵害刺激を同一人に加えても状況によって痛み方は異なります。大きな喜びや感動時などは痛みを忘れます。これは生体内に備わった鎮痛機能の働きによります。精神が興奮している状態では脳幹から脊髄後角へ投射する下行性抑制系（セロトニン作動性神経やノルアドレナリン作動性神経）が賦活化され、痛み情報が脊髄レベルで軽減します。また末梢神経障害性疼痛の発症機序については、1次求心性線維の障害を起因として脊髄後核におけるグリア細胞の活性化、炎症性神経ペプチドや神経伝達物質の受容体などの発現の異常などが引き起こされ、痛覚過敏を起こすとされています。同時に脊髄後角で引き起こされるATP受容体の活性化やサイレントシナプスの活性化、神経発芽なども要因と考えられます。ただし神経障害性疼痛の病態は一つではなく疾患によって異なります。

■頸髄損傷に関連した痛みの分類

■発症部位別分類（表3.36）

①脊髄損傷部より近位の痛み

a. 自律神経過反射に伴う頭痛（自律神経過反射の項参照）

表3.36 頸髄損傷に関連した痛みの分類
1. 脊髄損傷部より近位の痛み 　① 自律神経過反射に伴う頭痛 　② 対麻痺者の肩関節痛，手根管症候群 　③ 消化器疾患に伴う肩への放散痛 2. 脊髄損傷部の痛み 　① 急性期：脊椎損傷部の痛み 　② 慢性期：長期固定による筋・筋膜の痛み，不安定 　　　脊椎による痛み 　③ 脊髄根および馬尾性疼痛 　④ 麻痺・非麻痺境界域の痛み 　⑤ 肩手症候群 　⑥ 手指の灼熱痛 3. 脊髄損傷部より遠位の痛み 　① 幻影痛 　② 麻痺域感覚不全の痛み 　③ 内臓痛 　④ 頸髄損傷の僧帽筋，広背筋痛

（陶山哲夫：随伴症状とその対策．頸髄損傷のリハビリテーション 改訂第2版，p.104より）

b. 肩関節痛、上肢痛： 側臥位で長時間肩の圧迫が続くと肩の痛みと拘縮、上肢の疼痛を来します。

c. 消化器症状に伴う肩・肩甲骨に放散する痛み： 急性期のステロイド大量療法や、心理的ストレスで胃十二指腸潰瘍を生じることがあります。その症状として肩・肩甲骨に放散痛が生じます。

②脊髄損傷部の痛み

a. ［急性期］脊椎損傷部の痛み： 脊椎損傷部を中心とした痛みで骨関節の不安定性によります。治療により脊椎の安定性が得られると痛みは減少、消失します。

b. ［慢性期］筋・筋膜の痛み、不安定脊椎による痛み： 脊椎や椎間板、椎間関節、靭帯などの二次性変化や加齢減少、損傷脊椎の不安定性などによって疼痛を来すことがあります。脊椎の安定化を図り、傍脊柱筋の温熱療法、運動療法が効果があります。

c. 神経根・馬尾性疼痛： 片側性で単一神経根の支配領域に一致して見られます。脊椎骨傷部の不安定性や転位した脊椎などで神経根が圧迫、刺激され放散痛を発症します。これらは頸椎損傷よりも下位の胸椎、腰椎損傷時に出現することがあり、特に脊髄円錐部あるいは馬尾損傷などの下位脊髄損傷で見られます。

d. 麻痺と非麻痺域の境界部の痛み： 麻痺域の頭側で両側対称性に「焼けるような」「ひりひりするような」痛みを訴えます。痛みの程度は極めて強いです。原因は損傷脊髄部の被刺激性の増加と考えられます。予後は、早期発症例では比較的良好です

が、慢性期に遅発性に出現した場合は難治性で疼痛が残存することが多いです。

e. 肩手症候群： 肩および手指が腫脹し手指に発赤を伴い、患肢の疼痛、関節拘縮や骨萎縮も生じます。頸髄損傷での自律神経系の異常による交感神経性反射性ジストロフィーの症状といわれています。上肢の訓練などで自然に消退することが多いですが、長期化、難治性となることもあります。

③脊髄損傷部より遠位の痛み

幻影痛（脊髄痛）： 無知覚域に生じる痛みで、ズキンズキンする痛み、疼くような痛み、釘を打ち込まれるような痛み、肉がとけるような痛み、気分が不快になるような、などと心理的にもかなりダメージの強い痛みを訴えることが多いようです。受傷後まもなく消失することが多いですが、長期間継続することもあります。原因は不明で、効果的な治療法も不明です。長期間継続する時は抑うつや障害受容などの心理的な問題がある場合もあります。こうした場合は心理的対応が重要です。またスポーツや趣味を通しての社会的参加を行うことによる生活の質（QOL）の向上を図ることにより痛みも改善することが期待できます。

■疼痛の治療

非麻痺域の疼痛は治療効果が比較的良好とされていますが、麻痺域の疼痛は難治性です。除痛対策として医師や看護師、セラピスト、心理士などを含めた包括的なチーム医療を必要とします。

■物理療法

温熱療法（ホットパック、パラフィン浴、極超短波、超音波など）、マッサージ、電気療法（低周波、干渉電流など）、レーザー光線などが行われます。金属による脊椎内固定を行われていると実施できないものが多いので確認が必要です。

■薬物療法

炎症を抑えて痛みを軽減する消炎鎮痛剤、痛みの閾値を上げる作用のある抗てんかん薬、脊髄損傷に伴って生じる抑うつ気分や不安を軽減する抗うつ薬、抗不安薬などが使用されます。神経障害性疼痛での第一選択薬になっており末梢性神経障害性疼痛で承認されているプレガバリン（〔製品名〕リリカ）が最近はよく用いられます。ガバペンチン（〔同〕ガバペン）も類似の薬剤で抗てんかん薬として承認されています。その他三環系抗うつ薬のイミプラミン（〔同〕トフラニール）、アミトリプチリン（〔同〕トリプタノール）、抗てんかん剤のカルバマゼピン（〔同〕テグレトール）なども用いられることがあります。

ただし慢性期の疼痛には薬剤はあまり有効でないことが多いです。リハビリテーションが進行したら本人と話してよく納得を得た上で休薬していくようにします。

■ 手術療法
- 脊椎内固定器具（instrument）の抜去：脊椎の手術瘢痕周囲や傍脊柱筋に疼痛のある時は、内固定部を抜去すると痛みが消失することが多いです。
- 脊髄後根進入部遮断術：脊髄後根進入部では後根神経節からの疼痛の経路が後根の外腹側に分布し、同部から脊髄内に入ることで深部感覚や運動線維を犠牲にせずに脊髄後角の疼痛神経細胞を破壊できます。脊髄損傷高位に一致した帯状の痛みで、誘発痛、発作痛の場合は効果的です。障害レベルより遠位の痛みには効果は期待できません。
- 脊髄硬膜外刺激：脊髄硬膜外に電極を埋め込み、電気刺激により痛覚伝導路を遮断するものです。中には長期間の良好な結果報告もありますが、多くは結果はよくありません

■ 心理療法
精神的打撃が強い時や障害の受容が円滑に進まない時には心理療法も導入します。

■ 運動療法・障害者スポーツの導入
運動療法は局所血流の改善や拘縮の改善により、二次的に鎮痛効果が現れます。また障害者スポーツを導入することで身体的機能が向上するだけでなく、友人ができて悩みを相談することができたり社会性を得られて心理的に安定できることは痛みの軽減にも有効です。

当施設（国立障害者リハビリテーションセンター）の自験例を見ると、胸髄損傷以下の損傷レベルの症例で、43例中疼痛部位は非麻痺域（健常部）での疼痛が65%、麻痺域が31.7%、境界域が3.3%で、非麻痺域が多いです。特に脊椎内固定器具の使用群は非麻痺域に多く、内固定非使用群は麻痺域での疼痛が多いです（表3.37）。非麻痺域の疼痛は82.1%で消失しましたが、麻痺域の疼痛は消失したのは28.6%にとどまり、非麻痺域の疼痛は治りやすく、麻痺域の疼痛は治りにくいといえました（図3.228）。脊椎内固定器具の抜去手術を行った例では80%で疼痛の改善が見られました。

脊髄損傷の痛みの予後は発症部位や痛みの性質によって異なります。痛みに対する対応を適切に行い遅滞なくリハビリテーションを進めるようにします。脊髄損傷部位より近位の疼痛は治る見込みが大きく、損傷脊椎部の安定が得られ次第、早期に運動訓練等を行います。一方、麻痺域と非麻痺域との境界領域の痛みや麻痺域の痛

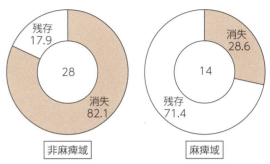

表3.37 疼痛発現部位

	非麻痺域	境界域	麻痺域	合計
S.S.(+)	25例(71%)	1例(3.3%)	9例(25.7%)	35例
S.S.(−)	3(37.5%)		5(62.5%)	8
合計	28	1	14	43

S.S.：脊椎手術
（陶山哲夫：随伴症状とその対策．頸髄損傷のリハビリテーション 改訂第2版，p.105より）

図3.228 痛覚の改善率
（陶山哲夫：随伴症状とその対策．頸髄損傷のリハビリテーション 改訂第2版，p.106より）

みは難治性のため、種々の治療を行いつつ、スポーツや趣味、社会活動などにより生活の質（QOL）を向上させて、疼痛を減退させる時間を作るように努力していきます。

文献

- 平孝臣：疼痛、痙縮に対する処置．脊椎脊髄ジャーナル 16（4）：516-523, 2003.
- 富永俊克：脊髄損傷のリハビリテーション－合併症に関する最近のトピック：脊髄性痙縮に対する髄腔内バクロフェン（ITB）療法の経験．Medical Rehabilitation 115：21-30, 2010.
- 村岡香織，野田幸男：フェノールブロック．梶龍兒・総監修，木村彰男・編：痙縮のボツリヌス治療，診断と治療社，pp.57-63, 2010.
- 田中栄，住谷昌彦：痛み発生のメカニズム（侵害受容性疼痛と神経障害性疼痛）．痛みのマネジメント update, 日医師会雑誌 143：2-4, 2014.
- 中塚映政：侵害受容性疼痛．痛みのマネジメント update, 日医師会雑誌 143：34-35, 2014.
- 牛田享宏：神経障害性疼痛．痛みのマネジメント update, 日医師会雑誌 143：36-37, 2014.
- 高木道人：合併症と随伴症状・対策6 疼痛．Medical Rehabilitation 22：150-151, 2002.
- 大橋正洋：痛み．神奈川リハビリテーション病院・編：脊髄損傷マニュアル－リハビリテーション・マネージメント，pp.61-68, 医学書院，1996.
- 大隈秀信：合併症と随伴症状・対策3 自律神経過反射．Medical Rehabilitation 22：140-144, 2002.
- 美津島隆，他：起立性低血圧と自律神経過反射．古澤一成・編：メディカルリハビリテーション 115 脊髄損傷のリハビリテーション－合併症に関する最近のトピックス，pp.16-

20，全日本病院出版会，2010.
・陶山哲夫，二瓶隆一，木村哲彦，他：脊髄損傷の疼痛とリハビリテーション．整・災外 33：853-857，1990.
・陶山哲夫：神経原性疼痛－疼痛の病態と治療．千野直一・編：リハビリテーションMOOK11脊髄損傷のリハビリテーション，pp.123-129，金原出版，2005.
・芝崎啓一：疼痛と幻肢知覚．赤津隆，新宮彦助，井形高明・編：脊髄損傷の実際，pp.241-246，南江堂，1991.
・Kumar K, Toth C, Nath RK, et al.：Epidural spinal cord stimulation for treatment of chronic pain-some predictors of success. A15-year experience. Surg Neurol 1998; 50: 110-120.
・堀智，平孝臣，小林知範，他：痛みと痙性に対する後根進入部遮断（Dorsal root entry zone-tomy: DREZ-tomy）．神経進歩 45：639-649，2001.

（大熊雄祐）

8 看護

病棟生活

　頸髄損傷の方が入院する目的は、主に、①頸髄損傷の回復期における生活自立、②生活期（維持期）に起こる合併症の改善、③より健康的な生活の促進と健康増進などです。

　回復期における生活自立のためのリハビリテーションプランは、クリニカルパス（治療計画書）のような一般的な定型化された治療の順序や範囲が示され、何をどこまでできるようになって生活自立をめざすかを医療チーム全体で、当事者の希望や支援者の状態を考慮して、訓練を通して支援していきます（次頁「看護ケア」参照）。

　生活期における合併症を改善する目的で入院された場合は、必ずしもクリニカルパスのような定型化したプランは適用できないので、発生した合併症（多くは褥瘡、泌尿器合併症など）の状態に合わせてまず治療し、生活状況を振り返り合併症発生を防ぐ生活改善を進めます。そして、より健康的な生活をめざして健康増進を進めます。特に入院の機会を通して、日常生活の過ごし方を見直し、排尿管理の方法の見直し、食生活の改善と栄養管理、活動耐性や体力の維持のために、一緒に改善策を考えます。

　回復期における自立生活を目的として入院される場合、リハビリテーションプランは、理学療法や作業療法が中心に行われます。しかし入院される時には、気持ちの上でも、様々な心配事を抱えていることが多いです。リハビリテーションを進めるということは、これまでの生活で当たり前にできていたことが、できにくくなったことを体験する時間でもあります。体はそれまでとは異なる筋肉を使い、療養生活で失った体力を回復していくために疲弊する時期にもなります。それでも訓練にがんばれる気持ちへと転換し、「生きる力」を充電していく場が病棟での生活でもあります。

　そしてもう一つ大切な点は、訓練の場で体験してきたことを日常の生活に適用し、繰り返し生活場面で使いながら、「できる」「やれる」「やりたい」にしていくことです。訓練は、療養の場である病棟で活かされて初めて、「できる」ようになります。

　具体的な病棟での生活では図3.229のように進めていきます。

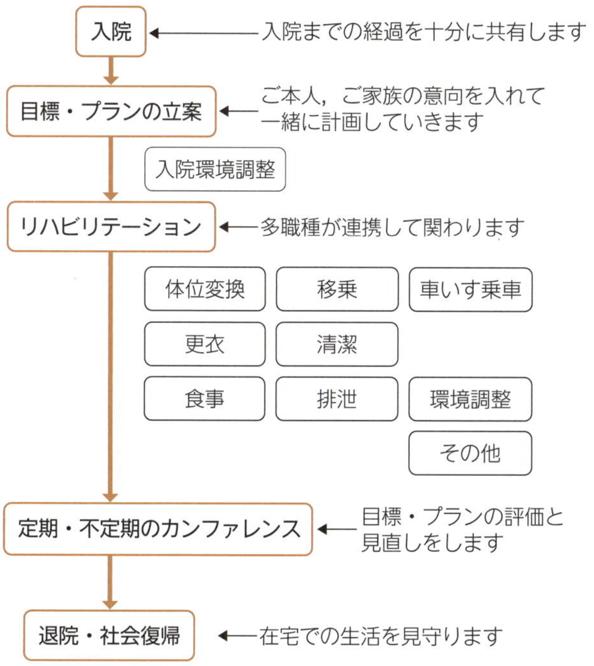

■入院時

　入院時には、特に大切な情報として受傷状況、医学的処置やリハビリテーションの経過、膀胱直腸障害の経過、排尿排便の現状などの基本情報とその他の身体的な情報を聞き取ります。そして、ご本人の意向や家族の意向をお聞きし、十分に加味して目標・プランを立てます。

　まず、入院生活ができるだけ安心・安全に送れるために、身体の状態に適した入院環境を整えます。まず手足や体の動きに合わせたナースコールの形態を検討します。特殊なナースコールとしては、顔を動かし触れることで呼ぶことができるタッチセンサー式ナースコールや、ストローを吹くことでコールできる専用の環境制御装置（ECS）によるナースコールがあります。環境制御装置は、どの病院にもあるわけではないと思いますが、この装置では呼気を吹くことでテレビ操作、ベッド起き上がり操作などと連動し、少しでも自分でやれることができるような機能を併せ持っています。

　次に、できるだけ自分でやれることを進めていくために、入院初日もしくは、早い時期から特に食事、排泄コントロール、褥瘡予防などを進めていきます。

　「自分で食事がとれる」ことは自立した生活を考える上ではとても重要です。そのために、日常生活の中で車いすの乗車時間を段階的に延ばしていけるように、乗車中の時間をうまく使いながら、読書、テレビ、携帯電話、パソコン操作などについて、OT（作業療法士）とも

図3.229　病棟生活のフロー（流れ）

- 入院 ← 入院までの経過を十分に共有します
- 目標・プランの立案 ← ご本人、ご家族の意向を入れて一緒に計画していきます
- 入院環境調整
- リハビリテーション ← 多職種が連携して関わります
  - 体位変換／移乗／車いす乗車
  - 更衣／清潔
  - 食事／排泄／環境調整
  - その他
- 定期・不定期のカンファレンス ← 目標・プランの評価と見直しをします
- 退院・社会復帰 ← 在宅での生活を見守ります

話し合いをしながら取り入れていけるものを工夫していきます。車いすの乗車時間が長くなることで、生活でできることを広げていくことで、自分でやれることを増やしていけることへとつながります。

■リハビリテーショントレーニングが進んでいくと

リハビリテーションは、訓練室だけで行うものではありません。入院中の生活のすべてが「こうしたい」と思う生活の実現に結びつくよう、医師、看護師、訓練士など、多職種が一つのチームをつくって病棟生活を支援します。

初期の計画では、リハビリテーションチームが考える計画に本人や家族の意向を入れて目標設定をしますが、訓練が必ずしも計画通りに順調に進むばかりではなく、幾度となく立て直しをしながら経過を追って進めます。

例えば、一人につき月に1回程度、医師・看護師・リハビリスタッフ・医療相談が集まりカンファレンスを行い、目標・プランの見直しを行います。その他、状況に応じてご家族向けのリハビリ指導や、病棟での介護指導、宿泊介護体験、試験外泊なども計画していきます。これらはできるだけ退院後に向けて順序立てて準備するものです。家族が入院環境の中で介護する生活に慣れていくことと、ご本人が退院後の生活に慣れていくことの両面から経験を増やし、退院後困ることが少なくなるようにするための準備となります。まずやってみて、工夫できる事前策をあらかじめ立てることが目的です。

病棟生活は、生活の場であり、他者との関わり合いの中で成立しています。ほとんどの方が徐々に仲間をつくり、互いに教え合い、助け合い、病棟生活と自身の障害になじんでいきます。

■自立生活のゴールに向けて

自立生活の状況は、傷害された脊髄神経の高さや程度によって違います。そのため、めざす自立生活のゴールは、障害の状況によってある程度の制約が生じます。

例えば、頸髄4番（C4）より高い障害（高位頸髄損傷と呼びます）では、日常生活で介助を受けることが必要になることが多くなります。そのため病棟生活では車いす乗車の耐久性向上（長く乗れること）、机上動作の習熟（読書、テレビ、携帯電話、パソコン操作など）、電動車いす走行の習熟などが目標になります。

人工呼吸器を装着している場合は、気管カニューレや人工呼吸器の管理が加わります。機械の仕組みや取り扱いについて、理解しておくことが必要です。入院中にご家族が更衣や入浴など体験をしておくことで安心して生活できるようにしてから退院をむかえましょう。

実際の退院後を考えた環境調整には非常に時間を要します。リハビリテーションと並行しながら、自宅退院するのか、その待機のために転院するのか、療養施設への入所や更生援護施設でさらなる自立をめざすのかなど、退院後の方向性を一緒に考えていきましょう。

復職や復学についても準備する必要があります。通勤、通学方法やトイレや休憩場所の設備の確認、関係者への協力依頼なども検討しておくことで、少しでも不安が軽減できるようにしましょう。これらの選択肢については、リハビリテーションの状況や社会的背景、患者家族の意向などを踏まえて進められます。

看護ケア

頸髄損傷のリハビリテーションは、入院初期から計画的に進められます。

頸髄5番（C5）以上の人への頸髄損傷リハビリクリニカルパス（表3.38）と、頸髄6番、7番（C6、C7）頸髄損傷リハビリクリニカルパス（表3.39）を示します。おおよそこのように進められていくことを理解しておくとよいでしょう。

クリニカルパスとは、治療の進む時間と内容を示した表をいいますが、これはリハビリテーションを一緒に進めるチームが互いに目標を共有する点で意味があり、治療を受ける人と家族、そして医療チームが一致した目標に進む目安にしているものでもあります。

では看護師が行う具体的な入院生活上の支援について、要点を示します。

看護師は、3つの視点で入院生活を支援します。

①ゴールはご本人で健康管理ができること：看護師の健康管理から自己管理へ

入院当初は、看護師が健康管理を行っていきますが、退院後は自分で自身の健康を守っていく必要があります。病棟生活での知識や経験を積み重ねることで、判断や伝える力を培い、自己管理できる力を高めましょう。

②日常生活でできることを増やすこと：その人に合わせた自立へ

日々の訓練は、よくなりたいという目標に向かって進められていきますが、ご本人の体験としては「できないことを知る」こともあります。

それはとても辛い体験になることもあるかもしれません。でもできないからとあきらめず、毎日続けて練習を進めていきます。障害の状況によってはできないことも

第3部　回復期（入院）リハビリテーション

表3.38　C5以上頸髄損傷リハビリテーションクリニカルパス

介入項目	項目	入院当日〜 月　日〜	入院後2週間〜 月　日〜	入院後1か月〜 月　日〜	入院後2か月〜 月　日〜	入院後3か月 月　日	退院
カンファレンス実施日（日付）							
患者への説明・その他〈アナムネ聴取〉		治療計画説明書 病棟内オリエンテーション		中間面談		退院課題の明確化 └→最終調整	
観察/検査/処置	神経所見/内服薬チェック 褥瘡（跡）、皮膚トラブルのチェック 他科受診（泌尿器科）など 心理	内服薬評価 採血/検尿・尿培・/ECG, 等　→　結果の確認 泌尿器科的検査・評価 心理検査・評価 リハ実施計画書指示箋		尿路変更に関する方針確認（膀胱ろう、CIC, など）			
食事	BMI・エネルギー量の確認 補食、体重減量の目安 摂取状況（姿勢・形態・嚥下） 自力摂取の可能性	適正体重、エネルギー量の設定	適切体重測定 自力摂取への取り組み └→OTとの連携	体重評価			
排泄	尿量・尿性状の把握　＊尿測ポイティングチャート記入 目標尿量 1500ml/日前後 排尿状況の把握（1回量、反応、所要時間） 排便パターンの調整 下剤のコントロール	尿量・尿性状の把握　＊尿測ポイ…記入 排便パターンの調整 └→下剤のコントロール		排便パターンの確立	退院後の生活に合わせた排便コントロール		
保清	個人浴　3回/週 全身清拭 歯磨き全介助			入浴手段の検討・評価 髭剃り }自立への取り組み 歯磨き } OTとの連携			
体位変換	定時体位変換（臨時体交の必要性） エアマット 自動体位変換マットレス	定時体位変換 使用エアマットの選択 自動体位変換マットレスの適応判断		体位変換評価 （エアマットの評価）			
環境調整	ナースコール/タッチセンサー 環境制御装置（ECS） 3モーターベッド	適切なナースコールの選択 環境制御装置の導入/操作習熟					
訓練	PT OT ST	リハビリテーション実施計画書（指示箋） └→評価　→訓練開始	ROM訓練、E-W/C訓練、等 パソコン操作・摂食訓練、等	E-W/C操作の習熟（E-W/C作成）に関しては、PTと連携 ADL到達目標の設定	自宅での習慣化→見積もり（→判定）、採寸→見積もり→最終調整 在宅介護者に対する指導　→最終調整		
精神・心理面での援助	障害受容 ストレス因子 家族の協力	心理依頼（リハ指示箋） 環境適応への援助 家族の障害についての認識と知識確認	心理検査、評価				
指導	食事 水分摂取 自己健康管理 家族指導	適正（目標）体重設定 1500ml/日　程度 症状・用語等、についての知識確認 家族面会予定の確認 面会時介助の具体的方法について説明	飲水評価 （尿量及び今後の尿路管理との評価）	知識評価、指導教育課題の明確化 家族の介助力評価、具体的指導方針のプラン	必要時、栄養指導 宿泊介護体験の検討 外出・外泊訓練		
指導	退院指導 ＊在宅予定者 ＊転院予定者	リハ実施計画書（MSWに依頼）→MSW介入 ①住宅状況、経済的状況、家族状況確認 ②在宅の課題、面会時家族への指導開始 ③家屋改善などについて情報収集 今後の方針の共通理解事項の確認	福祉からの情報収集開始（家族） 福祉の課題について共通理解確認 リハ指示箋→OTとの相談開始	リハ実施計画書（MSW介入 福祉との調整状況の確認 介護力評価、課題の明確化 OTとの連携、進捗状況の確認 転院先の検討	在宅介護、準備状況の把握 （往診医、かかりつけ医、訪問看護、 入浴サービス、ヘルパー、等） 必要物品のピックアップ→購入、レンタル手配 転院先申し込み状況の確認	在宅介護課題の明確化、訪問看護　→最終調整 在宅介護指導　→最終調整 転院受け入れ条件の確認　→最終調整	

表3.39　C6, C7頸髄損傷リハビリクリニカルパス

氏名（　　　）　障害レベル（　　　）　No.1　／　氏名（　　　）　障害レベル（　　　）　No.2

項目	入院日（ ）	1週目（ ）	1か月目（ ）	2か月目（ ）	3か月目（ ）
目標	病院での日常生活を知りましょう／仲間をつくりましょう／起立性低血圧の対処ができる、車いす乗車時間が増える		更衣ができる（上衣、下衣、靴下、くつ）／体位変換ができる／身体が楽になる／家屋改造計画など	体力向上／更衣の自立／自己導尿の自立	トランス自立　＊車いすフリーをめざそう／24時間自己導尿の自立をめざそう／排便動作の自立をめざそう
診察・説明・検査	医師の診察／入院・治療計画書／入院に関する説明／入院までの経過についてお伺いします	レントゲン・心電図／血液検査・尿検査（一般・培養）／肺機能検査／HDS-R	CT／MRI／泌尿器科受診／他科受診（歯科、婦人科、など）／運動負荷テスト	尿検査	尿検査
リハビリ処方	リハビリ処方箋提出	OT 初期評価／PT 初期評価／心理	患者・家族へ検査結果の説明→今後の全体方針の説明	リハビリ処方箋更新／リハビリスポーツ オーダー（ ）	リハビリ処方箋更新／リハビリスポーツ更新
食事／食事の種類	自助具（有・無）　ベッド上での水分補給の工夫／昼食ー居堂／朝食ー 夕食ー居堂	→	→	昼食堂　昼・夕食堂（ ）	朝・昼・夕食堂（ ）
体位変換	2時（ ）6時（ ）9時（ ）／11:30（ ）14時（ ）16時（ ）／19時（ ）22時（ ）		体位変換間隔の延長　変更：[ ]	自力体位変換（ ）	→
車いす乗車／起立性低血圧対策	車いす、クッションの調整	車いす乗車時間（11時頃〜16時まで）　変更：[ ]	→	[ ]時〜車いす乗車 20:30まで（ ）／車いす乗車時間（ ）	車いす乗車時間　7:30〜20:30（ ）
更衣	全介助／部分介助	更衣練習（ ）	→	上衣自立（ ）／下衣練習（ ）	→
清潔	トロリー浴／洗髪／陰部清拭／爪切り／モーニングケア／イブニングケア		→	入浴練習（ ）／洗髪練習（ ）／陰部清拭・自助具検討（ ）／モーニングケア（ ）／イブニングケア（ ）	自立練習（ ）（リハビリスタッフとの連携）
排便	排便日／ベッド上ビニール排便　コントロール（ ）／下痢（ ）その他（ ）	＊便の性状や所要時間、失禁の状況により、排便間隔や下剤の変更　変更：[ ]	→	＊便の性状、失禁の有無、所要時間など、ご本人に合った排便の管理に取り組みます／頸髄損傷用トイレ（小判型、洋式トイレ）　便失禁時の対応	退院後の排便の時間帯検討
排尿	尿道留置カテーテル（ラテックス、シリコン）／交換間隔 [1回／2〜4週]	IP検査／CG検査／CMG検査	自己導尿への準備（該当者）／（ ）指導用ビデオを見る／（ ）必要物品の検討・準備／（ ）ボイディングチャート記入	自己導尿自立への取り組み／尿器、カテーテル、尿バッグなどの管理／尿取りバッグ、収尿器の取扱い／尿道留置カテーテルの管理（定期的な交換）／障害レベルに合わせたゴール設定	＊女性：生理時の対処
移乗（トランスファー）	全介助／直角トランス	トランスファー訓練	→	直角トランス→横トランス（ ）	車いす作製準備　挟す・申請（ ）／＊自動車運転訓練
環境調整・社会面・心理面	身障者手帳（有・無）[ ]／〈保険の種類〉／〈退院後の方向性〉／自宅退院 [改造・改築、転居]／更生訓練所、職業リハビリ訓練／施設入所	社会資源の活用／入所手続き、助成金の活用、転院先相談	医療福祉相談室との調整	退院後の方向性の決定／自宅→環境調整（改造、改築、転居などの決定と必要物品の検討）、助成の確認／更生訓練所、職業リハビリ訓練→施設見学、申込み／転院→転院先の検討／＊復職、復学に向けた取り組み／障害受容　心理評価（ ）	
教育指導（家族指導含む）	病院・病棟における規則／書類の手続き／衣類の選択、改良について／必要物品の自己管理／面会時の家族紹介について	褥瘡予防／車いす操作、走行の注意／更衣・トランス（介助）方法／食生活、体重コントロール／排便コントロール	褥瘡予防／尿路管理（飲水と尿量管理／ボイディングチャート含む）／介護方法指導（家族）	内服自己管理／外出・外泊指導（患者・家族）／腎膀胱の自己観察方法、管理について	外出指導
評価	入院時評価／バリアンス評価	病棟生活適応状況／看護計画	ケースカンファレンス(C.C)	C.C／目標評価、バリアンス評価	C.C／目標評価、バリアンス評価

残ることがあるため、今ある機能に合わせて最大限に何ができるのかを考えていきます。人に頼んでもいいのだということを理解するのに時間がかかるかもしれませんが、やれることも体験し、依頼しなければならないことは依頼することができるようになることは長い療養では必要になります。自分自身で頸髄損傷のことを理解し、退院後は自分で周囲の人に説明したり、頼めることも自立した生活といえるでしょう。

看護師が進めていく日常生活のおおよその目安は以下の通りです。

● 食事： 入院までは全介助だった方も、自助具を使用し食事ができる。
ベッドから離れての食事をめざします。

● 体位変換： 体位変換の間隔の延長や、自力での体位変換ができる。

● 更衣： 工夫しながら更衣できる。
病棟生活やリハビリテーション訓練では、動きやすい服や靴を使用します。脱ぎ着しやすくするために服の形状に配慮したり、ひもやファスナーを付けるなど工夫していきます。

● 清潔： 歯磨き、髭剃り、ブラシの使用ができる。
頸髄損傷6番（C6）以下の方は入浴練習をします。入浴・シャワー浴の自立はいろいろな動作を統合させなくてはできないため、複雑で難しい動作です。移乗や更衣が自立できた後に行います。

● 排尿： 身体状態に合わせて排尿ができる。
排尿方法はいろいろあり、適した方法の検討（膀胱留置カテーテル、自己導尿、収尿器など）を検討します。また水分摂取量を調整します。

● 排便： 排便コントロールができる。
便の性状、失禁の有無、所要時間などから、排便コントロールを行い、排便方法を検討します。食事と水分摂取を見直します。

● 移乗： 可能な移動方法を習得する。
座位バランスや耐久性に合わせて車いすやマットを選択します。直角トランスファーや横トランスファーを練習します。状況に応じて、リフトやトランスファーボードを使用します（p.88、p.132参照）。

③退院後の生活に向けた準備：できるだけ自宅へ

入院初日より、退院後の生活に向けた準備を行っていきます。これにはご家族の協力が必要です。入院生活の中で、ご家族には介助方法の説明をします。

ご家族の負担を軽減するために、訪問看護、ヘルパー、入浴サービス、デイケアなどの社会資源の情報提供を行います。

（粟生田友子・吉田尚子）

9 上肢機能再建術

手術の時期

頸髄損傷者は四肢と体幹が麻痺し、日常生活動作に著しい支障を来しており、残存する機能を最大限に発揮、利用しております。

中、下位頸髄損傷では、麻痺高位の1髄節の差異がADLに大きな影響を及ぼすため、上肢の残存機能を改善して移動能力や物体の把持機能が少しでも向上することは、頸髄損傷者にとり、大きな意義を持つことになります。その対策として、装具を使用したり麻痺した筋肉を機能的電気刺激（FES）を利用してADL動作の改善を図る場合もありますが、上肢機能を向上させる手術もあります。上肢機能再建術は手術に利用できる残存筋に限度があり、手術により獲得できる動作にも限度がありますが、装具から離脱でき、ADL動作上非常に有効なことがあり、適応があれば試みていい方法です（図3.230）。

一方、手指の麻痺のみに目が奪われ、上肢機能再建術をADL動作獲得訓練より先行させると、臥床期間が長くなり、ADL獲得訓練を行うゴールデンアワーを失い、体幹や四肢の柔軟性、巧緻性の獲得に時間を要し、ADL自立に要する期間が著しく長引いてしまうことになります。上肢機能再建術を行うに際しては、手指のみならず全身の機能を常に念頭におく必要があります。

【手術の適切な時期】
①上肢の残存機能が固定していること：受傷後12か月以降もわずかに回復を示す例がありますので、受傷後1年～1年半以降が望ましい。
②症状固定後3か月以上が望ましい。
③訓練によりADL動作が上限に達していること：訓練途上では機能判定が困難です。
④手術後6か月くらいの機能訓練が必要なため、術後のスケジュールは余裕を持つこと。

再建術の目的

頸髄損傷による残存筋の程度や体幹の柔軟性、巧緻性、あるいは日常生活などに個人差があり、機能再建術の方法も一様ではありませんが、だいたい次の目的に集約することができます。
①上肢の到達範囲の拡大（肘伸展能の獲得）
②机上動作の獲得
③母指と示指の横つまみ動作の獲得
④握り、引っかけ動作の獲得
⑤指腹つまみ動作の獲得

留意事項

①関節の拘縮や褥瘡などの合併症がないことが望まれます。
②四肢麻痺者にとり非常に重要な上肢のプッシュアップ、トランスファー、車いす駆動などの動作が手術により阻害されないこと。
③手関節の伸展力は頸髄損傷者がトランスファー時に有用となるため、再建術後に手関節の伸展力が著しく低下しないことが望まれます。
④物体の保持や把持、挙上は上肢近位の肩関節機能が重要な要素を担っており、その機能低下が起きないようにするべきでしょう。
⑤目的とする移行腱の筋力と利用できる腱の長さが術前の計画と異なる場合があり、術後の獲得項目と練習のプランを本人と家族に十分説明する必要があります。
⑥障害受容し、機能再建術の必要性を十分に理解し、過剰な効果を期待しないことも必要でしょう。

頸髄損傷者の上肢機能再建術は十分な術後予測と認識を持てば、非常によい効果を生みますが、十分な理解がなされないと逆に負の効果を生むことがあり、注意する必要があります。

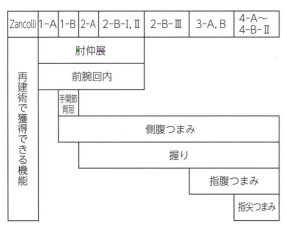

肘伸展，側腹つまみ，握り，指腹つまみ，指尖つまみの獲得は，機能レベルが定位になるほど，数・質ともに向上する．

図3.230 再建術によって獲得できる上肢機能とその適用範囲

術前評価と訓練

■術前評価

術前評価は、再建術の適応の有無や術前の治療計画立案のために行われます。

①**筋力評価**：残存筋力、特に再建術に用いる移行筋は正確に測定します。徒手筋力検査と必要に応じて実測（kg）します。

②**関節可動域**：制限がある場合は、その原因を評価しておきます。

③**感覚**：手掌および指腹の動的2点識別検査や異常感覚の有無の評価を行います。

④**上肢・手指機能**：上肢の到達範囲、握りやつまみの形状と力（kg）を必要に応じて写真やVTRで記録します。

⑤**日常生活上での手の使用方法**：起居移動時や物の操作の仕方を自助具の使用も含めて評価します。

⑥**再建術に対する明確なニーズの有無**：再建術でどんな機能を獲得し、何に活用したいのかという目的意識は明確か、そのニーズは実現可能かどうかを評価します。

⑦**阻害因子の把握**：痛み、痙性、知的低下、障害受容上の心理的問題など、再建術の阻害因子の有無を評価します。

■術前の作業療法

再建術をより効果的にするために、術前の作業療法も重要な位置を占めます。

①手術に対する理解を促す：術後の手の形をテープやスプリントで再現し、模擬体験をしたり、再建術の経験のある他の患者との交流やVTRなどを用いて情報提供を行います。

②関節可動域の維持・拡大を行います。

③筋力増強、特に移行筋を強化します。

④移行筋の独立分離運動の学習を行います。

⑤後療法期間のADLに必要な自助具・機器の検討とその使用訓練を行います。術後は片手動作を余儀なくされること、さらに術側が利き手の場合には、一時的な利き手交換が必要となるため、電動車いすや食事用自助具などの準備と使用訓練を行います。

⑥必要に応じて介護体制の調整も行われます。

手術法と効果

■手関節伸展機能再建術

C5（1-B）、C6（2-A）が適応となります。筋力のある

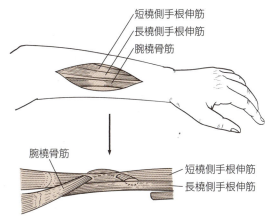

図3.231　手関節背屈再建術（Freehafer法）
手関節背屈が不能なZancolli 1-B（C5）では、筋力のある腕橈骨筋腱を短橈側手根伸筋腱に移行し、手関節背屈能を得ます．

腕橈骨筋腱を短橈側手根伸筋腱に移行して、手関節の背屈力を得るようにします（Freehafer〔フリーヘイファー〕法、図3.231）。

【効果】

起座や移乗動作、更衣動作、整容動作が円滑になります。また、手指屈筋と母指の周囲筋の腱固定を追加すると、テノデーシス効果（p.67 図2.46参照）により把持動作も行えるので、いっそう有利となります。ただし、腕橈骨筋は二関節筋であるため、肘屈曲時の背屈効果は減少するので肘関節の支持、安定性を得る目的で肘屈曲力増強訓練を行い、できれば肘伸展機能再建術も併用した方がよいのです。

■前腕の回内機能再建術

C5（1-B）、C6（2-A、2-B-Ⅰ）が対象となります。上腕二頭筋腱を縦に中枢側に2分割し、中枢端を切離した分割腱を橈骨内側より外側に反転して、中枢端と再縫合します（Zancolli法、図3.232）。

【効果】

前腕回内運動ができるため食事動作や机上動作、整容動作などが円滑になります。

■肘伸展機能再建術（Moberg法）

C5（1-B）、C6（2-A、2-B-Ⅰ・Ⅱ）が対象となります。長趾伸筋腱（原法）（国立障害者リハビリテーションセンターでは大腿筋膜張筋）を三角筋後方1/3と、肘頭付近の上腕三頭筋腱との間に移植する方法です（Moberg〔モバーグ〕法、図3.233）。術後は10〜15°の屈曲位で6週間固定し、以後徐々に肘屈曲訓練を行いますが、移動動作は12週以降とします。

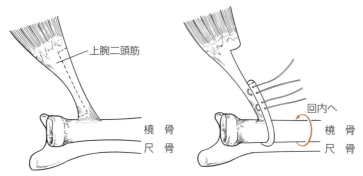

図3.232 前腕回内機能再建術（Zancolli法）
上腕二頭筋腱をZ状に切離し，末梢端を橈骨の周囲を外側より回し，中枢端と再縫合します．

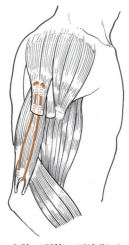

図3.233 上腕三頭筋の再建術（Moberg法）
長趾伸筋腱（国立障害者リハビリテーションセンターでは大腿筋膜張筋）を三角筋の後方1/3と，上腕三頭筋腱との間に移植します．

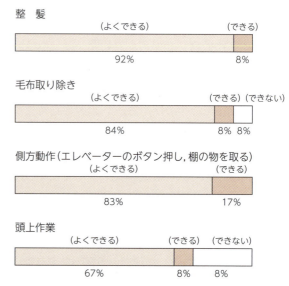

図3.234 肘伸展機能再建術後のADL評価：獲得項目

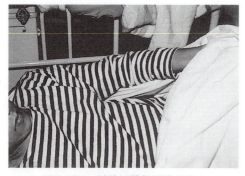

図3.235 肘伸展機能再建術後1
毛布取り除き動作ができるようになりました．

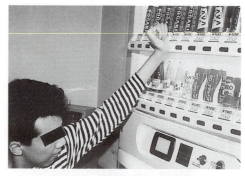

図3.236 肘伸展機能再建術後2
頭上動作ができるようになりました．

【効果】

国立障害者リハビリテーションセンターで行ったC5の1例、C6の11例について検討すると、術前不可能な動作が術後可能となった動作をADL獲得項目とすると、整髪、毛布取り除き、側方動作、頭上動作の順に獲得率が高くなっています（図3.234、図3.235、図3.236）。ADL動作が術前より術後の方がうまく行える動作をADL改善項目とすると、机上動作、車いす駆動、プッシュアップ、トランスファーの順でした（図3.237）。これらを平均すると、獲得率83.8%、改善率60%であり、手術による著しい効果が見られます。

■よこつまみ動作（Key Pinch）の再建術

C6（2-A）で手関節が背屈できるものの、つまみ動作ができないもの、もしくはC5（1-B）で手関節背屈の再建術を行っている場合が対象となります。腕橈骨筋腱を長母指屈筋腱に移行するか、長母指屈筋腱と長橈側手根伸筋腱と側側縫合します。この際、母指の関節固定術を併

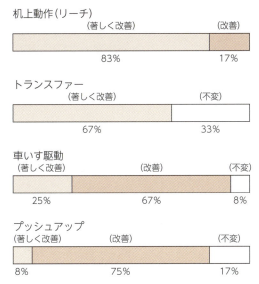

図3.237 肘伸展機能再建術後のADL評価：改善項目

表3.40 機能評価（n＝9）

Zancolli分類	2-B-Ⅰ	2-B-Ⅱ	2-B-Ⅲ	平均
よこつまみ	300g	390g	625g	438.3g
引っかけ		1.7kg	4.25kg	2.98kg

国立障害者リハビリテーションセンター

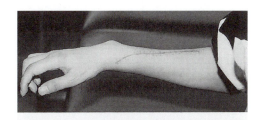

図3.238 Zancolli 2-B-Ⅱ

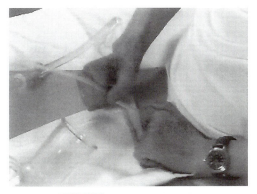

図3.239 Zancolli 2-B-Ⅱ
手指の機能再建術後，自己導尿ができるようになりました．

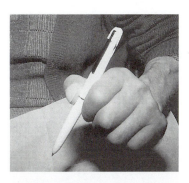

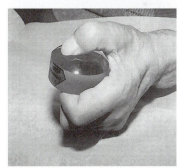

図3.240 Zancolli 2-B-Ⅲ
手指機能再建術後，書字が可能となり（上），3cmの厚さの物を把持できるようになりました（下）．

用します．

【効果】
　国立障害者リハビリテーションセンターで行ったC5（1-B）の6例中4例に，C6（2-A）は6例中5例に良好な結果が認められ，装具からも解放されることになり，QOLの向上も認められました．

■よこつまみ動作（Key Pinch）と引っかけ動作（Hook）の再建術
　C6（2-B-Ⅰ・Ⅱ・Ⅲ），時に3-Aが対象となります．腕橈骨筋腱と長橈側手根伸筋腱を長母指屈筋腱と深指屈筋腱に移行します．母指は関節固定術と外転，対立位を保持するように短母指伸筋と長母指外転筋を腱固定します．さらに数か月後，二次的に鷲手変形に対して，四指の浅指屈筋腱を縫い縮める手術（Lasso〔ラッソ〕法）を追加することもあります．

【効果】
　国立障害者リハビリテーションセンターで行った9例を検討すると，母指と示指間のつまみ（pinch）力は平均438.3g，引っかけ力（hook）は2.98kg得られています（表3.40）．ADLの自立は特にC6（2-B-Ⅰ・Ⅱ）（図3.238）で介助度が著しく減少しています．特に自己導尿の自立には非常に有効です（図3.239）．書字やコイン，さらに3cmくらいの厚さの物まで把持できるようになり，本人の満足度も高いものになります（図3.240）．なお，肘伸展のための再建術は，単独でも効果的ですが，手関節背屈や手指屈伸あるいは母指屈曲などの再建術と組み合

表3.41　再建術後の日常生活上の変化

活動項目	日常生活上の具体的変化	A:肘伸展再建単独 1-B～2-B-Ⅱ:11名 ◎	○	△	B:肘伸展再建と手の再建併用 1-B～2-B-Ⅱ:11名 総合 ◎	○	△	×	1-B, 2-A:5名 手関節伸展, 手指or母指再建 ◎	○	△	×	2-8-Ⅰ, Ⅱ:6名 肘伸展+手指・母指再建 ◎	○	△	×
食事	・食物をすくう				2	3			2	1				2		
	・皿の位置を変える	1	1		3	1			2				1	2		
	・カップで飲む				1				1							
	・缶ジュースを飲む				2	1	1	1	2	1	1	1				
	・缶ジュースのプルタブを開ける				2				2							
	・薬袋の開閉				1				1							
	・食事用の自助具からの独立				3				3							
整容	・ティッシュを取り出す				1				1							
	・顔を拭く					1				1						
	・歯を磨く				3	2			2				1	2		
	・髭を剃る				2	1			1	1			1			
	・髪をとかす	3			3	4			2	1			1	3		
	・爪を切る				1	1	2							1	1	2
	・水道栓の開閉				1				1							
	・整容用の自助具からの独立				5				3				2			
更衣	・上着をかぶる	3			1	5			1					5		
	・上着の裾をおろす	1	1		3	1				1			3			
	・靴下を履く				3	1	1						3	1	1	
	・ループを引っぱる	1			1				1							
	・更衣用の自助具からの独立								1							
排泄	・自己導尿					1				1						
	・座薬の挿入	1			1	1				1			1			
	・自助具からの独立・軽減				1								1			
起居・移動関連	・起き上がり		1		1	1							1	1		
	・プッシュアップ	1														
	・トランスファー(洋式便座・自動車・浴槽の出入)	3				2	1								2	1
	・車いすの回転・操作・耐久性		3		1	7				2			1	5		
	・ハンドリムの把持				8				2				6			
	・車いすでの坂道の下り				1	3							1	3		
	・車いすでの坂道の上り						1								1	
	・柵の物を車いすの位置を変えないで取る	2			3	1			2				1	1		
	・エレベーターのボタンの操作	2	3		2	3			2					3		
	・引き戸の開閉	1	1		2	3			1				2	2		
	・ノブドアの開閉				1				1							
ベッド上関連	・布団をはぐ	3	2		2	6			2	2				4		
	・タオルケットをかける	1	2		1	5			1					5		
	・仰向けで両手で本を読む	2			3	1			2				1	1		
	・寝た状態で物を取る(ナースコールを含む)	3	2		4	5			2	3			2	2		
	・横向きでページをめくる	3	2		2	4			1	1			1	3		
	・術側を下にして寝ると痛い			2		1									1	
机上・車いす上関連	・硬貨の操作				2				2							
	・容器や袋の中から物を取り出す				1		1		1						1	
	・指に引っかけて物を持ち上げる				3				2				1			
	・引き出しの開閉				1				1							
	・頭上の物を取る		1													
	・物の移動				1	4				4			1			
	・字を書く				2	3			1	1				2		
	・通信機器・事務機器・趣味用道具の操作		3		4				3				1			
	・位置を変えないで作業を行う		3		2	2			2					2		
	・煙草の一連動作				2				2							
	・受話器の操作	1	1		2	2			1	1			1	1		
	・自助具からの独立・軽減				5	2			1	2			4			
	総計件数	32	26	2	96	77	7	3	57	25	1	1	39	51	7	3

◎：不可能から可能へ　○：可能動作の向上　△：可能動作の低下，弊害　×：可能から不可能へ
再建術の効果を，肘伸展単独群（A）と手指再建術を併用した群（B）を比較した。B群がより変化が大きく，相乗効果がみられる.
　　　（酒井ひとみ，1991：国立身体障害者リハビリテーションセンター，国立療養所村山病院，国立伊東重度障害センター協力）

わせることで日常生活上での有用度がさらに高まることがわかっています（表3.41）。

術後の訓練と留意点

■術後評価と治療・訓練

術後の運動制限による全身的な問題（拘縮・筋力低下、精神面など）を最低限にとどめ、ADLの早期回復をめざします。また、担当作業療法士は手術を見学し、術者より治療上の注意点を聞き、術後の治療にあたるのが望ましいと思います。

①腱癒着の防止：術直後上肢は挙上位に保ち浮腫を最低限に管理します（48時間）。また早期から他動運動を開始し、不必要な癒着を除去するため、2週目になった時点で1回と3週以降は毎日1回の頻度で行います。

②腱癒合の促進：術創の保護・固定をコットンボールやギプスを用いて行います（4週）。また有効筋が少ない場合は良肢位での拘縮を形成します（12週固定）。

③筋力の増強：移行筋の筋力増強は、4～6週にかけては腱を引き伸ばさない範囲での自動運動を行い、6週以降に手の自重や重錘バンド、徒手による抵抗を付加していきます。また、高位損傷者の固定期間中の廃用性の筋力低下はADLに影響が大きいため、術部に影響しない上肢の筋力維持訓練を行います。

④関節可動域の拡大：癒合部の段階的な伸張（例：肘伸展再建時の肘屈曲角度）と癒着の除去を行います。

⑤上肢・手指の使い方の再学習：負荷をかけない自動運動から開始し（4週以降）、徐々に負荷を加えた物の操作練習や活動性の練習を行います。

⑥生活上への応用：食事や整容、書字などのような机上動作から導入し（6週～）、起居移動のような負荷の大きな動作は手の形がある程度固定してから導入します（12週～）。

⑦禁忌・自己管理指導：後療法中の手の扱いや瞬発的な腱の伸張による断裂予防を指導します。

⑧定期評価と追跡：術前評価と同様な項目を評価します。またニーズの達成度とADLの効果と弊害を客観的・主観的の両面から評価します。

■留意点

①C7（3-B）より機能のよい場合は手指機能再建術の適応はほとんどないため、手指のみに目を奪われないように指導することが大切です。

②術後数年で母指が伸展位や過屈曲位になったり、他指が過屈曲や鷲手様変形をとるために指が使いにくくなることがあります。十分な経過観察と対応が必要です。

③ADL上、プッシュアップや車いすの操作、他のADLで術後、逆に不便になることもあり、術後の機能変形を十分検討の上、長期的展望に立って再建術を考える必要があります。

●手術は理解と納得の上で（インフォームド・コンセント）●

上肢の機能再建術はとても有効で、魅力的な感じのする方法のようですが、実際には限られた力源となる筋を利用して麻痺している筋の代用にしたり、関節を固定して弱い筋肉の働きを効果的にする補足的な手段であるため、十分に満足できるほどの力が手術によって与えられるわけではありません。受傷前にできていたような運動と比較すれば、動く範囲も、また出せる力も弱いのです。ですから期待が大きすぎると失望してしまう場合すらあります。医師はリハビリテーションチームの評価や、本文の留意事項に書いてあるような種々の条件を勘案して手術の適応があるかどうかを注意深く決めますが、手術するかどうかの決定はあくまでご本人自身です。そのために十分説明を受け、どの動作が不自由になり、何ができるようになるのかということを十分に理解した上で納得して決めてください。

（陶山哲夫）

第4部　退院準備

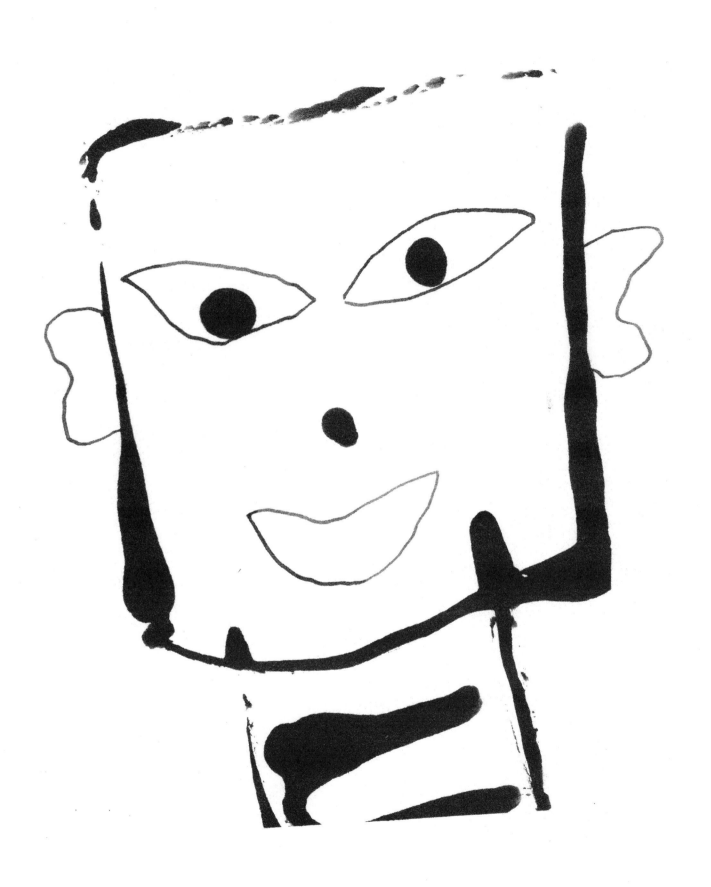

1 利用可能な福祉制度とその利用（医療相談）

この項目では、頸髄損傷の方が医療機関の入院中や退院後の日常生活および社会生活で利用できる制度・サービスについてご紹介します。

身体障害者手帳

年齢を問わず、身体障害者手帳の等級（1〜6級：1級が最も重度）に該当する場合は、認定されると手帳が交付され、障害の程度に応じた福祉サービスを受けることができます。頸髄損傷の場合は、主に肢体不自由の上肢・下肢機能障害及び体幹機能障害に該当する可能性があります。申請時期の目安は、完全損傷で受傷後3〜6か月程度、不全損傷で6か月程度以降ですが、早すぎると認定されないこともありますので、主治医や医療ソーシャルワーカー等とよく相談しながら手続きを行うとよいでしょう。また、それぞれのサービス利用については、原則、サービスごとに申請が必要です。ご自身が該当するサービスについては、手帳交付時に配布される福祉のしおりやガイド等をよく確認し、必要な手続きを行いましょう。なお、他の制度に該当する方で同様のサービスがある場合、おおまかに、損害保険＞労災保険＞介護保険＞身障手帳＞生活保護の順にサービスが優先されます。

■申請手続き

お住まいの市区町村の障害福祉担当課の窓口へ申請手続きを行います。審査には指定医（身体障害者福祉法第15条に規定する医師）の診断書（意見書）が必要となります。必要書類や申請手続きの流れは、お住まいの市区町村の窓口に相談してください。

■主なサービス内容
● 補装具費の給付
　車いす、上・下肢装具（バランサーも含む）、歩行器、歩行補助杖、座位保持装置　等
　※補装具費は種目により、上限額および耐用年数が決まっています。
● 日常生活用具の給付
　特殊寝台（ベッド）、特殊マット、入浴補助用具、移動用リフト、段差昇降機、移動・移乗支援用具、収尿器、居宅生活動作補助用具（住宅改修費）　等
　※主に在宅の方が対象です。
● 税制の優遇
　所得税、住民税、相続税、贈与税、自動車税　等

● 手当・年金等
　特別児童扶養手当、特別障害者手当、障害児福祉手当等
　障害基礎年金、障害厚生年金、障害共済年金　等（身体障害者手帳の等級とは異なる）
● 心身障害者医療費助成
　※医療費の自己負担分を軽減する制度ですが、各自治体によって対象となる障害の程度や助成の内容が異なります。
● 公共交通料金等の割引
　JRや各私鉄の運賃、路線バス・公営バス、航空運賃、タクシー料金、高速道路・有料道路料金　等
　※各運行会社により、割引の内容が異なります。
● NHK受信料や携帯電話料金の割引
● 公営住宅の抽選優遇
● 住宅改修費の助成
● 自動車改造費の補助
● 駐車禁止等除外標章の交付
● 障害者法定雇用率の適用　　　　　　　等
◆ 上記のサービス内容は一部です。身体障害者手帳で受けられる福祉サービスの種類や内容は、市区町村ごとに異なります。まずは、お住まいの障害福祉担当課の窓口でよくご相談ください。

■その他の障害者手帳
● 療育手帳（知的障害者手帳）
● 精神障害者保健福祉手帳
　※医師の診断により上記の障害に重複して該当する場合は、手帳を取得することで利用できるサービスの幅が広がる可能性があります。

障害福祉サービス

障害福祉サービスの利用を希望する場合は、市区町村で「障害福祉サービス受給者証」を発行してもらい、各サービスを利用することになります。頸髄損傷の方の場合は、身体障害者手帳を取得している方が利用できます。介護保険にも該当する方で同様のサービスがある場合は、介護保険が優先されます。

■申請手続き

サービスの利用を希望する方は、市区町村の担当窓口に申請します。その他、特定相談支援事業者に申請代行

を依頼することができる場合もあります。また、利用者は指定特定相談支援事業者で作成した「サービス等利用計画案」を市区町村へ提出する必要があります（セルフプランも可）。

主な流れは以下の通りです。

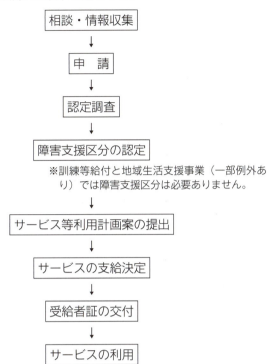

■障害支援区分

障害の特性や心身の状態に応じて必要とされる標準的な支援の度合いを表わすもので、区分は1～6まであります。区分6が最も支援が必要と判断された方です。

■主なサービス内容

【介護給付】
- 居宅介護（ホームヘルプ）
- 重度訪問介護
- 重度障害者等包括支援
- 短期入所（ショートステイ）
- 療養介護
- 生活介護
- 障害者支援施設での夜間ケア　等
  （施設入所支援）　　　　　等

【訓練等給付】
- 自立訓練（機能訓練、生活訓練）
- 就労移行支援
- 就労継続支援（A型＝雇用型、B型＝非雇用型）
- 共同生活援助（グループホーム）

【地域活動支援事業】
- 移動支援
- 地域活動支援センター
- 福祉ホーム　　　　　　等

介護保険

以下の対象に該当する方は、介護保険を申請することができます。介護保険は、身障手帳や障害福祉サービスよりも優先されてサービス提供が行われます。しかし、個々の身体状況により介護保険サービスのみでは対応できず、個別に対応することが必要と判断される方については障害者施策のサービスを利用できることがあります。

■対象

①65歳以上で、原因を問わず介護が必要と認定された方
②40歳から64歳で、老化が原因とされる病気（16項目の特定疾病：後縦靭帯骨化症や脊柱管狭窄症など）により介護が必要であると認定された方

■申請手続き

サービスの利用を希望する方は、市区町村の介護保険担当課の窓口に申請します。本人が申請できない場合には、地域包括支援センターや居宅介護支援事業者等が申請代行することも可能です。

主な流れは以下の通りです。

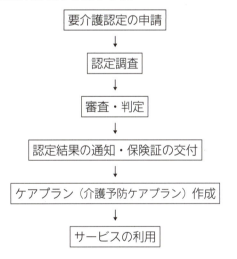

■要介護区分

予防的な対策が必要な「要支援1、2」、介護が必要な「要介護1～5」、介護保険の対象とならない「非該当」に区分されます。要介護5が最も介護を必要とする方になります。

■主なサービス内容

【在宅サービス】
- 訪問介護（ホームヘルプ）

● 訪問入浴介護
● 訪問看護（頸髄損傷の場合は医療保険）
● 訪問リハビリテーション
● 通所介護（デイサービス）
● 通所リハビリテーション（デイケア）
● 短期入所生活介護（ショートステイ）
● 短期入所療養介護（医療型ショートステイ）
【その他の在宅サービス】
● 福祉用具貸与：車いす（付属品）、特殊寝台（付属品）、床ずれ防止用具、体位変換器、移動用リフト、手すり（工事を伴わないもの）、スロープ（工事を伴わないもの）等
● 福祉用具購入費支給：入浴補助用具、腰掛け便座、移動用リフトのつり具　等
● 住宅改修費：手すりの取り付けや段差解消などの住宅改修をしたときに、20万円を限度にその費用の9割（又は8割）を支給
【施設サービス】
● 介護老人福祉施設（特別養護老人ホーム）
● 介護老人保健施設（老人保健施設）
● 介護療養型医療施設（療養病床等）　等

生活保護

生活保護制度は、生活に困窮する方に対し、その困窮の程度に応じて必要な保護を行い、健康で文化的な最低限度の生活を保障するとともに、自立を助長することを目的としています。他の制度に該当せず、資産や貯蓄がないために経済的に困窮している方は、利用できる可能性があります。

■申請手続き

①事前の相談

生活保護制度の利用を希望する場合、お住まいの地域を所管する福祉事務所の生活保護担当に相談してください。生活保護制度の説明を受け、生活福祉資金、各種社会保障施策等の活用について検討します。

②保護の申請

他の制度を活用しても経済的な保障が得られない場合は、生活保護の申請を行います。申請後、保護の決定のために以下のような調査が実施されます。

生活状況等を把握するための実地調査（家庭訪問等）、預貯金・保険・不動産等の資産調査、扶養義務者による扶養（仕送り等の援助）の可否の調査、年金等の社会保障給付や就労収入等の調査、就労の可能性の調査

③保護費の支給

厚生労働大臣が定める基準に基づく最低生活費から収入（年金や就労収入等）を引いた額が保護費として毎月支給されます。生活保護の受給中は、収入の状況を毎月申告します。

世帯の実態に応じて、福祉事務所のケースワーカーが年数回の訪問調査を行います。

就労の可能性のある方については、就労に向けた助言や指導を行います。

■主な内容

● 生活扶助
日常生活に必要な費用（食費・被服費・光熱費　等）
● 住宅扶助
アパート等の家賃
● 教育扶助
義務教育を受けるために必要な学用品費
● 医療扶助
医療サービスの費用
● 介護扶助
介護サービスの費用
● 出産扶助
出産費用
● 生業扶助
就労に必要な技能の修得等にかかる費用
● 葬祭扶助
葬祭費用

労働者災害補償保険（労災保険）

労災保険は、業務上災害又は通勤災害により、労働者が負傷した場合や障害が残った場合等に、被災労働者（又はその遺族）に対し所定の保険給付が行われる制度です。

労災保険には業務災害と通勤災害の二つがあります。業務災害とは労働者が業務を原因として被った傷病等のことを指し、通勤災害とは通勤によって労働者が被った傷病等のことをいいます。

また、労働者とは、正社員のみならずパート、アルバイト等、雇用されて賃金を支給される方すべてをいいます。

■申請手続き

労災保険の申請は、雇用されている事業所の労災担当部署に相談しましょう。すでに退職した場合は、労働基準監督署（給付の内容によっては労働局）へ相談するとよ

いでしょう。

■主な内容
- 療養（補償）給付
- 休業（補償）給付
- 障害（補償）給付
  障害（補償）年金、障害（補償）一時金
- 遺族（補償）給付
  遺族（補償）年金、遺族（補償）一時金
- 傷病（補償）年金
- 介護（補償）給付　　　　　　等
  ＊業務災害の場合にそれぞれの名称に「補償」が付き、通勤災害の場合には付きません。
- その他、労働福祉事業として以下の事業があります。
  ①被災労働者等援護事業
  - 特別支給金
  - 労災就学援護費　　　　　等
  ②社会復帰事業
  - せき髄損傷者に係るアフターケア
  - 義肢等補装具費の支給　　　等

経済面の支援

■医療費の軽減（健康保険の場合）
●高額療養費制度

　医療機関に支払った医療費が、1か月（1日〜末日）の間に一定額（自己負担限度額）を超えた場合、申請するとその超えた額が戻ってくる制度です。しかし、後から払い戻されるとはいえ、一時的な支払いは大きな負担になりますので、あらかじめ「限度額適用認定証」（70歳未満の被保険者）を作成しておくとよいでしょう。手続きは加入している健康保険組合に相談してください。

●重度心身障害者医療費助成制度

　障害がある方とその家族の経済的負担を軽減するため、医療機関を受診した場合の医療費の一部負担金を助成する制度です。市区町村によって負担額や対象となる方が異なり、所得制限を設けている場合もありますので、お住まいの障害福祉担当窓口にご相談ください。

●指定難病（特定疾患）医療費助成制度

　難病の患者に対する医療等に関する法律により、原因不明で治療方法が未確立であり、生活面で長期に支障が生じる疾病（指定難病）に対して、医療費の負担が軽減される制度です。指定難病は平成27年7月1日より、306疾病が対象となっています。手続きは、お住まいの住居地を管轄する保健所や担当窓口へ相談してください。

　※自賠責保険・損害保険、労災保険（療養給付に該当する場合）、生活保護の方はそれぞれの制度により、医療に相当する内容や費用が給付されます。

■休業中の補償
- 健康保険の傷病手当金
- 労災保険の休業（補償）給付
- 雇用保険の傷病手当　　　　　　等

■年金
- 障害基礎年金
- 障害厚生年金
- 労災保険の障害（補償）年金
  又は傷病（補償）年金　　　　　等

■貸付
【生活福祉資金】
　生活支援費、住宅入居費、福祉費、教育支援金、就学支度金　　　　　　等

参考資料
- 脊損ヘルスケア編集委員会・編：脊損ヘルスケアQ＆A編．日本せきずい基金．
- 全国社会福祉協議会：障害福祉サービスの利用について（平成27年4月版パンフレット）．
- 生活保護制度：厚生労働省ホームページ http://www.mhlw.go.jp/stf/seisakunitsuite/bunya/hukushi_kaigo/seikatsuhogo/seikatuhogo/index.html
- 労災保険給付の概要（リーフレット）：厚生労働省・都道府県労働局・労働基準監督署
- 生活福祉資金貸付等一覧：厚生労働省ホームページ http://www.mhlw.go.jp/stf/seisakunitsuite/bunya/hukushi_kaigo/seikatsuhogo/seikatsu-fukushi-shikin1/kashitsukejoken.html
- 日本医療ソーシャルワーク研究会・編：医療福祉総合ガイドブック2015年度版．医学書院，2015．
- 難病医学研究財団：難病情報センターホームページ http://www.nanbyou.or.jp/

（上野久美子）

2 環境整備（住宅整備）

ハウスアダプテーション

　ハウスアダプテーションとは、単に住む人の不都合を補うための改修や改築といった物理的な対応だけでなく、医療、保健、福祉、教育などのサービスを効果的に展開する受け皿づくりまでを行うものです。周辺の人たちや環境も含めた生活の場を、本人に合わせて変えていくことによって、本人と家族の人生が豊かになることをめざすものです[1,2]。

　日本の住宅は、気候風土から地面と室内の床面との間に段差があります。車いすで生活するには、この高低差に加え、便座や浴槽の形式、床材の種類などの建築面、生活様式までが障壁になることが多いです。

　まず、住環境が整っていないと患者さん自身の生活が大変になるばかりでなく、家族の心身の負担が大きくなり、場合によっては閉じこもり生活を招いてしまうこともあります。家庭や地域で自律した生活を送るための手段として、住宅整備は重要です。

　住宅整備の手法には、家具の移動や動作方法を変更する、福祉機器の活用などほとんど工事を伴わないものから、住宅改修や新築などがあります。個々の身体状況や家屋の条件、ライフスタイルなどに応じて、ハウスアダプテーションを行います。

■住宅整備の目的

　住環境を障害に適したように整備することにより、日常生活活動（ADL）の自立度を高め、身体にかかる負担を少なくして機能維持を図ることや介助者の介護量を軽減させることができます。また、活動範囲が拡大し、患者さん・家族のQOLの向上にもつながります。そのためにも生活の基盤づくりを行います。

■住宅整備の進め方

　住宅整備の進め方は各病院、施設によって異なりますが、患者さん・家族と医療者（医師、看護師、理学療法士、作業療法士、言語聴覚士、医療ソーシャルワーカー等）、建築業者、地域福祉担当者との打ち合わせをします。

　まずは、患者さん・家族に在宅での具体的な生活のイメージを共有してもらいます。医療者側は自宅の見取図や各場所の写真などをもとに、現実に即した検討ができるように情報提供や助言を行います。可能であれば、自宅へ外出や外泊を行うと生活上の問題点や整備の必要箇所が明確になります。また、家屋環境に合わせた動作訓練を行うことで自立できるのか、介助が必要なのかを見極めていきます。

　住宅整備の計画は退院後の生活方針が決まったら早めに準備を進め、ADLの自立度や実施方法の見極めがついた段階で最終的な検討に入るようにするとよいです。

　住宅整備前のチェックポイントを表4.1に示します。患者さんの心身機能の状況に加え、家族や住宅、経済の状況を確認します。病院や施設の環境下で自立している動作でも、住宅や経済状況によっては、できるADLの方法に即した改造は難しいこともありますので、何を優先するのかをよく考えます。退院後に建て替えや転居を検討している場合は、しばらくは介助や公的サービスを組み合わせることも手段の一つと考えて整備の計画を進めます。

　また、年齢や心身機能によっては、現状の能力に合わせるか、将来の機能低下を見込んで整備するかの検討も必要です。

■住宅整備のポイント

　移動方法と移動能力は、住宅改造の規模や方法に大きく関係します。また、患者さんが自立するための整備か（自立型・p.208 図4.34参照）、介助者の負担を軽減させるものか（介助型・p.208 図4.33参照）、患者さんの専用か家族と共有するのかにより、特にトイレ、浴室の設置の仕方が異なります。動作の一部が自立している場合は、どこまで自分で行うのかをはっきりさせてから方法を決めます。ここでは、車いすで生活する上で検討が必要な主要箇所の整備内容・方法を紹介します。

1. アプローチ、玄関・出入口

　建築基準法では防湿工事を講じない場合、床面は地面から45cm以上高くすることを規定しているため、日本家屋では高低差が生じます。外出や緊急時の避難が容易にできる整備が望ましいです。

　整備方法としては、スロープや段差解消機の設置が一般的です。高低差や道路、駐車場からの動線も考慮して、どこを出入口にするかを決定します。

　スロープの場合には、勾配は1/12以下（高さ50cmに対して6mの長さが必要）が目安とされていますが、高低差や使用する車いすや操作能力、介助者の体力などにより昇降可能な勾配が違うため、確認が必要です。車いす

表4.1　住宅整備前のチェックポイント

本人状況	心身状況	①残存機能（筋力，関節可動域，感覚，バランス，上肢機能）　②年齢　③性別　④体格　⑤持久性　⑥柔軟性　⑦褥瘡，痙性などの合併症の有無　⑧障害の予後　⑨障害受容などの心理状況　⑩認知機能
	ADL	①車いす操作（車いすのタイプ，寸法，駆動に要するスペース，乗り越え可能な段差の高さや昇降可能なスロープの勾配） ②起居移動（寝返り，起き上がり，長・端座位保持，座位移動，移乗能力） ③食事，整容，更衣，入浴，排泄などの動作能力とその方法・介助の有無 ④外出時の方法
家族状況		①家族構成（キーパーソンは誰か） ②介助者の状況（人数，年齢，性別，健康状態など）
住宅状況		①住宅整備の方針：新築，増築，改築，改修，福祉機器による整備のみ　など ②住宅の所有形態，構造，階層，敷地　など ③車いすや介助に必要なスペースの確認，設備の専用・兼用の別 ④近隣環境
経済状況		①住宅整備の予算 ②利用できる公的制度

（広瀬容子，他：住宅整備．頸髄損傷のリハビリテーション 改訂第2版，協同医書出版社，2006，p.223より．一部改変）

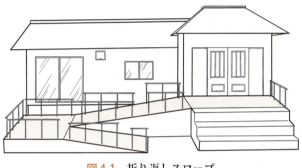

図4.1　折り返しスロープ

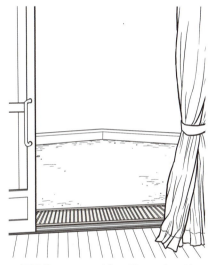

図4.2　スロープ上のグレーチング

自走の場合は1/15以下が望ましいです。スロープの勾配を緩やかにするためには距離も長くなるため、スロープを敷地内に納めるためには1～2回折り返した形状にします（図4.1）。扉の開閉や安全面を考え、スロープの上下端や途中に平面部を設けることも必要です。また、脱輪防止のために両サイドを立ち上げたり、柵を付けます。スロープの材質は、タイヤ等が滑りにくい素材にします。居室などの掃き出し窓部分に設置する場合は、雨水が室内に入らないようにするため、グレーチングを設けます（図4.2）。

集合住宅などで工事を伴う整備が難しい場合は、据え置き式のスロープを設置して対処します（図4.3、図4.4）。

住宅密集地や敷地と道路の高低差が大きく、スロープの設置は難しい場合は、段差解消機を設置します。設置場所は玄関に限らず、居室や居間などの掃き出し窓を出入口にし、設置することも考えます（図4.5）。機種によって、昇降範囲、テーブルの大きさ、乗降方向などが異なりますので、段差や車いすの形状に合わせて選択します。リクライニング式車いすなどのように全長が長い場合や段差の高低差が大きすぎる場合は、既製品では対応できずに特注になる場合もありますのでメーカーに確認が必要です。段差解消機への安全な乗り込みやスイッチ操作能力により、自立して使用できるかを検討します。屋外に設置する場合は、天候を考慮して、屋根や囲いを設けることが望ましいです（図4.6）。また、車庫から出入りすると雨、風が強い日でも外出しやすくなります。

玄関の扉は、引き戸にすることが望ましく、開口幅は車いすの種類によりますが80cm以上が理想です。引き戸にバータイプのハンドルを取り付けると開け閉めの操作が可能となります（図4.7）。開き戸の場合は、開閉が可能なスペースやドアノブをレバー式にするなどの検討が必要です。電子錠と連動した自動扉のユニットもありますので、これらも含めて検討します。

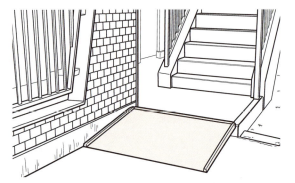

図4.3　集合住宅に設置した据え置き式スロープ

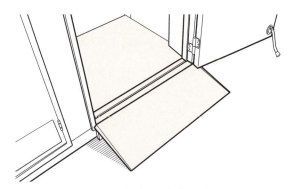

図4.4　玄関口の段差解消例

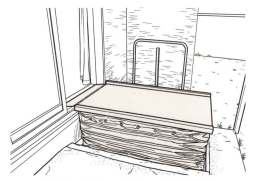

図4.5　居室に設置した段差解消機

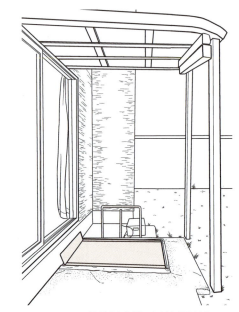

図4.6　段差解消機の屋外設置例

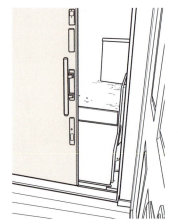

図4.7　バーハンドル付きの引き戸

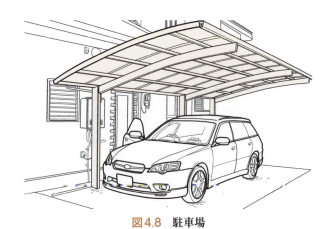

図4.8　駐車場

2. 駐車場

　駐車場の配置はできるだけ出入口に近い場所に設けます。自力で車に乗降する場合は扉を開けておくため、そのためのスペースが必要となります（図4.8）。介助で乗降する場合もスロープやリフトを使用する際には、十分な開口スペースが確保できるか確認します。雨天時等を考慮し、乗降や自宅内へのアプローチのために連続した雨よけを設けると有効です。

3. 廊下・敷居、ドア

　一般にドアの幅は80cm以上、廊下は直進のみなら75cm程度あればいいですが、方向転換を考えると90cm以上の有効幅が必要です（図4.9）。廊下から使用する場所へ直角に曲がる場合は車いすで通過できるかを確認します。通過できない場合は、車いす設計の工夫で小型化できないかを検討する視点もあります。電動車いすの場合は手動車いす以上の幅員が必要となるため動作確認は慎重に行います。車いす使用の場合は壁面の汚れや傷み防止に、下部にキックプレートを設けます（図4.10）。

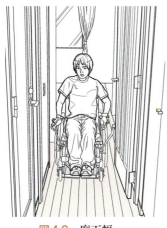

図4.9　廊下幅

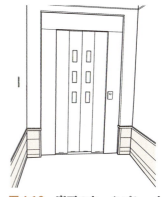

図4.10　廊下のキックプレート
電動車いす使用者のために高めに設置．使用する車いすに合わせて，高さを決めます．

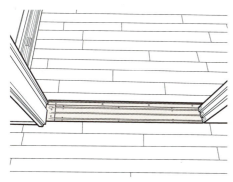

図4.11　埋め込みレール

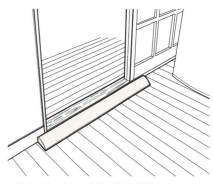

図4.12　くさび型の据え置きスロープ

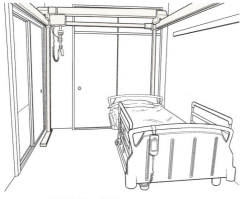

図4.13　居室のスペース

敷居などの小さな段差であっても、車いすでの移動が妨げられることもあります。ドアを吊り戸にしたり、埋め込みレール（図4.11）にするなどで段差をなくすか、くさび型の木片（ミニスロープ）を設置して傾斜をつけて解消します（図4.12）。ドアはできるだけ引き戸が望ましいです。

4. 居室

車いすで生活するには、基本的にはフローリングで最低6畳以上のスペースが望ましいです。設置する家具や電動ベッドなどの福祉機器に合わせて、広さを確保します（図4.13）。トイレや浴室、居間へ行き来しやすい配置にします。頸髄損傷者は体温調整機能が障害されているため、温度調整ができるように冷暖房設備の整備が必須です。スペースが広すぎると冷暖房の効きが悪くなることもありますので留意します。

また、非常時や利便性を考え、1階に配置することが望ましいです。家屋の構造上、2階への移動が必要な場合はエレベーターを設置する方法があります。機種によって、スペースや操作ボタン位置などが異なるため確認が必要です。階段昇降機などもありますが、利用者の体格や座位保持能力、移乗能力などを考えて、十分な検討が必要です。

また、人工呼吸器や吸引器などを必要とする場合は、停電時の対処を考慮した整備が必要です。

①介助型住宅

電動車いすを使用する場合は、床材の強度の確認が必要です。居室で過ごす時間が長ければ、日当たりのよい部屋にし、呼出ボタンなどを操作できるようにします。環境制御装置などを導入できれば、周辺機器の自力操作が可能になります。ベッド上で排便を行う場合は、換気扇や消臭設備の配慮と汚れ物を一時洗いできる多目的流しを設置すると便利です。

②自立型住宅

ベッドへの移乗や周辺機器へのアプローチを考慮する

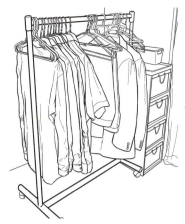

図4.14　収納方法の例

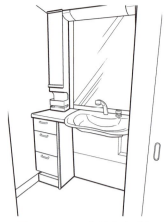

図4.15　車いす対応洗面台

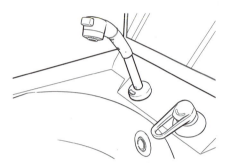

図4.16　高さ調整式のシャワーヘッド

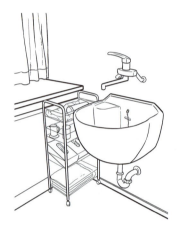

図4.17　汚物洗浄のためのマルチシンク

と車いすを回転させられるスペース（直径120cm以上）が設けられると動作が行いやすいです。コンセントや電気スイッチ類などは手の届きやすい高さに設けます。また、収納方法も考えます。頸髄損傷者が使用できる範囲は限定されますので、ハンガーラックや引き出しは手の届く位置に配置します（図4.14）。

5. 洗面所

洗面所は個別に設ける場合とトイレや浴室に併設する場合があります。車いすで洗面台を使う場合は、洗面ボウルに膝やつま先がぶつからないような機種を選定します（図4.15）。水栓はレバー式が理想で、シャワーヘッドの長さやノズル部分の可動性がある機種にしておくと洗髪など動作時に有効です（図4.16）。

6. トイレ

トイレの動作方法としては、便座に直接移乗して行う、トイレ・シャワー用車いすを用いる、ベッド上臥位で行うなどがあります。一般家庭のトイレ環境では、車いすで便座まで近づいての動作は難しいことが多いので、方法や環境に合わせて整備します。

排尿、排便とも多くの動作があり、各動作を行う場所、姿勢、移乗方法などを考えた上で、動線が短くなるように設定します。手洗い、排泄用具の洗浄、失禁時の汚物処理の検討も加わります（図4.17）。

排便は1時間以上かかることもあり、体力を消耗しますので、楽で安全な方法の選択が望ましいです。

①介助型住宅

トイレ・シャワー用車いす、リフトなどを使用して排泄する場合は介助者が行う動作や姿勢を考慮して、便座の種類や配置、広さを決定します。トイレ・シャワー用車いすは、既製品を使用する場合（図4.18）とオーダーメイドで作製する場合があります（図4.19）。患者さんの身体状況などに合わせて、機種を選定します。天井走行式リフトを用いる場合は、トイレ、浴室をつなげるように設定すると効果的に使えます。浴室や洗面所と集約すると合理的な介助空間となります（図4.20）。

②自立型住宅

排尿を自己導尿などで行う場合は、器具の洗浄や尿を捨てる場所が必要となります。汚物流しの設置が望ましいですが、難しい場合は便座に取り付けられる洗浄水栓の設置もあります（図4.21）。

排便は移乗など一連の動作能力により、便座に直接移乗して行うのか、便座周囲に移乗台を配置（高床式トイレ）して行うのかにより、便座の種類、高さなどの環境

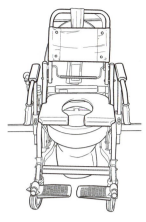

図4.18　既製トイレ・シャワー用車いすの使用例

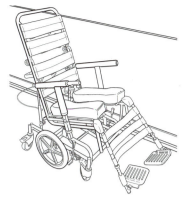

図4.19　オーダーメイドのトイレ・シャワー用車いす例

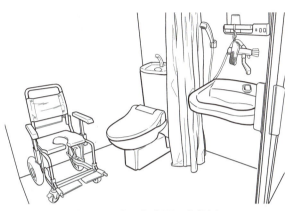

図4.20　水回り空間の集約例

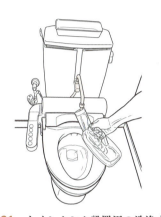

図4.21　トイレタンク設置用の洗浄水栓
タンク正面にフックを固定できるため，両手を使うことができます．使わない時はタンクの側面に掛けられます．患者さんが使う場合は水栓は正面に付け替えておきます．

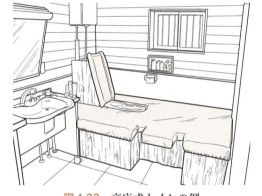

図4.22　高床式トイレの例
台の座面は褥瘡予防のため，合板とクッション材を重ねたものにビニールレザー張りしています．

を決めます．

　便座で直接行う場合は、車いすを便座に近づけられるスペースの確保や手すりを設置します．手すりは移乗だけでなく、姿勢保持にも使用するため、動作方法を踏まえ、取り付け場所や高さ、長さを十分に確認します．便座の高さは移乗のためには車いすの座面と同じが理想ですが、下衣の上げ下ろしなどを考えると足底がしっかりと床面につく高さを基本とします．便座が低ければ便座を補高します．褥瘡予防のために便座にポリウレタン製クッションなどを設置します．また、背もたれや洗浄スイッチ、ペーパーホルダーなどの位置も検討します．

　高床式トイレ（図4.22）は、車いすの座面高と移乗能力に応じた高さの移乗台を配置し、着替えや座薬挿入などの動作を行うためのスペースを確保します．移乗面には褥瘡予防のために弾力性のあるマットを敷きます．前方移乗の場合は、車いすと移乗台の間に隙間ができないように下空間にスペース（蹴込み）を設けます．

　また、浴室とつなげると脱衣場として使用可能です．高床台は木製、金属、パイプ式など素材は様々ですが、浴室と隣接させる場合は湿気などによる腐食の恐れもあるため、メンテナンスを考えて選択します（図4.23）．家族と共有する場合は一部取り外しが行えるようにすることがあります（図4.24）．

　スペースの確保が難しい場合などは、自走式トイレ・シャワー用車いすを作製して行う方法もあります（図4.25）．

7．浴室

　入浴は衣服の着脱、洗い場への移動、洗体、洗髪、浴槽出入り、体拭きという多くの動作があり、各動作の方

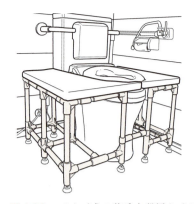

図4.23　パイプ式の移乗台設置トイレ
便座上に褥瘡予防のためクッション材を設置．姿勢を安定させるため背もたれを設置．

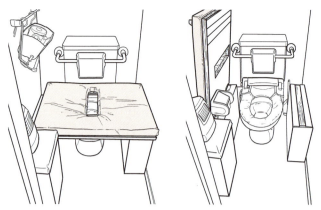

図4.24　家族と兼用のトイレ例
家族が使用する際は高床面は跳ね上げます．

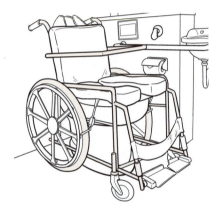

図4.25　自走式シャワー用車いす

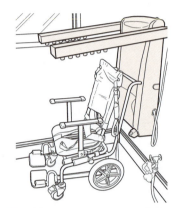

図4.26　ミストシャワーの設置例

法を検討した上で設定します．シャワー浴でいいのか，浴槽も使用するのかを決めます．

扉は三枚引き戸にすると開口幅を広くとることができます．入口の段差を解消する時は，排水溝を設けた上にグレーチングをして平面にするか，すのこを設置します．

浴槽の種類は，身体に合った長さの和洋折衷型が一般的に使いやすいです．浴槽の使用が難しい場合は，浴室換気乾燥機やミストシャワーなどを設置して身体を温める方法もあります（図4.26）．

①介助型住宅

トイレ・シャワー用車いすなどを使用する場合は，介助者が無理な体勢をとることなく介助ができるようなスペース（1坪以上・図4.27）の確保が望ましいです．浴室設置用のリフトは，シャワーキャリー用車いすごと脱衣場から吊り上げて，浴槽に入れられるものなど各種あり，介助方法や費用などを含めて，機種を検討します（図4.28）．方法によっては大幅な改修が必要となるため，訪問入浴など公的サービスの利用も選択肢の一つとして考えます．

②自立型住宅

動作方法は，移乗能力によっては洗い場に直接降りて行うこともありますが，移乗台（洗い場）を設置して行うことが多いです．

洗い場の高さは，車いす座面の高さに合わせますが，敷き詰めるマットの厚さも考えて決めます．褥瘡予防等のために洗い場や脱衣場の上にはマットを敷くことが必要で，ずれないように工夫します．洗い場の大きさは臀部や足を洗う時の姿勢や方法で決めます．洗体用の背もたれや起き上がりに必要な手すりを付け，手の届く位置にシャワーを設置します．シャワー金具は温度調整や吐水・止水が行いやすいようにサーモスタット付きが望ましいです．移乗台はトイレの高床台と同様に，メンテナンスなどを考えて，素材を選定します（図4.29）．臀部の状態を確認できるように壁面に鏡を設置するとよいです（図4.30）．

浴槽を使用する場合，浴槽と洗い場の段差はプッシュアップ能力などによっては，ほぼ同じ高さにする必要があります．プッシュアップ能力が高い時は3〜5cm程度の段差を設け，汚水が浴槽内へ流れ込まないようにします．浴槽への出入りが自力で難しい場合は，電動で昇降するバスリフトを利用する方法があります．

トイレと同様にスペースの確保などが難しい場合は，自走式トイレ・シャワー用車いすを作製して行う方法も

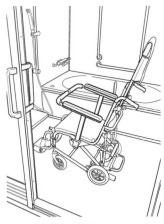

図4.27 浴室スペース

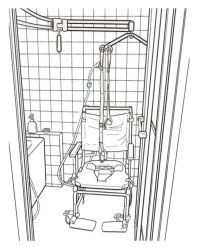

図4.28 浴室用リフト

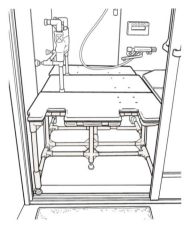

図4.29 パイプ式の浴室移乗台

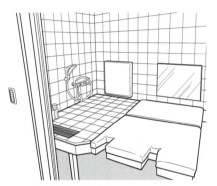

図4.30 高床式シャワー室

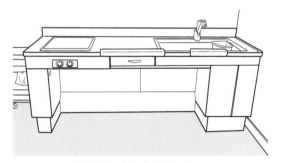

図4.31 車いす用キッチン

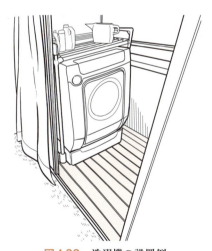

図4.32 洗濯機の設置例
居室からベランダに移動できるようにすのこを敷き詰め，洗濯機を設置．

あります。

8. キッチンなど

キッチンは車いすで作業ができるようにシンクなどの下に膝が入るように空間を設け、レバー式の水道栓や電磁調理器などを設置します（図4.31）。作業中の車いすの方向転換は、衛生面からもキッチンやテーブルの縁を利用します。また、動線や高さを考慮し、食器洗浄機や電子レンジ、ワゴンなどを導入し省力化を図ります。キッチンの交換が難しい場合は、テーブルなどの作業台を用意して調理する方法もあります。

洗濯機の使用は、車いす上から洗濯物を出し入れしやすいように横開き式のドラム洗濯機が使用しやすいです（図4.32）。

9. 住宅整備の例

例1 介助型住宅 （図4.33）
- ADL：移動は電動車いすを使用。食事、歯磨き準備介助で可能。その他は全介助。
- 整備内容：改築。出入口を居間とし、段差解消機、

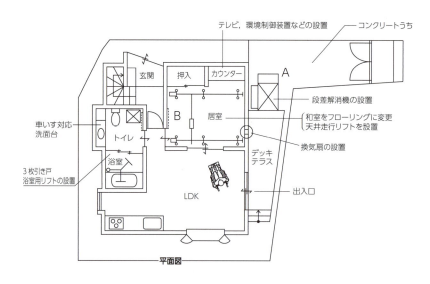
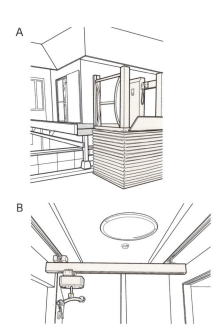

図4.33 介助型住宅
A．出入口（段差解消機＋ウッドデッキ）　B．天井走行リフト

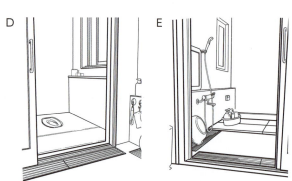
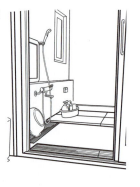
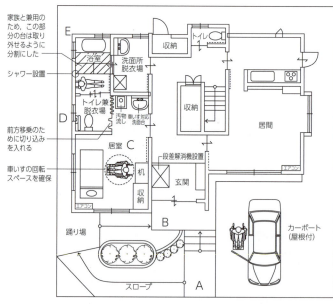
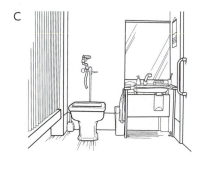
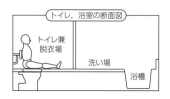
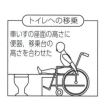
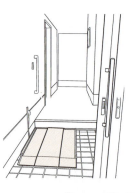
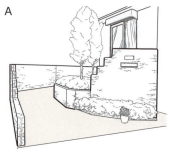

図4.34 自立型住宅
A．スロープ　　B．玄関・段差解消機
C．洗面台・汚物流し　　D．浴室から見たトイレ
E．トイレから見た浴室

ウッドデッキを設置。床面は電動車いすを使用するため補強対策。居室は和室をフローリングに変更。居室の有効スペースを確保するため、天井を補強し、天井走行リフトを設置。排便はトイレ・シャワー用車いすを使用してトイレで行うことにしたが、体調によってはベッド上で行うことも想定し、居室には換気扇を設置。入浴もトイレ・シャワー用車いすで行うことにし、浴槽に入れるように浴室用リフトを設置。

例2 自立型住宅 (図4.34)

● ADL：手動車いす使用しセルフケアは自立。移乗は前方移乗。排尿は自己導尿。排便や入浴は高床式タイプで実施。

● 整備内容：新築。駐車場から玄関まではスロープを設置。玄関は家族と兼用で、段差解消機を設置。居室内に専用の洗面台、汚物流しを設置。トイレは専用とし、居室からアプローチすることで車いす操作スペースを確保。浴室も隣接して配置し、トイレを脱衣室と兼用。浴室は家族と兼用のため、洗体台の一部は取り外しができるようにした。車の運転も可能となり、屋根付きのカーポートも設置。

引用文献

1) 野村みどり・編：バリア・フリーの生活環境論 第2版. pp.67-72, 医歯薬出版, 1997.
2) 住宅総合研究財団・編：自分らしく住むためのバリアフリー―ハウスアダプテーションの事例から. pp.192-194, 岩波書店, 2006.
3) 広瀬容子, 岩井幸治, 酒井ひとみ：住宅整備. 二瓶隆一・他編：頸髄損傷のリハビリテーション 改訂第2版, pp.222-235, 協同医書出版社, 2006.

参考文献

1) 野村歓, 橋本美芽・編：住環境整備の考え方, OT・PT のための住環境整備論. 三輪書店, 2007.
2) 日本作業療法士協会・監修：作業療法学全書 改訂第3版 第10巻 作業療法技術学2 福祉用具の使い方・住環境整備. 協同医書出版社, 2009.
3) 松尾清美：住宅改造―脊髄損傷者の加齢やライフスタイルの変化に対応した住宅改造のポイント. 総合リハ 39：634-650, 2011.
4) 中村濃：住宅改造. 岩﨑洋・編：脊髄損傷理学療法マニュアル, pp.222-226, 文光堂, 2006.

(野月夕香理)

3 身体機能の維持（自主トレーニング）

頸髄損傷の方が行う自主トレは、リハビリで獲得された動作の習熟・維持が中心となります。

褥瘡予防

褥瘡は、圧力が集中する部位（図4.35）にできます。褥瘡治療のために車いすの乗車時間を制限し、ベッド上での安静時間が長くなると、関節が硬くなり、筋力や体力が落ちて日常生活の維持が難しくなります。

褥瘡予防のためのクッションやベッドマットレスは、製品によって使用時の調整・手入れ方法が異なります。新しいクッションやベッドマットレスを使用する前には、取扱説明書（図4.36）をよく読み調整・手入れ方法を確認しておきましょう。調整・手入れ方法を間違えたまま使い続けると、製品の機能効果を損なうばかりでなく、製品の劣化を早め、褥瘡の要因につながってしまいます（図4.37）。定期的にカバーを外し、中を確認することが大切です。また、どんな高性能な製品でも耐用年数があります。壊れていなくても耐用年数が過ぎれば、材料の劣化により減圧効果は低下してきます。皮膚の様子を観察しながら、新しいものに交換しましょう。

今まで使用していた製品から違う製品に変更する場合やサイズの変更を行う際は、すぐ交換するのではなく、試用期間を設け、身体状況に合っているかどうか確認してから変更しましょう。

褥瘡を予防するために、①自分が使用している機器が正しく選択されているか、使用が適切かどうかを確認しましょう。②15〜20分に1回は減圧・除圧動作（図4.38、図4.39、図4.40）を行い、その姿勢を20秒〜1分間保ちましょう。

ベッド上での自主トレ

ベッドは基本的に寝るための機器です。同じ部位を頻

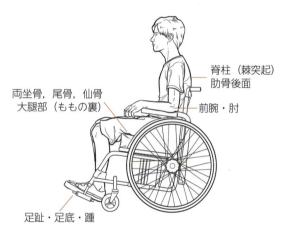
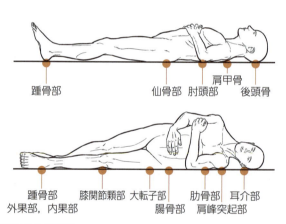

図4.35　圧力が集中する部位

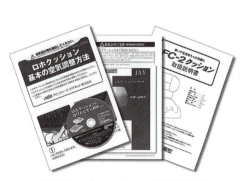

図4.36　各メーカーの取扱説明書

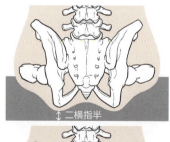
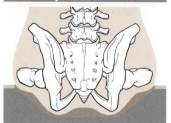
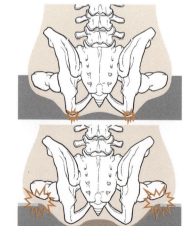

図4.37　クッションの調整や選択

繁にこする運動やギャッジアップで坐骨・仙尾骨部に圧力が集中する角度での運動は控えましょう。

ベッド上では、寝返り練習や長座位から体幹を前屈した姿勢での両ハムストリングスのストレッチ、その際、足部を背屈させるとアキレス腱もストレッチされます。また、長座位でのプッシュアップ動作練習なども上肢の筋力トレーニングやバランス練習になります（図4.41）。

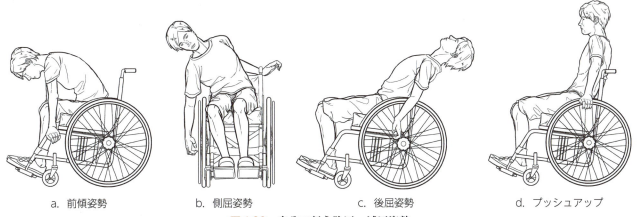

a. 前傾姿勢　　b. 側屈姿勢　　c. 後屈姿勢　　d. プッシュアップ

図4.38　自分で行う除圧・減圧姿勢

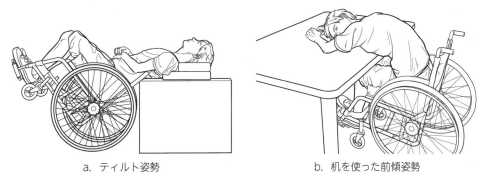

a. ティルト姿勢　　b. 机を使った前傾姿勢

図4.39　介助での除圧・減圧姿勢

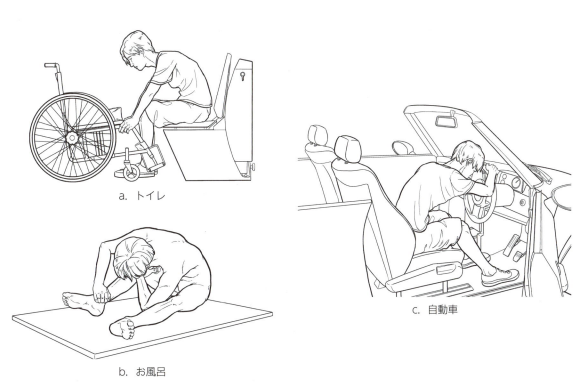

a. トイレ

b. お風呂

c. 自動車

図4.40　日常生活での除圧・減圧姿勢

3 身体機能の維持（自主トレーニング）　211

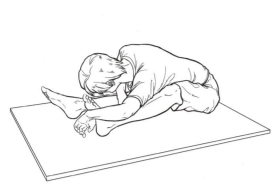

a. 長座位でストレッチ　　　　　b. 長座位でプッシュアップ動作

図4.41　ベッド上での自主トレーニング

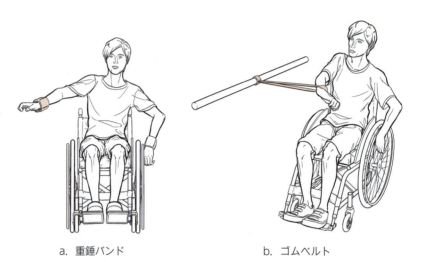

a. 重錘バンド　　　　　b. ゴムベルト

図4.42　車いす上での筋力トレーニング

車いす上での自主トレ

　車いす上では、手首に重錘ベルトを巻いて行う筋力トレーニングや手すりなどにゴムバンドを固定し、手首を引っかけて行う筋力トレーニング（図4.42）、プッシュアップ動作などの練習を行います。

車いす走行

　体力の維持や座位バランスの向上を目的に車いす走行を行います。走行後、過度な疲労や肩に痛みがないようであれば、徐々に走行距離を延ばし移動範囲を広げましょう。

（中村優子）

4 健康維持

1 家庭での排泄準備

病院やリハビリテーション施設のように、プロの介護者のいる場所で排尿・排便の方法を確立したあとは、同様な方法が自分の生活の場である家庭や職場で実践できる準備をする必要があります。

排尿準備

①排尿管理

経尿道的ないしは膀胱瘻から膀胱にバルーンカテーテルを留置されている場合、親水コートされたシリコン製品を使用するのであれば、通常4週間ごとの交換でよいとされています。しかし、頻回にカテーテルの閉塞が起こる場合には、生理食塩水による膀胱洗浄が必要となります。訪問看護師ないしは介護者により行うことになりますので、介助者に洗浄方法を習得してもらう必要があります。

また、生理食塩水（広口バッグ）の処方を受けるとともに、洗浄用のカテーテルチップや滅菌カップの準備も必要になります。これらは、いずれもディスポーザブルの製品が市販されていますので、生活圏にある医療用具の販売店から入手可能です。

外陰部の清潔保持とカテーテルの挿入部（外尿道口）や下腹部の皮膚の観察を毎日行うことが大切です。カテーテル留置中も、入浴は可能です。

訪問医療ないしは医療機関の受診によって、月1回は検尿と局所所見・全身状態のチェックが必要です。

②自己導尿での管理の場合

家庭や職場での導尿を行える場所を確保する必要があります。

個人の、身体能力に応じて、手指の清潔のために手洗いの場所・導尿用カテーテルを含めた道具類を置く棚の設置などを工夫する必要があります。

原則的には、月1回は医療機関を受診して、尿路感染症や尿路結石などのチェックと、在宅自己導尿指導を受けた上で、導尿用カテーテル（最近は使い捨てが多い）や尿道ゼリーなどの処方を受ける必要があります。

家庭での排便準備

①トイレで排便可能な場合

トイレまでの移動手段と便座への移乗のために、住居の改築が必要になります。公的扶助が利用できますので、ソーシャルワーカーを通じて地域の行政機関との連絡を行うことになります。

②摘便や浣腸で排便する場合

介護者や訪問看護師とリハビリテーション施設が連携して、確立した排便パターンを崩さないで排泄できるようにすることが大事です。

家庭での排泄管理に重要なことは、患者個人に合わせた方法を実践できるように環境を整えることと、困った時に緊急の処置に対応してもらえる医療機関との連絡方法を確立しておくことです。

特に、腎盂腎炎による発熱や、尿路結石によるバルーン閉塞、精巣上体炎や前立腺炎による発熱は患者のQOLを低下させるとともに、腎機能や精路閉塞による生殖機能の低下につながるため、迅速な対応が求められます。

（岡田 弘）

2 健康指導

退院は、患者・家族にとって待ち遠しいものでしょう。実際にはこれまでの生活スタイルをいくつか変更することが必要になり、新しい生活へ不安を感じることがあるかもしれません。新たな生活を自分らしく過ごすためにも、頸髄損傷によって生じる様々な身体の状態について理解し、健康管理が日常生活の一部になるような生活スタイルを再構築していきましょう。そして合併症や随伴症状を理解して、生活できるようにしましょう。

第4部 退院準備

4 健康維持 213

健康管理[1]

■褥瘡予防

褥瘡を予防するために次のことを行ってください。

1）同じ部位を長時間圧迫しない

①ベッドでの体位変換は、入院生活の中で身につけた方法・時間を目安に行いましょう。また、褥瘡ができやすい身体部位を観察し予防に努めましょう（図4.43）。

圧迫の強い部位は体位変換により除圧できます。

②車いすでは図4.44に示すような方法で圧迫を取り除いてください。

※無理な体位は転倒、転落につながりますので十分注意しましょう。

車いすは、自分に合ったものを使用すること、適切なマットを使用することも大切です。

2）身体を清潔に保ち、湿気を避ける

汗や尿・便による汚れは皮膚にとって大敵です。紙オ

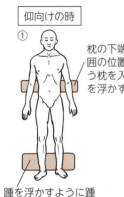
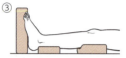
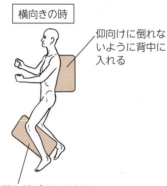
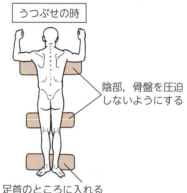

図4.43　ベッド上での除圧方法

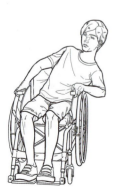
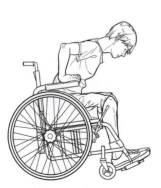
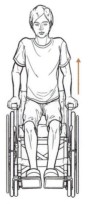
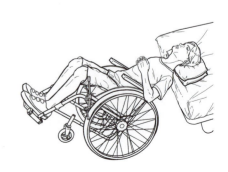

片側へ寄りかかる　　転倒しない程度に前の方へ上体を傾ける　　プッシュアップする　　リクライニングする

図4.44　車いす上での除圧方法

ムツはむれるためできる限り使用しない方がよいでしょう。入浴や身体を拭くことにより、常に清潔を保つよう心がけましょう。

3) 皮膚のチェックを必ず行う

麻痺していると傷ができていても気づかずに、どんどん大きくなってしまうことがあります。小さいうちに見つけ、早期に治すためにも、一日1回は褥瘡ができやすい部位を観察する習慣を身につけましょう。

自分で確認ができない場合は、他の人に依頼して確認するようにしましょう。

【チェックポイント】

- ・皮膚が赤くなっていないか、黒ずんでいないか。
- ・他の部位と比べ、触って熱い感じのするところはないか。
- ・硬いしこりができているところはないか。
- ・傷、水疱（水ぶくれ）はできていないか。

4) 身の周りをチェックする

常に身の周りの整理整頓を心がけましょう。

【チェックポイント】

- ・シーツや衣服がしわになっていないか。
- ・ボタンやファスナー、ペンのキャップ、スプーンなどが下敷きになっていないか。

5) 栄養状態を良好に保つ

偏食をせず、バランスのとれた食事をとることは、褥瘡の予防とともに、褥瘡を早く治すためにも大切です。

6) その他

靴下や靴は、けがをしないように皮膚を保護し、尖足を予防するためにもはくようにしてください。

靴は大きめの方がよいでしょう。

■排尿管理

腎臓、膀胱機能を健康に保ち、尿路感染を起こさないように以下のことに気をつけてください。

1) 膀胱に尿を長時間ためたままにしない

自己導尿をしている人は規則的に膀胱を空にすることで、尿路感染を防ぎ、腎臓、膀胱機能を健康に保つことが可能になります。

残尿（膀胱の中にたまったままの尿）があると、細菌が繁殖する絶好の場所となります。それは、膀胱炎、腎盂腎炎を引き起こす原因になり、結石の原因にもなります。

自分の排尿パターンをよく知り、規則的に継続して行うことが大切です。

2) 飲水量・尿量・色・においなどをチェックする

一日の飲水量は、膀胱留置カテーテルを留置している人では1,500ml、自己導尿をしている人では1,000mlを目安にします（体重50kgでの目安）。発熱している時には不感蒸泄が多くなるため普段より多く水分が必要となります。

1回の導尿量は、300mlを超えないように尿のためすぎに注意しましょう。食事などで普段より多めに水分をとった場合は、導尿回数を増やすことが必要です。

成人の一日の尿量は、1,000〜1,500mlですが、臥位になると腎臓に血液が多く集まり尿の生成が増すため尿量にバラツキが生じます。飲水、活動、天候、時間帯と尿量の関係を知っておくことが大切です。また、日頃より自分の尿を観察する（尿量・色・におい・浮遊物など）習慣を身につけましょう。

3) 清潔にする

収尿器を使用している人や尿漏れのある人は、尿漏れで陰部を不潔にしておくと細菌が尿道を伝わって膀胱に入り、感染を起こすことがしばしばあります。常に身体の清潔を心がけ、収尿器の手入れもきちんと行いましょう。また、自己導尿の方は、1か月を目安にカテーテルの消毒をきちんと行い、カテーテル交換を定期的に行いましょう。

4) 疲労を避け、身体を全体的に良好に保つようにする

毎日、規則正しい生活をするよう心がけ、睡眠を十分にとりましょう。

5) 尿路感染の予防と対処

尿路感染を防ぐために次のような兆候に気をつけましょう。

①尿の濁り

尿の濁りがないかを毎日チェックします。濁った場合は、水分を多めにとり、尿の色、においなどをチェックし、混濁が続く場合は泌尿器科を受診しましょう。

②発熱

発熱は感染の兆候です。発熱した場合、まず原因となりそうなことを考えます（例えば、風邪、褥瘡など）。思い当たらない場合は、尿路感染とも考えられるので早めに泌尿器科を受診しましょう。

6) 退院後の排尿管理についての注意点

①一か月に1回は泌尿器科を受診し、一年に1回は定期検査を受けるようにしましょう。

②間欠式バルーンカテーテルは清潔間欠自己導尿の補助的役割であり、長期間にわたり留置するものではありません。使用方法を守り腎臓・膀胱機能の維持に努めましょう。

表4.2 熱傷の症状と処置の仕方

	外見	処置
発赤	皮膚が赤くなる	1) 冷水で冷やす. 2) 摩擦を防ぐためガーゼで保護をする.
水疱	水ぶくれができる	1) 冷水で冷やす. 2) 水ぶくれをつぶさないよう（摩擦を避ける）ガーゼで保護をする.
びらん	水ぶくれが破れジクジクする	1) 消毒をする. 2) バイ菌が入らないようガーゼで保護する. 3) 受診する.
潰瘍	傷が深くなる	1) 消毒をする. 2) バイ菌が入らないようガーゼで保護する. 3) 受診する.

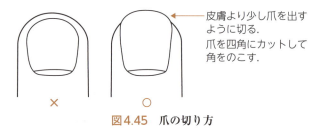

図4.45 爪の切り方

■排便コントロール

退院後の生活パターン、習慣に合わせ、個々に適した間隔を見つけだしていくことが大切です。生活の中で、ゆっくり排便できる時間を選び、習慣づけましょう。

1) 便秘について
①水分、繊維成分を多く含んだ食事を正しくとり、適度な運動をすることが大事です。
②便が出やすくなる食べ物：乳酸菌飲料・発酵食品・生野菜・芋類・海藻・ゴボウ・たけのこ・大豆・白菜・こんにゃく・きのこ・イチゴ・バナナなどがあります。

2) 下痢について
①下痢しやすい食べ物：冷たい牛乳・ジュース、油類などがあります。注意しましょう。
②暴飲暴食は避けましょう。

3) 下痢の時の手当て
下痢をすると、脱水状態になりやすく、体力を消耗します。水のような下痢が続く時は絶食し、湯冷ましなどを少しずつ摂取しましょう。下痢が続くと肛門周囲がただれます。

排便後は傷をつくらないように、注意して清潔にしておきましょう。

■熱傷予防

麻痺しているため熱傷に気づかないことがあります。十分に注意しましょう。

1) 症状と処置
表4.2に示します。

2) 予防
①熱い物を運ぶ時には、こぼさないようお盆にのせるなどして、直接皮膚に触れないようにしましょう。
②入浴する時には、湯の温度を必ず感覚のある部位で確認しましょう。
③暖房器具（カイロ、コタツ、温風ヒーターなど）を使用する時には、直接当たらないよう、また、長時間同じ部位に当てないようにしましょう。

■陥入爪

足に麻痺がある場合、爪の変形が起こりやすく末梢の血液循環の障害が加わるため陥入爪の発生が多くあります。また、痛みを感じないため陥入爪の発見が遅れ、悪化していく傾向があります。悪化すると皮膚を傷つけ、細菌の感染を受けて化膿します。日ごろから爪のケアと観察が必要です。

1) 予防
①爪が皮膚に食い込むのを予防するために爪の切り方に注意しましょう（図4.45）。
②靴下の着脱・入浴時など日頃から爪の観察をしましょう。
③細菌の感染を防ぐために足の清潔に心がけましょう。
④濡れたり汗をかいた時は、爪の周囲の皮膚がふやけて爪が食い込みやすいため、十分乾かしましょう。
⑤水虫などの皮膚疾患がある場合は、感染を起こしやすく悪化しやすいため、治療を受けておきましょう。
⑥原因の一つにきゅうくつな靴、足先の狭い靴などの圧迫があります。1サイズ大きめの靴を履くように心がけましょう。

2) 手当て
①赤くなったり・腫れが出現した場合は、清潔にして消毒します。
②カットバン・ガーゼ等で保護し、サンダルを履くな

ど外部からの刺激（圧迫・摩擦）を避けます。

③体位変換の時、足に小枕などを挿入して圧迫を受けないようにします。

④炎症が強くなったり、膿が出てジクジクしてきたら、病院へ行きましょう。

⑤炎症を何度もくり返す場合は、手術という方法もあります。詳しくは、医師へ相談しましょう。

■白癬

白癬菌によって起こるもので、多くは足の指の間や足底にでき「みずむし」と呼ばれています。蜂窩織炎の原因にもなりますので予防が必要です。

1）予防

①清潔：入浴時は足指の間もていねいに洗います。入浴できない場合は、足だけでもお湯につけて洗ったり、濡れタオルで拭くなどして清潔を保ちます。陰部も同様です。

②乾燥：入浴後は、水分をよく拭き取りましょう。靴は、むれないものを使用しましょう。

衣類は通気性のよい物、または綿素材がよいでしょう。

2）手当て

①清潔にしてよく乾燥させましょう。

②良くならない時は皮膚科を受診し、適切な治療を受けましょう。

■自律神経過反射

自律神経が過敏な状態となり、強い頭痛・激しい発汗・突然血圧が高くなる・脈が遅くなるなどの症状が出現することをいいます。処置が遅れると脳出血などの危険が伴いますので、早急に原因を取り除くことが必要です。

1）誘因

①膀胱の充満

②カテーテルの挿入の刺激

③褥瘡

④直腸の便充満

⑤浣腸・座薬

⑥巻き爪などの炎症

2）予防

①定期的に導尿を行い、膀胱を充満させない。

②必要以上に導尿しない。

③便秘しないように排便のコントロールをする。

④急激かつ大量の浣腸をしない。

⑤褥瘡をつくらない。

3）手当て

以下のことを観察し、原因を明らかにして取り除きましょう。

①カテーテル挿入中

・尿の混濁や浮遊物、凝血などでカテーテルが詰まっていないか少量の生理食塩水で確認し、詰まっているようであればカテーテル交換が必要となります。

・カテーテル・バッグが折り曲がっていないか確認します。

②自己導尿中

・導尿します。

・感染を起こしていないか。尿の観察をして、混濁があったり、においがいつもと違っていたり、熱が出た時は受診しましょう。

③排便

・直腸内に便がたまっていないか確認し、排便するようにします。

摘便は血圧の変動に注意しながら、直腸壁に強い刺激を与えないように、ゆっくりやさしく行いましょう。このような場合、浣腸は刺激により症状を強めるので使用は厳禁です。

④褥瘡

・身体に傷ができていないか、炎症を起こしていないか確認します。

■骨折予防

骨折の原因は転倒・転落が半数を占めており、移乗動作技術と転倒・転落防止の対策が必要になります。また、骨折をしていても痛みが鈍いことから発見が遅れることがあります。無理な姿勢や転倒・転落を起こした後に、四肢の腫脹・熱感・発赤、発熱、自律神経過反射などの症状が生じた場合は、早期に医療機関で診察を受けましょう。

■異所性骨化

股関節や膝関節、肩関節、肘関節、足関節の周囲が腫れる、熱感、発赤、しこりなどの症状が生じます。熱感や発赤がある時は「アイスノン」で冷やしましょう。進行すると関節の可動域が制限され、日常生活動作に支障を来します。関節周囲にこれらの症状を発見した時は、医療機関に相談しましょう。

■起立性低血圧

排便後や車いす乗車時、ベッドから急に起き上がった時に意識が遠のいたり、めまい、気分不快、冷汗、生あ

くびなどの症状が生じます。これらの症状により予定していたスケジュールがこなせなくなることがあります。対策として「自分はどのような場面で症状が出やすいのか」を把握しておくことと、症状が出た時に対処できるようにしておくことが必要です。食後や排便後、起床時など、症状が出やすい場面では、腹部にベルトを巻くことや弾性ストッキングの着用、徐々に起き上がるなどで予防しましょう。症状が出た場合は、ベッド上であれば足を高くして、頭を低くした体位をとります。車いす上であれば前屈姿勢や、リクライニングをするとよいでしょう。自分でできない場合は腹部の圧迫を介助してもらいましょう。起立性低血圧がひどく日常生活に支障を来す場合は医療機関に相談しましょう。

■体温調整

自律神経機能が障害され、体温調整ができなくなります。

夏は長時間、直射日光を浴びたり、気温の高い場所に滞在することは避けましょう。また、水分摂取を心がけ、首に冷たいタオルや「アイスノン」を当てたり、扇風機や霧吹きなどで体を冷やしましょう。寒い場所で過ごす場合は、衣類や掛け物で体を冷やさないように気をつけましょう。使い捨てカイロなどを使用する場合は、熱傷を生じないよう細心の注意が必要です。直接皮膚に当てないで使用しましょう。使用中は皮膚の観察を定期的に行い、発赤が生じた場合は使用を中止してください。
・うつ熱：発汗による体温調整ができず、熱がこもる症状をいいます。夏の外出や、冬は布団や暖房のかけすぎに注意してください。炎症や風邪による発熱と判断が難しいことがありますが、うつ熱の場合、脇の下や足の付け根、首の後ろなど、からだを「アイスノン」などで冷やすと下降します。

■排痰方法

呼吸筋の低下により痰を吐き出す力が弱くなります。十分に排痰ができないと肺炎になる危険性が高まりますので、排痰方法を習得しましょう。自力での排痰が困難な場合は介助を受けましょう。介助方法はベッド上で仰臥位になり、咳払いに合わせて胸やみぞおちあたりを押してもらいます。

風邪から肺炎へ移行することも珍しくはありません。特に冬場は風邪をひかないように注意が必要です。

■食事摂取量の維持

栄養過多になると体重が増え、移乗動作に負担が生じ

ます。また、車いすが小さくなり、皮膚を圧迫することから褥瘡の原因にもなります。栄養が不足すると貧血や褥瘡形成を起こしやすくなります。体力が低下し、日常生活動作への支障が生じることもあります。

バランスよく摂取しましょう。

■痙性（痙縮）

障害部位以下に出現する不随意運動です。四肢や腹部の伸展・屈曲・震えなどが出る症状をいいます。車いす乗車時に下肢の伸展が出現した場合、車いすから転落をする危険があります。また、腹部の症状が出ると前屈の姿勢となりますので、同じく車いすから転落をする危険があります。胸ベルトを使い転落を防止しましょう。

また、シーツや衣類で皮膚がこすれたり、物にぶつかることで褥瘡の原因になることがあります。注意しましょう。

以上の随伴症状や合併症を防ぐためには、何よりも適切な健康管理を行うことで予防が大切です。また早期発見ができれば症状によっては社会生活を送りながらの治療が可能になります。しかし受診が遅れ、そのまま放置をすると、入院治療が必要になることがあります。そしてひとたび入院治療になると、社会復帰した後も思うように時間がとれないために通院が長びくこともしばしばあります。そのため、生活の忙しさで健康管理がおろそかにならないように心がけることが最も大切なのです。

体の観察は毎日の日課に取り入れていくとよいでしょう。自分で観察できない時には、介助者に依頼しましょう。初めての介助者は、随伴症状や合併症などがよくわからないと思います。介助者へわかりやすい言葉で伝えていきましょう。

家族指導

生活を共にする家族も、健康管理が日常生活の一部になるような生活スタイルの立て直しが必要です。特に一人で日常生活動作を行えない場合は予防や観察に関しても、家族が介助することになります。そのため入院中に、看護師が行っているケアへ参加を促し、健康管理の知識と手技を説明します。退院が近づいたら、必要時に夜間を含めた24時間の宿泊介護体験を経験しておきましょう。家族も心身ともに新たな生活に不安を抱いています。宿泊介護体験では、介護方法の習得だけではなく、訪問看護やヘルパーが行う介護を分類して表示し、介護量の分散が可能であることや、コミュニケーションをとりながら生活への不安の軽減を図ります。

在宅での支援体制

在宅では、介護保険や身体障害者手帳、医療保険等を利用し、ケアマネジャーや相談支援員と相談しながらかかりつけ医や訪問看護、ヘルパーなどの利用調整を進めます。退院前には新たな在宅での生活をサポートしてもらえるように病院スタッフとカンファレンスを行います。そこで、必要な医療品の準備、ケアスケジュール、脊髄損傷に伴う随伴症状や合併症の対処や予防方法などについて話し合い、健康管理に向けたサポート体制を整えます。

退院後の調整

病院で行う退院準備とは、当面の生活に困らない程度

の最低限の準備になります。介護方法についてもかかりつけ医や訪問看護師と相談して、在宅生活に合った方法へ変更していきましょう。日々生活を送りながら、必要となったものは付け加え、不必要になったものは削除することを繰り返して自分らしい生活を確立していくことが大切です。

引用文献

1) 国立障害者リハビリテーションセンター病院看護部・編：看護基準 脊髄損傷者のリハビリテーション看護 改訂第3版 付録資料「脊髄損傷者の健康管理の第一歩それは自分の身体を知ることから」. 2015.6

（粟生田友子・多田由美子）

3 健康増進

身体機能の維持

自宅に戻ると入院生活中うけていた機能訓練は、支援制度を活用した生活期（維持期）リハビリとなります。維持期リハビリの内容は様々ですが、関節拘縮の予防、筋力低下の予防が中心となります。関節の拘縮は足関節・膝関節・股関節といった下肢に生じやすく、進行すると移乗などの動作の妨げとなります。また上肢では肩の挙上が困難になることが多く、これも日常生活動作を低下させる要因となります。一方、筋力を維持するためには、その力を日常生活の中で使っていくのが最もよい維持方法です。立位姿勢がとれない頸髄損傷者の場合、上肢を使った移乗動作やプッシュアップは筋力維持の視点からも一定量を日常生活の中で行う必要があります。もし自分一人での筋力維持が難しい場合は生活期リハビリの中にそうした項目を取り入れる必要があります。

日常生活動作の維持

日常生活動作には着衣や排泄など様々なものがあり、それがすべて自立して退院する場合と、一定の支援を得て行う場合があります。いずれの場合においても、その自立レベルを維持していくことが重要になります。表4.3は日常生活動作の代表的な評価法であるFIM（Functional Independence Measure）で用いられている項目です。脊髄損傷者の場合、階段など参考にしづらい項目もありますが、一通りをチェックしていく上で参

考になります。これらの項目の自立度や自分の中での自信度合いが低下してくるようなら、医療機関などでその原因について検討し、対応を相談することが望まれます。

身体機能や日常生活動作の維持を脅かす要因

日常生活動作は身体機能の上に成り立つもので、お互いに密接な関係があります。また、日常生活動作を実施することで身体機能が維持される、という面もあります。こうした機能と動作の維持サイクルが乱されないようにすることが、慢性期の生活の中で健康を維持していく上で重要となります。その一方で、頸髄損傷者にとっては長期の経過の中で様々な身体面の変化が生じ、それが機能と動作に影響することが少なくありません。そうした変化の代表的なものを表4.4、表4.5に挙げます。表4.4は脊髄損傷の病態に直結したものを示し、これらは一般に二次的障害として位置づけられています。これに

表4.3 FIMに含まれる項目：それぞれ自立度，見守り必要度，介助度で評価する

(1) 食事	(8) 排便コントロール
(2) 整容	(9) ベッド・椅子・車いすへの移乗
(3) 清拭・入浴	
(4) 更衣（上）	(10) トイレ移乗
(5) 更衣（下）	(11) 浴槽・シャワー移乗
(6) トイレ動作	(12) 歩行，車いす
(7) 排尿コントロール	(13) 階段

4 健康維持 **219**

表4.4 脊髄損傷者の慢性期に体調変化の要因となり得る二次障害

病態	内容
尿路感染症	慢性期の健康上の問題で最も頻度が高いのが泌尿器の問題です．発熱の原因になり，入院が必要になることもあります．
褥瘡	骨盤周囲だけでなく，足部にも発生します．短期間で形成されますが，治癒には数か月かかることもあり，その期間の活動制限によって機能低下が生じることがあります．
排便サイクルの乱れ	便秘と便失禁のコントロールは体調管理に重要なだけでなく，安心して外出するためにも必要です．
痙性の変化	痙性は経過とともに変化することが知られています．下肢や体幹の慢性期の変化の原因が痙性の変化に起因することもあります．
異所性骨化	股関節や膝関節に主に生じ，可動域制限の原因になります．
関節拘縮	様々な原因で生じますが，進行はゆっくりなため日ごろからの注意が必要です．
下肢の浮腫	麻痺を起こしている下肢はむくむ傾向にありますが，慢性期に浮腫が増悪することもあります．原因に静脈血栓症が生じていることもあり評価が必要です．また，浮腫は皮膚障害の原因にもなります．
蜂窩織炎	下肢を中心に皮下への感染をきっかけに炎症が生じます．気づかない間に悪化することがあり発熱の原因にもなります．下肢の発赤の有無には注意が必要です．
足部の問題	足部には陥入爪，巻き爪，白癬菌，胼胝の問題が生じます．歩行可能な場合の胼胝は靴や装具の見直しが必要な時もあります．
骨粗鬆症，下肢骨折	車いすの生活をしていると腰椎の骨密度は維持されますが，下肢，特に大腿骨の骨密度が低下することが知られています．下肢へのねじれの力で大腿骨骨折が生じることもあり，移乗動作やストレッチの際にも注意が必要です．

表4.5 脊髄損傷者の慢性期に生じる合併症

病態	内容
関節障害（肩・肘関節など）	移乗動作で上肢を使う生活において，肩と肘は荷重関節になります．長期の経過の中で関節障害が生じる頻度も高く，日ごろから関節周囲の筋力強化や，安定した移乗動作を心がけることが大切です．
変形性脊椎症	頸椎の変形は健常高齢者にも生じ，上肢の痺れなどの原因になるため，元々の症状と重なることもあります．また，頸椎を手術で固定している場合は，固定の上下椎間に負担がかかり変形が進みやすいことがあるため，定期的なレントゲンでの経過観察が必要です．
睡眠障害	入眠障害や途中覚醒などがあります．体調不良の要因になり得るため，放置せずに医療機関で相談することが大事です．
肥満	摂取エネルギーが消費エネルギーを上回り続けると進行します．生活習慣病の原因となるだけでなく，褥瘡の誘因や，肩・肘への負担にもなります．こうした状態が，移動機能低下を引き起こすことになります．
痩せすぎ，虚弱	十分な食事がとれない，あるいは偏った食生活が低体力の原因となります．食生活の見直しをするだけでなく，嚥下や便秘など，心理的に食事を制限する要因となるものがないか検討することも時に必要です．
高血圧	脊髄損傷者は元々血圧が低い傾向があるため，高血圧の変化がわかりにくいことがあります．定期的な血圧測定が必要です．
糖尿病	慢性期に糖尿病に罹患する脊髄損傷者は少なくありません．褥瘡の悪化の原因にもなるため，定期的な確認が必要です．

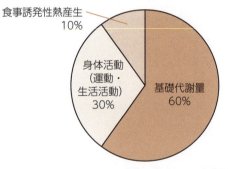

図4.46 一日のエネルギー消費量

対し，表4.5は脊髄損傷に固有の要因ではなく，健常者においても加齢とともに問題になる項目で，合併症と呼ばれます。二次障害に対しては早期に気づいて対応することが重要で，合併症についてはまず予防することを考え，それと同時に早期発見を心がけます。

合併症の予防と活動量

頸髄損傷者の平均余命が健常者のそれに近づきつつある現在，長期にわたる維持期において生活の質を低下させる要因として，表4.5に示したように肥満，高血圧，糖尿病といった生活習慣病の合併は大きな問題です。こうした病態は悪化すると心筋梗塞や脳血管障害といった血管性の重篤な疾患の誘因になり，障害を重症化させるだけでなく，生命予後に関わることとなります。こうした病態は健常者の健康管理と共通する課題であり，現在，日本の健康政策の指針である健康日本21（第二次）では予防策の第一に活動量の維持・向上を挙げています。活動量はスポーツだけでなく，散歩や屋内の家事なども体の動きとして捉え，それぞれの運動強度に応じて「メッツ」という単位を割り当て，生活の中でのメッツ数を増やしていこうという考え方です。活動量向上の効能には様々なものがありますが，肥満・高血圧・糖脂質代謝異常の予防という観点からはエネルギー（カロリー）収支の改善が最も重要です。肥満と痩せすぎはいずれも

食事によるエネルギー摂取量と消費されるエネルギー量とのアンバランスが原因になっています。また、エネルギー消費量は身体活動によって使われるエネルギーと、安静にしていても体の維持のために使われる基礎代謝量に主に分かれています（図4.46）。上記のメッツはエネルギー（カロリー）に個人の体重を加味した単位といえます。

頸髄損傷者における活動量と生活習慣病の関係についてはわかっていないことも多く残されていますが、現時点では健常者にとって活動量に対する考え方に準じて頸髄損傷者においても活動量を意識した健康管理をすることが妥当でしょう。

頸髄損傷者の自宅での生活において、エネルギーを消費する主な動きは車いすとベッド間の移動と考えられており、それ自体の総量には限りがあります。また、頸髄損傷者は基礎代謝量も同じ年齢、身長、体重の健常者と比較して3割程度少ないことが報告されています。したがって、頸髄損傷者にとって日常生活の中でのエネルギー消費量は思っているより低いことになります。これを考慮して活動量を維持・増加していくことは健康維持を考える上で意識的に取り組むポイントとなります。

活動量維持

活動量を得るためには筋活動が必要であり、頸髄損傷者の場合は麻痺の高位や完全麻痺であるかどうかを考慮し、随意的に動かせる筋肉を意識的に使うことが推奨されます。上肢の筋肉は下肢に比べるとサイズが小さいため、筋活動によって得られる効果も下肢筋に比べると限定的です。したがって、不全麻痺で下肢筋を活用することが可能な状況であれば、積極的に下肢を使った活動をすることが望まれます。その際、たとえ補助具を用いて歩行可能であっても、多くのケースにおいて歩行速度を高め、強度の高い運動をすることは困難なので、歩行にとらわれない下肢運動も考慮する必要があります（図4.47）。安全性を確保しながら実施する下肢運動の代表的なものとしてエルゴメーターがあります。また、サドル上での座位バランスや移乗動作に問題がある場合は座位型のエルゴメーターも利用することが可能です。近年では車いす上でも利用可能な簡易型のエルゴメーターも販売されており、座位の安定性に応じて使い分けをすることができます。

一方、下肢の運動機能がほぼ完全に麻痺した状態であっても、機器を用いて受動的に下肢を動かすことは可能であり、麻痺領域の血行障害、浮腫の改善につながることが期待されます。受動的な運動には大きく、機械的なものと電気刺激を用いたものが考えられ、機械的なものとして車いすに乗車したまま利用可能なものと、立位をとって実施するものがあります。立位をとること自体も体調に好影響を与えることが知られており、移乗動作などに問題がなければ立位運動は積極的に取り入れることが望まれます。ただし、受動運動の場合、その実施量をエネルギーに換算できず、どの程度実施すればよいか設定しにくいという面があり、専門家と相談しながら進めるべきです。

電気刺激を用いたものとして研究が進んでいるのが機能的電気刺激（Functional Electrical Stimulation：FES）です。FESは麻痺のある筋肉をプログラムで制御されたパターンで電気刺激することで筋収縮を誘発し、歩行や上肢機能を再建する手法として開発されてきました。近年では実用的な機能の再建とは別に、筋活動を通じたフィットネスの効果も報告されています。

上肢運動には上肢用エルゴメーターを用いるのが簡便であり、効果的です。もちろん、上肢にとっては車いすをこぐこと自体も負荷になっていることから、日常生活での車いす駆動量を把握した上で、上肢エルゴメーターの実施量を設定すべきです。これを怠ると過度な負荷と

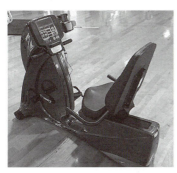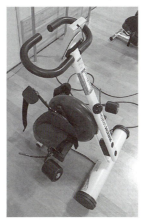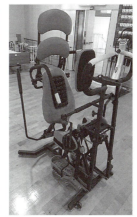

図4.47　下肢運動に利用可能な機器の例

表4.6 地域で利用可能な運動の場へのアクセス

- 日本障がい者スポーツ協会Webサイト
- 各県の障害者スポーツ協会Webサイト
- 各県の障害者スポーツ指導者協議会Webサイト
- 各県の障害者スポーツセンター
- 各地域障害者交流センター

なり、肩・肘の障害を来すことなり結果として活動量を下げることにつながってしまいます。

運動環境へのアクセス

こうした運動を実施することは自宅では限界があり、まずは通所のリハビリ施設の活用が考えられます。さらに各県ごとに障害者対応のスポーツ施設があり、運動を考える際には活用を考えることができます。こうしたスポーツ施設や自治体の福祉関連部署では地域でどのようなスポーツ活動が実施されているのかを知ることも可能です（表4.6）。

運動の実践

運動やスポーツには様々なレベルがあり、体の状態と意欲、そして目的に応じた運動を選択することが、運動の導入と維持に重要なことを当事者も支援者も理解することが大事です。安全面を重視しすぎて強度の低い運動にとどまっていると、本人の満足が得られず、目的も達成できないことがあります。支援者側に安全管理の自信が持てない場合は、医学的問題であれば医療機関に、運動プログラムに関することであれば地域の障害者スポーツのネットワークに相談することができます。逆に、身体の状態が不十分であるにもかかわらず、本人の意欲だけを目安に高い強度の運動を始めてしまうことは、筋骨格系への負荷から故障や疼痛を引き起こし日常生活動作にも支障を来してしまう、ということにもなりかねません。特に、中高齢の頸髄損傷者が運動を取り入れる場合は、循環・呼吸器や糖脂質代謝に注意すべき点がないか、医療的な評価を行ってから実施すべきです（表4.7）。

食事への意識も重要

活動量を意識する目的がエネルギー収支のバランス改善であることから、身体に入るエネルギーである食事へ

表4.7 運動の導入時に考慮する点

身体レベルと意欲
運動の強度 ・日常生活動作以外の活動は困難. ・日常生活動作以外の活動に意欲はあるが、経験がない. ・外出機会はあるが、負荷のかかる運動は未経験. ・負荷のかかる運動をしてみたいが、内科的な合併症がある. ・エルゴメーターなど有酸素運動は実施しており、もっといろいろなことをしたい. ただし、スポーツ経験は元々乏しい. ・有酸素運動は実施しており、スポーツを希望、元々スポーツ経験も豊富. ・すでに障害者スポーツを実践しており、より高いレベルで競技をしたい.

運動の目的
運動の強度 ・体の機能維持 ・体力の向上 ・肥満改善 ・人との交流 ・競技スポーツ

の意識も重要です。特に頸髄損傷者の場合、食事摂取と見合うだけのエネルギーを活動によって消費することが困難なため（日本人の食事摂取基準2015年版推定エネルギー必要量：身体活動レベルⅡ（ふつう） 健常男性30〜49歳 2,650kcal/日、健常女性30〜49歳 2,000kcal/日）、摂取量が増えすぎないようにする必要があります。コンビニエンス・ストアなど既製食品を利用する機会が多い場合にはエネルギー表記を見る習慣をつけることが効果的です。また、栄養のバランス面では、ご飯や麺類といった炭水化物に偏りやすい傾向になりがちなので、既製食品の中でも緑黄色野菜などを積極的に取り入れる心がけが必要です。近年では食品の宅配サービスなどの食品も選択肢が増えており、買い物が困難な場合でも活用できます。

実際に体重コントロールをめざして食事に注意をする際は、まず目標体重を設定します。その上で現状の食生活の中で摂取エネルギーを減らせないかを考えます。朝・昼・夕の食事を制限することよりもまず、間食の内容や日ごろ使う飲料水のエネルギーを確認することから始めるのが実用的です。

（緒方 徹）

第5部　頸髄損傷者の心理

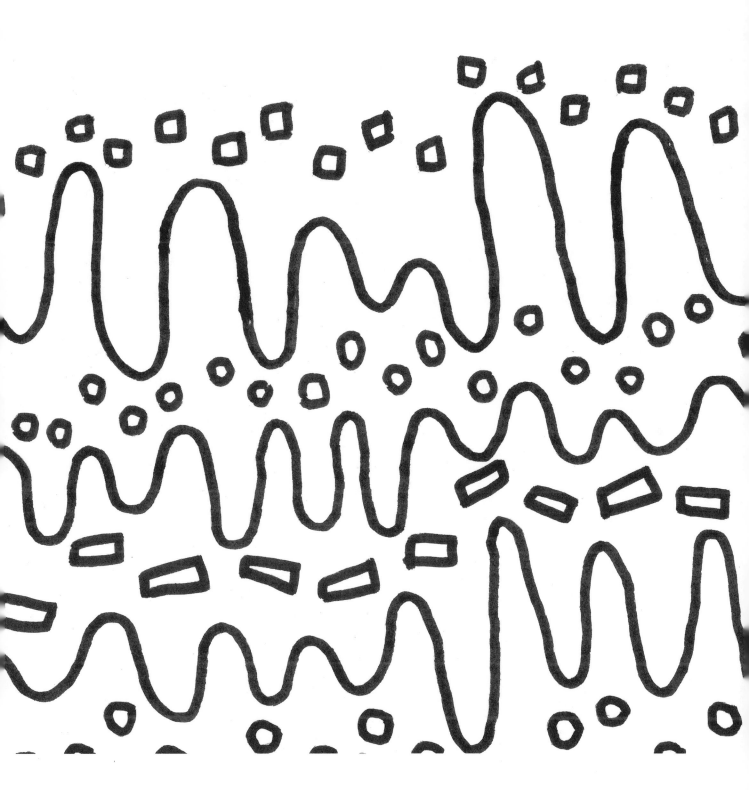

1 頸髄損傷者の心理

はじめに

頸髄損傷者の心理といっても何か一つのパターンがあるわけではありません。心理臨床に実際に携わっていると、各人各様であり、個別性（病歴、障害状況、年齢、性別、パーソナリティー、価値観等）を重視して支援していく必要があります。

昨日まで健常者として元気に働いていた人が突然、事故に遭い、重度の身体障害者である頸髄損傷者となったら、その精神的ショックは計り知れないものであることは想像に難くありません。支援者は、健常者である自分自身の心の内面や状態を深く掘り下げていき、現実、目の前にいる障害者を謙虚に見つめ、その障害者が持つ喪失感や絶望感等の状態を洞察力で想像し、共感し、できる限りの理解を示そうとすることが、まずは大切な姿勢だと思われます。

また、頸髄損傷者の場合は、医療・介護や社会経済的問題、家族の役割変化等も生じることから、家族の心理的な動揺や混乱も大きく、リハビリテーションスタッフが的確な情報提供を行い、きめこまかな家族支援を行っていくことも大切になります。

そして、支援にあたってはリハビリテーションチーム（医師、看護師、OT、PT、心理士、MSW等）の連携、チームアプローチが重要となります．

障害受容と受容過程

身体障害者の心理に関しては、障害者は、慣れ親しんだ健康な自己イメージから離れ、障害者としての自己イメージを構築していくことにより、適応していくと考えられていました。そうした障害者としての心理的適応過程のことを「障害受容」と呼んでいます。

1951年にグレイソンは、「受容」の概念をリハビリテーションの身体的側面、心理的側面、社会的側面の三つの側面に照らして、①身体的な受け入れは、自己の体の症状や原因、その予後について冷静かつ客観的に知ること、②心理的な受け入れは、自分の障害に対して特に悩んだり、恥ずかしがったりするようなひどい情緒的な混乱を起こさないこと、③社会的な受け入れは、自分の職業や家族、住居、その他の関係において、現実的に即応することとしました。彼は障害の受容に至るまでは二つの過程を経るとし、第一段階としてボディーイメージの再組織化、第二段階として社会的統合を挙げています。そして、患者の心理療法や心理的ニーズに応じて、リハビリテーションチームの取り組みが必要と述べています。

1950年代後半、デンボーは障害受容における「価値の転換」を最初に唱えました。彼女によると、人は障害によって二種類の価値を喪失するとし、一つは個人的な喪失で、身体障害に起因する苦悩を意味し、二つめは社会的な喪失で、社会の障害者に対する否定的な態度に起因する苦悩を意味するとしました。デンボーの提唱した価値転換は二つで、一つは「価値の範囲の拡大」です。これは、自分が失ったと考えていた価値以外にも、自分には別のいくつもの価値が存在しており、本質的な価値を失っていないことに気づくこと、二つめは「比較価値から資産価値へ」の転換で、他人や一般的基準と比較した価値（相対的価値）ではなく、自分自身の資産的な価値（絶対的価値）に目を向けることが重要であるとしました。

ライトは、前述した二つの価値転換にさらに二つを加え、三つめとして「障害に起因する波及効果の抑制」、障害によって劣ってしまった能力を一般化、拡大して考えないこと、四つめとして「身体価値の従属」、身体障害の場合、外見上の特徴、劣等感から、外見を気にすることになりやすいが、外見よりも人格的な価値の方が人間としてより重要であるという認識に達することが大切であるとしました。

障害の受容過程に関しては、日本では1980年代の上田敏による障害受容の段階理論が有名で、各段階を①ショック→②否認→③混乱（怒り・うらみと悲嘆・抑うつ）→④解決への努力→⑤受容の5段階に分け、障害者の心理研究に大きな影響を与えました。しかし、その後、1990年代から、この段階理論には次のような批判が出てきました。①段階理論が研究者の臨床経験に基づいた仮説にすぎず、段階理論をすべての障害者がこの過程を経るとは明確には言い難いこと。実際に、発症・受傷直後からずっと冷静で情緒的に安定している患者もいること、②障害をもったことによるスティグマ（ネガティブな意味を持つレッテル、ラベル）の影響が考慮されていないこと、③障害をもったことにより、本人達が人間的に成長し、社会参加していく相互作用や過程については見落とされていること、④障害者自身による苦しみの受容である「自己受容」と他人から負わされる苦しみの受容である「社会受容」（障害者に対する偏見や差別をなくすこと、人間関係、コミュニティの中で障害者が自分づくりを行えるようにすること、障害者が住みよい街づくりを支

援すること等）の二側面のうち、障害をもつ本人のみに受容を強いていて、「社会受容」の視点が欠けていること、⑤障害受容、段階理論を障害者に当てはめることは、医療スタッフ側の自己満足にすぎず、治療者側の「押しつけ」や「レッテル貼り」になる危険性があること、臨床場面で「障害受容」が語られる時、「できない」ことによる障害の否定的な「能力主義的障害観（感）」を障害者本人に内在化させてしまう圧力が含まれるので、「障害との自由（他性の肯定－障害との楽な関係－）」の視点がむしろ大切と思われることなどです。

上記の障害受容の段階理論への批判を考えた時、発症・受傷直後から障害者の心理的変化に、あるパターンがあるというのは、直感的には受け入れやすいものですが、そのパターンを単純にすべての患者へ当てはめることには、無理があることがわかります。あくまで障害受容は、障害者を理解したり、支援したりする時のプロセスの目安、参考として用いる姿勢が重要だと思われます。

医療スタッフに必要なのは、障害受容を強いることではなく、医療スタッフと障害者との人間関係が心理状態に大きな影響を与えることをよく認識し、その患者の心理状態に合わせた的確な態度やコミュニケーションを図っていくことです。そして、本人の自発的な動機づけや自己効力感や自尊感情が高まるような支援が大切となります．

また、チームアプローチとしては、情報の共有化（本人、家族の反応等）による認識の統一とチーム内での役割分担の明確化、対応の統一化が重要となります。伝える内容は同じでも、誰が、どのタイミングで、どのように伝えるかによって、結果は大きく異なります。

脊髄損傷者の心理変化に関する様々な研究では、ショック期、回復への期待、混乱と苦悩、適応への努力、といった障害受容の過程（図5.1）を進んだり、戻ったりしながら、真の適応に至るとされています。そして、家族支援の重要性も指摘されており、家族の心理的安定が、本人の障害受容に影響を与えるとしています。

ストレスコーピング

障害の受容、適応に関しては、他に「ストレスコーピング」（ストレスの対処方法）があります。

ラザラスは、「デイリー・ハッスルズ（日常精神混乱）」の重要性を主張し、心理状態に影響を与えるのは「日常生活の些事により、常に長期間繰り返され、かつ意識されないうちに経験されるストレス」であるとしています。そして、障害を受傷したことよりも、むしろ、その結果として、その人の日常生活に生じた変化が、その人にストレスを与えると説明します。例えば、ある人が自分の障害に対し苦悩を感じるかは、その障害が自分の人生の目標にどの程度影響を及ぼすか（例えば障害を負ったとしても、目標を損なわないのであれば、同じ程度の障害でも苦悩の程度は違ってきます）、またその状況に対して自分がどの程度コントロール可能かなどが影響を及ぼすとしています。さらにその状況に対し本人がどのような対処ができると評価するか、そしてどんな対処を選択するかによっても変化します。障害を負ったことにより生じるストレスが短期間で終わるのか、人生の長い期間関わるものなのかによっても違ってきます。そして、「刺激」→「認知的評価」→「コーピング（対処方法）」という一連のプロセスがストレスに影響を与えるとしています．

ラザラスは、このように障害者のストレス反応や心理状態が生み出されるには、多くの変数や複雑なプロセスが働いていると理解することが大切であるとし、心理状態の評価は時間経過の中で、さらに変化の過程の中で、多数の変数が吟味されることが必要であるとしています。

ストレスコーピングの視点は、より多角的に障害者の心理を見ていくことの重要性とストレスコーピングの修正や変容（環境との関わりにおける個人の認知や行動の変容）により、ストレス反応の低減が可能であることを示唆しています。

心理的支援の実際

ここでは、障害受容の過程（図5.1）における心理的支援の実際的なポイントを簡単に概説します。

■(1) 急性期―ショック

この時期は、障害の発生の直後で集中的な医療とケアを受けている時期になります。心理的には感覚鈍麻し、

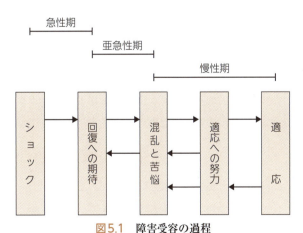

図5.1　障害受容の過程
（外里冨佐江，他：頸髄損傷者の心理．頸髄損傷のリハビリテーション 改訂第2版，p.245より）

「今の状況が信じられない」「自分のこととは思えない」といった訴えが多い時期となります。また、「歩けなくなる」との宣告を受けたとしても、それを理解し、認めるには時間がかかります。そして、宣告を否定したいという否認機制も働きます。否認機制はショックの緩衝作用として障害を受け入れていくための心のクッションともいえるものです。

医療スタッフに必要なのは、現在、行っている医療処置の丁寧な説明です。インターネットが発達し情報社会となった今日でも、最初から頸髄損傷のことを知っている人はまだまだ少ない状況です。家族や本人の質問に対し、丁寧かつ正確に説明し、ベストを尽くしているといった誠実な態度を示すことが大切です。そして、家族や本人の気持ちに配慮し、訴えに注意深く耳を傾けることが重要です。

■(2) 亜急性期

急性期が過ぎると、本人、家族は回復に期待を抱く時期となります。機能回復訓練が開始され、リハビリが進んでくると本人は徐々に機能回復に限界を感じるようになります。この時期は「これ以上、回復しない」といった現実に直面し、うつや攻撃性等の症状が現れ、情緒が不安定になる苦悩・混乱期となります。情緒が不安定になる時期も、その期間も個々人により異なりますが、医療スタッフの支援のあり方としては、本人、家族に対し、障害のことを改めてよく理解できるように説明するとともに、現在の重度の身体障害を伴った状態でも物理的な環境調整や社会資源の活用を行えば、十分に生活していけるものであるという具体的なイメージを本人、家族が持てるように支援することが大切です。そして、本人の情動を発散させながら、共感や受容的な態度で接し、本人自身が気持ちの整理を行うよう支援していきます。また、本人に合ったストレスの低減法を一緒に考えて行くことも重要になります。本人に合ったストレス低減法は、本人自身の今までの成育歴等にヒントがあり、自分自身でそれに気づけるような支援が望まれます。家族もこの時期は、本人同様に情緒が不安定となりがちです。本人の医学的・心理的状況を丁寧に説明するとともに、家族の気持ちに寄り添い、支持的な支援が必要となります。

■(3) 慢性期―再適応の努力

この時期は少しずつ現実が見えてきて、問題解決のために努力し始める時期となります。家族の苦悩に対しても本人に気づきが生まれます。そして、家族や友人や同じ入院患者同士の一言が、次の段階へ踏み出すきっかけになったりします。

頸髄損傷者の場合、病院内で同じ障害者が一人もおらず、孤独感に襲われるケースも見られます。そのような場合には、タイミングを計りながら、病院の退院患者や当事者団体等の頸髄損傷者で同じ障害レベルの人を紹介することも有効な方法です。「自分一人ではない」といった思いを持つとともに、他の先輩障害者が良いモデルとして作用するからです。仲間同士の交流から新しい趣味、例えばスポーツ（車いすラグビー等）や芸術（絵画や写真等）など、具体的な「生きがい」を見つけられることもあります。また、社会復帰のための現実的な検討（就労移行支援や障害者職業訓練校等をめざすなど）へつながったりもします。

退院が決まると本人のみならず家族も不安になることがあります。これは、社会復帰に向けて「何とかやれそう」といった具体的なイメージが十分にできていないことが主な原因です。医療スタッフとしては社会復帰に向けて、地域（市区町村、相談支援事業所、訪問看護、訪問介護等）と連携し、具体的かつ詳細で無理のないプランを立て、本人や家族に十分に理解を促すとともに、状況に合わせ、具体的な助言を適切に行っていくことが重要です。

また、頸髄損傷者は、退院後もライフサイクルの中で心理的支援が必要となる場合が多く、長期的な視点を持って支援を行っていくことが大切です。

おわりに

最後に頸髄損傷者の心理的支援を行うために必要な基本的な事項について簡単に触れたいと思います。

一つめは、頸髄損傷という障害特性（医学面、必要な環境調整面等）を十分に理解しておくことです。特に痙性、異常知覚など心身に影響を与える部分は押さえておく必要があります。本人や家族の支援に必要不可欠ですし、信頼感を得るためにも重要となります。

二つめは、支援者の自己モニタリングの重要性です。本人にうつ、攻撃、依存等の症状が見られた時、自分自身の態度や対応方法が、本人の心理的反応を誘発させていないかを常にモニタリングすることが必要です。医療スタッフは本人のみの心理的状況に原因を求めがちですが、実際には医療スタッフの誤った対応方法により症状が悪化するケースも見られるからです。その場合には速やかに改善を図ることが大切です。

三つめは、家族支援は初期段階から行うことと、本人、家族の「障害者観（排除、同情、共生等）」や「家族

特性（家族間の心理的状況、家族役割等）」に配慮しながら支援を行うことです。そして、家族の機能（成員の情緒安定機能、介護機能等）が十分に働くような支援が大切です。本人、家族の障害者観や家族特性をよく理解しつつ、柔軟な発想で、一緒に心理的な問題の解決を図っていくことが重要と思われます。

文献

1) 岩坪奇子：リハビリテーションと心理学．身体障害者リハビリテーション研究会，1981.
2) 上田敏：リハビリテーションを考える－障害者の全人間的復権．青木書店，1983.
3) Lazarus（林峻一郎・編・訳）：ストレスとコーピング－ラザルス講演．星和書店，1990.
4) 小杉正太郎，長田久雄：リハビリテーションと心理臨床－心理学的援助とそのプロセス．川島書店，1991.
5) 南雲直二，大田仁史：障害受容－その意味論からの問い．荘道社，1998.
6) 渡辺俊之，本田哲三：リハビリテーション患者の心理とケア．医学書院，2000.
7) 小杉正太郎：ストレス心理学－個人差のプロセスとコーピング．川島書店，2002.
8) 外里富佐江，飛松好子：頸髄損傷者の心理．二瓶隆一，木村哲彦，牛山武久，陶山哲夫，飛松好子・編著：頸髄損傷のリハビリテーション 改訂第2版，pp.244-246，協同医書出版社，2006.
9) 柏倉秀克：中途障害者の心理と支援．久美，2008.
10) 田島明子：障害受容再考．三輪書店，2009.
11) 高橋理夏，本田哲三：ストレスコーピングと障害適応・障害受容．臨床リハ 18(12)：1104-1107，2009.
12) 菅野博也：重度身体障害者の生活支障の特性と心理－頸髄損傷者を中心に．介護福祉 78（2010年夏季号）：65-75，2010.
13) 小嶋由香：脊髄損傷者の語りと心理臨床的援助－障害受容過程とアイデンティティ発達の視点から．ナカニシヤ出版，2011.

（菅野博也）

第6部　社会で生きる

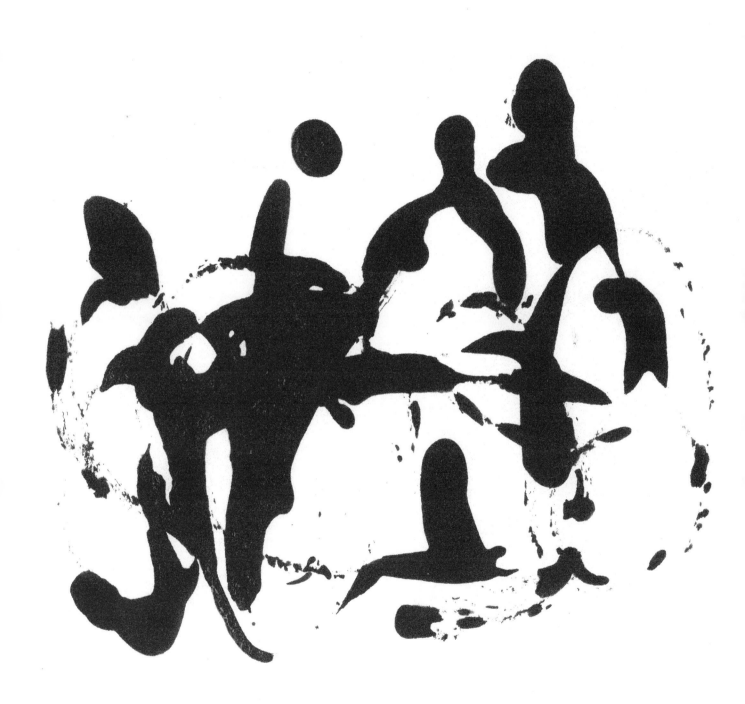

1 社会生活を援助する資源の利用方法と福祉援助

1 障害者援助のための法律

障害者基本法

　障害者の自立と社会参加の支援等のための施策を国全体で総合的かつ計画的に推進していくことを目的として、障害者施策の基本原則や、国・地方公共団体等の責務などを定めた法律が障害者基本法です。この法律において、障害者は「身体障害、知的障害、精神障害（発達障害を含む。）その他の心身の機能の障害がある者であって、障害及び社会的障壁により継続的に日常生活又は社会生活に相当な制限を受ける状態にあるものをいう。」とされています。

　基本原則としては、地域社会における共生、差別の禁止、国際的協調が定められています。

　この法律に基づいて国は障害者基本計画を定めています。都道府県や市町村も国の計画を踏まえてそれぞれの計画を定めています。また、この法律では、障害者に関する基本的な施策として、医療、介護等、年金等、教育、療育、職業相談等、雇用の促進等、住宅の確保、公共的施設のバリアフリー化、情報の利用におけるバリアフリー化等、障害者に関する相談等、経済的負担の軽減、文化的諸条件の整備等、防災及び防犯、消費者としての障害者の保護、選挙等における配慮、司法手続における配慮等、国際協力について定めています。

　さらに、この法律に基づいて、内閣府に障害者政策委員会が置かれています。

障害者総合支援法

　上述のように、障害者基本法が障害者施策の基本原則や施策の基本方針などを定めているのに対し、障害者総合支援法は、障害者の日常生活や社会生活を支援するために必要な障害福祉サービスの給付などについて具体的な仕組みを定めた法律です。正式な名称は「障害者の日常生活及び社会生活を総合的に支援するための法律」です。

　この法律において障害者の範囲には、難病等が含まれています（平成27年7月現在、332疾病が障害者総合支援法の対象疾病として指定されています）。

　この法律におけるサービスの給付・事業の概要は、図6.1の通りであり、給付としては、介護給付、訓練等給付、相談支援、自立支援医療、補装具の支給があります（障害福祉サービスの内容については表6.1を参照）。また、市町村の創意工夫により利用者の状況に柔軟に対応でき

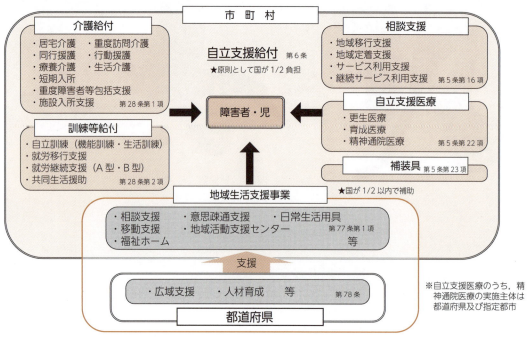

図6.1　障害者総合支援法の給付・事業
（厚生労働省：平成27年11月9日　社会保障審議会障害者部会（第75回）資料より）

表6.1 障害福祉サービス等の体系

	サービス名		内容		利用者数	施設・事業所数
訪問系	居宅介護（ホームヘルプ）	者 児	自宅で，入浴，排せつ，食事の介護等を行う	介護給付	155,787	18,719
	重度訪問介護	者	重度の肢体不自由者又は重度の知的障害若しくは精神障害により行動上著しい困難を有する者であって常に介護を必要とする人に，自宅で，入浴，排せつ，食事の介護，外出時における移動支援等を総合的に行う		9,960	6,629
	同行援護	者 児	視覚障害により，移動に著しい困難を有する人が外出する時，必要な情報提供や介護を行う		22,512	5,736
	行動援護	者 児	自己判断能力が制限されている人が行動するときに，危険を回避するために必要な支援，外出支援を行う		8,519	1,439
	重度障害者等包括支援	者 児	介護の必要性がとても高い人に，居宅介護等複数のサービスを包括的に行う		29	9
日中活動系	短期入所（ショートステイ）	者 児	自宅で介護する人が病気の場合などに，短期間，夜間も含め施設で，入浴，排せつ，食事の介護等を行う		43,119	3,977
	療養介護	者	医療と常時介護を必要とする人に，医療機関で機能訓練，療養上の管理，看護，介護及び日常生活の世話を行う		19,457	241
	生活介護	者	常に介護を必要とする人に，昼間，入浴，排せつ，食事の介護等を行うとともに，創作的活動又は生産活動の機会を提供する		260,169	8,801
施設系	施設入所支援	者	施設に入所する人に，夜間や休日，入浴，排せつ，食事の介護等を行う		132,296	2,626
居住系	共同生活援助（グループホーム）	者	夜間や休日，共同生活を行う住居で，相談，入浴，排せつ，食事の介護，日常生活上の援助を行う		96,012	6,637
訓練系・就労系	自立訓練（機能訓練）	者	自立した日常生活又は社会生活ができるよう，一定期間，身体機能の維持，向上のために必要な訓練を行う	訓練等給付	2,435	187
	自立訓練（生活訓練）	者	自立した日常生活又は社会生活ができるよう，一定期間，生活能力の維持，向上のために必要な支援，訓練を行う		12,254	1,184
	就労移行支援	者	一般企業等への就労を希望する人に，一定期間，就労に必要な知識及び能力の向上のために必要な訓練を行う		29,626	2,985
	就労継続支援（A型＝雇用型）	者	一般企業等での就労が困難な人に，雇用して就労する機会を提供するとともに，能力等の向上のために必要な訓練を行う		47,733	2,668
	就労継続支援（B型）	者	一般企業等での就労が困難な人に，就労する機会を提供するとともに，能力等の向上のために必要な訓練を行う		196,019	9,223
障害児通所系	児童発達支援	児	日常生活における基本的な動作の指導，知識技能の付与，集団生活への適応訓練などの支援を行う．	その他の給付	75,011	3,198
	医療型児童発達支援	児	日常生活における基本的な動作の指導，知識技能の付与，集団生活への適応訓練などの支援及び治療を行う．		2,623	101
	放課後等デイサービス	児	授業の終了後又は休校日に，児童発達支援センター等の施設に通わせ，生活能力向上のための必要な訓練，社会との交流促進などの支援を行う．		94,978	5,815
	保育所等訪問支援	児	保育所等を訪問し，障害児に対して，障害児以外の児童との集団生活への適応のための専門的な支援などを行う．		1,670	312
障害児入所系	福祉型障害児入所施設	児	施設に入所している障害児に対して，保護，日常生活の指導及び知識技能の付与を行う．		1,844	192
	医療型障害児入所施設	児	施設に入所又は指定医療機関に入院している障害児に対して，保護，日常生活の指導及び知識技能の付与並びに治療を行う．		2,148	186
相談支援系	計画相談支援	者 児	【サービス利用支援】 ・サービス申請に係る支給決定前にサービス等利用計画案を作成 ・支給決定後，事業者等と連絡調整等を行い，サービス等利用計画を作成 【継続利用支援】 ・サービス等の利用状況等の検証（モニタリング） ・事業所等と連絡調整，必要に応じて新たな支給決定等に係る申請の勧奨		117,411	5,995
	障害児相談支援	児	【障害児利用援助】 ・障害児通所支援の申請に係る給付決定の前に利用計画案を作成 ・給付決定後，事業者等と連絡調整等を行うとともに利用計画を作成 【継続障害児支援利用援助】		26,739	2,513
	地域移行支援	者	住居の確保等，地域での生活に移行するための活動に関する相談，各障害福祉サービス事業所への同行支援等を行う．		500	278
	地域定着支援	者	常時，連絡体制を確保し障害の特性に起因して生じた緊急事態等における相談，障害福祉サービス事業所等と連絡調整など，緊急時の各種支援を行う．		2,167	414

（注）1．表中の「者」は「障害者」，「児」は「障害児」であり，利用できるサービスにマークを付している．
2．利用者数及び施設・事業所数は平成27年3月現在の国保連データ．

（厚生労働省：平成27年11月9日　社会保障審議会障害者部会（第75回）資料より）

1 社会生活を援助する資源の利用方法と福祉援助　**231**

表6.2a 障害者総合支援法における「障害支援区分」の概要

①障害支援区分の定義（法第4条第4項）

○障害の多様な特性その他の心身の状態に応じて必要とされる標準的な支援の度合を総合的に示すもの．

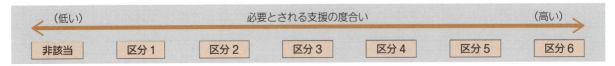

②障害支援区分の認定手続き

○市町村は，障害者等から介護給付費等の支給に係る申請を受理した場合，以下の手続きによる「障害支援区分の認定」を行う．

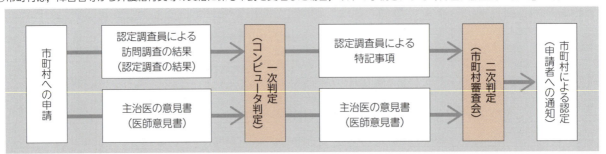

③市町村審査会による二次判定結果（平成26年4月～9月）

非該当	区分1	区分2	区分3	区分4	区分5	区分6	合計
18件	1,896件	14,287件	15,884件	13,973件	11,508件	16,908件	74,474件
0.0%	2.5%	19.2%	21.3%	18.8%	15.5%	22.7%	100.0%

（厚生労働省ホームページより）

表6.2b 障害支援区分の認定調査項目（80項目）

1. 移動や動作等に関連する項目（12項目）			
1-1 寝返り	1-2 起き上がり	1-3 座位保持	1-4 移乗
1-5 立ち上がり	1-6 両足での立位保持	1-7 片足での立位保持	1-8 歩行
1-9 移動	1-10 衣服の着脱	1-11 じょくそう	1-12 えん下
2. 身の回りの世話や日常生活等に関連する項目（16項目）			
2-1 食事	2-2 口腔清潔	2-3 入浴	2-4 排尿
2-5 排便	2-6 健康・栄養管理	2-7 薬の管理	2-8 金銭の管理
2-9 電話等の利用	2-10 日常の意思決定	2-11 危険の認識	2-12 調理
2-13 掃除	2-14 洗濯	2-15 買い物	2-16 交通手段の利用
3. 意思疎通等に関連する項目（6項目）			
3-1 視力	3-2 聴力	3-3 コミュニケーション	3-4 説明の理解
3-5 読み書き	3-6 感覚過敏・感覚鈍麻	—	—
4. 行動障害に関連する項目（34項目）			
4-1 被害的・拒否的	4-2 作話	4-3 感情が不安定	4-4 昼夜逆転	4-5 暴言暴行
4-6 同じ話をする	4-7 大声・奇声を出す	4-8 支援の拒否	4-9 徘徊	4-10 落ち着きがない
4-11 外出して戻れない	4-12 1人で出たがる	4-13 収集癖	4-14 物や衣類を壊す	4-15 不潔行為
4-16 異食行動	4-17 ひどい物忘れ	4-18 こだわり	4-19 多動・行動停止	4-20 不安定な行動
4-21 自らを傷つける行為	4-22 他人を傷つける行為	4-23 不適切な行為	4-24 突発的な行動	4-25 過食・反すう等
4-26 そう鬱状態	4-27 反復的行動	4-28 対人面の不安緊張	4-29 意欲が乏しい	4-30 話がまとまらない
4-31 集中力が続かない	4-32 自己の過大評価	4-33 集団への不適応	4-34 多飲水・過飲水	—
5. 特別な医療に関連する項目（12項目）			
5-1 点滴の管理	5-2 中心静脈栄養	5-3 透析	5-4 ストーマの処置
5-5 酸素療法	5-6 レスピレーター	5-7 気管切開の処置	5-8 疼痛の看護
5-9 経管栄養	5-10 モニター測定	5-11 じょくそうの処置	5-12 カテーテル

（厚生労働省ホームページより）

表6.3　身体障害者障害程度等級表（身体障害者福祉法施行規則別表第5号）

級別	視覚障害	聴覚又は平衡機能の障害		音声機能、言語機能又はそしゃく機能の障害	肢体不自由			乳幼児期以前の非進行性の脳病変による運動機能障害		心臓、じん臓若しくは呼吸器又はぼうこう若しくは直腸、小腸、ヒト免疫不全ウイルスによる免疫若しくは肝臓の機能の障害						
		聴覚障害	平衡機能障害		上肢	下肢	体幹	上肢機能	移動機能	心臓機能障害	じん臓機能障害	呼吸器機能障害	ぼうこう又は直腸の機能障害	小腸機能障害	ヒト免疫不全ウイルスによる免疫機能障害	肝臓機能障害
1級	両眼の視力（万国式試視力表によって測ったものをいい、屈折異常のある者については、きょう正視力について測ったものをいう。以下同じ。）の和が0.01以下のもの				1 両上肢の機能を全廃したもの 2 両上肢を手関節以上で欠くもの	1 両下肢の機能を全廃したもの 2 両下肢を大腿の2分の1以上で欠くもの	体幹の機能障害により坐っていることができないもの	不随意運動・失調等により上肢を使用する日常生活動作がほとんど不可能なもの	不随意運動・失調等により歩行が不可能なもの	心臓の機能の障害により自己の身辺の日常生活活動が極度に制限されるもの	じん臓の機能の障害により自己の身辺の日常生活活動が極度に制限されるもの	呼吸器の機能の障害により自己の身辺の日常生活活動が極度に制限されるもの	ぼうこう又は直腸の機能の障害により自己の身辺の日常生活活動が極度に制限されるもの	小腸の機能の障害により自己の身辺の日常生活活動が極度に制限されるもの	ヒト免疫不全ウイルスによる免疫の機能の障害により日常生活がほとんど不可能なもの	肝臓の機能の障害により日常生活活動がほとんど不可能なもの
2級	1 両眼の視力の和が0.02以上0.04以下のもの 2 両眼の視野がそれぞれ10度以内でかつ両眼による視野について視能率による損失率が95パーセント以上のもの	両耳の聴力レベルがそれぞれ100デシベル以上のもの（両耳全ろう）			1 両上肢の機能の著しい障害 2 両上肢のすべての指を欠くもの 3 一上肢を上腕の2分の1以上で欠くもの 4 一上肢の機能を全廃したもの	1 両下肢の機能の著しい障害 2 両下肢を下腿の2分の1以上で欠くもの	1 体幹の機能障害により坐位又は起立位を保つことが困難なもの 2 体幹の機能障害により立ち上がることが困難なもの	不随意運動・失調等により上肢を使用する日常生活動作が極度に制限されるもの	不随意運動・失調等により歩行が極度に制限されるもの							
3級	1 両眼の視力の和が0.05以上0.08以下のもの 2 両眼の視野がそれぞれ10度以内でかつ両眼による視野について視能率による損失率が90パーセント以上のもの	両耳の聴力レベルが90デシベル以上のもの（耳介に接しなければ大声語を理解し得ないもの）	平衡機能の極めて著しい障害	音声機能、言語機能又はそしゃく機能の喪失	1 両上肢のおや指及びひとさし指を欠くもの 2 両上肢のおや指及びひとさし指の機能を全廃したもの 3 一上肢の機能の著しい障害 4 一上肢のすべての指を欠くもの 5 一上肢のすべての指の機能を全廃したもの	1 両下肢をショパー関節以上で欠くもの 2 一下肢を大腿の2分の1以上で欠くもの 3 一下肢の機能を全廃したもの	体幹の機能障害により歩行が困難なもの	不随意運動・失調等により上肢を使用する日常生活動作が著しく制限されるもの	不随意運動・失調等により歩行が家庭内での日常生活活動に制限されるもの	心臓の機能の障害により家庭内での日常生活活動が著しく制限されるもの	じん臓の機能の障害により家庭内での日常生活活動が著しく制限されるもの	呼吸器の機能の障害により家庭内での日常生活活動が著しく制限されるもの	ぼうこう又は直腸の機能の障害により家庭内での日常生活活動が著しく制限されるもの	小腸の機能の障害により家庭内での日常生活活動が著しく制限されるもの	ヒト免疫不全ウイルスによる免疫の機能の障害により日常生活が著しく制限されるもの（社会での日常生活活動が著しく制限されるものを除く。）	肝臓の機能の障害により日常生活活動が著しく制限されるもの（社会での日常生活活動が著しく制限されるものを除く。）

（次ページに続く）

表6.3 身体障害者障害程度等級表（身体障害者福祉法施行規則別表第5号）（続き）

級別	視覚障害	聴覚又は平衡機能の障害		音声機能、言語機能又はそしゃく機能の障害	肢体不自由			乳幼児期以前の非進行性の脳病変による運動機能障害		心臓、じん臓若しくは呼吸器又はぼうこう若しくは直腸、小腸、ヒト免疫不全ウイルスによる免疫若しくは肝臓の機能の障害						
		聴覚障害	平衡機能の障害		上肢	下肢	体幹	上肢機能	移動機能	心臓機能障害	じん臓機能障害	呼吸器機能障害	ぼうこう又は直腸の機能障害	小腸機能障害	ヒト免疫不全ウイルスによる免疫機能障害	肝臓機能障害
4級	1 両眼の視力の和が0.09以上0.12以下のもの 2 両眼の視野がそれぞれ10度以内のもの	1 両耳の聴力レベルがそれぞれ80デシベル以上のもの（耳介に接しなければ話声語を理解し得ないもの） 2 両耳による普通話声の最良の語音明瞭度が50パーセント以下のもの		音声機能、言語機能又はそしゃく機能の著しい障害	1 両上肢のおや指を欠くもの 2 両上肢のおや指の機能を全廃したもの 3 一上肢の肩関節、肘関節又は手関節のうち、いずれか一関節の機能を全廃したもの 4 一上肢のおや指及びひとさし指を欠くもの 5 一上肢のおや指及びひとさし指の機能を全廃したもの 6 おや指又はひとさし指を含めて一上肢の三指を欠くもの 7 おや指又はひとさし指を含めて一上肢の三指の機能を全廃したもの 8 おや指又はひとさし指を含めて一上肢の四指の機能の著しい障害	1 両下肢のすべての指を欠くもの 2 両下肢のすべての指の機能を全廃したもの 3 一下肢を下腿の2分の1以上で欠くもの 4 一下肢の機能の著しい障害 5 一下肢の股関節又は膝関節の機能を全廃したもの 6 一下肢が健側に比して10センチメートル以上又は健側の長さの10分の1以上短いもの		不随意運動・失調等による上肢の機能障害により社会での日常生活活動が著しく制限されるもの	不随意運動・失調等により社会での日常生活活動が著しく制限されるもの	心臓の機能の障害により社会での日常生活活動が著しく制限されるもの	じん臓の機能の障害により社会での日常生活活動が著しく制限されるもの	呼吸器の機能の障害により社会での日常生活活動が著しく制限されるもの	ぼうこう又は直腸の機能の障害により社会での日常生活活動が著しく制限されるもの	小腸の機能の障害により社会での日常生活活動が著しく制限されるもの	ヒト免疫不全ウイルスによる免疫の機能の障害により社会での日常生活活動が著しく制限されるもの	肝臓の機能の障害により社会での日常生活活動が著しく制限されるもの
5級	1 両眼の視力の和が0.13以上0.2以下のもの 2 両眼による視野の2分の1以上が欠けているもの		平衡機能の著しい障害		1 両上肢のおや指の機能の著しい障害 2 一上肢の肩関節、肘関節又は手関節のうち、いずれか一関節の機能の著しい障害 3 一上肢のおや指を欠くもの 4 一上肢のおや指の機能を全廃したもの 5 一上肢のおや指及びひとさし指の機能の著しい障害 6 おや指又はひとさし指を含めて一上肢の三指の機能の著しい障害	1 一下肢の股関節又は膝関節の機能の著しい障害 2 一下肢の足関節の機能を全廃したもの 3 一下肢が健側に比して5センチメートル以上又は健側の長さの15分の1以上短いもの	体幹の機能の著しい障害	不随意運動・失調等による上肢の機能障害により社会での日常生活活動に支障のあるもの	不随意運動・失調等により社会での日常生活活動に支障のあるもの							

級	視力障害	聴覚障害	上肢	下肢	不随意運動・失調等（上肢）	不随意運動・失調等（移動）
6級	一眼の視力が0.02以下、他眼の視力が0.6以下のもので、両眼の視力の和が0.2を超えるもの	1 両耳の聴力レベルが70デシベル以上のもの（40センチメートル以上の距離で発声された会話語を理解し得ないもの）2 一側耳の聴力レベルが90デシベル以上、他側耳の聴力レベルが50デシベル以上のもの	1 一上肢のおや指の機能の著しい障害 2 ひとさし指を含めて一上肢の二指を欠くもの 3 ひとさし指を含めて一上肢の二指の機能を全廃したもの	1 一下肢をリスフラン関節以上で欠くもの 2 一下肢の足関節の機能の著しい障害	不随意運動・失調等による上肢の機能の劣るもの	不随意運動・失調等により移動機能の劣るもの
7級			1 一上肢の機能の軽度の障害 2 一上肢の肩関節、肘関節又は手関節のうち、いずれか一関節の機能の軽度の障害 3 一上肢の手指の機能の軽度の障害 4 ひとさし指を含めて一上肢の二指の機能の著しい障害 5 一上肢のなか指、くすり指及び小指を欠くもの 6 一上肢のなか指、くすり指及び小指の機能を全廃したもの	1 両下肢のすべての指を欠くもの 2 両下肢のすべての指の機能の著しい障害 3 一下肢の股関節、膝関節又は足関節のうち、いずれか一関節の機能の軽度の障害 4 一下肢のすべての指を欠くもの 5 一下肢のすべての指の機能を全廃したもの 6 一下肢が健側に比して3センチメートル以上又は健側の長さの20分の1以上短いもの	上肢に不随意運動・失調等を有するもの	下肢に不随意運動・失調等を有するもの

備考
1 同一の等級について二つの重複する障害がある場合は、一級うえの級とする。ただし、二つの重複する障害が特に本表中に指定せられているものは、該当等級とする。
2 肢体不自由においては、7級に該当する障害が2以上重複する場合は、6級とする。
3 異なる等級について二つ以上の重複する障害がある場合については、障害の程度を勘案して当該等級より上位の等級とすることができる。
4 「指を欠くもの」とは、おや指については指骨間関節、その他の指については第一指骨間関節以上を欠くものをいう。
5 「指の機能障害」とは、中手指節関節以下の障害をいい、おや指については、対抗運動障害をも含むものとする。
6 上肢又は下肢欠損の断端の長さは、実用長（上腕においては腋窩より、大腿においては坐骨結節の高さより計測したもの）をもって計測したものをいう。
7 下肢の長さは、前腸骨棘より内くるぶし下端まで計測したものをいう。

（厚生労働省ホームページより）

1 社会生活を援助する資源の利用方法と福祉援助　235

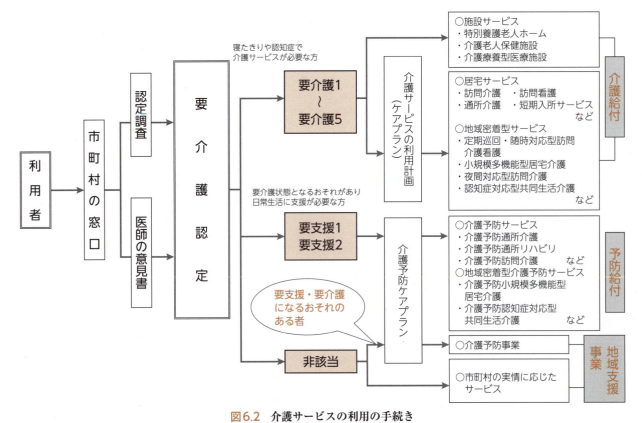

図6.2 介護サービスの利用の手続き
(厚生労働省ホームページより)

表6.4 特定疾病の範囲

特定疾病については，その範囲を明確にするとともに，介護保険制度における要介護認定の際の運用を容易にする観点から，個別疾病名を列記している．(介護保険法施行令第二条)

1. がん【がん末期】※
   (医師が一般に認められている医学的知見に基づき回復の見込みがない状態に至ったと判断したものに限る．)
2. 関節リウマチ※
3. 筋萎縮性側索硬化症
4. 後縦靱帯骨化症
5. 骨折を伴う骨粗鬆症
6. 初老期における認知症
7. 進行性核上性麻痺，大脳皮質基底核変性症及びパーキンソン病※
   【パーキンソン病関連疾患】
8. 脊髄小脳変性症
9. 脊柱管狭窄症
10. 早老症
11. 多系統萎縮症※
12. 糖尿病性神経障害，糖尿病性腎症及び糖尿病性網膜症
13. 脳血管疾患
14. 閉塞性動脈硬化症
15. 慢性閉塞性肺疾患
16. 両側の膝関節又は股関節に著しい変形を伴う変形性関節症

(※印は平成18年4月に追加，見直しがなされたもの)

(厚生労働省ホームページより)

る地域生活支援事業もあります。

サービスの利用にあたっては、市町村に利用申請を行います。市町村においては、障害支援区分（表6.2参照）の認定等を行い、一人一人の心身の状況、サービス利用の意向、家族の状況などを勘案して支給決定を行うこととなっています。また、利用者負担については、所得階層ごとに設定された負担上限月額の範囲内で負担することとされています（例えば、居宅・通所サービスの場合、所得段階に応じて、月額の上限が、37,200円、9,300円、0円と設定。平成28年6月現在）。

身体障害者福祉法

身体障害について、障害者の認定の方法や等級、身体障害者手帳などについて定めた法律が身体障害者福祉法です。身体障害を有する人が、この法律に基づいて資格のある医師の診断書を添えて都道府県、指定都市又は中核市に申請すると、都道府県等で審査した上で等級が認定され、身体障害者手帳が交付される仕組みになっています（等級表については表6.3を参照）。認定を受けた方が必要な障害福祉サービスを受ける際には、上述の障害者総合支援法に基づいてサービス給付が行われます。

介護保険法

介護保険制度は2000年に導入されました。制度の加入者は、65歳以上の者（第1号被保険者）と40歳から64歳までの者（第2号被保険者）です。双方ともに保険料を支払います。介護保険制度では、寝たきりや認知症等で常時介護を必要とする状態（要介護状態）や、家事や身支度等の日常生活に支援が必要であり、特に介護予防サービスが効果的な状態（要支援状態）になった場合に、介護サービスを受けることができます。この要介護状態や要支援状態にあるかどうか、その中でどの程度にあるかについては、利用者の申請に基づいて、市町村に設置されている介護認定審査会において判定されます。これを要介護認定といいます。要介護状態については、要介護1〜5まで、要支援状態については、要支援1と2の区分があります（介護サービスの利用の手続きは図6.2参照）。

介護サービスは、65歳以上の者は原因を問わず要支援・要介護状態となった時に受けることができます。40歳から64歳までの者は末期がんや関節リウマチなどの老化による病気（特定疾病）が原因で要支援・要介護状態になった場合にのみ受けることができます。この特定疾病については、個別疾病名が政令で列記されています（表6.4参照）。

頸髄損傷と介護保険

40歳から64歳までの年齢の頸髄損傷の人の場合、介護保険との関係はどうなるか、についてですが、上述の通り、この年齢の場合には、特定疾病に該当しない場合は介護保険のサービスを受けることはできません。したがって、交通事故その他の外傷による場合は対象になりませんが、頸髄損傷の原因として、後縦靭帯骨化症、または脊柱管狭窄症と診断されている場合には、対象になり得ます。介護保険の対象とならない場合は、障害者総合支援法に基づくサービスの給付などを受けることになります。

〔参考文献は次項2を参照〕

（稼農和久）

2 障害者施策の総合的取り組み

政府内各省庁における取り組み

国は障害者基本法に基づいて、障害者基本計画を定めています。現在、第3次の基本計画（計画期間：平成25（2013）年度〜29（2017）年度までの5年間）に基づいて、関係省庁が地方公共団体などと連携しながら様々な施策が進められています（第3次障害者基本計画の概要は表6.5、障害者施策関係予算の概要は表6.6を参照）。

障害者の暮らしの支援（障害福祉サービス）

前述の通り、障害者総合支援法に基づき、各種サービスの給付が行われます（前掲 図6.1、表6.1参照）。

障害者の経済的自立の支援（年金制度等による所得保障）

障害者に対する所得保障は、障害者の経済的自立を図る上で重要な役割を果たしています。障害基礎年金や障害厚生（共済）年金の制度と、障害による特別の負担に

1 社会生活を援助する資源の利用方法と福祉援助　237

表6.5　第3次障害者基本計画の概要

Ⅰ　障害者基本計画（第3次）について
位置付け：障害者基本法に基づき策定される，政府が講ずる障害者の自立及び社会参加の支援等のための施策の最も基本的な計画
計画期間：平成25（2013）年度から29（2017）年度までの概ね5年間

Ⅱ　基本的な考え方	Ⅲ　分野別施策の基本的方向	
1．基本理念 　全ての国民が，障害の有無にかかわらず，等しく基本的人権を享有するかけがえのない個人として尊重されるという理念にのっとり，全ての国民が，障害の有無によって分け隔てられることなく，相互に人格と個性を尊重し合いながら共生する社会の実現（基本法1条）	1．生活支援 　障害児・者のニーズに応じた福祉サービスの充実	等
	2．保健・医療 　精神障害者の地域移行の推進，難病に関する施策の推進	等
	3．教育，文化芸術活動・スポーツ等 　新たな就学決定の仕組みの構築，文化芸術活動等の振興	等
2．基本原則 　①地域社会における共生等（3条） 　②差別の禁止（4条） 　③国際的協調（5条）	4．雇用・就業，経済的自立の支援 　障害者雇用の促進及び就労支援の充実，福祉的就労の底上げ	等
	5．生活環境 　住宅の確保，バリアフリー化の推進，障害者に配慮したまちづくり	等
3．各分野に共通する横断的視点 　①障害者の自己決定の尊重及び意思決定の支援 　②当事者本位の総合的な支援 　③障害特性等に配慮した支援 　④アクセシビリティの向上 　⑤総合的かつ計画的な取組の推進	6．情報アクセシビリティ 　放送・通信等のアクセシビリティの向上，意思疎通支援の充実	等
	7．安全・安心 　防災，東日本大震災からの復興，防犯，消費者保護	等
Ⅳ　推進体制	8．差別の解消及び権利擁護の推進 　障害を理由とする差別の解消の推進，障害者虐待の防止	等
1．連携・協力の確保 2．広報・啓発活動の推進 3．進捗状況の管理及び評価（成果目標） 　障害者政策委員会による計画の実施状況の評価・監視 4．法制的整備 5．調査研究及び情報提供	9．行政サービス等における配慮 　選挙等及び司法手続等における配慮	等
	10．国際協力 　権利条約の早期締結に向けた取組，国際的な情報発信	等

※□の項目（7，8，9）は第3次計画における新規分野

（内閣府：平成27年版障害者白書．p.32より）

着目してその負担の軽減を図る各種手当制度があります（障害基礎年金と障害厚生年金の概要は表6.7、各種手当の概要は表6.8を参照）。

障害者の雇用と就労の促進

　障害者の就労意欲が高まっている中で、障害者の就労を通じた社会参加を実現し、地域社会で自立していきいきと暮らしていけるように、障害者の雇用対策が進められています。「障害者の雇用の促進等に関する法律」では、事業主に対して従業員の一定割合（法定雇用率）以上の障害者の雇用が義務づけられており、障害者雇用に伴う事業主（常用労働者100人超）の経済的負担を調整する制度（障害者雇用納付金制度）が定められています。また、ハローワーク、地域障害者職業センター、障害者就労・生活支援センターにおける職業紹介や地域での就労支援が行われています（障害者雇用対策については、表6.9、図6.3参照）。

相談窓口

　相談の内容等に応じて様々な相談窓口があります（表6.10）。

参考文献（前項1と共通）

・平成27年版　障害者白書
・平成27年版　厚生労働白書
・内閣府ホームページ
・厚生労働省ホームページ
・日本年金機構ホームページ

（稼農和久）

表6.6　障害者施策関係予算の概要（平成25年〜平成27年度（平成25年度決算額を含む））

単位：百万円

事項	平成25年度予算額	平成26年度予算額	平成27年度予算額	平成25年度決算額
障害者施策関係予算額　総計	1,602,386	1,623,077	1,723,066	1,526,541
分野別施策　計	1,602,301	1,622,993	1,722,996	1,526,500
［生活支援］	997,880	1,085,173	1,133,003	968,913
1　相談支援体制の構築（厚生労働省）	872,251	956,541	982,496	841,116
2　在宅サービス等の充実（厚生労働省）	33,672	13,763	13,914	22,707
3　障害児支援の充実（内閣府・文部科学省・厚生労働省）	72,367	95,557	118,417	87,625
4　サービスの質の向上等（厚生労働省）	2,200	2,200	1,100	3,306
5　人材の育成・確保（厚生労働省）	51	28	0	41
6　福祉用具の研究開発及び身体障害者補助犬の育成等（厚生労働省）	17,339	17,084	17,076	14,118
7　障害福祉サービス等の段階的な検討	—	—	—	—
［保健・医療］	292,090	316,485	366,853	254,994
1　保健・医療の充実（厚生労働省）	214,726	223,706	224,881	197,247
2　精神保健・医療の提供等（法務省・厚生労働省）	23,305	21,887	19,989	3,702
3　研究開発の推進（経済産業省・厚生労働省）	10,000	10,050	10,050	10,000
4　人材の育成・確保（厚生労働省）	59	58	48	45
5　難病に関する施策の推進（厚生労働省）	44,000	60,784	111,885	44,000
6　障害の原因となる疾病等の予防・治療（厚生労働省）	—	—	—	—
［教育、文化芸術活動・スポーツ等］	110,980	15,379	18,203	108,082
1　インクルーシブ教育システムの構築（文部科学省）	108,982	13,906	15,295	106,932
2　教育環境の整備（文部科学省）	100	136	137	91
3　高等教育における支援の推進（文部科学省）	1,898	1,337	2,771	1,059
4　文化芸術活動、スポーツ等の振興（文部科学省・厚生労働省）	—	—	—	—
［雇用・就業、経済的自立の支援］	195,444	200,869	200,495	190,355
1　障害者雇用の促進（全省庁）	3,355	6,116	6,583	2,425
2　総合的な就労支援（厚生労働省）	18,752	19,846	19,426	17,464
3　障害特性に応じた就労支援及び多様な就業の機会の確保（総省・厚生労働省・農林水産省・国土交通省）	1,457	1,845	1,986	1,194
4　福祉的就労の底上げ（全省庁）	0	0	0	0
5　経済的自立の支援（厚生労働省）	171,880	173,062	172,500	169,272
［生活環境］	226	113	125	156
1　住宅の確保（厚生労働省・国土交通省）	—	—	—	—
2　公共交通機関のバリアフリー化の推進等（厚生労働省・国土交通省）	35	37	55	27
3　公共的施設のバリアフリー化の推進（警察庁・法務省・国土交通省・環境省）	88	—	—	32
4　障害者に配慮したまちづくりの総合的な推進（警察庁・国土交通省）	103	76	70	97
［情報アクセシビリティ］				
1　情報通信における情報アクセシビリティの向上（総務省・厚生労働省）	798	667	580	688
	8	8	8	0

事項	平成25年度予算額	平成26年度予算額	平成27年度予算額	平成25年度決算額
2　情報提供の充実等（消費者庁・総務省・財務省・文部科学省・厚生労働省）	590	509	447	568
3　意思疎通支援の充実（厚生労働省）	200	150	100	120
4　行政情報のバリアフリー化（総務省）	—	—	25	—
［安全・安心］	3,929	3,266	2,617	2,398
1　防災対策の推進（内閣府・国土交通省）	—	—	—	—
2　東日本大震災からの復興（内閣府・復興庁）	3,920	3,257	2,608	2,398
3　防犯対策の推進（警察庁）	9	9	9	—
4　消費者トラブルの防止及び被害からの救済（消費者庁・法務省）	—	—	—	—
［差別の解消及び権利擁護の推進］	484	516	562	455
1　障害を理由とする差別の解消の推進（内閣府・法務省・厚生労働省）	31	37	37	15
2　権利擁護の推進（法務省・厚生労働省）	453	479	525	440
［行政サービス等における配慮］	439	493	524	432
1　行政機関等における配慮及び障害理解の促進等（全省庁）	—	—	—	—
2　選挙等における配慮等（総務省）	—	—	0	—
3　司法手続等における配慮等（警察庁・法務省・厚生労働省）	411	474	513	411
4　国家資格に関する配慮等（警察庁・法務省）	28	19	11	21
［国際協力］	31	32	34	27
1　国際的な取組への参加（外務省）	2（21,925米ドル相当）	1（10,123米ドル相当）	1（7,300米ドル相当）	2（21,925米ドル相当）
2　政府開発援助を通じた国際協力の推進（外務省）	—	—	—	—
3　国際的な情報発信等（内閣府）	4	5	6	0
4　障害者等の国際交流の推進（内閣府・厚生労働省）	25	26	27	25
推進体制　計	85	84	70	41
［連携・協力の確保］（内閣府）	4	3	0	1
［広報・啓発活動の推進］	39	35	31	17
1　広報・啓発活動の推進（内閣府・法務省・厚生労働省）	24	20	16	3
2　障害及び障害者理解の促進（内閣府）	15	15	15	14
3　ボランティア活動等の推進（厚生労働省）	—	—	—	—
［進捗状況の管理及び評価］（全省庁）	34	36	22	13
［調査研究及び情報提供］（内閣府・法務省）	8	—	17	10

注1：本表は、障害者基本計画（第3次）（平成25〜29年度）における分野別施策・推進体制に掲げる事項ごとに、該当する施策・推進体制の額を特定できる施策・事業に係る合計額である。
2：本表では、百万円未満を四捨五入の上、百万円単位で計上している。
3：「障害者施策関係予算額　総計」欄は、障害者施策関係の額を特定できない施策・事業については、「—」と表記している。
4：障害者施策関係の額を特定できない施策・事業については、「—」と表記している。
5：各分野別施策の再掲分は合計より計上していない。

（内閣府：平成27年版障害者白書　pp.182-183より）

表6.7　障害基礎年金と障害厚生年金の概要

	障害基礎年金	障害厚生年金
支給要件	①保険料納付要件 　ア）初診日の前日において，初診日の属する月の前々月までに被保険者期間があり，かつ，被保険者期間のうち保険料納付済期間と保険料免除期間を合算した期間が3分の2以上であること． 　イ）初診日が平成38年4月1日前の場合は，初診日の属する月の前々月までの1年間に保険料の滞納がないこと（＝直近1年要件の特例）． ②初診日において，被保険者であるかまたは被保険者であった人であって60歳以上65歳未満の国内居住者であること ③障害の状態 障害認定日（注1）において，障害の程度が1級・2級に該当すること． （障害認定日に1級または2級に該当しなかった場合でも，65歳に達する日の前日までの間に障害が重くなり，1級・2級に該当した時は，請求により障害基礎年金を受給できます） ○20歳前傷病による障害基礎年金 初診日において20歳未満であった人が20歳に達した日において1級・2級の障害の状態にあるとき，または，20歳に達した後に1級・2級の障害の状態となったときは，障害基礎年金が支給されます．ただし，所得制限（注2）が設けられています． 　（注2）所得制限の目安 　　全額支給停止：462.1万円 　　2分の1支給停止：360.4万	①保険料納付要件 　障害基礎年金と同じ． ②初診日において被保険者であること ③障害の状態 障害認定日（注1）において，障害の程度が1級～3級に該当すること． （注1）障害認定日とは，初診日から1年6ヵ月経過した日（その間に症状が固定した場合は，固定した日）をいう．
年金額（平成27年度）	1級　780,100円　×　1.25　＋　子の加算 2級　780,100円　＋　子の加算 ○子の加算 　第1子・第2子：各224,500円 　第3子以降　　：各74,800円	1級　老齢厚生年金額　×　1.25　＋　配偶者の加算 2級　老齢厚生年金額　＋　配偶者の加算 3級　老齢厚生年金額（最低保障額585,100円） ○配偶者の加算…224,500円 　（注）なお，障害厚生年金を計算する際，被保険者期間が300ヵ月（＝25年）に満たないときは300ヵ月（＝25年）として計算する．

障害等級	障害の状態
1級	他人の介助を受けなければ，ほとんど自分の用を弁ずることができない程度の状態をいいます． 　（具体例） 　　①両眼の視力の和が0.04以下の場合 　　②両手のすべての指を失った場合 　　③両足を足関節以上で失った場合　など
2級	必ずしも他人の助けを借りる必要はないが，日常生活は極めて困難で，就労ができない程度の状態をいいます． 　（具体例） 　　①両眼の視力の和が0.05以上0.08以下の場合 　　②片手のすべての指を失った場合 　　③片足を足関節以上で失った場合　など
3級 （障害厚生年金のみ）	就労に著しい制限を受ける程度の状態をいいます． 　（具体例） 　　①両目の視力が0.1以下に低下した場合 　　②片手の3大関節のうち，2関節に著しい障害を残す場合 　　③片足の3大関節のうち，2関節に著しい障害を残す場合　など

（厚生労働省：年金制度のポイント（平成27年度）．pp.18-19より抜粋）

表6.8 福祉手当等の概要

	特別児童扶養手当	障害児福祉手当	特別障害者手当	経過的福祉手当
目的	精神又は身体に障害を有する児童について手当を支給することにより，これらの児童の福祉の増進を図る．	重度障害児に対して，その障害のため必要となる精神的，物質的な特別の負担の軽減の一助として手当を支給することにより，特別障害児の福祉の向上を図る．	精神又は身体に著しく重度の障害を有し，日常生活において常時特別の介護を必要とする特別障害者に対して，重度の障害のため必要となる精神的，物質的な特別の負担の軽減の一助として手当を支給することにより，特別障害者の福祉の向上を図る．	重度障害者に対して，その障害のため必要となる精神的，物質的な特別の負担の軽減の一助として手当を支給することにより，重度障害者の福祉の向上を図る．
支給要件	20歳未満で精神又は身体に障害を有する児童を家庭で監護，養育している父母等に支給される．	精神又は身体に重度の障害を有するため，日常生活において常時の介護を必要とする状態にある在宅の20歳未満の者に支給される．	精神又は身体に著しく重度の障害を有するため，日常生活において常時特別の介護を必要とする状態にある在宅の20歳以上の者に支給される．	昭和61年3月31日において20歳以上であり，現に従来の福祉手当の受給者であった者のうち，特別障害者手当の支給要件に該当せず，かつ障害基礎年金も支給されない者に支給される．
支給月額（平成28年度）	1級　51,500円 2級　34,300円	14,600円	26,830円	14,600円
所得制限	受給者もしくはその配偶者又は扶養義務者の前年の所得が一定の額以上であるときは支給されない．	受給者もしくはその配偶者又は扶養義務者の前年の所得が一定の額以上であるときは支給されない．	受給者もしくはその配偶者又は扶養義務者の前年の所得が一定の額以上であるときは支給されない．	受給者もしくはその配偶者又は扶養義務者の前年の所得が一定の額以上であるときは支給されない．

（厚生労働省ホームページの内容をもとに作成）

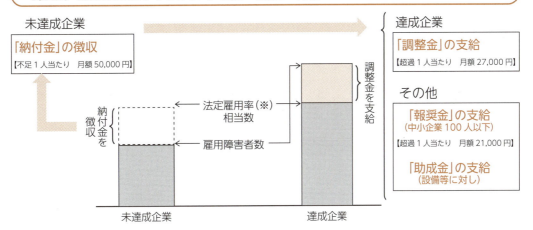

※障害者雇用促進法に基づき，少なくとも5年ごとに労働者及び失業者並びに障害者数の総数の割合の推移を勘案して政令で設定．

図6.3　障害者雇用納付金制度について
（厚生労働省資料より）

表6.9 障害者雇用対策について

障害者雇用義務制度等

〇雇用義務制度

事業主に対し，障害者雇用率に相当する人数の障害者の雇用を義務づけ．

- ・民間企業　　　　　　　　2.0%
- ・国，地方公共団体等　　　2.3%
- ・都道府県等の教育委員会　2.2%

〇納付金制度

障害者の雇用に伴う事業主（常用労働者100人超※）の経済的負担の調整．

- ・障害者雇用納付金（雇用率未達成事業主）　　不足1人　月額5万円徴収
- ・障害者雇用調整金（雇用率達成事業主）　　　超過1人　月額2万7千円支給

※100人以下の事業主には報奨金制度あり．

〇納付金助成金制度

納付金を財源として障害者を雇い入れるための施設の設置，介助者の配置等に助成金を支給．

障害者雇用のための助成措置

〇障害者トライアル雇用奨励金

障害者の常用雇用への移行を推進するため，ハローワーク等の紹介により原則3か月のトライアル雇用を行う事業主に対し奨励金を支給．

〇特定求職者雇用開発助成金

ハローワーク等の紹介により障害者等を雇用する事業主に対し助成．

〇障害者初回雇用奨励金

障害者雇用の経験がない中小企業で，初めての雇入れにより法定雇用障害者数以上の障害者を雇用した場合，奨励金を支給．　　　　等

一般雇用への移行の推進

〇ハローワークでの取組

専門職員や職業相談員による障害の種類・程度に応じたきめ細かな職業相談・紹介，職場定着支援指導等を実施．

〇チーム支援

就職を希望する障害者に対し，ハローワークを中心に福祉施設等の職員，その他の就労支援者からなる「障害者就労支援チーム」を結成し，就職の準備段階から職場定着までの一貫した支援を実施．

〇福祉，教育，医療から雇用への移行推進事業

企業，障害者とその保護者や就労支援機関等の職員等の，障害者が企業で就労することに対する不安感等の払拭や理解促進を図るため，就労支援セミナー等により企業理解を促進するとともに，障害者に対する職場実習を推進．

職場適応援助者（ジョブコーチ）による支援

職場での適応に課題を有する障害者に対して，職場適応援助者（ジョブコーチ）を事業所に派遣または配置し，職場での課題を改善し，職場定着を図るためのきめ細かな人的支援を実施．

- ＊主な支援内容　〇障害者向け…職場内コミュニケーション，作業遂行力の向上支援など　〇事業主向け…職務内容の設定，指導方法に関する助言など

障害者就業・生活支援センターにおける支援

身近な地域において雇用，保健，福祉，教育等の地域の関係機関のネットワークを形成し，就業面と生活面にわたる一体的な支援を実施．

- ＊主な支援内容　①就業支援…就業に向けた準備支援，求職活動，職場定着支援など障害特性を踏まえた雇用管理に関する助言
- 　　　　　　　②生活支援…生活習慣形成，健康管理等の日常生活の自己管理に関する助言．住居，年金，余暇活動など生活設計に関する助言など

地域障害者職業センターにおける支援

障害者に対して作業能力向上，労働習慣の体得等の支援を行うほか，事業主に対して障害者雇用に関する相談・援助を実施．

※その他，障害特性に応じた支援策を講じている．

（厚生労働省資料より）

表6.10　相談窓口

（次ページへ続く）

●障害児に関する相談がしたい
相談窓口　①児童相談所（平成26年4月現在で全国207か所）
全国児童相談所一覧
http://www.mhlw.go.jp/bunya/kodomo/dv30/zisouichiran.html
②保健所（平成26年4月現在で全国490か所）
保健所URL：厚生労働省（健康：保健所管轄区域案内
http://www.mhlw.go.jp/stf/seisakunitsuite/bunya/kenkou_iryou/kenkou/hokenjo/index.html
③各市町村の児童家庭相談窓口
相談内容　医師、児童心理司、ケースワーカーによる障害児に関する相談、指導等。また児童相談所に於いては判定等

●身体障害・知的障害に関する相談がしたい
相談窓口　①市町村福祉事務所（平成27年4月現在で全国1,039か所）
②市町村担当課（障害福祉）
相談内容　ケースワーカーによる身体障害・知的障害の福祉サービスについての相談、指導等

●精神障害、うつ・心の健康について相談したい
相談窓口　①保健所（平成26年4月現在で全国490か所）
保健所URL：厚生労働省（健康：保健所管轄区域案内
http://www.mhlw.go.jp/stf/seisakunitsuite/bunya/kenkou_iryou/kenkou/hokenjo/index.html
②精神保健福祉センター（各都道府県、指定都市に設置）
相談内容　医師、精神保健福祉相談員、保健師、精神保健福祉士による精神障害者に関する相談、指導

●働く人のメンタルヘルスについて相談したい
相談窓口　産業保健総合支援センター（（独）労働者健康福祉機構で設置）（全国47か所）
http://www.rofuku.go.jp/sangyouhoken/tabid/604/Default.aspx
相談内容　医師、保健師、看護師等による相談

●発達障害について相談したい
相談窓口　発達障害者支援センター（発達障害情報・支援センターホームページ）
http://www.rehab.go.jp/ddis/相談/相談窓口の情報/
（注）お住まいの地域に設置されていない場合には、最寄りの児童相談所、市町村福祉事務所、保健所にお問い合わせ下さい。
相談内容　発達障害児（者）及びその家族に対する専門的な相談

●障害者に関する専門的な相談がしたい
相談窓口　①身体障害者更生相談所（平成26年4月現在で全国80か所）
②知的障害者更生相談所（平成26年4月現在で全国84か所）
③精神保健福祉相談所（各都道府県・指定都市に設置）
相談内容　医師、保健師、看護師、作業療法士等による障害者に関する専門的な相談、指導、判定

●障害児の教育について相談したい
相談窓口　①教育委員会
②特別支援教育センター等

高校については お住まいの都道府県の教育委員会へ、幼稚園と小中学校については お住まいの市町村の教育委員会へお問い合わせください。

相談内容　障害児に関する教育についての相談

●就職・採用について相談したい
相談窓口　公共職業安定所（ハローワーク）
全国ハローワークの所在案内　http://www.mhlw.go.jp/kyujin/hwmap.html
相談内容　企業への就職、障害のある人を雇用したい等での相談

●障害者の就職・職場定着・職場復帰の支援、雇用管理等について相談したい
相談窓口　独立行政法人高齢・障害・求職者雇用支援機構地域障害者職業センター（各都道府県に設置）
地域障害者職業センター一覧（独立行政法人高齢・障害・求職者雇用支援機構ホームページ）
http://www.jeed.or.jp/location/chiiki/index.html
相談内容　障害のある人の就職、職場定着・職場復帰の支援、雇用管理についての専門的な相談

●障害者の雇用に関する助成措置について相談したい
相談窓口　独立行政法人高齢・障害・求職者雇用支援機構
都道府県支部一覧（独立行政法人高齢・障害・求職者雇用支援機構ホームページ）
http://www.jeed.or.jp/location/shibu/index.html
相談内容　障害のある人を雇用する上での助成措置等についての相談

●仕事と生活の相談をしたい
相談窓口　障害者就業・生活支援センター（平成27年4月現在全国325か所）
障害者就業・生活支援センター一覧
http://www.mhlw.go.jp/file/06-Seisakujouhou-11600000-Shokugyouanteikyoku/0000081944.pdf
相談内容　就職に向けての準備、職場への適応、就業に伴う日常生活の社会・生活の悩み等についての相談

●障害者の人権について相談したい
相談窓口　法務局・地方法務局及びその支局
みんなの人権110番　【TEL 0570-003-110】
（所在地はこちら）
http://www.moj.go.jp/JINKEN/jinken66.html#00
（インターネット人権相談受付窓口はこちら）
パソコン：http://www.moj.go.jp/JINKEN/jinken113.html
携帯電話：https://www.jinken.go.jp/soudan/mobile/001.html
相談内容　障害のある人に対する差別、虐待等の人権侵害に関する相談

●障害者のための在宅サービスを受けたい
相談窓口　①市町村担当課（老人福祉、障害福祉）
②市町村福祉事務所（平成27年4月現在で全国1,039か所）
③在宅介護支援センター
④高齢者総合相談センター（シルバー110番）（各都道府県に設置）
【TEL 全国どこでもプッシュホン電話回線で#8080と押すだけ】
相談内容　高齢者や障害者のための在宅介護サービスに関する相談

表6.10　相談窓口（続き）

●身体障害者のための各種サービスの情報を知りたい
相談窓口　①障害者社会参加推進センター（各都道府県に設置）
　　　　　②（福）日本身体障害者団体連合会内
　　　　　中央障害者社会参加団体連合会内
　　　　　http://www.nissinren.or.jp/
相談内容　朗読奉仕員、福祉タクシー、生活訓練等の各種サービスの情報提供相談

●障害者の年金について相談したい
相談窓口　障害基礎年金、障害厚生年金
　　　　　①ねんきんダイヤル
　　　　　年金に関する一般相談【TEL 0570-05-1165】
　　　　　050で始まる電話でおかけになる場合は【TEL 03-6700-1165】
　　　　　http://www.nenkin.go.jp/n/www/office/index.jsp
　　　　　②年金事務所（平成27年3月現在で全国312か所）
　　　　　③街角の年金相談センター（平成27年3月現在で全国74か所）
　　　　　相談窓口一覧（日本年金機構ホームページ）
　　　　　http://www.nenkin.go.jp/n/www/section/index.html
　　　　　労災年金
　　　　　労働基準監督署（平成25年3月現在で全国321か所）
　　　　　全国労働基準監督署の所在案内（厚生労働省ホームページ）
　　　　　http://www.mhlw.go.jp/bunya/roudoukijun/location.html
相談内容　各種年金についての相談

●身体障害者が運転免許を取得したい
相談窓口　運転免許試験場（運転適性相談窓口）
相談内容　運転免許取得のための条件、手続き等の相談

●身体障害者が無線の資格を取得したい
相談窓口　①（公財）日本無線協会
　　　　　http://www.nichimu.or.jp/
　　　　　【TEL 国家試験03-3533-6022 養成課程03-3533-6027】
　　　　　②（一財）日本アマチュア無線振興協会
　　　　　http://www.jard.or.jp/
　　　　　【TEL 03-3910-7210】
相談内容　無線従事者資格取得のための条件、手続等の相談

●障害者等向けに自宅を改修したい
相談窓口　①最寄りのリハビリテーションセンター
　　　　　又は国立障害者リハビリテーションセンター
　　　　　②最寄りの高齢者総合相談センター
相談内容　障害者等向けの住宅改修の相談

●福祉用具について相談したい
相談窓口　（公財）テクノエイド協会
　　　　　http://www.techno-aids.or.jp/
相談内容　福祉用具の使用や購入の相談

●身体障害者補助犬（盲導犬、介助犬及び聴導犬）について相談したい
相談窓口　各都道府県、指定都市、中核市障害福祉担当課
　　　　　厚生労働省補助犬ホームページ
　　　　　http://www.mhlw.go.jp/stf/seisakunitsuite/bunya/hukushi_kaigo/shougaishahukushi/hojoken/index.html
相談内容　身体障害者補助犬の使用や育成に役立てるための相談

●ボランティア活動を行いたい
相談窓口　①市町村社会福祉協議会
　　　　　各地の社会福祉協議会（社会福祉法人　全国社会福祉協議会ホームページ）
　　　　　http://www.shakyo.or.jp/links/index.htm
　　　　　②（福）全国社会福祉協議会内全国ボランティア・市民活動振興センター
　　　　　※【TEL 03-3581-4656】
相談内容　ボランティア活動をやりたいが、どのようにすればよいのか

●福祉関係の仕事に就きたい
相談窓口　①市町村社会福祉協議会
　　　　　各地の社会福祉協議会（社会福祉法人　全国社会福祉協議会ホームページ）
　　　　　http://www.shakyo.or.jp/links/index.htm
　　　　　②福祉人材センター（各都道府県に設置）
　　　　　福祉人材センター・バンク一覧
　　　　　http://www1.fukushi-work.jp/cool/oubo/findCttbkPub.do?cmd
　　　　　③中央福祉人材センター　【TEL 03-3581-7801】
　　　　　④公共職業安定所（ハローワーク）
　　　　　全国のハローワーク所在案内　http://www.mhlw.go.jp/kyujin/hwmap.html
相談内容　福祉関係の仕事をしたいが、どのようにすればよいのか

●障害者のための食生活情報を知りたい
相談窓口　公益財団法人すこやか食生活協会
　　　　　【TEL 03-5641-5311　FAX 03-5641-5312】
　　　　　http://www.sukoyakanet.or.jp
　　　　　月刊「声の食生活情報」（カセットテープ・CD、音声付きホームページ）
相談内容　障害者・高齢者に対する、料理、献立のヒント、バリアフリー食生活用品の紹介等食生活に関する情報の提供

●消費者トラブルについて相談したい
相談窓口　消費者ホットライン【TEL 0570-064-370】
　　　　　※お近くの地方公共団体の窓口をご案内します
相談内容
　　　　　・悪質商法による被害、訪問販売・通信販売等における事業者とのトラブル
　　　　　・産地の偽装、虚偽の広告など不適切な表示に伴う事業者とのトラブル
　　　　　・安全性を欠く製品やエステティックサービスによる身体への被害など

（内閣府：平成27年版障害者白書. p.272-276より）

2 障害者支援施設の役割──生活の自立と就労援助

障害者支援施設とは

障害者支援施設とは、「障害者の日常生活及び社会生活を総合的に支援するための法律（障害者総合支援法）」第5条の11により「障害者につき、施設入所支援を行うとともに、施設入所支援以外の施設障害福祉サービスを行う施設」と規定されています。

具体的に説明すると、夜間は「施設入所支援」を提供し、日中は「自立訓練」や「就労移行支援」等の昼間実施サービスを組み合わせて提供している施設のことです。

ここでは、頸髄損傷の方が生活の自立度の向上や就労準備をめざして利用できる「自立訓練（機能訓練）」の障害者支援施設についてご説明します。

障害者支援施設の自立訓練（機能訓練）

急性期の治療を終え、回復期リハビリテーションの時期を経てADLを獲得したとしても、実際の日常生活を送ることは容易ではありません。このような日常生活に不安を残す方や、入院期間中では自律神経障害や体力減少等のために機能レベル相応の動作獲得にまで至らなかった方が、自信を持って日常生活が送ることができるよう、支援を行っています。

しかし、全国の自立訓練（機能訓練）サービスを提供する施設のすべてが、頸髄損傷の方を支援しているとは限りません。要介護状態の方に介護サービスを提供しながら訓練を実施して自立を支援するためには、十分な介護者や訓練士等の配置が必要とされるため、頸髄損傷の方の自立訓練（機能訓練）を実施している施設は少数といえます。主には、次項の国立重度障害者センターや県が設置しているリハビリテーションセンター等が利用できる可能性がありますが、県が設置しているリハビリテーションセンターの場合、頸髄損傷の方の受け入れ実績がない、または少ないなどの理由で利用できないことがあるため、回復期リハビリテーション病院等を経て、そのまま在宅生活や療養型の病院・施設に移行する方もいます。

このように機能レベル相応の動作獲得まで至らないまま、在宅生活を強いられている方も少なくないのが現状です。頸髄損傷の方がご自身で少しでも日常生活でできる動作を増やすことで、その後の生活の質が向上することも十分に考えられますので、上記に該当すると思われる方は、障害者支援施設の自立訓練（機能訓練）にお問

い合わせをしてみるとよいでしょう。

国立重度障害者センター

厚生労働省が設置する障害者支援施設のうち、主に慢性期の頸髄損傷の方に対して医学・社会・職業的側面から自立訓練（機能訓練）サービスを提供している施設は、全国に2箇所*あります。

- ・国立障害者リハビリテーションセンター自立支援局第二自立訓練部（埼玉県所沢市）
- ・国立障害者リハビリテーションセンター自立支援局別府重度障害者センター（大分県別府市）

　*静岡県伊東市の伊東重度障害者センターは、平成28年7月に国立障害者リハビリテーションセンター自立支援局 第二自立訓練部に統合されました。

上記の施設では、ほぼ同様の自立訓練（機能訓練）サービスを提供しております。ここでは、国立三施設（国リハ、伊東、別府）が共同で標準化を進めた「頸髄完全損傷者クラス別ADL達成目標及び標準支援期間」を、サービス内容と併せて紹介します。

各施設では、個別評価の結果、Zancolliの機能レベル分類に応じた達成目標を設定し、目標到達にかかる標準支援期間を併せて設定しています（表6.11）。この達成目標は一般青年男性を想定しているため、年齢や性別、合併症の有無等それぞれの状態により、達成目標や支援期間は異なると考えてください。

例えば、Zancolliの分類でC6B-Iの方であれば、極めて整えられた環境ではありますが、必要な動作を獲得し、自動車の運転までできるように目標を立てます。すなわち、特定の環境下においてはADL自立の可能性があるということになります。車いす－ベッド間移乗、高床式トイレでの排便、高床式浴室でのシャワー浴、車いすから自動車の運転席間移乗動作の獲得までに要する標準支援期間は、約24か月です。C6B-II以下の方は、約9～18か月程度の訓練で上記のADL自立の達成が可能となるよう、目標を立てることになります。

また、C6Aの方は高床式トイレでの排便や下衣着脱、C5Bの方は車いす－ベッド間前方移乗動作の獲得が最大の目標となり、その上でトイレや入浴の際に必要な動作をどこまで獲得できるかが焦点となってきます。いずれにしても、家庭復帰にあたり、介護者の介護量をより軽減することを目標として、約24～30か月の標準支援期間で訓練を行います。

なお、近年は中高年の方の不全頸髄損傷者の利用が増

2 障害者支援施設の役割─生活の自立と就労援助　245

表6.11　頸髄完全損傷者クラス別ADL達成目標及び標準支援期間

Zancolli分類	C4 ※1	主なADL達成目標	獲得 可能性 ※2	標準支援 期間
	C4-1	マイスプーン（食事支援機器）での摂食	◎	6ヶ月
		電動車椅子（チンコントロール）での屋内外移動	◎	
		環境制御装置を使用しての電気機器操作・テレビのリモコン・パソコンのキーボード・携帯電話の操作等	◎	
	C4-2	摂食の一部	◎	12ヶ月
		電動車椅子（ハンドコントロール）での屋内外移動	◎	
		歯磨き・髭剃りの一部	◎	
C5A		摂食	◎	18ヶ月
		手動車椅子での屋内移動	◎	
		手洗い・洗顔・歯磨き・髭剃り・整髪	◎	
		（男性）収尿器内の尿捨て・自己導尿 （女性）収尿器内の尿捨て	●	
C5B		手動車椅子での平坦な屋外移動	◎	24ヶ月
		手指の爪切り	◎	
		車椅子ベッド間前方移乗	●	
		下衣着脱	△	
		（男性）収尿器内の尿捨て・自己導尿 （女性）収尿器内の尿捨て	◎	
C6A		洗髪台での洗髪	◎	30ヶ月
		車椅子ベッド間前方移乗	◎	
		下衣着脱	●	
		高床式トイレでの排便	●	
		高床式浴室でのシャワー浴	△	
		車椅子運転席間移乗	△	
C6BⅠ		手動車椅子での屋内外移動	◎	24ヶ月
		下衣着脱	◎	
		高床式トイレでの排便	◎	
		高床式浴室での入浴	◎	
		車椅子運転席間移乗	◎	
C6BⅡ		車椅子ベッド間側方移乗	△	18ヶ月
		（女性）ベッド上での自己導尿	◎	
		車椅子助手席間の移乗	◎	
C6BⅢ		車椅子ベッド間側方移乗	◎	12ヶ月
		（女性）車椅子上での自己導尿	◎	
		洋式トイレでの排便	◎	
		ベンチ式浴室での入浴	◎	
		車椅子後部座席間移乗	◎	
		車椅子床間移乗	△	
C7		一般浴室での入浴	◎	9ヶ月
		車椅子床間移乗	◎	
C8		箸・ばね箸等での摂食	◎	9ヶ月

※1：C4について
C4-1・C4-2　は　独自に追加している.
C4-1：上腕二頭筋の筋力がMMTで"0〜2−"のもの（両側）
C4-2：上腕二頭筋の筋力がMMTで"2"のもの
（左右差がある場合，C4-1/C4-2，C4-1もしくはC4-2/C5AもC4-2に含む）
※2：記号の意味
◎：可能（環境設定することで，75%以上の者が可能となった動作）
●：おおむね可能（環境設定することで，50〜74%の者が可能となった動作）
△：可能性がある（環境設定することで，25〜49%の者が可能となった動作）

加しており、若年の方の完全損傷者と二極化している傾向にあります。

このように障害の機能レベルにより、また個別の状態も含めて訓練サービスを提供する期間は異なります。この間、効率よくサービスを提供するとともに、社会復帰する上で必要な情報を提供したり、行事やクラブ活動等を通じて社会参加を支援しています。

自立訓練（機能訓練）サービスの内容は医学的管理のもと、理学療法・作業療法・スポーツ訓練・職能訓練が提供されます。利用開始当初は理学療法・作業療法が占める割合が多く、自立度が高まるにつれてスポーツ訓練や職能訓練が占める割合が増えてきます。まず、理学療法は寝返りなどの基本動作や車いすからベッドへの乗り移りなど残存機能に応じた動作獲得をめざして訓練を行います。作業療法は身の回りの管理やトイレ、入浴、更衣などの日常生活に関わる動作獲得をめざし、訓練しています。スポーツ訓練は体力全般の維持向上、運動習慣などの獲得を目標とし、ご本人の希望や機能に合わせてレクリエーションスポーツから競技スポーツまで行っています。職能訓練では就職に必要なパソコン関連技能の提供を行っています。別府重度障害者センターでは、日常生活が自立できない方が家族の協力を受けながら自営の道を進めるよう手工芸技能の提供も行っています。

達成目標の到達が見込まれる利用終了前には、住宅改修の支援等も行い、利用終了に向けての準備を進めます。

訓練終了後の方向性は、家庭復帰の割合が多いものの、就職・復職、進学・復学、就労移行支援の利用や障害者職業能力開発校入校、自営など多様です。

また、国立施設では、どなたからのお問い合わせに対しても、頸髄損傷に関する幅広い情報の提供に努めています。

障害者支援施設利用のための手続き

施設の利用を希望する場合、利用希望の施設に連絡して、頸髄損傷の方の利用が可能かどうかを確認する必要があります。入院中の方は病院の相談担当者、在宅生活の方は地域の相談支援事業者等にも相談をしてみるとよいでしょう。

障害者支援施設を利用するためには、身体障害者手帳を取得した上で、お住まいの市区町村や指定特定相談支援事業者に、障害福祉サービスの支給申請に向けた相談を行います。

支給決定までには、障害支援区分の認定調査を行ったり、サービス等利用計画（案）の作成を進めたりなど、様々な手続きが必要となりますので、支援者の方とよくご相談をしながら進めていただくとよいでしょう。また、申請から支給決定までに時間を要するため、余裕をもって申請することをおすすめします。

支給決定後は、障害福祉サービス受給者証が交付されますので、これを障害者支援施設に提示してサービスを受けることになります。この際、施設側は提供できるサービス内容等の重要事項を説明し、利用希望者の同意を得た上で利用契約を締結することになっています。そのため、利用者側はサービス内容を十分に確認することが必要です。

（上野久美子）

第6部

社会で生きる

2 障害者支援施設の役割―生活の自立と就労援助 **247**

3 就労

職業的リハビリテーション

　職業的リハビリテーションは、ノーマライゼーションの一環です。障害者が適性と能力に応じた就労の場を得ることは、個人にとっても、社会にとっても価値が高いことです。職業人として社会的役割を果たすことは、障害者リハビリテーションにおいて高い次元の目標であり、納税者となることができれば社会の経済的発展に寄与できます。

　就労を目的としたリハビリテーション・プログラムが、病院において始められることは稀です。障害者支援施設における就労移行支援等では、障害に関する基礎能力の回復または養成を目的として職業訓練が行われ、就労のための職業評価・職業指導・技能習得・職業あっせん・職場実習・定着指導などの職業能力開発訓練は、職業能力開発校・民間の職業能力開発施設などにおいて行われています。

　障害者の就労支援を推進するために、公共職業安定所・職業能力開発校などの公共機関、障害者雇用率制度・特例子会社制度・障害者雇用納付金制度などの制度、職場適応訓練・職場適応援助者（ジョブコーチ）による支援、障害者トライアル雇用事業・雇用管理サポート事業・就労支援機器の貸出事業などの事業のほか、特定求職者雇用開発助成金をはじめとする各種助成金などの援助事業が整備されています。

職業生活の階層構造

　就労するためには、健康を自己管理し、日常生活を自律的に営み、通勤・勤務し、職場に適応し、作業をこなすという能力が必要です。これらの能力は階層的な構造をなしています。頸髄損傷の方が就労するということは、生活環境を整備し、尿路管理・褥瘡予防などの健康面の自己管理を行い、日常生活を切り盛りする生活技能と通勤する体力を備え、人間関係を含めた職場環境に適応し、作業能力を発揮するという過程を段階的に踏むことです。職業リハビリテーションは健康の自己管理能力・社会生活能力を習得し、仕事ができる体力をつけることから始めなければなりません。

障害福祉サービスにおける就労支援

　障害者総合支援法による就労支援のサービスとしては、就労移行支援事業、就労継続支援Ａ型（雇用型）、就労継続支援Ｂ型（非雇用型）があります（表6.12）。

　就労移行支援では、ステップアップのための中間的環境（模擬職場）、職業的適性を知るためのアセスメント機能、障害のある人の自己理解を支援して就労意欲を高めるための機能、適した職場を見つけて調整するマッチング機能、就職直後から長期の継続支援を含むフォローアップ機能を提供しています。

　基本的なプロセスとして就労相談から始まり、アセスメント及び職業準備訓練を行います。準備訓練では模擬的環境での体験を通して、自己認識を深めるとともに、身体・精神的耐久性、仕事の技能習得、対人スキル等の体験と学習を行います。一定期間訓練を進めつつ身につけた様々なスキルを活かして、ハローワーク等の関係機関と連携しながら、就職活動及びマッチング支援を行います。また、職場適応のための支援や訓練終了後のフォローアップも行います。

　訓練を進める上では、関係機関との連携も重要です。障害福祉サービスでは、相談支援事業所と連携をとりながら支援を行いますが、ハローワークや就業・生活支援センター、就労支援センター等の連携も欠かせません。

　就労継続支援Ａ型では、企業等に就労することが困難な障害のある方に対して、雇用契約に基づき、生産活動やその他の活動の機会の提供、就職に必要な知識及び能力の向上のために必要な訓練などを行います。最終的には一般就労に必要な知識や能力を高め、一般就労へ移行することが目標となります。

　就労継続支援Ｂ型は、雇用契約に基づく就労が困難である方に対して、就労の機会の提供、生産活動その他の機会の提供、就労に必要な知識及び能力の向上のために必要な訓練や支援を行います。目標は就労継続支援Ａ型や一般就労への移行となります。

労働関係機関における職業リハビリテーション

　職業リハビリテーションとは、職業評価、職業指導、職業準備訓練・職業訓練、職業紹介などを通じて職業生活における自立を図ることです。ここでは、労働関係機関における職業リハビリテーションの実施機関と照らし合わせて紹介します。

■地域障害者職業センター

　障害者職業センターは障害者に対して職業リハビリ

表6.12　障害者総合支援法における就労系障害福祉サービス

	就労移行支援事業	就労継続支援A型事業	就労継続支援B型事業
事業概要	就労を希望する65歳未満の障害者で，通常の事業所に雇用されることが可能と見込まれる者に対して，①生産活動，職場体験等の活動の機会の提供その他の就労に必要な知識及び能力の向上のために必要な訓練，②求職活動に関する支援，③その適性に応じた職場の開拓，④就職後における職場への定着のために必要な相談等の支援を行う． （利用期間：2年） ※市町村審査会の個別審査を経て，必要性が認められた場合に限り，最大1年間の更新可能	通常の事業所に雇用されることが困難であり，雇用契約に基づく就労が可能である者に対して，雇用契約の締結等による就労の機会の提供及び生産活動の機会の提供その他の就労に必要な知識及び能力の向上のために必要な訓練等の支援を行う． （利用期間：制限なし）	通常の事業所に雇用されることが困難であり，雇用契約に基づく就労が困難である者に対して，就労の機会の提供及び生産活動の機会の提供その他の就労に必要な知識及び能力の向上のために必要な訓練その他の必要な支援を行う． （利用期間：請願なし）
対象者	①企業等への就労を希望する者	①就労移行支援事業を利用したが，企業等の雇用に結びつかなかった者 ②特別支援学校を卒業して就職活動を行ったが，企業等の雇用に結びつかなかった者 ③企業等を離職した者等就労経験のある者で，現に雇用関係の状態にない者	①就労経験がある者であって，年齢や体力の面で一般企業に雇用されることが困難となった者 ②50歳に達している者又は障害基礎年金1級受給者 ③①及び②に該当しない者で，就労移行支援事業者等によるアセスメントにより，就労面に係る課題等の把握が行われている者
報酬単価	711単位（平成27年4月～） ※利用定員が21人以上40人以下の場合	519単位（平成27年4月～） ※利用定員が21人以上40人以下の場合	519単位（平成27年4月～） ※利用定員が21人以上40人以下の場合

（厚生労働省ホームページ「障害者の就労支援対策の状況」より抜粋）

テーションを実施し、障害者の職業生活における自立と社会参加を支援することを目的としています。

各都道府県に配置されている地域障害者職業センターは、障害者一人一人のニーズに応じて、職業評価、職業指導、職業準備訓練及び職場適応援助等の各種の職業リハビリテーションを実施するとともに、事業主に対して、雇用管理上の課題を分析し、雇用管理に関する専門的な助言その他の支援を実施しています。

■障害者職業能力開発校

障害者職業能力開発校は、一般の公共職業能力開発施設において職業訓練を受けることが困難な重度障害者等に対して、その障害の態様に配慮した職業訓練を実施しています。現在（2016年）、国が設置し独立行政法人高齢・障害・求職者雇用支援機構が運営する施設が2校（次項で詳述）、国が設置し都道府県に運営を委託している施設が11校、県が設置・運営している施設が6校あります。訓練の受講料は無料で、都道府県によっては訓練手当が支給される場合もあります。

頸髄損傷の方の場合、整った環境下で日常生活動作が自立できる機能レベルであっても、他の障害と比べて身体障害が重度であるため、環境面の設備が整っている次の2校を利用される方がほとんどのようです。

■広域障害者職業センターと障害者職業能力開発校が併設されている施設（国立機構営校）

①国立職業リハビリテーションセンター

国立職業リハビリテーションセンター（埼玉県所沢市）は、障害者の雇用の促進等に関する法律に基づく「中央広域障害者職業センター」と職業能力開発促進法に基づく「中央障害者職業能力開発校」の二つの側面を持っています。厚生労働省により昭和54年に設置され、独立行政法人高齢・障害・求職者雇用支援機構が運営しています。

隣接する国立障害者リハビリテーションセンターとの協力のもとに、障害のある方々の自立に必要な職業訓練や職業指導などを体系的に提供する、職業リハビリテーションの先駆的実践機関です。

国立職業リハビリテーションセンターでは、職業評価、職業指導、職業訓練、職業適応指導の業務を行っています。

肢体不自由の障害のある方が利用できる主な職業訓練のコースは次の通りです。

【メカトロ系】

機械CAD 1年、電子技術・CAD 1年、FAシステム1年、組立・検査 1年

3 就労　249

【建築系】

建築CAD 1年

【ビジネス情報系】

ソフトウェア開発 1年、システム活用 1年、DTP 1年、Web 1年、会計ビジネス 1年、ビジネスライセンスコース 6か月、OAビジネス 1年、オフィスワーク 1年

※上記の他に、視覚障害、高次脳機能障害、知的障害、精神障害、発達障害のある方に対するコースがあります。

②国立吉備高原職業リハビリテーションセンター

岡山県加賀郡には国立吉備高原職業リハビリテーションセンターがあります。「吉備高原広域障害者職業センター」と「吉備高原障害者職業能力開発校」から構成され、同一敷地内に設置されている独立行政法人労働者健康安全機構所管の吉備高原医療リハビリテーションセンターと密接な連携を図りながら、障害者職業カウンセラーと職業訓練指導員を配置して、求職中の障害者に対し職業評価、職業指導及び職業訓練を一貫した体系の中で実施しています。

また、在職中の障害者（含休職者）を対象としたレベルアップ、職種転換を行うための短期課程の職業訓練を企業ニーズに合わせて、オーダーメイドで実施しています。求職者、在職者ともに寮の利用が可能です。

国立吉備高原職業リハビリテーションセンターでは、職業評価、職業指導、職業訓練、職業適応指導、生活指導の業務を行っています。

肢体不自由の障害のある方が利用できる主な職業訓練のコースは次の通りです。

【メカトロ系】

機械CAD 1年、電気・電子技術・CAD 1年

【ビジネス情報系】

システム設計・管理 2年、ITビジネス 2年、会計ビジネス 1年、OAビジネス 1年

※上記の他に、高次脳機能障害、知的障害、精神障害、発達障害のある方に対するコースがあります。

■公共職業安定所（ハローワーク）

公共職業安定所（ハローワーク）では、就職を希望する方の求職登録を行い、障害のある方専門の職員・相談員がケースワーク方式により、求職申し込みから就職後のアフターケアまで一貫した職業紹介、就業指導等を行っています。

また、事業主に対しても、障害のある方の雇用促進のため、職域開拓、雇用管理、職場環境整備、特例子会社設立等についての相談を受けるとともに、雇用率未達成の事業主に対しても指導を行っています。

さらに、障害者試行雇用（トライアル雇用）、職場適応援助者（ジョブコーチ）による支援、職場適応訓練、障害者の態様に応じた多様な委託訓練及び各種助成金（特定求職者雇用開発助成金、障害者雇用納付金制度に基づく助成金）に関する案内も併せて行っています。

■障害者就業・生活支援センター

障害者の身近な地域において、雇用、保健福祉、教育等の関係機関の連携拠点として、就業面及び生活面における一体的な相談支援を実施しています。

◇ハローワーク、地域障害者職業センター、障害者就業・生活支援センターの一覧は、以下のページにて検索できます。

http：//www.mhlw.go.jp/stf/seisakunitsuite/bunya/koyou_roudou/koyou/shougaishakoyou/shisaku/shougaisha/

（厚生労働省：障害者の方への施策）

障害者職業リハビリテーションを推進する制度

■職場適応援助者（ジョブコーチ）

職場適応援助者（ジョブコーチ）支援事業は、職場にジョブコーチが出向いて、障害特性を踏まえた直接的で専門的な支援を行い、障害者の職場適応及び定着を図ることを目的としています。配置型ジョブコーチ、訪問型ジョブコーチ、企業在籍型ジョブコーチ等があります。

■障害者トライアル雇用事業

障害者に関する知識や雇用経験がない事業所に対し、障害者を試行的に雇用する機会を付与し、本格的な障害者雇用に取り組むきっかけづくりを進めます。

トライアル雇用の期間は原則として3か月で、事業主と対象の障害者は、この間有期雇用契約を締結することとなります。

■雇用管理サポート事業

医学、工学、労務管理等の専門家が、地域障害者職業センターを利用する事業主に対して、雇用継続に向けた社員の健康管理、職場内のバリアフリー化、賃金や勤務時間等の設定など、高度で専門的なアドバイスや支援を必要とする場合に、地域障害者職業センターの障害者職業カウンセラーと連携して、医学的ケア、職場の施設設

備の改善、労働条件整備のための具体的なサポートを行います。

■障害者の態様に応じた委託訓練

障害者を対象とした公共職業訓練として、各都道府県に障害者職業訓練コーディネーターを配置し、企業、民間教育訓練機関等に委託して実施されています。

訓練コースは多様ですが、中には通所が困難な重度障害者等が在宅でIT技能等を習得するための「e-ラーニングコース」等を提供している都道府県もあります。

■障害者雇用率制度

「障害者の雇用の促進等に関する法律」では「障害者雇用率制度」が設けられており、現在のところ、事業主はその「常時雇用している労働者数」の2.0%以上（民間企業の場合）の障害者を雇用しなければならないこととされています。

雇用率に関して、常時雇用している労働者のうち週30時間以上の労働者は一人1カウント、週20時間以上30時間未満の短時間労働者については、一人を0.5カウントとして計算します。また身体障害者手帳2級相当以上の重度障害者は、ダブルカウントとなります。

■障害者雇用納付金制度

障害者を雇用するには、作業施設や設備の改善、特別の雇用管理等が必要となるなど障害のない人の雇用に比べて一定の経済的負担を伴うこともあります。そのため、障害者の雇用に関する事業主の社会連帯責任の円滑な実現を図る観点から、この経済的負担を調整するとともに、障害者の雇用の促進等を図るため、事業主の共同拠出による「障害者雇用納付金制度」が設けられています。

これにより、法定雇用率未達成企業からは雇用納付金が徴収され、達成企業に対しては障害者雇用調整金、報奨金が支給されたり、各種の助成金が支給されます。

■障害者雇用を推進する助成金等

- ・特定求職者雇用開発助成金
- ・障害者職場定着支援奨励金
- ・障害者作業施設設置等助成金
- ・障害者介助等助成金
- ・重度障害者等通勤対策助成金

上記以外にも、様々な障害者雇用を推進する制度や助成金がありますので、ハローワークや職業センター、就労支援に関わる支援者などに問い合わせてみましょう。

在宅就労

IT技術の飛躍的発達と高速通信網の整備により、職場環境や業務形態にも大きな変化がもたらされました。その結果、会社だけでなく、自宅やその他の場所でも業務を行うことができるようになり、通勤困難な障害者の方にも在宅での就業が可能となってきています。

在宅就労は、正社員（または契約社員）などで企業等に雇用される在宅勤務と、企業に雇用されずに請負で働く在宅就業に分けられます。

支援機関はハローワーク、在宅就業支援団体等がありますが、障害者職業訓練校や就労移行支援、委託訓練等で在宅就労に向けたIT訓練や職業訓練を受けられる可能性があります。

まだまだ、全体的な雇用は少ない分野ですが、今後十分に発展する可能性のある雇用形態です。就職を希望する方は決して諦めずに、情報を検索したり、支援機関に相談をしてみましょう。

◇在宅就業支援団体

チャレンジホームオフィスhttp://www.challenge.jeed.or.jp/job/job_grp.htmlより調べることができます。

職場復帰

頸髄損傷の方が職場復帰をすることは、困難が多いかもしれません。しかし、これまで積み重ねてきたキャリアや職場内の人間関係等は、貴重な財産です。新たに就職先を探すよりも職場復帰をして雇用を継続した方が、メリットが大きいこともありますので、諦めずに可能性を探っていきましょう。

まずは休職期間を確認しましょう。いつまで雇用契約が継続するかを知っておくことは重要です。いつの間にか休職期間が切れて退職となっていたということのないように、しっかり確認をしておきます。

また、これまでの仕事内容が立ち仕事や身体を使った仕事だった場合は、配置転換が可能か確認をします。今後は車いすでできる業務を探る必要があります。事務系、システム関係など、座位での業務で雇用の可能性を探りましょう。

職場は車いすが移動できるような環境でしょうか。段差があったり、狭い通路だったり、駐車場がないなどの環境であれば、改修は可能か相談してみましょう。場合によっては在宅勤務での復帰の可能性も確認できるとよいでしょう。

3 就労　251

第6部　社会で生きる

その他、職場復帰に際しては、体力面・耐久性の向上、通勤手段の確保、時差出勤、移動動線の確保・机の高さや配置の調整、空調の完備、パソコン技能の習得、排泄の自己管理、緊急時の対応方法の整理、医療機関への受診のための休暇、基礎的な職場環境の整備と体調面の自己管理などを確認しておくことが必要です。その上で、自身の職業能力を活かせる職場配置となるよう相談してみましょう。

なお、本人が主体性を持って調整を進めつつも、障害者雇用に関わる支援者に相談をしながら、活用できる制度や助成金等の助言も得て復職調整を進めるのが理想的です。前述した障害者職業センターや障害者就業・生活支援センターにご相談ください。

併せて、職場内に産業医などの医療関係者がいれば、何かあった時にすぐに相談できる体制をとっておくことも必要です。

参考資料

- 厚生労働省平成 23 年度障害者総合福祉推進事業　就労移行支援事業の充実強化に向けた先駆的事例研究　就労移行支援ガイドブック：日本フィランソロピー協会（平成 24 年 3 月）
- 障害者雇用対策：厚生労働省ホームページ
- 障害者の雇用支援：独立行政法人高齢・障害・求職者雇用支援機構 https://www.jeed.or.jp/disability/
- 障害者の在宅就業支援　チャレンジホームオフィス：独立行政法人高齢・障害・求職者雇用支援機構 http://www.challenge.jeed.or.jp/index.html
- 脊損ヘルスケア編集委員会：脊損ヘルスケア Q & A 編. 日本せきずい基金.

（上野久美子）

4 復学、進学に向けて

教育を受ける権利

日本国憲法第26条第1項では「すべて国民は、法律の定めるところにより、その能力に応じて、ひとしく教育を受ける権利を有する。」と規定されており、障害者基本法第3条1では「全て障害者は、社会を構成する一員として社会、経済、文化その他あらゆる分野の活動に参加する機会が確保されること。」と謳われています。教育の場である学校への復学や進学を希望し、教育を受けることは、当然の権利です。

しかし、頸髄損傷の方が地域の在宅生活に戻り、復学や進学等の社会参加をするためには、様々な解決すべき課題があります。

ここでは、教育の場に参加するためのポイントをまとめていますので、復学や進学の際の参考にしてください。

復学、転校

■義務教育、高等学校

義務教育や高等学校の場合、引き続き教育を受ける場合には、そのまま同じ学校に復学するか、または特別支援学校へ転校するかの選択になります。高等学校であれば、通信制の学校への転校ということも選択肢として出てくるでしょう。

頸髄損傷の方の場合、受傷原因などにもよりますが、できるだけ同じ環境で学業を継続できる方がよいでしょう。親しくしていた友人や学校の先生がいること、通い慣れた安心できる環境は、引き続き勉学に励む際に心強い味方になってくれることがあります。また、周囲の方々も障害についての理解を深めることや、支援の方法を学ぶことができます。また義務教育の場合は、療養中で学校を欠席している場合でも、出席以外の代替方法により、そのまま進級や卒業ができるよう配慮してくれることがあります。

なお、義務教育や高等学校の復学の場合は、病院でのリハビリテーションが一定の段階まで進んだところで、同級生や知っている先生方が学校に在籍している早期に復学することが望ましいでしょう。卒業後であっても、国立施設の自立訓練（機能訓練）などを利用して機能レベル相応までの動作獲得をめざすことができますので、まずは同年代の児童・生徒が在籍している時期での復学を優先することが大切です。

一方、様々な事情により特別支援学校を選択された場合は、新たに環境が変わりますので、慣れるまでには時間がかかることを考慮します。本人の障害程度以上に重度の障害がある同級生と共に生活を送ることについて、なかなか適応できずに悩む事例もあるため、心理的な支援も忘れてはなりません。また、卒業後に進学を希望する場合は、合格に向けた学習内容が保障されるかの確認も必要です。授業は児童・生徒一人一人に合わせた緩やかなペースとなっていることが多いため、学校側とよく相談しつつ、場合によっては他の教育方法（家庭教師等）の導入を検討するとよいかもしれません。

復学先については、以上を参考に本人の身体状況、医療的なケアの必要性、心理的な側面や家族の教育方針、学校の物理的な環境や受け入れ体制等々を考慮し、よく検討することが大切です。

■大学等（専門学校、大学院を含む）

大学等の場合、比較的新しい学校であれば、校舎や敷地内のハード面の設備がおおむね整備されていることが多いようです。

また、ボランティアサークルなどの支援学生がいたり、バリアフリーマップを作成している大学もあります。障害のある方の担当する部署が決まっていることもありますので、まずはよく知っている職員や担任の先生、ゼミの先生等に相談をしましょう。

しかし一方で、大学等の場合は、一定の単位を取得しなければ進級や卒業は不可能ですので、関係者の支援だけでなく、本人の意欲（モチベーション）は不可欠です。無理をしすぎない学習プランを考え、状況によっては1、2年の留年も視野に入れて計画を立てるとよいでしょう。

なかには、専門的な資格取得をめざす学科の場合、障害の状況から実習等に参加できず、その道を断念しなければいけないこともあります。学校側とよく話し合い、慎重に検討してください。

そのほか、親元を離れて単身生活をしていた場合には、復学時までに住居の確保が必要となります。通学方法を想定して、学校までの距離や立地状況、家賃のバランス等を考えつつ、住居を選定しましょう。その後も住宅改修や日常生活用具の選定、家事援助などの福祉サービス導入等の手続きも進めなければいけません。単身生活が難しい場合には、家族などの支援者の協力が必要となります。復学時期の目途がついた段階で、できるだけ

4 復学、進学に向けて　253

早期に住居を確保し、環境調整と支援体制の準備を進めてください。実際の復学開始までの間に、その環境での生活に慣れておくことが望ましいでしょう。

進学

■高等学校

中学校卒業時に高等学校への進学を断念していたり、高等学校を中途退学していた方の場合、できれば高校卒業資格は得ておきたいところです。今後の就職を考える上で、たいへん有利になります。将来を見据えて、通信制高校の利用や高等学校卒業程度認定試験（旧大学入学資格検定）の受験も視野に入れるとよいでしょう。

■大学等（専門学校、大学院を含む）

大学等への進学に関しては、学校の情報を事前によくチェックすることが大切です。試験に合格できるように学習を進めることはもちろんですが、併せて、これまでに頸髄損傷の学生の受け入れ実績があるかどうか、学校敷地内のハード面はどうか、入学試験での配慮はどの程度対応してもらえるか、などの確認も行いましょう。大学等ではオープンキャンパスや見学会を行っている学校が多くありますので、実際に行ってみて、体験してみましょう。

参考までに、入学試験の配慮事項について、大学入試センター試験の主な配慮案内「肢体不自由に関する配慮事項」の一部を記載します。

・試験時間の延長（1.3倍又は1.5倍）
・解答方法の変更（チェック解答用紙の使用、代筆）
・介助者の配置
・1階又はエレベーターが利用可能な試験室で受験
・洋式トイレ又は障害者用トイレに近い試験室で受験
・特製机・椅子の持参使用又は試験場側での準備
・車椅子の持参使用
・試験室入口までの付添者の同伴
・試験場への乗用車での入構

上記の配慮事項は、申請に基づき、審査の上で許可された場合にのみ有効となりますので、事前の申請手続きを忘れないように行いましょう。

他の大学等も主には上記のような配慮事項になるかと思いますが、具体的には受験を希望する学校について、入試案内やホームページ等でよく確認してください。

復学調整の際の配慮および確認事項

■復学、進学の時期

義務教育や高等学校の場合には、前項でも触れたところですが、できるだけ早期に復学を検討することが望ましいでしょう。そのためには、急性期の治療を終え、回復期リハビリテーションに移行した後は、在宅移行および復学に向けた目標を設定してリハビリテーションに取り組むことが重要です。

しかし、本人や家族の心情としては、突然の出来事により受傷し、麻痺の回復に向けたリハビリをできるだけ長く継続したい、これから先の生活についてイメージができないといったこともあるでしょう。

まず、身体機能面の回復状況については医師とよく相談をしましょう。その上で、麻痺の改善に限界が見込まれる場合には、これまでの頸髄損傷の方がどのような経過でリハビリを継続して復学や進学等の社会参加をしてきたか、医療スタッフ等から話を聞いたり、相談をしてみるとよいでしょう。そして、少しでも復学や進学等の社会参加へ目を向けられるようであれば、まずは復学・在宅復帰を目標にリハビリを進めてみましょう。この時期の1学年の違いはとても大きいものですので、復学のタイミングをよく検討しましょう。

大学等への復学・進学は、義務教育等の場合とは異なり、多少時間がかかっても、できるだけ機能レベル相応の動作を獲得してから復学するのがよいでしょう。大学等の卒業後は就職したり、就労移行支援や障害者職業能力開発校等の職業訓練（就労支援等）に移行する場合も多いため、その前にできる限りの日常生活動作を獲得しておくことで、すぐに就職や就労継続支援の利用等に向けた準備を開始することができます。

また、大学等への復学の場合には、何年間の休学が可能か、その間の学費がどの程度必要になってくるのかも確認をしておきましょう。学校によっては前期だけでなく、後期のタイミングで復学できる場合もありますので、なるべく効率よく復学ができるように調整してみましょう。

■学校側との調整

まず、学校側の窓口となる担当者を確認してください。基本的には窓口となる担当者と連絡をとるようにして情報を一本化すると行き違いが起こりにくいでしょう。

復学を希望する場合は、その意向と復学時期の目安をできるだけ早めに学校側に伝えておきます。復学時期に合わせて調整が必要な事項について徐々に相談を進めて

いきましょう。

なお、本人や家族だけで学校側と相談することに不安がある時は、医療ソーシャルワーカーや施設の相談員、地域の相談支援事業者の相談支援専門員などに相談をしてみましょう。

■本人の自立度の確認

本人の身体的機能と獲得動作を把握し、何ができて何ができないのか、できない場合にはどのような支援や介助が必要なのかを整理します。いつ・どこで・誰が・何を・どのように支援するのかを決めておくとよいでしょう。

支援を調整する際の注意点として、本人の機能が低下しないためにも、できる動作はなるべく本人自身でやれるようにしましょう。ただし疲れすぎないようにバランスを考慮してください。最初は環境に慣れることを目標として支援を十分に活用し、慣れてきた段階で徐々に支援量を減らしながら本人の負荷量を増やしていくという配慮も必要です。

また、復学や進学するという本人の意欲面も重要です。「友人に会いたい」「頑張って卒業したい」などの本人の復学に対する思いがあれば、復帰した後も学業や学生生活に一生懸命に取り組むことができ、卒業まで継続できる可能性が高いでしょう。家族や周囲の思いだけではなく、まずは本人の意志を尊重しましょう。

さらに、高校生以上であれば、自身の障害状況を的確に伝えて、必要な援助依頼ができるかどうかも大切なポイントです。周囲の方は、最初は何をどう支援したらよいのかよくわからない場合がほとんどです。必要のない支援は丁寧にお断りをして、必要な支援をきちんと依頼できるようにしましょう。

■支援者、協力者

復学に際しては、一人でも多くの協力者がいると心強いでしょう。周囲に協力してくれそうな方はいませんか。下記に協力者となり得る対象の方を参考までに挙げておきます。どのようなことで協力していただくか、役割などを分担しておきましょう。

【家庭側】
- 親や兄弟
- 祖父母
- 親戚　　　　　等

【学校側】
- 学校の先生（担任・校長先生や教頭先生・ゼミの先生等）

- 教育委員会
- 養護教諭、保健師または看護師
- 学校医
- スクールカウンセラー
- 学生課の職員
- 仲の良い友人
- 同級生、先輩、後輩
- 部活動・クラブ活動の仲間　　　　　等

【支援者】
- 医療スタッフ
- 施設職員
- 相談支援事業者
- 障害福祉サービス事業者
- 市区町村
- 民生委員・児童委員　　　　　等

【ボランティア】
- 社会福祉協議会等のボランティア
- ボランティアサークル等の学生
- その他、ボランティア団体　　　　　等

具体的な確認ポイント

以下に復学の際の具体的な確認ポイントを挙げます。学校側との相談・調整時の参考にしてください。

■体力面、耐久性

- 車いすの乗車耐久性
- 1コマの授業を受ける体力・集中力
- 学校生活を過ごすための体力
- 休憩の必要性
- 通学する頻度　　　　　等

朝から夕方まで車いすに乗車できるかどうか、できない場合は時間を短縮するか、などの確認が必要です。同様に、復学して間もない時期では、毎日の通学が可能か、週2～3回から開始して徐々に回数を増やしていくかなどを決めましょう。

また、学校生活では授業を受ける、移動する、友人と交流するなど、学校生活を過ごすための体力が必要です。通常の休憩時間だけで大丈夫か、車いすに乗車したままで大丈夫か、休憩場所を確保できるかなども確認をしておきましょう。

■医学的管理

- 排泄管理
- 痙性
- 起立性低血圧

4 復学、進学に向けて　255

・自律神経過反射

・褥瘡や皮膚の衛生管理　　　　等

　本人の状況について、学校側に必要な情報提供を行い、医学的な支援体制を確保しておきましょう。

■物理的環境

　できるだけ、復学前に本人が学校へ訪問できるよう調整し、環境確認ができるとよいでしょう。支援者が同行できるとよりよいと思われます。難しい場合は写真やビデオなどで撮影し、採寸するなどして、助言をもらいましょう。

【移動面】

・階段や段差、敷居

・床面や路面の素材・状況

・傾斜の程度

・廊下や教室の間口幅

・ドアや扉の形状・重さ

・教室間の移動距離や移動時間

・学校敷地内の屋外移動（雨よけ等）

・駐車場の確保

　段差や階段がある場合、スロープ等の設置や段差解消機、EVの設置を検討します。また、床や路面が滑りやすかったり、車いすがこぎにくいことはないかなどの確認も行います。その他、教室のドアが本人だけで開閉できるかまたは介助が必要か、廊下などは複数の生徒がいても通れるかどうかまたは時間をずらした方がよいか、屋外移動の際は雨よけの屋根がついているかどうかなども確認しましょう。

【教室内】

・座席配置

・車いすが使用できる机・高さの調整

・車いすがアプローチできる十分なスペースの確保

　廊下からドアを通り座席まで移動できるスペースをとりましょう。アプローチしやすい座席配置にします。また、机は車いすが入る高さ・台下のスペースがあるか確認しましょう。机の高さが高すぎないか、低すぎないかの確認も必要です。場合によっては、専用の机を確保することを検討しましょう。

【トイレ】

・車いすが入れるトイレの有無

・尿捨てができる便器

・移乗ができる便器か

・使用可能なトイレの配置図

・移動がすぐできる場所にあるか

・洗面台は車いすでアプローチできるか

　排尿方法は人それぞれで違いますので（カテーテル留置、自己導尿等）、本人に合わせたトイレの配置が必要です。

【昼食】

・昼食場所の確保の必要性の有無

・食事介助の必要性の有無

・自助具等の準備

・食堂の場合：車いすが使用できるテーブルの有無

　学校により給食やお弁当、学食などの違いがありますので、それぞれの場面での確認を行いましょう。

【休憩場所】

・ベッドの配置（必要に応じて）

・失禁時の更衣場所等の確保

・親や同行者の待機場所

　少し疲れた時に休憩できたり、緊急の際に使用できる場所を確保しておくとよいでしょう。職員もいる保健室などは利用しやすいでしょう。また、親や支援者が同行している場合は、その方が待機できる場所を確保しましょう。

■授業や学内生活での配慮

【ノートテイク等】

・パソコンやタブレットの使用

・ICレコーダ等の使用

・代筆等の支援の有無

・教科書の加工（データ化、プリント式等）

・試験・テスト時の配慮事項の確認（時間の延長、回答方法の調整など）

　頸髄損傷の方は手指の巧緻性が低下してノートテイクが難しい方が多いため、代償手段としてパソコンやタブレットを使用できるように相談しましょう。また、授業のスピードが速かったり、情報量が多いと入力できないこともありますので、ICレコーダ等の録音も使用できるとよいでしょう。また、教科書のページめくりが難しい場合は、内容をデータ化したり、拡大印刷して対応しましょう。試験では解答方法や試験時間の延長等を検討しましょう。

【保健室、医務室等との連携】

・緊急時の対応（失禁、尿カテーテルの詰まり、転倒、うつ熱、体調不良等）

・家族等の緊急連絡先の確認

・かかりつけ病院の確保

　緊急時の連絡体制を決めておきましょう。また、緊急を要する場合のかかりつけの医療機関も必ず決めておきましょう。

【体育等の身体機能が関わる授業】
- 見学およびレポート提出等の代替
- その他の科目での代替

【空調管理】
- エアコン等、空調設備の設置状況
- 空調機器類の持ち込み

頸髄損傷の方は発汗や内臓系の自律神経麻痺があり体温調整ができないため、必ず空調の完備が必要です。もし、設置されていない場合は、小型扇風機やヒーター等の機器を準備しましょう。

【学校の先生方や生徒・学生の障害理解】
- 頸髄損傷についての基礎知識
- 必要な支援や介助

本人や家族が拒否をする場合を除き、学校内の先生方や生徒・学生が頸髄損傷についての基礎知識を学ぶ場面があるとよいでしょう。どのような症状があるのか、どのような支援が必要なのか、などを知る機会はとても大切です。できれば知識と実践で学べるとよいでしょう。

これは実際に学校に通学するご本人のためでもありますが、これらの知識や経験がこれから学校に入られる障害のある方への配慮や、学校以外の場面でも障害のある方への配慮・支援につながります。

■通学手段
【自動車】
- 駐車場の確保
- 駐車場から校内への移動ルート確認（雨よけ等）

大学等の場合は、本人の運転か家族等の送迎の場合があります。駐車場から学校内までのルートも確認をしておきましょう。

【その他】
- 送迎バスの利用
- 公共交通機関利用の場合：駅やバス停からの移動確保
- 自走

公共交通機関を利用したり、学校近くに居住して自走で移動する場合、天候による配慮が必要となります。夏の暑い時期や雨天時、降雪時はどうするかをあらかじめ検討しておきましょう。また学校までの距離、段差、傾斜、路面状況、自動車の往来や通行人の状況も確認が必要です。

参考資料
- 住田幹男，徳弘昭博，他・編著：脊髄損傷者の社会参加マニュアル．pp.32-38，日本せきずい基金，2008.
- 高等学校卒業程度認定試験（旧大学入学資格検定）：文部科学省生涯学習政策局生涯学習推進課ホームページ http://www.mext.go.jp/a_menu/koutou/shiken/
- 平成27年度大学入試センター試験「受験上の配慮案内」：大学入試センターホームページ http://www.dnc.ac.jp/sp/center/shiken_jouhou/hairyo.html
- 障害学生修学支援情報：独立行政法人日本学生支援機構ホームページ http://www.jasso.go.jp/tokubetsu_shien/

（上野久美子）

5 頸髄損傷者の自動車運転

1 自動車運転能力

生活圏の拡大（大きな目標と責任）

現在の公共交通機関はすべてとはいえないにしても、車いす使用者でも利用できるようになってきました。しかし、頸髄損傷者は胸・腰髄損傷者のように上肢の力も十分でないため、自由に利用できない環境にあります。自動車は頸髄損傷者にとってはドアツウドアと自分の意思で自由に移動できるものです。さらに他人への意識、介助を依頼せずに済むものであります。しかし、自動車を利用するには、運転操作だけでなく、移乗、車いすの積み下ろし等の動作を獲得できなければならないのです。

道路上の運転は平等であり、当然、責任も同様であります。そのため、安全に運転できるように機器を準備し、操作練習することが重要であります。

身体機能の把握

①機能レベル

残存筋力の程度を記載する方法よりも、動作能力を見るための機能レベルを用います。自動車運転が可能なレベルは国立障害者リハビリテーションセンターのデータではC6（Zancolli分類 2-B-Ⅰ）以下であれば運転可能です。しかし、運転操作は適切な判断力と対応可能であることが重要です。ゆえにレベル、筋力だけでは運転が可能かどうかは決められません。表6.13は大まかな目安です。

②座位バランス

ISMG（International Stoke Mandeville Games）のバランスグレードの鷹野による変法ではFair以上（座位で両手挙上可能）必要であります。しかし、安全に運転するために支持性のよい運転座席、両肩を支持できるH型（4点式）シートベルトの必要性も検討されることがあります。

表6.13 自動車運転能力獲得の可能性

機能レベル	運転能力獲得の可能性
C5（1-A），C5（1-B）	困難
C6（2-A）	特殊装置と改造で可能性あり
C6（2-B-Ⅰ）	個人により異なる
C6（2-B-Ⅱ）以下	可能

（岩崎・中嶋による）

③痙性の出現状況

運転操作中に下肢の伸展痙性が出現し、アクセルペダルを踏んで事故につながる誤操作が考えられます。そのため、容易に痙性出現が見られる場合はペダル前に隔離板が必要です。

④視覚反応時間

頸髄損傷者の場合には平均150～160msec程度です。頭部外傷合併の場合にはスクリーニングの資料となります。

⑤理学療法・作業療法経過の把握

残存能力でいかに日常生活動作を獲得してきたのか、今後の自動車運転操作練習の参考になります。

身体機能の練習

頸髄損傷者が自動車を利用できるのは、前述したような付帯条件を満たし、さらに、車いすと運転席間の移乗と車いすの積み下ろしができることです。その動作を遂行するには残存筋力、関節可動域、座位バランス、そして動作の順序の記憶等が必要です。そのために理学療法で基礎的な練習を積み重ねることにより可能となります。表6.14は運転席乗車と車いす積み込み順序と所要時間の国立障害者リハビリテーションセンターのデータです。C6レベルの方は20回目の練習でドアを開けて、運転席に座り、車いすを積み込み、ドアを閉めるまでを5分程度で可能となり、上肢の筋力が作用するT7の方は1回目の練習にて1分以下で可能となりました。

身体機能では筋力増強、座位バランスが重要です。トランスファー、車いすの積み下ろし、運転操作等は全身を使っての動作のため、残存している筋肉をすべて強化することが重要です。ハンドル操作、アクセル・ブレーキ操作を円滑にするためには肩周辺の筋力が必要です。ブレーキ操作のためには、押すという能力が要求されます。例えば、ブレーキを押す動作に必要とされる肘伸展の上腕三頭筋が機能しないC6では、肩甲骨を固定するための肩挙上・屈曲の肩甲挙筋、僧帽筋上部線維、三角筋、押す動作での肩甲骨下制の大小菱形筋等の筋活動が重要です。ハンドル操作では大胸筋鎖骨枝のわずかな力があると肩の内転が可能となり、回旋操作が楽になり

表6.14　運転席乗車と車いす積み込み順序と所要時間（秒）例

	C6（2-B-I） （10回目）	C6（2-B-I） （20）	C7（3-B） （1）	C7（3-B） （10）	T7 （1）
1.　ドアを開ける	30	8	10	4	4
2.　車いすを位置に固定	20	10	13	8	3
3.　移乗板をセット	30	11	12	6	
4.　左足を車内にのせる	25	12	13	4	3
5.　腰を前方にずらす	20	12	11	10	
6.　移乗板，運転席に乗り移る	86	47	34	38	1
7.　右足を車にのせ，腰，足を整える	39	24	26	19	9
8.　移乗板を外し，助手席に置く	13	6	6	6	
9.　マットを外し，助手席に置く	19	7	8	5	2
10.　車いすをたたみ，ブレーキを外す	122	38	48	23	8
11.　車いすを積み込む，キャスターをのせる	78	25	30	15	2
12.　運転席にのせる	120	60	55	25	2
13.　腹部にのせる	45	22	32	12	2
14.　背を倒し，助手席後部に置く	18	14	13	9	4
15.　背もたれを起こしドアを閉める	37	23	20	12	3
計	702 11′42″	319 5′19″	331 5′31″	196 3′16″	43

（岩﨑・中嶋による）

ます。

　筋力増強方法はハンドル操作に負荷が加わる機器があればよいのですが、所有している施設は稀です。そのため、個々で簡単にできる方法として、肩屈曲70°で壁について、上肢の力で車いすを左右に動かす訓練があります。

文献

・岩﨑洋：脊髄損傷者の自動車運転（第2報）頸髄損傷者の機能レベル・ADLと自動車運転との関係について. 理学療法20：114, 1993.

（岩﨑　洋）

2 頸髄損傷者の自動車運転

　近年、身体の不自由な方々が安全に自動車を運転できるようになる可能性は、車種の多様化と安全性の向上、運転補助装置の開発と改良が進んだことによって高くなっていると思います。

　自分で自動車を運転できるようになると、電車やバスなどの公共交通機関を利用しての通勤や通学の不便さから解放され、自分のペースで自立した社会生活が送れるようになったり、活発なサークル活動ができるようになったりするなど、今までよりも積極的になる方が多いように思われます。

　便利で生活範囲を大きく広げてくれる自動車ですが、運転をするには運転免許証が必要になります。身体に障害がある方が運転免許を取得する手順、運転免許を取得後に病気やケガを生じた方の免許手続き手順、自動車教習所へ入所する前に確認しておくことや、頸髄損傷者が

実際に自動車を購入する時には、どのようなことをポイントにしたらよいかなどを知っておくことが大切になります。

自動車運転免許

　以前は、一定の病気に罹っている方などに対しては一律に免許が取得できないとされていましたが、2002年6月の道路交通法の改正によって、障害者に係る運転免許の欠格事由が廃止され、自動車の安全な運転に支障があるかどうかを個別に判断することになりました（表6.15）。

■(1) 運転免許の取得を希望する方

　運転免許の申請や自動車教習所への入所などを行う前に、都道府県に設置された運転免許試験場（センター）

表6.15　免許の拒否又は保留の事由となる病気等：道路交通法施行令（第33条の2の3）

1　道路交通法第90条第1項第1号イの政令で定める精神病は，統合失調症（自動車等の安全な運転に必要な認知，予測，判断又は操作のいずれかに係る能力を欠くこととなるおそれがある症状を呈しないものを除く．）とする．
2　道路交通法第90条第1項第1号ロの政令で定める病気は，次に掲げるとおりとする．
　一　てんかん（発作が再発するおそれがないもの，発作が再発しても意識障害及び運動障害がもたらされないもの並びに発作が睡眠中に限り再発するものを除く．）
　二　再発性の失神（脳全体の虚血により一過性の意識障害をもたらす病気であって，発作が再発するおそれがあるものをいう．）
　三　無自覚性の低血糖症（人為的に血糖を調節することができるものを除く．）
3　道路交通法第90条第1項第1号ハの政令で定める病気は，次に掲げるとおりとする．
　一　そううつ病（そう病及びうつ病を含み，自動車等の安全な運転に必要な認知，予測，判断又は操作のいずれかに係る能力を欠くこととなるおそれがある症状を呈しないものを除く．）
　二　重度の眠気の症状を呈する睡眠障害
　三　前二号に掲げるもののほか，自動車等の安全な運転に必要な認知，予測，判断又は操作のいずれかに係る能力を欠くこととなるおそれがある症状を呈する病気

の運転適性相談窓口で適性相談を受けます。そこで、免許の拒否や保留に該当していないかの確認が行われます。該当していない場合は、障害内容に応じた事項（視力、聴力、運動能力）について検査が行われ、免許の条件の有無が決定されます。

　頸髄損傷者は、四肢の麻痺によって自動車の安全運転に支障がないか、シミュレーターや試験車両を使って運動能力の評価が行われます。具体的には、ハンドルを円滑に操作できるか、急ブレーキの操作ができるか、運転姿勢は保てるか、運転席に乗降ができるかなどを評価します。このため、頸髄損傷者は、病院やリハビリテーション（以下、リハ）施設で運転に必要な機能回復訓練を十分に行うことが大切です。

　合格すると運動能力を補う免許条件として、四肢の残存機能に応じて「AT車でアクセル・ブレーキは手動式に限る」「旋回装置付きに限る」「ハンドルを操作上有効な状態に改造したものに限る」「AT車に限る」「左アクセルに限る」などが付されます。

　条件が付された場合、免許条件を装備した教習車のある教習所へ入所して教習を受けます。車いすを利用している方は、バリアフリーの教習所は少ないので相談時に受け入れ可能な教習所についての情報も確認します。免許条件が付されない場合は、全国どこの教習所でも教習を受けることができます。

　教習所には指定自動車教習所と未指定自動車教習所がありますが、技能試験が免除になる指定自動車教習所へ入所されることをおすすめします。また、教習所では車いすの積み下ろしの方法についてのカリキュラムはありません。車いすを使っている方はリハ施設で習うとよいでしょう。

　不合格の場合は、機能回復訓練を受けるか、障害に適合した自動車を用意してから再び適性相談を受けます。

例えば、ハンドルを円滑に操作できない場合は、リハ施設で操作力を向上させる、ハンドル操作がしやすい旋回装置を作製する、通常のパワーステアリングの操作力よりも、大幅に操作力を軽減した自動車を購入するなどの方法を検討します。自動車を購入する時の注意点としては、相談者が自動車を購入したからとの理由だけで合格とはならず、この自動車を通してハンドル操作が円滑にできるか否かを評価されることになります。そこで、購入を予定している自動車、運転方法、改造内容を適性相談の窓口に相談して、どのように進めていけばよいかの助言を求めることや、自動車の改造について責任を持って行ってくれる業者を選定することが大切です。最終的に合格すると運動能力を補う免許の条件が付され、購入した自動車を教習所に持ち込んで教習を受けることになりますので、相談時に受け入れ可能な教習所の情報も確認しておきます。

■**(2) 運転免許を取得後に病気やケガが生じた方**

　運転を再開する前に、都道府県に設置された運転免許試験場（センター）の運転適性相談窓口で臨時適性検査を受けます。そこで、免許の取消や停止に該当していないかの確認が行われます。該当していない場合は、障害内容に応じた事項（視力、聴力、運動能力）について検査が行われ、免許の条件の有無が決定されます。手順は、前項（1）に準じて行われます。

　入院などで運転免許証の有効期限内に更新を受けなかった時は、その効力を失います（表6.16）。知っておきたいポイントは、病気やケガを理由に失効した場合、退院後1か月を経過しない期間内に運転免許試験場（センター）へ行き更新手続きを行う必要があるということです。もし、諸事情によって1か月を経過しない期間に更新手続きができない場合は、運転免許試験場に電話をし

表6.16　免許証の失効に関する事項

　　更新期間内に免許証の更新をしなかった場合，免許は失効しますので，新たに免許を取得する必要があります．免許を取得する際は，申請者の住所地公安委員会に申請してください．

　　失効してからの期間によっては，免許の取得の際，免許試験の一部が免除されます（道路交通法第97条の2第1項第3号又は第4号）．

ア　失効日から6か月を経過しない場合

　失効日から6か月を経過しない期間内であれば，免許試験のうち，技能試験及び学科試験が免除されます．

　なお，やむを得ない理由により免許証の更新を受けなかった方が，失効後6か月を経過しない期間内に免許を再取得した場合には，失効した免許を受けていた期間を，継続して免許を受けている期間に含むこととなります．これにより，過去の運転経歴が基準に適合したものであれば，優良運転者又は一般運転者とされます．

　　やむを得ない理由として認められるもの

　1. 海外旅行，災害．
　2. 病気にかかり，又は負傷したこと．
　3. 法令の規定により身体の自由を拘束されていたこと．
　4. 社会の習慣上又は業務の遂行上やむを得ない用務が生じたこと．

イ　失効日から6か月を経過し，3年を経過しない場合

　海外旅行，災害等一定のやむを得ない理由のため，上記アの期間内に試験を受けることができなかった場合には，当該事情がやんでから1か月を経過しない期間内であれば，免許試験のうち，技能試験及び学科試験が免除されます．

　なお，その場合には，失効した免許を受けていた期間を，継続して免許を受けている期間に含むこととなります．これにより，過去の運転経歴が基準に適合したものであれば，優良運転者又は一般運転者とされます．

ウ　失効日から6か月を経過し，1年を経過しない場合

　大型自動車，中型自動車又は普通自動車を運転することができる免許について，免許証の更新を受けなかった方（やむを得ない理由があった方を除く．）について，失効日から6か月を経過し，1年を経過しない期間内であれば，仮免許試験の技能試験及び学科試験が免除されます．

エ　失効日から3年を経過した場合

　試験の一部免除は認められません．

　ただし，やむを得ない事情が，平成13年6月20日前に生じた方については，当該事情がやんでから1か月を経過しない期間内であれば，失効後3年経過した場合でも技能試験が免除されます．

（警察庁ホームページ「2. 有効期間の満了により免許が失効した場合」より抜粋）

てその理由を説明し、免許更新手続きについて相談することが賢明です。無条件で3年間は学科試験、技能試験が免除で更新できるのではないということです。

　過去の事例では、病院を退院して更新手続きへ行ける状況にもかかわらず、リハ施設に通っていることを理由に自分の判断で失効してから2年後に更新手続きを行った結果、新たに免許を取得しなければならなくなった例があります。

　なお、臨時適性検査や免許更新の際は、運動能力を補う免許条件を付すだけで、実際に自動車を運転することはありません。両上肢と右下肢を使って運転免許を取得した方が、頸髄損傷によって「AT車でアクセル・ブレーキは手動式に限る」や「左アクセルに限る」の条件が付されて運転方法が変更になる場合は、交通事故の防止を目的に教習所などで運転練習をしてから再開した方がよいでしょう。

自動車の選び方

　現在市販されている自動車は、基本的には身体に障害がない方の運動能力を基準に生産されているので、障害によって運転操作力が弱い方、体幹バランスが不安定な方が運転する場合には、自動車へ一部の部品を増設または交換をして障害の状態に適合させる方法で改造が行われています。自動車の基本的な構造を改造するわけではないので、改造した自動車でも家族の方と一緒に使うことができます。

　頸髄損傷者の場合、四肢や体幹の麻痺によって自動車への乗降や運転操作に様々な問題が生じますので、「自動車」のハード面と「運転」のソフト面の状況から、運転者として自立できる限界はC6レベルあたりとなります。自動車の購入を考える時のポイントは自分が運転したい自動車を基準に選ぶのではなく、自分で運転できる自動車を選ぶことです。障害の状態に適した自動車を選択することで、一人でも安全・快適に運転ができるだけでなく、部品の増設箇所が減ることで改造費用が安くなり、また将来、増設箇所の故障リスクも低くすることができます。

　過去に教習所で運転免許を取得した頸髄損傷者（C6レベル）の例では、教習で使用した車は教習所に常備してある車で自動車本体には特別な改造はなく、手動（アク

表6.17 試乗評価表

1. 停止中の評価項目

	評価項目	判定		評価項目	判定
1	車外からドアを開錠	可 困難 否	16	エンジン停止	可 困難 否
2	車外からドアを開ける	可 困難 否	17	チェンジレバー操作	可 困難 否
3	乗車	可 困難 否	18	駐車ブレーキ操作	可 困難 否
4	車内からドアを閉める	可 困難 否	19	ウインカー操作	可 困難 否
5	車内で施錠する	可 困難 否	20	ライトスイッチ操作	可 困難 否
6	運転席の前方調節	可 困難 否	21	ワイパーレバー操作	可 困難 否
7	運転席の後方調節	可 困難 否	22	クラクション操作	可 困難 否
8	運転席の背もたれ調節	可 困難 否	23	運転席の窓の開閉	可 困難 否
9	運転姿勢の安定	可 困難 否	24	ハンドル操作（すえ切り）	可 困難 否
10	前後左右の視界の確保	可 困難 否	25	アクセル操作	可 困難 否
11	ルームミラー調節	可 困難 否	26	ブレーキ操作	可 困難 否
12	ドアミラー調節	可 困難 否	27	車内からドアを開ける	可 困難 否
13	シートベルト装着	可 困難 否	28	下車	可 困難 否
14	シートベルト解除	可 困難 否	29	車外からドアを閉める	可 困難 否
15	エンジン始動	可 困難 否	30	車外からドアを施錠する	可 困難 否

判定基準　可：安全で円滑にできる　困難：安全で円滑にできない　否：全くできない

2. 走行中の評価項目

	評価項目	判定
1	走行中のハンドル操作	可 困難 否
2	カーブ時の運転姿勢	可 困難 否
3	急制動	可 困難 否
4	急制動時の運転姿勢	可 困難 否

3. 車いす使用者の評価項目

	評価項目	判定
1	車いすを積む	可 困難 否
2	車いすをおろす	可 困難 否
3	助手席の背もたれ調節 助手席の後部以外に積みおろし	可 困難 否

セル・ブレーキ）装置と旋回装置が取り付けられた車でした。障害のためハンドルを円滑に操作することができず、曲がり角、狭路、後退の課題では職員の補助を受けることが多々ありましたが、卒業し運転免許証を取得することができました。卒業の際に教習所の職員から自動車と運転補助装置の選択方法についての助言はなく、本人も運転免許が取得できたことから自分が運転したいと思っていた自動車を購入した結果、カーブや曲がり角でハンドルが回せなくなり一人では運転が困難な状況になりました。

　身体に障害がない場合は、近くの自動車販売店へ行きいろいろな自動車を試乗して運転操作のしやすさや運転感覚を試すことが可能ですが、障害がある場合には近くの販売店に改造した自動車はなく、簡単には試乗ができない状況であり、また、障害の程度が重度なほど改造内容の個別性が高くなることから購入前に試乗をすることがより困難なのが現状です。そのため、改造のベースとなる自動車をどのように選択するかがポイントになります。

　表6.17は、当センター（国立障害者リハビリテーションセンター）で運転評価時に使用している試乗評価表ですが、否の項目については、①機能回復訓練を受ける、②自動車や運転補助装置の選択を適切に行う、③義肢や装具を使用する、④運転方法を変更するなど解決策を検討します。

■(1) 乗降性

　運転席への乗降を介助する装置を備えた自動車は数車種しかなく、ほとんどの場合は自力で乗降する必要がありますので、実際に自動車へ乗降を行い、一人でも安全にできるかを確認します。この際、座席の高さができるだけ低くなるように、運転座席を最も後方に下げた状態で試します。頸髄損傷者の場合、体重を両上肢で支え、また、体幹のバランスをとるために前額部をドア内側や運転席のパネルにつけながら横に移乗することがあるので、移乗能力に合っていないと移乗が困難になることや、転落などの危険性があります。乗り降りに自信のない方はリハ施設で習うと安心です。

　①運転席の座面の高さは適切か確認します。車いすの座面と運転席の座面の高さが同じくらいだと乗降がしやすくなります。車いすを使用している方が、55cmを超える座面の高さの自動車を選択する場合は注意が必要です。また、前額部をドアの内側や運転席の前面パネルに押し当てて移乗する方は接地面の広さや安定性を確認します。

　②運転席ドアステップの高さは適切か確認します。ドアステップの高さは、乗車の際に下肢を持ち上げることができる高さか確認します。高さが低いほど足を乗せやすくなります。

　③運転席の右端から車いすまでの距離は適切か確認します。車いすと座席の距離が離れていると、移乗の際に体幹バランスが不安定になり転落などの危険があります。

　乗降を補助するものとしては、トランスファーボード、クッション、移乗ボード付きシート（図6.4）などがありますので移乗の方法に応じて適切に選択します。

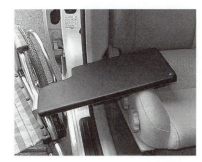
a. トランスファーボード使用例

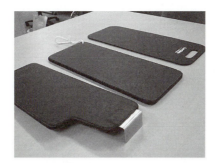
b. 各種のトランスファーボード

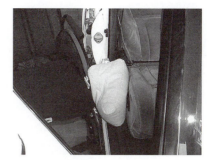
c. クッション

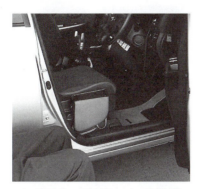
d. 移乗ボード付きシート（収納時）

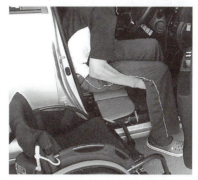
e. 移乗ボード付きシート（展開時）

図6.4　運転座席と車いす間の移乗を補助するもの

■(2) 車いすの積み下ろし

　実際に自動車で積み下ろしを行い、一人でも安全にできるかを確認します。乗降と車いすの積み下ろしの容易性は連動していて、運転席の座面が高いと、その分だけ車いすを持ち上げる高さが高くなることや、乗車した位置から車いすまでの距離が遠くなるので、積み込みの準備段階である車いす用クッションを外して車内に積む時、車いすを折りたたむ時に体幹を大きく右へ傾ける必要が生じてバランスがとりにくくなる問題が起きます。また、運転席の開口部が狭い、センターコンソールボックスの高さが高い、助手席の背もたれ調節の際にダイヤルを握って回すなどの自動車では、積み下ろしが難しくなることがあります。積み下ろしに自信のない方はリハ施設で習うと安心です。

　車いすは、運転の邪魔にならないように助手席と後席の間の足元にキャスターを下にして収納します。この際、積み下ろしが容易になるように助手席の背もたれを前傾させますが、背もたれ角度を調節するレバーは助手席の左側にあるので、運転席側で操作が可能なように助手席の右側に背もたれ調節レバー（図6.5）を増設します。

　車いすを作製する場合は、次を目安にすると積み下ろしが容易になります。

　①タイヤの車輪径は24インチ以下
　②重量は12kg以下
　③背もたれの高さが38cm以下

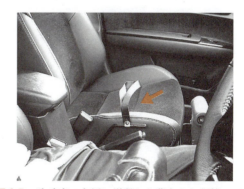

図6.5　助手席の右側へ増設した背もたれ調節レバー

　④折りたたみ操作が容易

　車いすの積み下ろしを補助するものとしては、車いす積載装置がありますので後述いたします。

■(3) 運転姿勢の安定性

　下肢や体幹に障害があると運転中の姿勢に問題が生じることがあるので、次のことを確認します。

①運転席へ座った状態でハンドル、ブレーキなどの装置が操作できる位置まで座席を前方へ調節できるかを確認します。運転席のレールは水平ではなく後傾しているので、体幹や下肢に障害があると前方への調節が困難なことがあります。また、休憩や車いすを積み下ろしする時に背もたれを調節しますが、調節は座席の右側に設置されたレバーを握って上方へ操作する必要があるので、頸髄損傷者は電動調節機

能が付いた座席を選択します。

②運転中は、急カーブでは横方向への加速度4m/s²〜6m/s²、急停止の時は前方向への加速度8m/s²〜11m/s²が身体に加わるので、実際に運転席へ座りハンドル、ブレーキなどの装置を操作できる位置に調整した後、家族の方に肩のあたりを前方向や左右方向へ押してもらった時に運転姿勢を保てるかを確認します。この時に重要になるのが背もたれのサイドサポートの張り出し具合と形状です。いわゆるベンチシートタイプの運転席では、背もたれが平らなので運転姿勢が不安定になります。姿勢を補助するものとしては、自動車用ボディーサポート（図6.6）があります。

③運転座席に座った時に、前方の視界が確保できて、ヘッドレストが後頭部の近くに調節できるかを確認します。ヘッドレストが後頭部から離れていると、衝突時に頸部に加わる衝撃が大きくなるので注意が必要です。頸髄損傷者は、体幹のバランスを保つために背もたれを後方へ倒した位置に調節するので、ヘッドレストと後頭部の距離が離れやすくなります。背もたれの上部の角度も調節できる機能が付加された運転席（図6.7）では、背もたれを後方へ倒した状態でも背もたれの上半分を前方へ調節することが可能です。

■(4) ハンドル操作性

実際にハンドルを円滑に回すことができるかを確認します。ハンドルの操作に必要な力は、車種や自動車のタイプによって若干異なりますが、基本的には両手で操作をした時にちょうどよい重さに設定されているので、片手で操作をする方や、ハンドル操作力の弱い方は次のことを確認します。

①片手でハンドル操作をする方、または両手操作であっても上肢の機能に左右差がある方は、上肢の機能に適合した旋回装置を使用します。旋回装置については後述いたします。

②次に、自動車を停止させた状態でエンジンを始動し、正しい運転姿勢を保ったままで、ハンドルを右へいっぱい・左へいっぱいに素早く回すことと、ゆっくりと回すことができるかを確認します。この時、ハンドルが途中で回せなくなったり、上体を左右へ傾けてハンドルを回したりする場合はハンドル操作力が適していません。この場合、車種は限定されますが通常のパワーステアリング操作に必要な力より、さらに35〜60％軽減化したパワーステアリングを装備した自動車が販売されていますので、この自動車で操作性を確認します。

■(5) ブレーキ操作性

下肢や上肢に障害があると、ブレーキ操作に求められる力が十分に得られず、制動が不安定になることがありますので、次のことを確認します。

ブレーキの操作性は、直接、制動距離に影響を及ぼします。本来は、選択した自動車で実際に急ブレーキをかけた時にアンチロックブレーキシステム（ABS）が作動するかを確認します。しかし、実際に確認することは困

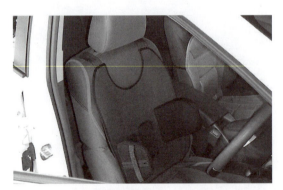

図6.6　自動車用ボディーサポート

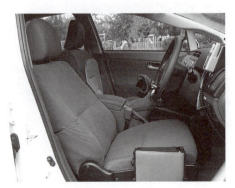

a. 背もたれの調節前

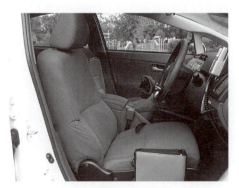

b. 背もたれの調節後（上半分だけ前方に調節）

図6.7　背もたれ上部の角度調節が可能な座席

難なので、一つの目安として自動車諸元表に示された主ブレーキ制動力（減速度6.43m/s^{2}を発生させるのに必要な踏力）の値を参考に自動車を選択します。この制動力は車種によって3倍以上の開きがあるので、操作力が弱い方が選択を誤ると制動距離が長くなることがあります。主ブレーキ制動力は自動車販売店で教えてもらえるので確認すると安心です。頸髄損傷者が主ブレーキ制動力100N以上の自動車を選択する場合は注意が必要です。

■(6) その他の運転装置の操作性

自動車の運転装置は、一般的に手や指で「握る」「つまむ」などの操作で行うようにつくられているので、過去に当センターを利用した頸髄損傷者の多くの方に操作の困難が見られた装置としては、チェンジレバー、エンジンキー、ライトスイッチが挙げられます。チェンジレバー操作が容易な装置は、ロックボタンを握る操作が不要なゲート式シフトレバー（図6.8）、エンジンキーは、差し込む、つまむ、回転する操作が不要なキーレスエントリーとエンジンプッシュスタート式（図6.9）などの便利な装置があるので、ベース車を選択する時の一つの基準にするとよいでしょう。

なお、ライトスイッチはスイッチを握って捻る操作が困難なだけでなく、握力がなくハンドルに手掌型旋回装置を装着して使用する方は、運転中に装置から手を離すことが困難なためオートライト（図6.10）は必須になります。併せてヘッドライトの上下調節を自動で行う車種を選択すると、切り替え操作が不要でたいへん便利です。

運転補助装置の選び方

■(1) 手動（アクセル・ブレーキ）装置

主に下肢でアクセルペダルとブレーキペダルを直接操作することが困難な方や、ペダルの踏み替え操作が困難な方が使用します。この装置は、乗降性を考慮して右ハンドル車の場合はハンドルの左側に設置するので、ハンドルは右手で操作し、手動装置は左手で操作を行います。

装置には、フロアタイプ（図6.11）とコラムタイプ（図6.12）の2種類があります。基本的な操作方法は、操作部を前方へ押すことで減速操作、後方へ引くことで加速

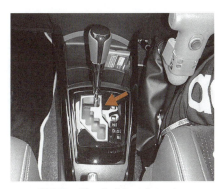

図6.8　ゲート式シフトレバー

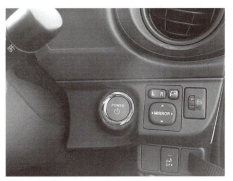

図6.9　エンジンプッシュスタート式

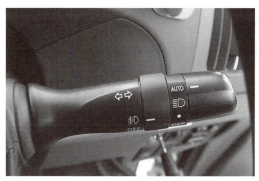

図6.10　オートライト

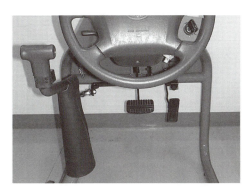

図6.11　フロアタイプの手動装置

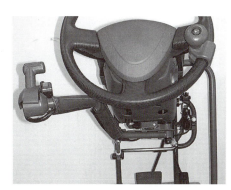

図6.12　コラムタイプの手動装置

操作となります。操作部に方向指示器スイッチ、ホーンスイッチ、ブレーキロックスイッチなどの補機スイッチが付いているので操作性を確認します。ブレーキロックスイッチは、発進・駐車・後退の時だけではなく、信号待ちの時にも積極的に使用することで、万が一、後続車に追突された場合に自動車が前方へ飛び出すことを防止できます。

　頸髄損傷者は、カーブや曲がり角、ブレーキ操作の際に体幹のバランスが保ちやすく、前面衝突の際には下肢に損傷を受けにくい構造を持つフロアタイプを選択します。

■(2) 旋回装置

　片手でハンドル操作をする方が旋回装置を使用すると、ハンドル操作が容易に行えるだけではなく、ハンドル操作中の運転姿勢が安定するなどの利点があります。握り部の大きさや形状には様々なものがありますので、使用する方の手の機能や手掌（てのひら）の大きさに合わせて選択します。装置が長いほど衝突時にケガの恐れが増すので、長さには十分な注意が必要です。また、マジックテープを使って手を装置に固定するタイプは、衝突でエアバッグが開いた時に、手が外れずケガを被る恐れがあるので使用にあたっては注意が必要です。装置にはハンドル握り部の真上に取り付けるタイプと、ハンドル握り部の内側に取り付けるタイプの2種類がありますが、内側に取り付けるタイプは操作力が約15%増になるので頸髄損傷者は真上に取り付けるタイプを選択します。また、握力がなくてもハンドル操作が可能なように本人の手の形に合うような装具を取り付けた手掌型旋回装置を使用します（図6.13）。手を装具の中に入れて使用するので、使用者の手の形に合っていないと操作中に手が外れることや、ケガをすることがあるので義肢装具士に製作を依頼されることをおすすめします。

■(3) アクセル・ブレーキペダル誤操作防止装置

　主に下肢の痙性（筋肉のけいれん）や弛緩性麻痺によって不随意に伸展、屈曲する方が使用します。ペダルの下に足部が入り込むことや、ペダルを踏み込むなどの誤操作を防ぐことができます。この装置には、ペダルを上方へ跳ね上げるタイプ（図6.14）と、ペダルの手前に遮蔽板を設置するタイプ（図6.15）があります。

　頸髄損傷者は、体幹のバランスを保つために座席に浅く腰掛けた姿勢をとることで、下肢が前方へ位置するので足部がつかえないように跳ね上げタイプを選択します。

■(4) 車いす積載装置（図6.16）

　自力で車いすを積み下ろしすることが困難な方が使用します。手元のスイッチ操作で自動に積み下ろしを行い

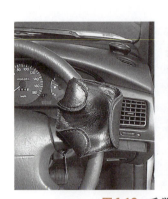
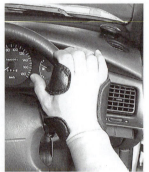

図6.13　手掌型旋回装置

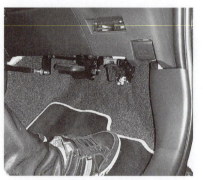

図6.14　跳ね上げタイプ

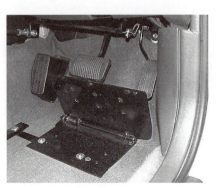

図6.15　遮蔽板タイプ

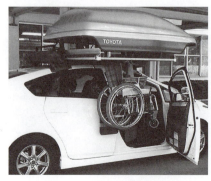

図6.16　車いす積載装置

ますが、車いすクッションの脱着、車いす座面の折りたたみ、車いす座面の展開、積載装置フックの掛け外しなどの操作は手動で行いますので、車いすに手が届きやすい車高の低い（運転席の高さが低い）自動車に取り付けることをおすすめします。装置によって収納が可能な車いすの大きさや、重量が決められているので、積載装置の使用を考えている方はあらかじめ確認しておきます。

■(5) 左（下肢操作用）アクセルペダル

右下肢に障害がある方がこの装置を増設することで、正しい運転姿勢を保ったまま安全に左下肢でアクセルペダルを操作することができます。使用中に右側のアクセルペダルが誤作動しないように、取り扱い説明書に従って機能を停止しておきます。足踏み式の駐車ブレーキの自動車には取り付けが困難な場合がありますので、あらかじめ確認しておきます。

装置には吊り下げタイプ（図6.17）と床置きタイプ（図6.18）がありますが、構造上、メンテナンスフリーで右ペダルと左ペダルの切り換え操作が容易な吊り下げタイプをおすすめします。

■(6) その他の運転補助装置

その他の装置としては、運転席へ乗車後にドア開閉を容易にする運転席ドア閉め補助ベルトと運転席ドア開け補助ループ（図6.19）、運転席パワーウインドスイッチの操作を容易にするパワーウインドスイッチ補助金具（図6.20）、駐車ブレーキの操作を容易にする駐車ブレーキレバー補助ループ（図6.21）がありますので障害の程度に応じて選択します。

運転時の留意点

頸髄損傷者が自動車を運転する時は、次の事項に留意してください。

■(1) 褥瘡予防

臀部や下肢などの感覚がないことで長時間同じ姿勢をとりやすく、褥瘡（床ずれ）をつくりやすいので、1時間に1回以上はお尻を浮かせたり（プッシュアップ）、体位

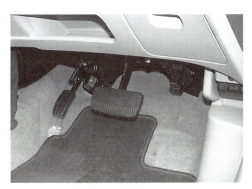

図6.17　吊り下げタイプ

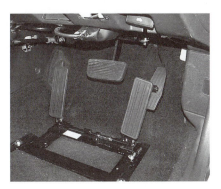

図6.18　床置きタイプ

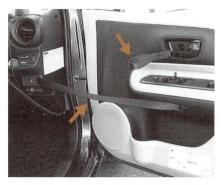

図6.19　運転席ドア閉め補助ベルトと運転席ドア開け補助ループ

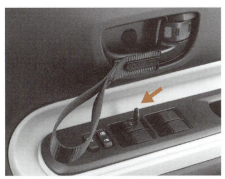

図6.20　パワーウインドスイッチ補助金具

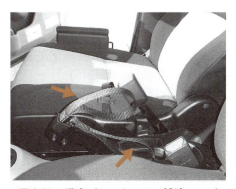

図6.21　駐車ブレーキレバー補助ループ

を変えたりして除圧することが必要です。また、フロアタイプの手動装置は、運転席の左側の空間へ取り付けられることで足元が狭くなり、装置と左下肢が長時間接触する場合があるので、時々、離して血行を回復させます。

運転席は褥瘡予防に配慮した特別な工夫はされていないので、体圧分散の優れたクッションを使用するのも一つの方法です。ただし、体幹の安定性、車内の高さに制限があることから5cm以下で乗降時に臀部の下に巻き込まない素材の物がよいでしょう。

■(2) ケガ予防

感覚障害によってケガをしても気づかないことがあるので、乗降や車いすの積み下ろしの時に下肢を自動車へ強く接触させたり、指を車いすに巻き込んだりしないように注意します。

痙性のある方は、車いすから自動車へ乗り移る時に下肢が伸展して、運転席ドアの下部や自動車の下部へ下肢を強く打ちつける場合がありますので、乗車前にストレッチをする、痙性が起きにくい方法で乗車するなどの対策が必要です。

また、ケガ予防のために、夏場でも長ズボンと靴下を着用して、靴は足部全体を保護できるスニーカーを履きます。

電動調節機能が付いた座席では、スイッチ操作で簡単に座席を前後へ調節することが可能ですが、車いすから運転席へ乗車後、ハンドルや手動装置に手が届くように前方へ調節する際に、運転席の左側の空間へ取り付けら

れた手動装置と運転席の間に左下肢が挟まったことに気づかずケガをする恐れがありますので、左下肢の位置を見ながら徐々に調節する必要があります。

頸髄損傷者は、体幹のバランスを保つために座席に浅く腰掛けた姿勢をとることで、座席を前方へ調節した時に前方のパネルに下肢が当たる可能性が高いので、調節後は下肢が接触していないか上肢で下肢を動かして接触の有無を確認します。

■(3) 体調管理

麻痺した部分に発汗の減少があることで運転中の体温調節が不十分となり、体温が体の中にこもる「うつ熱」を生じやすいのでエアコンを適切に使用し車内温度を制御します。

自律神経過反射で血圧上昇、頭痛、顔面紅潮、不安感などの症状が生じることがあるので、運転前には膀胱を空にして過反射を生じるのを防ぐことが必要です。

起立性低血圧が原因で顔面蒼白、意識の低下などの症状が生じることがあるので、低血圧の症状を感じたらすぐに自動車を止め、頭を低くするか、体を横にして改善します。また、体調の悪い時は運転を控えることも大切です。

■(4) 自動車に表示する標識 (マーク)

現在、自動車に表示する標識は数種類あって、それぞれ意味がありますので正しく覚えて使用します（表6.18）。よく街中で個人の自動車に国際シンボルマーク

表6.18　自動車に表示する標識（マーク）など

様 式			
名 称	身体障害者標識	聴覚障害者標識	国際シンボルマーク
対象者	肢体不自由を理由に免許に条件が付されている運転者が運転する場合	聴覚障害（10m離れた所で90デシベルの警音器の音が聞こえない方）を理由に免許に条件が付されている運転者が運転する場合	障害のある人々が利用できる建築物や公共輸送機関であることを示す世界共通のマークです．
注 意 事 項	自動車の運転者は，危険をさけるためやむを得ない場合のほかは，この標識を表示した車の側方に幅寄せや，前方に無理に割り込んではいけません．	自動車の運転者は，危険をさけるためやむを得ない場合のほかは，この標識を表示した車の側方に幅寄せや，前方に無理に割り込んではいけません．	個人の車に表示することは，国際シンボルマーク本来の主旨とは異なります． 障害のある方が，車に乗車していることを，周囲にお知らせする程度の表示になります． したがって，個人の車に表示しても，道路交通法上の規制を免れるなどの法的効力は生じません． 駐車禁止を免れる，または障害者専用駐車場が優先的に利用できるなどの証明にはなりませんので，ご理解の上ご使用下さい． （日本障害者リハビリテーション協会）

を表示しているのを見かけますが、本来は、バスやタクシーなどの公共輸送機関が表示することで、車いすの方も利用できるという意味になりますので誤用しないようにしましょう。

税・助成・貸付制度など

身体障害者手帳を持っている方が自動車を購入する場合に様々な制度がありますが、制度ごとに条件が異なりますので、問い合わせ先にご確認ください。

①自動車税（軽自動車税）、自動車取得税の減免
　問い合わせ先：都道府県税事務所（軽自動車税は市区町村の税金担当課）
②改造自動車の非課税
　問い合わせ先：税務署
③自動車改造助成
　問い合わせ先：市区町村の福祉担当課
④自動車運転免許取得助成
　問い合わせ先：市区町村の福祉担当課
⑤自動車購入資金の貸付
　問い合わせ先：市区町村の社会福祉協議会
⑥自動車運転の技能習得費の貸付
　問い合わせ先：市区町村の社会福祉協議会
⑦有料道路通行料金の割引
　問い合わせ先：市区町村の福祉事務所
⑧駐車禁止規制の適用除外
　問い合わせ先：市区町村の警察署

家族が使用する介護型(介助型)の自動車

現在、介護型の自動車の種類としては車いす移動車と乗降補助装置付車がありますが、それぞれの特徴を知った上で家族と障害者が販売店に出向き、実際の自動車で乗降、室内空間の広さ、車いすの固定のしやすさを確認してから選択されることをおすすめします。

■(1) 車いす移動車の特徴

車いすに乗ったままで自動車の後部から乗降ができるので、自動車の座席へ乗り移る介助や、車いすをトランクへ収納する作業の必要がありません。

ただし、一般的な車いすには、背もたれを後方へ倒すリクライニング調節がなく、また、ヘッドレストも付いていないので、長時間の乗車の際に疲れやすいことや、後続車に追突された場合は頸部にケガをする可能性があります。小まめに休憩をとったり、車いすには車いす用のヘッドレストを装着したりする配慮が必要です。

■(2) 乗降補助装置付車の特徴

自動車の座席が車外に出てきて乗降しやすい高さに調節できますが、自動車の座席へ乗り移る介助や、車いすをトランクへ収納する作業が必要です。

ただし、座席へ乗り移ることで背もたれのリクライニング調節は可能で、座席の強度とヘッドレストが装備されていることで衝突時の安全性は運転者と同様に確保されます。

頸髄損傷者は、特に体幹のバランスが不安定なので、しっかりと背もたれに寄りかかれるように、できるだけ自動車の座席へ乗り移る方法がよいと思います。

（熊倉良雄）

6 健康増進

1 自己管理

日常の健康管理は、快適で潤いのある生活を送るためには必要不可欠です。特に、日常生活の中でどうしても不活動状態になりがちな頸髄損傷者にとっては、廃用症候群、生活習慣病の予防、早期発見・治療は極めて重要です。

病院に定期的に通院している方は、主治医が定期的に健康チェック検査を行い合併症の早期発見、治療に努めていると思いますが、受傷後に安定した生活を過ごすことができてくると次第に通院が疎遠になって定期的な健康チェックを受けられない方も増えてきます。しかし、毎日の自己管理をしっかりと行えれば、年1回程度の健診を受けていただくだけでも十分な健康維持を図れるものです。

健診については、健常者では、高齢者の医療の確保に関する法律に基づく一般健康診査、健康保険での人間ドック受診支援、就労者であれば職域の健診や人間ドック受診支援制度があります。これらの制度は、障害者の方を排除したものではありませんが、現実には、健診施設の不備や介助者の確保ができないなどで受診できていないのが実状です。在宅の車いす生活者の方には、在宅障害者健康診査事業が一時期、国と地方自治体が半分ずつの予算措置を行うことで行われていましたが、その後、全面的に地方自治体の事業に下ろされた結果、同事業から撤退していく自治体が増え、現状は障害者の健診体制はお寒い限りです。

健常者では人間ドック受診も健康管理上大きな手段の一つですが、やはり、施設や介助者確保の不備から、ほとんどの人間ドック施設での障害者の受け入れが進んでいません。このような状況に鑑みて、1992年から「障害のある方の人間ドック」が国立障害者リハビリテーションセンター病院に開設されていますが、保険診療ではありませんので実費負担を要することが課題です。

したがって、特に在宅の障害者にとっては年1回の健康診断受診すらも難しいことが多いと思われますので、3〜4か月に1度でもよいので、定期的に病院受診をすることをおすすめします。その上で、以下にお示しすることを参考に自己管理に努めていただければ健康管理の大きな力になると思います。

廃用症候群

頸髄損傷者は、四肢・体幹麻痺、自律神経障害のため、元来、不活動に陥りやすい状況にあるのに、かぜや肩痛などの大病とはいえない病気や症状でも加わればすぐに寝たきりの状態になり、起立性低血圧のさらなる悪化、関節拘縮、褥瘡などの廃用症候群（表6.19）に至る危険があります。

廃用によって生じたこれらの身体機能の低下を回復させるには長い時間がかかります。1日の安静によって生じた機能低下を回復させるためには1週間かかり、1週間の安静により生じた機能低下を回復させるには1か月かかるともいわれます。これが、廃用症候群の予防の重要性が叫ばれるゆえんです。

廃用症候群の予防は、まず何より日常生活での活動性を向上させることです。一時的に寝たきり状態になっても、できる限り早期からの離床（車いすに座らせる）を促して、日中の座位時間を増やしてゆくことが基本です。介助があればできる動作も日常生活の中に早期から取り入れて継続することも予防上重要です。

表6.19　廃用症候群

Ⅰ．運動器の障害
  1．筋廃用性萎縮（筋力低下，筋耐久性低下）
  2．関節拘縮
  3．骨粗鬆症
  4．異所性骨化
  5．肩関節周囲炎　　など
Ⅱ．循環器・呼吸器の障害
  1．心肺機能低下（1回心拍出量の減少・頻脈，1回呼吸量の減少）
  2．深部静脈血栓症
  3．肺血栓塞栓症
  4．沈下性肺炎　　など
Ⅲ．自律神経系の障害
  1．起立性低血圧
  2．消化器機能低下（食欲低下，胃もたれ，便秘）
  3．低体温　　など
Ⅳ．精神機能の障害
  1．知的活動の低下
  2．抑うつ
  3．人格変化
  4．睡眠障害　　など

褥瘡は持続的に圧のかかる部位にできますので、適切な除圧マットの使用や定時的な体位変換を確実に行い、毎日欠かさずに危険部位の皮膚の状態を観察することが重要で、見にくい臀部皮膚などは鏡も利用して注意深く観察して皮膚変色などの初期段階での早期発見に努めます。

起立性低血圧の予防は、日中は早期からベッドギャッジアップ機能を使って頭を心臓よりも高位に保つようにし、可能であればリクライニング車いすに移乗するようにします。起立性低血圧症状が出ればただちに頭を仰臥位レベルに戻します。下肢の弾性ストッキングや腹帯なども予防効果があります。

関節拘縮に対しては、入院中あるいは退院時に医師や理学療法士、作業療法士から指導を受けている場合が多いと思いますが、それぞれの関節を十分に屈曲・伸展させる関節可動域（ROM）訓練を自己で、あるいは介助下に継続することで予防します。ただし、関節周囲に骨形成を生じる異所性骨化がある場合には、関節可動域訓練には注意が必要になります。

深部静脈血栓症は下肢の深部静脈に血栓を生じるもので、この血栓が静脈の流れに乗って心臓に戻り、さらに肺動脈に達すると肺血栓塞栓症という重篤な病態に至ることもあります。下肢の弾性ストッキングの使用や下肢の屈伸運動が予防に有効で、また脱水症を起こさないようにすることも重要です。

精神活動の低下もよく見られる廃用症候群であり、介護保険制度でのデイサービス利用などで他人とのコミュニケーションの場を増やすことや家庭内などにおいても何らかの役割を担ってもらうこと（例えば、早く帰宅した家族に「お帰りなさい」と言ってもらう、など）も有効な予防策です。

生活習慣病

一般に障害者においては、身体活動の低下を基礎に脂質異常、高血圧症、冠動脈疾患、糖尿病状態を合併することが多いことが内外で報告されてきていますし、脳血管障害は、元々生活習慣病でもあるわけで、高血圧症、糖尿病、脂質異常症などをもっている方の発症が多く見

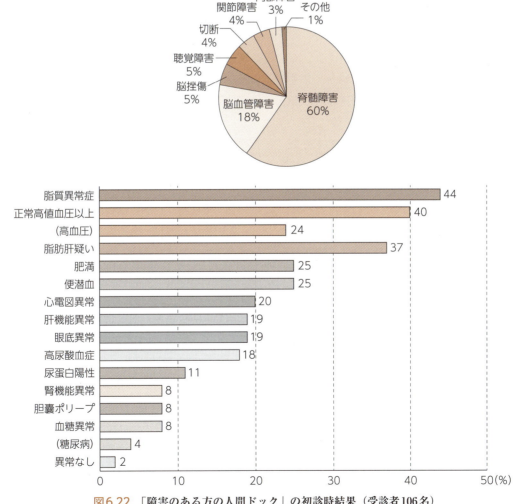

図6.22 「障害のある方の人間ドック」の初診時結果（受診者106名）
（国立障害者リハビリテーションセンター：1992〜2007）

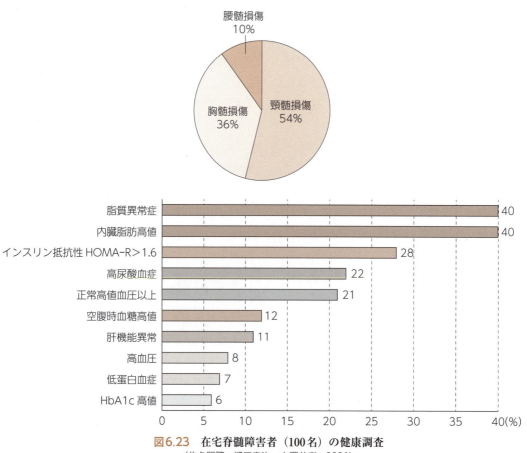

図6.23　在宅脊髄障害者（100名）の健康調査
（佐久間肇，樋口幸治，中澤公孝：2006）

られています。

　図6.22に、国立障害者リハビリテーションセンター病院で、1992年から2007年までの間に「障害のある方の人間ドック」を受診された方の初診時のデータ（106名）を示します。何も異常値を認めなかった方はわずか2%で、多くの受診者が、脂質異常症、血圧異常（正常高値血圧以上）、脂肪肝、肥満、便潜血、高尿酸血症、肝機能障害などの生活習慣病をもっていました。健常者との比較では腎・尿路疾患と便潜血が多く、特に、脊髄損傷者にこれらの異常が目立ちましたが、これは、脊髄損傷者では自己導尿や膀胱内留置バルーンカテーテルの使用中の尿路感染の合併が多いことや排便において用手摘便や浣腸、座薬の使用などが影響しているものと思われました。

　また、頸髄損傷を含む脊髄損傷者については別に健康状態調査を行っており、図6.23にその結果を示します。前述の人間ドックの結果と同様に、生活習慣病が多くを占めており、この調査で加えた検査で、内臓脂肪面積高値、インスリン抵抗性の指標（HOMA-R）の高値も目立ちました。一方で、人間ドックでは多かった「正常高値血圧以上（40%）」は、21%と少ない点に注意していただきたいと思います。これは、脊髄損傷者でも特に高位

脊髄損傷と呼ばれる胸髄5番より高位の脊髄損傷者（頸髄損傷者も含まれます）では交感神経系の障害のために血圧は上がらず、むしろ低血圧の方が多いことと関係します。特に、完全頸髄損傷の方には、いわゆる本態性高血圧症は認めることはありません。

便秘

　頸髄損傷者においては腸管蠕動の低下や腹圧をかけることの困難があり、多くの方に便秘症状があります。排便のコントロールには、後述しますが食物繊維の摂取に心がけ、腸内環境を整えるためにできれば一日にプロバイオティクス・ヨーグルト200〜300g、植物性乳酸菌を含む味噌や醤油、納豆などの大豆食品やヌカ漬、キムチ、オリゴ糖（バナナ、玉ねぎ、ごぼう、ニンニク、大豆、アスパラガス、味噌など）、グルコン酸（ハチミツ、黒酢など）、オリーブオイルの摂取がすすめられます。

　しかしこれで十分な排泄コントロールが得られなければ、適時、機械性下剤（膨張性下剤、湿潤性下剤、塩類下剤、坐剤など）や刺激性下剤（アントラキノン系、ジフェニルメタン系など）が必要になりますので医師とご相談ください。

うつ熱

健常者では発汗が体温調節に重要な働きをして、高温環境では多量の発汗で高体温にならないように調節されますが、頸髄損傷では交感神経障害によって広い麻痺領域の発汗障害があり、高温環境で発汗による体温調節ができずに異常体温上昇（しばしば、39℃以上）を起こします。これをうつ熱といいます。健常者に見られる発熱とは異なり解熱剤は無効で、涼しい環境で体を冷却します。長時間、高温環境にいないようにするような注意が必要です。

自律神経過反射

これも交感神経系の障害と関連して頸髄損傷および高位胸髄損傷者に起きます。膀胱や直腸の充満や麻痺領域の褥瘡などが原因となって反射的に麻痺レベル以下の交感神経系を活性化させ、結果として「血圧の異常な上昇（しばしば、200/100以上）、拍動性頭痛、顔面紅潮、鼻づまり、非麻痺領域の発汗、脈拍60以下の徐脈など」を引き起こすもので、時に脳出血を引き起こすなど健康上の大きなリスクになります。尿閉（尿が排泄されなくなる）や便秘、褥瘡を起こさないように日常管理が重要です。

栄養

頸髄損傷者では、麻痺による筋萎縮に加えてしばしば栄養摂取の不足から低栄養状態、低体重が見られ、血液検査では、貧血や低タンパク血症（あるいや低アルブミン血症）などの褥瘡の発生と治癒遷延の要因にもなる異常がよく見られます。また一方で、身体不活動により安静時代謝が落ちているにもかかわらず、健常時と同様の栄養、カロリー摂取を行うことで肥満になっている方も見受けます。

頸髄損傷者においては生活習慣病の予防のため、摂取総カロリー、糖質の摂り過ぎに注意が必要です。良質なタンパク（動物性タンパク、卵、牛乳、大豆、豆腐、納豆、シジミ、ロースハムなど）は十分に摂ることが基本で、摂取カロリーは健常時の80％程度、各栄養素の摂取カロリー比は〈炭水化物：タンパク質：脂肪＝45％：25％：30％〉程度が望ましいと考えられます（図6.24）。炭水化物は血糖値を上げるグリセミック・インデックスの高い食品（精白米、うどん、中華そば、食パン、フランスパン、餅、じゃがいも、とうもろこし、など）や菓子類（チョコレート、ケーキ、菓子パン、せんべい、大福など）の摂取はできるだけ避けましょう。甘みとして糖質がどうしても余計に欲しい場合には、市販のエリスリトール（天然の糖アルコールで血糖を上昇させることがありません）を砂糖の代用に使うことをおすすめします。また脂肪についても質の配慮が重要です。脂質異常や心疾患の原因となるトランス脂肪酸の多い食品（マーガリン、ショートニング、ケーキ、カップラーメン、フライドポテト、冷凍チキン、ドーナツ、ポテトチップスなど）の摂取は避け、飽和脂肪酸（牛・豚の脂身、バター、ラード、ココナッツ油、ヤシ油など）や多価不飽和オメガ6脂肪酸（リノール酸：コーン油、大豆油、リノール酸の多いベニバナ油など）の摂取を控えることが重要です。そして、一価不飽和脂肪酸（オレイン酸：オリーブオイル、キャノーラ油など）や多価不飽和オメガ3脂肪酸（青魚に多いDHAやEPA、亜麻仁油などのフラックスオイル、シソ油）の摂取を心がけます。貧血も多く見られるので鉄分や他のミネラル、ビタミンの摂取にも十分な配慮が必要です。

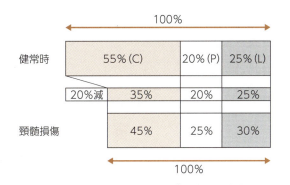

C：炭水化物　P：タンパク質　L：脂肪
図6.24　各栄養素の摂取カロリー比

また、便秘が多いので腸蠕動を促進するためには不溶性食物繊維の摂取、糖や脂肪の吸収抑制のためには水溶性の食物繊維の摂取にも心がけることが重要であり、一日の野菜総摂取量350g（緑黄色野菜120g）以上を目標としたいものです。オリーブオイルや亜麻仁油と酢のドレッシングを使う野菜サラダや海藻サラダもおすすめです。

運動

運動は廃用症候群にも生活習慣病に対しても有効な予防手段になります。座位をとるだけでも起立性低血圧の予防になるだけでなく、血液の循環にもよい効果が期待できます。さらに車いす駆動が可能な方は、上肢の筋力向上、体力の向上が図れるだけでなく、全身の血液循環がよくなることで褥瘡の予防効果もあるとの報告もあります。

自分で運動ができない方でも、ご家族や介助者の方が他動的に上肢や下肢関節の運動を十分に行うことでも関節拘縮や筋痙縮（いわゆる「痙性」）の予防・改善だけで

はなく、全身の血液循環、肺換気の改善や筋萎縮の予防の可能性が指摘されています。

また、頸髄損傷の方が参加できるスポーツ種目（ツインバスケットボール、陸上競技、水泳競技、アーチェリー、ウィルチェアーラグビー、電動車いすサッカーなど）もたくさんありますので、ぜひ一度、障害者スポーツセンターを覗いてみてください（「第3部」の「リハビリテーションスポーツ」や「第6部」の「レクリエーションスポーツ」、「競技者をめざす」も参照してください）。

睡眠

規則正しい十分な睡眠も健康管理上、重要です。

頸髄損傷では、C3レベル以上の障害で人工呼吸器を装着されている方はもちろんですが、それ以外の方でも胸郭の動きが制限されていて呼吸機能が低下しているので、不眠症でしばしば使われるいわゆる「眠剤」の使用には、十分に注意を要します。人工呼吸器を装着していない頸髄損傷者の方には、呼吸抑制のリスクのできるだけ小さい薬剤選択が望まれます。

早朝に日光を浴びること、睡眠前にカルシウム（ホットミルクなど）を摂取する、寝る前にはテレビやパソコンなどの強い光を浴びないようにしたりコーヒーや緑茶などカフェインを含む飲み物、飲酒や食事を避けることも自然な睡眠リズム、深い睡眠を得るために重要視されますので、「眠剤」を使う前に試したいものです。

（佐久間肇）

② 障害をもちながらの高齢化

脊髄損傷者の余命

急性期治療の進歩と、その間に生じ得る合併症、慢性期の二次障害への対応の改善により、頸髄損傷者の生命予後は着実に伸びています。しかしながら、依然として一般人口の生命予後に比べると有意に短いのも現状です。オーストラリアの報告では2,014例の脊髄損傷の追跡調査を行い、受傷後12か月以内の死亡例（全体の6.3%）を除いた症例での余命の調査を50年（1955〜2006年）にわたって行いました。その結果、受傷後40年以上生存する割合は頸髄損傷者で47%、胸腰髄損傷者で62%と報告しています。また、麻痺の重症度が軽い症例は予後がよく、損傷高位にかかわらずAIS Dの麻痺レベルの症例は65歳まで生きる確率は96%で、一般人口と変わらないと報告しています[1]。かつては脊髄損傷者の死因は腎合併症、呼吸器疾患、敗血症でしたが[2]、近年の報告ではこれらは受傷から早期の死因としては問題になるものの、長期の生存者の場合は脊髄損傷者も健常者と同様、加齢とともに動脈硬化などの血管病変に起因する疾患が健康リスクの主体と考えられています。報告によって差はありますが、心疾患、脳卒中の血管性のイベントが死亡に占める割合は20〜40%です。呼吸器疾患は依然としてそれに続く比率を占めており、悪性腫瘍、自殺といった死因が海外では報告されています[3, 4]。

日本の報告でも従来に比較して尿路感染が減り、脳卒中が死因として増えている報告[5]や、頸髄損傷者に脳梗塞が多く発生しているといった報告がなされています[6]。また台湾のデータでも脳梗塞が多く、同時に心房細動の発生が脊髄損傷者に多く見られることが報告されています[7, 8]。

フィンランドの報告では16歳以上の1,647例の脊髄損傷者を30年追跡し、その生存曲線を出しています。これを見ると生存率は経過とともに一定のペースで下がっており、受傷からの年数が一定期間を過ぎると急にリスクが高くなるとはいえないようです。また頸髄損傷は観察期間を通じて胸腰髄損傷よりも低い生存曲線を示していました（図6.25）[3]。こうした報告は受傷時の年齢（若年か高齢か）、損傷高位（頸髄損傷、高位胸髄損傷〔Th1〜5〕、胸腰髄損傷〔T6以下〕）、調査の対象範囲や方法によって異なると予想されるため解釈に注意が必要ですが、慢性期の頸髄損傷者において血管病変のリスク軽減が重要であることは一貫した知見といえそうです。

高齢化に応じた健康管理が大事

上記の様々な健康リスクの中で最も共通する要因として考えられるのが肥満、特に内臓脂肪肥満です。健常者においても内臓脂肪肥満はメタボリックシンドロームの病態の主たるものであり、慢性炎症という病態を通じて全身の臓器に加齢性の障害を引き起こすことが知られています。頸髄損傷者は全身の活動性に制限があることを背景に、受傷からの時間が長くなり、また年齢が中高齢期に入る時期に肥満が進むことが少なくありません。実際に慢性期の脊髄損傷者が肥満、高脂血症、脂質糖代謝異常を来しやすいことも海外および日本で報告されてい

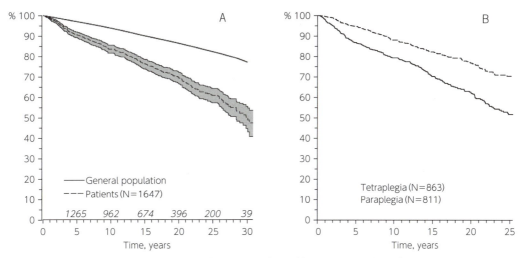

図6.25 A. 一般人口と脊髄損傷者の生存曲線の比較. B. 頸髄損傷者（Tetraplegia）と胸腰髄損傷者（Paraplegia）の比較
(Ahoniemi E, et al.: Survival after spinal cord injury in Finland. J Rehabil Med 2011; 43(6): 481-485より抜粋)

ます[9]。ただし、肥満の評価については体幹部の麻痺があるため、腹囲を基準に肥満を定義することは頸髄損傷者の場合適切ではなく、CTあるいは体組成計によって内臓脂肪の蓄積を評価すべきとされています。

また近年健常高齢者の健康寿命延伸を進める上で着目されているロコモティブシンドローム（運動器の障害により移動機能が低下した状態）も、頸髄損傷者の場合は上肢の機能障害による移動機能低下として顕在化することとなります。

このように、頸髄損傷者が長い慢性期を経て高齢に至る過程で留意すべき点は、麻痺と直接関連しない加齢性の病態が頸髄損傷者にも生じ得る、という事実を当事者と医療従事者が認識することです。その予防としては活動性を高く維持することと、食生活に注意をしながら体重を管理していくことが中心になります。

脊髄損傷者にとっての予防の重要性

昨今、健常高齢者に対し介護予防事業が自治体を中心に実施され、高齢者を対象とした運動機能の維持などが図られています。また要介護となる原因疾患を予防するために生活習慣病健診が40歳代以降の世代に推奨されています。これらはいずれも予防事業であり、健康政策の中心となるものですが、一方で脊髄損傷者を含む障害者に対しどのような予防事業を実施すればよいか、現時点では明確になっていません。したがって、ある程度は当事者が主体となって、自分の健康を予防の観点から見ていくことになります。

頸髄損傷者の場合、自宅で容易に体重を測れないことがほとんどで、健康管理を自立して行うには限界があります。また、慢性期の頸髄損傷者の多くが泌尿器科を中心とした医療機関に定期的に受診はしているものの、全身の健康状態をチェックする場面が少なく、自治体の健康診断も利用しにくいのが実情です。地域の中で健康について主治医となる医療機関を持ち、体重をはじめ定期的な血液検査を受ける体制をとることが望まれます。

文献

1) Middleton JW, Dayton A, Walsh J, Rutkowski SB, Leong G, Duong S: Life expectancy after spinal cord injury: a 50-year study. Spinal Cord. 2012; 50(11): 803-811.
2) Hackler RH: A 25-year prospective mortality study in the spinal cord injured patient: comparison with the long-term living paraplegic. J Urol. 1977; 117(4): 486-488.
3) Ahoniemi E, Pohjolainen T, Kautiainen H: Survival after spinal cord injury in Finland. J Rehabil Med 2011; 43(6): 481-485.
4) Osterthun R, Post MW, van Asbeck FW, van Leeuwen CM, van Koppenhagen CF: Causes of death following spinal cord injury during inpatient rehabilitation and the first five years after discharge. A Dutch cohort study. Spinal Cord 2014; 52(6): 483-488.
5) Nakajima A, Honda S, Yoshimura S, Ono Y, Kawamura J, Moriai N: The disease pattern and causes of death of spinal cord injured patients in Japan. Paraplegia. 1989; 27(3): 163-171.
6) Chikuda H, Ohya J, Horiguchi H, Takeshita K, Fushimi K, Tanaka S, et al.: Ischemic stroke after cervical spine injury: analysis of 11,005 patients using the Japanese Diagnosis Procedure Combination database. Spine J 2014; 14(10): 2275-2280.
7) Wu JC, Chen YC, Liu L, Chen TJ, Huang WC, Cheng H, et al.: Increased risk of stroke after spinal cord injury: a nationwide 4-year follow-up cohort study. Neurology 2012; 78(14): 1051-1057.
8) Wang CC, Lin CL, Wang GJ, Chang CT, Sung FC, Kao CH: Atrial fibrillation associated with increased risk of venous thromboembolism. A population-based cohort

study. Thromb Haemost 2015; 113(1): 185-192.
9) Maruyama Y, Mizuguchi M, Yaginuma T, Kusaka M, Yoshida H, Yokoyama K, et al. : Serum leptin, abdominal obesity and the metabolic syndrome in individuals with chronic spinal cord injury. Spinal Cord 2008; 46 (7): 494-499.

（緒方　徹）

7 性と出産、子育て

1 男性の場合

性機能と挙児に関して

本来は、性機能は高次の精神機能（情動・記憶など）と内分泌機能や神経機能さらには運動機能が複雑に関連したものと考えられています。しかし、頸髄損傷患者の場合には、受傷直後は自身の将来に対する大きな不安や後悔のために、うつ状態であり、物理的な神経や四肢の損傷のために、様々な程度の障害が発生しています。

従来は、生命予後が不良であったため、生殖年齢とそれ以前の頸髄損傷患者では問題になっていませんでした。近年では、排尿管理・排便管理などの排泄管理や胃瘻を含めた摂食管理や呼吸管理が進歩し、急性期を乗り切ることが可能になりました。さらに、回復期リハビリテーションを行う時期になると、福祉サービスの充実も後押しをして、早期社会復帰が可能となってきました。このため次世代を残すことに対する要求が強くなっています。

これらの、社会で自立した頸髄損傷患者の強い関心事である、性機能や挙児に関して、適切に対処することが求められています。

頸髄損傷患者の性や挙児の問題を考える上で、男女共通の事項になるのが、互いの異性との関わり合いがあります。お互いに異性に関心を抱くことは生殖年齢ではごく自然なことであり、少しでも相手によく思われようと努力することは、リハビリテーションの効果を引き上げる上でも有効であります。

この男女の関わり合いにおいて、頸髄損傷患者の場合にその後のカウンセリングや挙児の支援をする上で重要となることに、男女の障害の有無による差異があります。ペアを組む上では、①頸髄損傷患者：男性と健常者：女性、②頸髄損傷患者：女性と健常者：男性、③頸髄損傷患者同士（男性・女性）の3種類のパターンが考えられます。①②と比較して、③の場合は福祉サービスや公的・私的な扶助の必要性が多くなります。また、挙児に関して支援を行う場合には、当事者のカップルのみならず、結果として誕生する次世代の子供の福祉（子育てのできる家庭環境・教育環境など）を考慮して、長期的な計画を立てることが何より重要です。

以下に、男性頸髄損傷患者に関して、性の問題と挙児の問題について整理しましょう。

性機能と授精

男性の性機能には、性欲・勃起・性交・快感・射精があります。また、性行為の結果として、パートナーの妊娠に向けた授精へとつながります。

性欲は頸髄損傷部位より上位で司られているため、理論上は消失することはありませんが、受傷直後からリハビリテーション開始初期は、ほとんどすべての患者さんで「うつ」状態であるため、性欲は大幅に減退しています。しかし、回復期リハビリテーションが進み社会復帰を果たす頃（早い患者ではリハビリテーション開始直後）から女性に対する関心（性欲）がわいてきます。受傷時に思春期以前であった場合は、健常者の性欲ではなく女性に対する関心（興味）を抱くようになります。

■勃起

陰茎には、勃起を起こさせる仙髄（S2〜S4）に由来する副交感神経である骨盤神経、射精を起こさせる胸腰髄（Th11〜L2）に由来する交感神経である下腹神経、陰茎の知覚を伝達する体性神経である陰部神経（S2〜S4に由来）の3種類が分布しています。内陰部動脈から陰茎に陰茎背動脈・陰茎深動脈・尿道球動脈が分布しています。

性的刺激が加わると、骨盤神経終末から一酸化窒素（NO）が分泌され、血管が拡張し茎深動脈－螺行動脈への血液流入量が増加し、これにつながる陰茎海綿体洞へ血液が充満し、流出血管である貫通静脈を圧迫することにより、陰茎海綿体は緊満し、勃起が成立します（図6.26）。

頸髄損傷患者の場合は、完全麻痺であれば精神的な刺激による勃起は起こらないのですが、局所刺激による勃起は認められることが多いとされています。脊髄損傷患者では、Th9以上の80〜90％に、Th10以下で20〜30％に勃起が認められます。

局所刺激による勃起が誘発されても、性交可能な時間（10〜20分）程度の勃起を維持することは困難なことが多いため、勃起補助薬が必要になります。

勃起補助薬は国内では、シルデナフィル（〔製品名〕バイアグラ）、バルデナフィル（〔同〕レビトラ）、タダラフィ

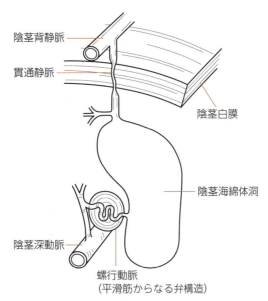

図6.26 陰茎勃起のメカニズム
（原図：奥山明彦，2000）

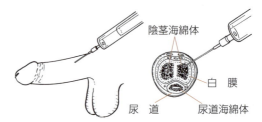

図6.27 勃起薬の海綿体内注射
（牛山武久，他：性機能と受精．頸髄損傷のリハビリテーション 改訂第2版，p.117より）

ル（〔同〕シアリス）の3種類が使用可能です。いずれも、神経終末から放出され陰茎海綿体筋を弛緩させる作用のあるNOが分解される時に必要な酵素であるPDE5（ホスホジエステラーゼタイプ5）の働きを阻害して、陰茎海綿体が拡張した状態を保つことにより、勃起を持続させる働きを持っています。

使用法は、狭心症や心筋梗塞のためにNO供給薬であるニトログリセリン製剤やニコランジル（〔製品名〕シグマート）等を服用している場合は、併用により血圧の急速な低下などが認められるために禁忌です。この点だけに注意すれば、その他の重大な副作用は極めて少ない薬剤であるといえます。治療開始にあたっては、禁忌薬や肝機能障害等がないかを調べることと、自費治療であること、さらにはこれらの薬剤は性欲を増加させたり、射精を誘発する作用はないことを説明する必要があります。

この他の勃起誘発（維持）法としては、陰圧式勃起補助具とPGE1（プロスタグランジンE1）陰茎海綿体内注射（ICI：Intracavernous Injection）（図6.27）がありますが、前者は陰茎を陰圧負荷の可能な筒状の器具に入れて陰茎海綿体に血液を充満させてから陰茎根部をシリコン製のリングで締めて勃起を維持するものです。後者は陰茎海綿体内に細い針のついた注射器でPGE1を注射して勃起を起こさせるものであり、現在（2016年）保険適用をめざして多施設共同研究が進められています。いずれも、保険適用外であること、さらには健常者の勃起障害患者と異なり頸髄損傷患者が自らこれらの処置をすることは不可能なため、パートナーの介助が必要なことと、あまりに人工的な感じがするため、実施している例は限られているのが現状です。

射精は、①精液の後部尿道への排出（Seminal emission）と、②後部尿道から外尿道口を体外への射出（Projectile ejaculation）から構成されています。さらに、③射精時には内尿道口は閉鎖しなければなりません。射精時には、陰茎皮膚からの知覚刺激が陰茎背神経ならびに陰部神経を経由する求心路により、仙髄に伝わりさらに上行して胸腰髄に伝えられ、内側視索前野からの調節を受けながら遠心性交感神経シグナルが腰内臓神経を経て精路に伝わり、同時に体性神経シグナルが陰部神経を経て精路に伝わり、尿生殖隔膜、球海綿体筋、坐骨海綿体筋の収縮を惹起し、精液が外尿道口から放出され、射精が起こります（図6.28）。

射精障害は上記の①～③のいずれかが傷害されて発症することになります。

頸髄損傷患者では、射精中枢であるTh11～L2への伝達路が遮断されているため、完全麻痺では通常の射精は起こりません。また、排尿管理のため経尿道膀胱バルーンカテーテルが留置されている場合は、射精路がふさがっているために射精は起こりません。

射精を人工的に誘発する方法としては、陰茎皮膚からのバイブレーター刺激（Penile Vibratory Stimulation：PVS）により胸腰髄射精中枢からのシグナルを誘発する方法があります。これには、肩こりの治療に用いられるようなハンディーマッサージ器が用いられていますが、射精の成功率は20～30%であるのに対して、専用の機器（Viberect-X3（Reflexonic, Frederick, MD, USA））（図6.29）では70%以上で有効であったと報告されています。

PVSで注意すべきことは、自律神経過反射（Autonomic hyperreflexia）であります。PVSを実施している最中や、射精誘発時に血圧の急激な上昇を来す危険があるため、初回の射精誘導は医療機関で医師の観察のもとに行うことが望ましいです。

この他には、直腸に電気刺激用のプラグを挿入して、射精を誘発する電気射精法（Electro Ejaculation：EEJ）がありますが、元々動物の射精を誘発して精液を得る手

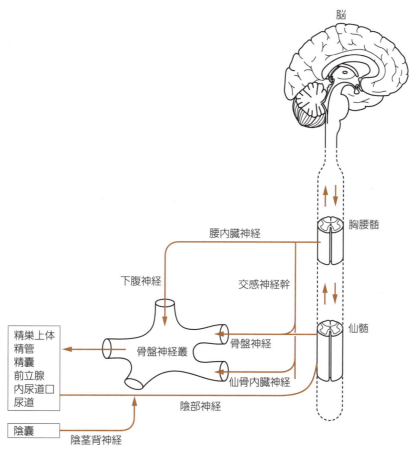

図6.28 射精に関わる神経系
（木原和徳：射精のメカニズム．吉田修・監修：新図説泌尿器科学講座4　内分泌疾患，性機能障害，メジカルビュー社，1999，p.337より）

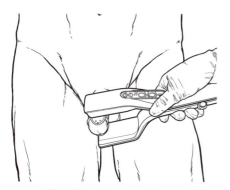

図6.29　Viberect-X3
これまでの，PBS用の器具より使用しやすく，23例/30例（775）で射精可能であったと報告しています．
（Castle SM, et al.: Spinal Cord 2014; 52: 527-529）

段として使用されてきた道具であり，潜在的に発熱による直腸損傷の可能性があるため，一部のリハビリテーション施設で用いられているに過ぎません（図6.30）．

これら，PVSやEEJで得られた射精液を，児を得るために用いるわけですが，射精液が十分な分量採取でき，さらにこれに含まれる精子の運動性や形態が良好であれば，人工授精（IUI：Intrauterine Insemination）に用いることが可能であります．

しかし，頸髄損傷患者では，定期的に射精できている方はいないため，精子運動率が低下していたり，併存する尿路感染症のため，白血球の多数混入した精液であることが多いため，IUIに用いても妊娠につながる可能性が低くなってしまいがちです．さらに，頸髄損傷患者では，受傷直後には尿道バルーンカテーテルが留置されており，間欠自己導尿に移った場合でも，尿路感染症の経精管感染のために，過去に精巣上体炎（副睾丸炎）に罹患した患者が多いという問題があります．精巣上体炎に罹患した場合，患側の精巣上体管は閉塞するため，罹患側からの精子は精液中に出てこなくなります．両側精巣上体炎の既往があれば，両側の精巣からの精子は射精液中に出てくることはなくなるため，射精を誘発しても無精子症となり挙児に用いることができません．

この場合でも，精巣では精子は形成されているので，精巣から精子を採取する精巣精子採取術（TESE：Testicular Sperm Extraction）が行われます．

また，PVSやEEJで得られた精子は機能が低くIUIで妊娠―出産に至ることができないことが多いため，顕微授精（ICSI：Intracytoplasmic Sperm Injection）を中心とした生殖補助技術（ART：Assisted Reproductive Technology）が用いられる割合が増加しています．

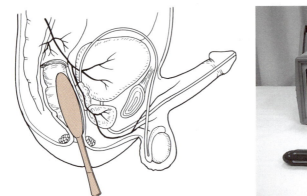
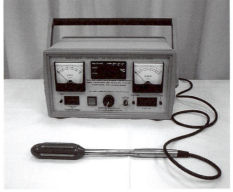

図6.30 電気刺激による人工射精
左：電気刺激の模式図，右電気刺激装置と刺激電極
（牛山武久，他：性機能と受精．頸髄損傷のリハビリテーション 改訂第2版，p.118より）

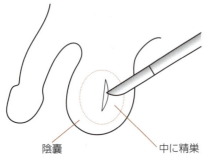

図6.31 TESE-ICSI

最近では、射精液では精子機能が低下しているため、精巣精子を用いた顕微授精；TESE-ICSI が多くの症例で用いられる傾向にあります。

挙児手段としてのTESE-ICSI

図6.31に示しますように、無麻酔ないしは全身麻酔または局所麻酔下に精巣から精子を採取し、これを通常は凍結保存した後に、経腟超音波ガイド下にパートナーの卵胞を穿刺して採卵した卵子に顕微授精する方法がTESE-ICSI です（http://maleinfertility.jp/pedia/C07.php参照）。

挙児と性行為の分離

性交渉の結果として、児に恵まれることは自然なことであると考えられますが、頸髄損傷患者の場合には、理想的な経過での挙児は困難な場合が多く、挙児に成功するまでに時間がかかる傾向があります。

このため、パートナーとの絆を深めるための性行為（ペニスの挿入を伴うような性行為からペッティングなどの行為を含む）と、挙児を分離して考えることも大切です。男性頸髄損傷患者の場合の挙児手段は、前述のように射精を誘発でき良好な精子が確保できる場合は、IUIを試みて5〜6回不成功であれば、体外受精や顕微授精へステップアップすることになります。

しかし、多くの場合頻回に射精することが困難なため、採取できた精子の質は不良であり、ステップアップされることになります。さらに、精子機能が悪い場合や射精誘発ができない場合には、精巣精子を用いた顕微授精（TESE-ICSI）が最も有用な挙児手段になります。

最近の研究で、頸髄損傷受傷時からの時間が経つほど、精巣精子の回収率や回収できた精子の質が低下するということが、明らかになっています。この原因は、車いすに長時間座っていることによる、精巣の温度上昇や、精巣の血流障害が考えられています。

このため、先進的な施設では、急性期を脱してしてリハビリテーションを開始した頃に、将来の挙児に備えてTESE を行い採取された精巣精子を凍結保存することが行われています。このことは、未婚の患者にも適応されており、長期の精子凍結保存になるものの、患者自身に将来自分の子供を授かるチャンスを手にすることで、リハビリテーションを含めた治療・人生設計に積極的になる効用もあることが知られてきています。

相談のすすめ

脊髄損傷患者でも、十分に自分の児を得ることができる時代になっています。これらの患者のことを理解し、十分な治療を行える施設に、なるべく早期に相談することが大事です。

日本生殖医学会のホームページを参考にしてください。
http://www.jsrm.or.jp/index.html

（岡田 弘）

2 女性の場合

　今日、リハビリテーション医学の進歩に伴い、身体障害をもつ人々の機能回復と社会復帰は大きく向上しており、近年は障害者の生活向上や社会復帰と就労、さらには2016リオデジャネイロ・パラリンピックで活躍された選手に代表されるスポーツに至るまでの非常に幅広い領域に発展しています。その中で、若い障害者については将来の結婚や家庭生活といった人生設計やその支援もリハビリテーション医学が取り組む重要なテーマです。本稿では、こうした最近の趨性に鑑み、「臨床リハビリテーションにおける生殖・周産期医療との接点と協力体制」に関して、私どもの経験を含めて概説します。

リハビリ医療と生殖・周産期領域との接点

【国立身体障害者リハビリテーションセンター（NRC）と防衛医科大学校（NDMC）の連携と成果】

　NRCとNDMCは埼玉県所沢市内に隣接し、歴代総長・病院長のご理解によって両施設の交流は活発であり、その中で元病院長（牛山武久氏）は泌尿器科の立場から男性不妊の克服に取り組んでおられました。一方NDMCでは防衛医学の一分野である戦傷・災害リハビリテーション研究とともに先端医療である「体外受精」や「腹腔鏡下手術」を進めており、1990年代から両施設のコメディカルの方々とも協力して「女性脊髄障害の妊娠・分娩プロジェクト」が始まります。しかし、当初は参考文献が少なく、それぞれの妊婦に対しては手探り状況の中で、両施設の医師のみならずリハビリ訓練士と助産師・看護師等のコメディカルスタッフが協議を重ね、実績を積むことで臨床報告や患者さんへの情報提供も可能となってきました[1,2]。一方で、全国規模で経験者へのアンケートや、また直接の面会を通じて実際の経験や問題点、さらには取り組むべき課題などを伺う研究調査を開始しました。これらの取り組みは、2008年に女性身体障害者の実態と今後への対応に関する包括的な研究に結実し[3]、本邦における初めての「女性身体障害者における妊娠・分娩に関する調査研究」として上梓され、2009年に臨床リハビリテーション賞（金原一郎医学財団）を共同受賞しました[4]。

本邦における妊娠・分娩例の概要

　受傷直後の精神的ストレスや外傷に伴う卵巣機能への影響や、社会復帰後の妊娠・分娩に関する具体的な支援

や合併症への対応など、これまで参考となる資料や文献は十分ではなく、今後産婦人科が取り組むべき重要な分野と考えています。

　本邦における脊髄損傷女性の妊娠・分娩に関する報告は、1970年代から産婦人科および麻酔科の専門誌に報告されています[5,6]。これは臨床リハビリテーションが医学的にも社会的にもより充実・発展した時期に相当し、このことは交通事故やスポーツ外傷によって脊髄損傷となった若い女性が、適切なリハビリテーション医療と訓練によって再び社会へ復帰し、その後に一般社会人として家庭を築くことが可能となったことが背景にあります。また、国立および公立のリハビリテーション専門施設が広く全国各地に設立され、国民に「バリアフリー社会」の重要性と必要性が大きく認識されたことも、身体障害者の妊娠・分娩の可能性を大きく広げる重要な要因となっています。

　表6.20は1970年代から2005年頃までの自経例を含む本邦における脊髄損傷女性の妊娠・分娩の報告例をまとめたものです。これらは産婦人科医・麻酔科医・リハビリテーション専門医がそれぞれの立場で臨床的な注意点を述べていますが、特に自律神経過反射（Autonomic Hyper-Reflexia：AHR）に対する適切な管理が重要と指摘されています。AHRは、脊髄損傷の妊婦さんにおいて子宮収縮などの大きな変化が生じた場合、下半身への上位神経のコントロールが困難となることで、急な血圧上昇などの副反応が生じ、時に重篤な事態に発展する危険もあって、事前の準備と対応が重要です。なおAHRは約100年前の1917年にHeadとRiddochによって報告されています[7]。

　1999年、前述の牛山らは出産経験のある方々に連絡や面接を通じた調査報告を行っています。ご協力いただいた女性は24名（出産児33名）で、損傷レベルは頸髄6名、胸髄15名（Th1～6損傷：8名、Th7～12損傷：7名）、腰椎3名で、受傷時の平均年齢は16.2歳、第1児出産時の平均年齢は29.3歳です。妊娠中に発生する問題点としては、①尿路感染症、②切迫早産、③褥瘡、④AHRなどが挙げられています（表6.21）。脊髄損傷の妊婦さんにおいては、平均約10kgの体重増加によって脊柱や関節に負担がかかるとともに、徐々に大きくなる子宮によって膀胱や尿管は圧迫され、膀胱炎や腎盂腎炎が発症しやすくなります。また局所の清潔管理が十分でない場合、非特異的な腟炎に起因する切迫早産や前期破水にも十分注

7 性と出産、子育て　281

表6.20　本邦における脊髄損傷合併の妊娠・分娩報告

発表年	障害レベル	分娩（week）	児体重（g）	AHR	分娩様式	麻酔
1978	Th9	40	2,995	（−）	CS	GA
	L1	39	2,430	（−）	CS	GA
	L2	39	2,350	（−）	CS	GA
	L2	39	2,730	（−）	CS	GA
	L2	40	2,995	（−）	FD	（−）
	L2	39	2,690	（−）	CS	GA
1982	Th5	38	2,610	（−）	NVD	（−）
1984	Th2	39	2,260	（+）	NVD	（−）
1987	C8	37	2,386	（+）	CS	SA
	C8	40	2,677	（+）	NVD	（−）
1980	C5	40	2,704	（+）	NVD	EDA
1995	Th5	39	3,092	（+）	VE	EDA
1999	Th3	38	2,972	（+）軽度	VE	EDA
	C6	38	2,975	（+）軽度	VE	EDA
2006	Th3	38	2,865	（+）	NVD	EDA
	Th3	37	2,984	（+）	NVD	EDA
平均		38.6	2,732			

C：頸髄　　Th：胸髄　　L：腰髄　　AHR：自律神経過反射　　CS：帝王切開
NVD：経腟分娩　　FD：鉗子分娩　　VE：吸引分娩　　GA：全身麻酔
SA：脊髄麻酔　　EDA：硬膜外麻酔
（古谷健一：総論：女性脊髄障害者の妊娠・出産. 牛山武久, 他・編著：私もママになる～脊髄損傷女性の出産と育児, 日本せきずい基金, 2008より. 一部改変）

表6.21　妊娠時の合併症（重複記載含）

・尿路感染症	8（24%）
腎盂腎炎	6（18%）
膀胱炎	2（ 6%）
・褥瘡	7（21%）
・切迫早産	5（15%）
・前期破水	3（ 9%）
・PIH*	3（ 9%）
・重症悪阻	1（1%）

*妊娠高血圧症候群
（牛山武久, 他：女子脊髄損傷者24名の妊娠出産. 日本パラプレジア医学会雑誌1：250-251, 1999より. 一部改変）

意する必要があります。特に脊髄損傷女性では慢性的な尿路感染症に対する長期間の抗生物質が投与されている場合があり、一般女性では見られない細菌種や耐性菌が検出されることがあります。すなわち、一般に認められる腟の常在菌Lactobecillus（乳酸菌の一種）が減少・消失して「腟の自浄作用」が低下する、いわゆる「細菌性腟症」に特に注意して妊婦管理を行うことが重要とされています。

表6.22に脊髄損傷レベルと分娩および麻酔の選択に関する報告（牛山ら1999、Verduyn 1986）を示します。本邦では、障害の部位がTh7レベルを境界としてTh6より上位の障害では帝王切開の割合が71.4%とTh7以下の52.6%より高率であり、Verduynの報告との相違が

見られます。その背景として、Verduynが報告した症例では高位障害者における麻酔管理上のリスクから、分娩時間は延びても開腹手術の帝王切開をできるだけ回避していたことが想定されます[8]。

麻酔法の選択では、本邦ではすべての損傷レベルを包括して全身麻酔42.2%、硬膜外麻酔6.1%と全身麻酔の頻度が高く、これは帝王切開の頻度が高いことが背景にあると思われます。一方、帝王切開は経腟分娩より母体への負担が大きいことから、実施においてはあくまでも「産科適応」に準ずるべきであり、安易な選択には慎重な対応が求められます。

ところで、障害を有する妊産婦を受け入れる医療施設に関しては、患者の立場で多くの課題や要望が指摘されています（表6.23）。医学的な案件は院内カンファレンス等で多くは解決されますが、施設に関する事案として、バリアフリー環境を今後さらに多くの施設で取り組むことが重要でしょう。

実際の脊髄損傷妊婦の管理・分娩

実際の2症例の妊娠・分娩経過を示します。いずれも事前に両施設間で情報の共有化を図り、毎月1回はNRCの婦人科外来を受診し、その他はNDMC病院にて管理しました。特に身体的配慮や日常の問題点などは、NRCにおける経験豊富な看護職の評価を受けて対応しまし

表6.22 脊髄損傷部位による出産・麻酔法の比較

損傷部位		Th6以上		Th6以下		計
		牛山ら*	Verduyn**	牛山ら	Verduyn	
(1) 分娩様式	経腟分娩	4 (28.6%)	20 (74.1%)	9 (47.4%)	11 (47.8%)	44 (53.0%)
	CS	10 (71.4%)	7 (25.9%)	10 (52.6%)	12 (52.2%)	39 (47.0%)
	計	14 (100%)	27 (100%)	19 (100%)	23 (100%)	83 (100%)
(2) 麻酔法	全身麻酔	7 (50.0%)		7 (36.8%)		14 (42.4%)
	硬膜下麻酔	1 (7.2%)		1 (5.2%)		2 (6.1%)
	腰椎麻酔	1 (7.2%)		2 (10.6%)		3 (6.1%)
	なし	5 (35.6%)		9 (47.4%)		14 (42.4%)
	計	14 (100%)		19 (100%)		33 (100%)

*1999年　**1986年　(文献1, 2, 8より作成)

表6.23 医療施設の取り組み

1. 施設の課題
   - バリアフリーの充実
   - 入口が入り難い
   - 駐車場の問題
   - 障害者用のトイレ整備
   - 体重測定の器具
   - 授乳室が狭い
2. 医療機関の課題
   - 患者の身体的状況の把握
   - 褥瘡予防のマット
   - 院内における関係診療科との連携

(牛山武久, 他：女子脊髄損傷者24名の妊娠出産. 日本パラプレジア医学会雑誌1：250-251, 1999より. 一部改変)

た。また事前に大学の病院の麻酔科・小児科と綿密なカンファレンスを通じて、緊急事態に対する複数回のシミュレーションを実施しました。

■ 症例1（図6.32）

妊婦さんは30歳代、Th3レベルの損傷で妊娠中は特に問題なく経過しました。また切迫早産や妊娠高血圧症候群（PIH）は認めず、胎児の成長は順調でした。妊娠40週に、子宮収縮に伴うストレスが誘因となるAHR防止の目的で、腰椎のL1-2とL3-4の2箇所に硬膜外麻酔カテーテルを留置し、分娩誘発を実施しました。陣痛と分娩経過は良好で血圧の変化も正常範囲でしたが、途中で遷延分娩の産科的適応にて全身麻酔下に帝王切開を行い、男

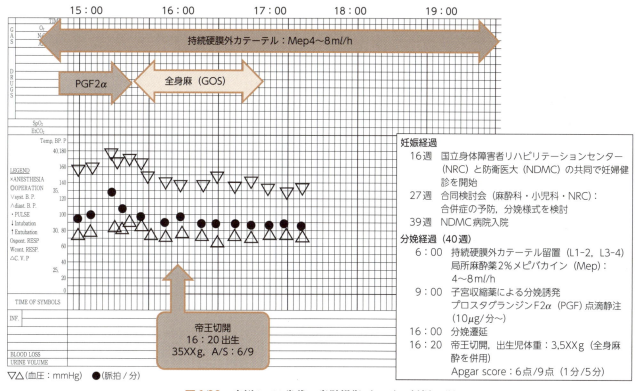

図6.32 症例1：30歳代，脊髄損傷（Th3），妊娠40週

児3,5XXgが無事に出生しました。出生児のApgar score（児の循環呼吸および活動状況の指標で、10点が満点で、7点未満は蘇生対象）は、出生1分後は全身麻酔による影響もあって6点でしたが、5分後は9点と正常でした。分娩後は帝王切開の創部刺激に伴うAHR予防として硬膜外カテーテル留置は持続させました。その後母児ともに無事退院しました。

■ 症例2（図6.33）

妊婦さんは20歳代、高位脊髄損傷（C5）で、症例1よりもハイリスク妊婦です。妊娠21～22週に、前述した頻度の高い合併症である腎盂腎炎と切迫早産にて入院治療を受けています。妊娠38週に不規則子宮収縮にて入院。分娩管理は、C5の高位障害であることから、できるだけ帝王切開は回避して経腟分娩の方針とし、麻酔は症例1と同様に2箇所に硬膜外麻酔カテーテルを留置し、子宮収縮薬（オキシトシン等）を用いて子宮収縮を調節しました。分娩経過は順調で、最後は本人が妊婦の「いきみ（腹圧）」ができないことから吸引分娩にて男児2,9XXg、Apgar score 8点（1分）/10点（5分）を無事に出生しました。産褥経過は、順調で母児ともに無事退院しました。

おわりに

今日、リハビリテーション医療は大きく進歩し、多くの身体障害者の機能回復と社会復帰に貢献しています。特に若くして障害を有した女性の生活と妊娠・出産の支援は重要な課題です。今回、本領域の国立センターであるNRCと大学病院のNDMCが共にその特徴を生かして協力し、本邦における「脊髄損傷女性の妊娠・分娩」に関する取り組みに関する一つの「魁（さきがけ）」となり、その概要と関連する全国調査の成果を述べる機会を得ました。

今後は、全国のリハビリテーション施設と地域の産婦人科医が協力して挙児を希望する女性身体障害者への理解と支援がさらに充実することを強く期待したいところです。

文献

1) 牛山武久, 鈴木常貴, 道木恭子, 古谷健一：女子脊髄損傷者24名の妊娠出産. 日本パラプレジア医学会雑誌 1：250-251, 1999.
2) 古谷健一：II-1. 総論：女性脊髄障害者の妊娠・出産. 牛山武久, 古谷健一, 道木恭子, 吉永真理・編著：私もママになる～脊髄損傷女性の出産と育児, pp.85-90, NPO法人日本せきずい基金, 2008.
3) 道木恭子, 岩谷力, 牛山武久, 永松秀樹, 古谷健一：脊髄損傷女性の妊娠・出産に関する調査研究. 総合リハビリテーション 36：701-706, 2008.

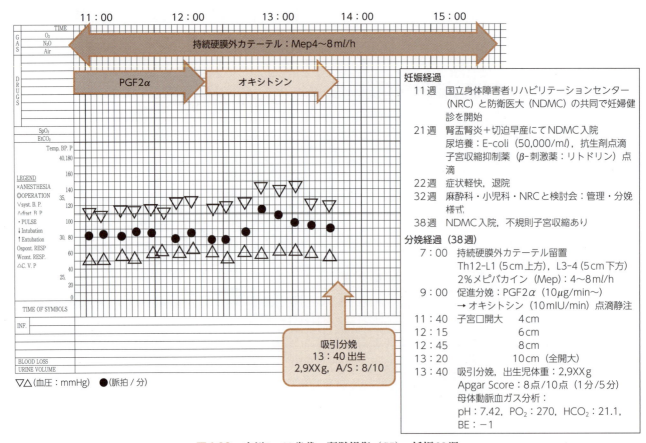

図6.33　症例2：20歳代，頸髄損傷（C5），妊娠38週

4) 道木恭子：臨床リハビリテーション賞を受賞して．http://www.rehab.go.jp/rehanews/japanese/No314/9
5) 加瀬宏明，加藤龍太，関塚直人，高桑好一，田中憲一：硬膜外麻酔にて経腟分娩した高位脊髄損傷者の妊娠分娩の一例．日産婦誌 47：957-960，1995．
6) 山田信一，中川景子，津田勝哉，上田沙和子，上田直行，加納龍彦：高位脊損妊婦の経腟分娩・手術の麻酔管理．麻酔 55：1176-1180，2006．
7) Head H, Riddoch C：The autonomic bladder, excessive sweating and some other reflex conditions in gross injuries of the spinal cord. Brain 1917; 40: 188-194.
8) Verduyn WH：Spinal cord injured women, pregnancy, and delivery. Paraplegia 1986; 24: 231-240.

（古谷健一）

3 子育て

頸髄損傷の方にとって、「子育て」は、"子供がほしい"と考える時に、大きな壁になっているのかもしれません。「どうやって抱っこするの？」「どうやっておむつを交換するの？」など、不安や疑問が尽きないかもしれません。こうした不安を少しでも減らすためには、"事前の準備"が大切です。車いすに乗った状態で楽におむつ交換ができるように、ベビーベッドを改良したり、授乳がしやすいように哺乳瓶にマジックベルトを取り付けたり、また、利用できる地域の育児支援制度を確認するなどしておくことで、できることがたくさんあることに気づくことができます。

確かに、赤ちゃんがある程度大きくなるまでは、授乳やおむつ交換のたびに「誰か手伝って！」と思うでしょうし、沐浴は「一人では無理！」という話も経験者の方から伺います。

ですから、実際に子育てを経験した方々から、具体的にどんなことが大変だったか、どのように行ってきたかについて教えていただいたことを紹介します。何もかもできるというわけにはいきませんが、できないことの中にも一緒にできることがたくさんあるようです。

授乳

生まれたての赤ちゃんは、柔らかくて抱っこするのも大変です。車いすで授乳する時は、授乳クッションを利用すると便利です（図6.34）。哺乳瓶を持つことが難しい場合は、マジックベルトを哺乳瓶に取り付けると授乳もミルクを作る操作も楽にできます（図6.34、図6.35）。

ベビーベッドに寝かせたまま授乳する場合は、ベビーベッドの下の部分を切り取り、柵が両開きになるように改良すると、車いすのまま授乳しやすくなります（図6.36）。

夜間などに自分がベッドで寝ている状態で母乳をあげる場合は、自分の胸の上に抱いて授乳すると安心です（図6.37）。また、「電動ベッドがあれば、夜の授乳はギャッジアップして起き上がれば、背もたれがあり安定感がある」と、夜間の授乳が必要な期間だけ電動ベッドをレンタルしていた人もいました。

おむつ交換・着替え

ベビーベッドを改良しておくと、車いすでのおむつ交換や着替えが安心してできます。

赤ちゃんが小さい時（寝返りをうたない時期）であれ

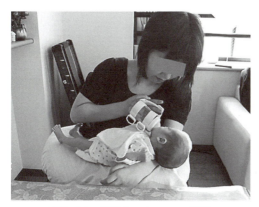

図6.34　授乳クッションの利用

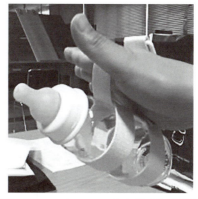

図6.35　マジックベルトを付けた哺乳瓶

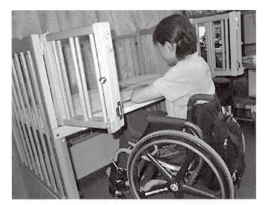

図6.36　ベビーベッドの改良

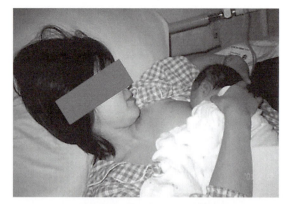

図6.37　横になっての授乳

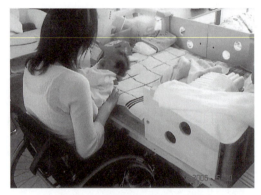

図6.38　食事用テーブルの利用

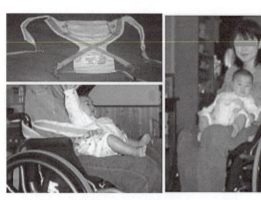

図6.39　車いすで抱っこして散歩

ば、食事用のテーブルの上にベビークーファンを設置してその中でおむつ交換をすることもできます（図6.38）。

赤ちゃんの動きが活発になってくると、おむつ交換やお着替えが大変になってきます。ベビー服のひもの部分をマジックテープに付け替えておくと、着替えが少しやりやすくなります。

病院、保健所などでベビー人形を借りて、おむつ交換の練習をしておくとイメージがつきやすいようです。

沐浴

沐浴はほとんどの人がどなたかに手伝ってもらっていました。自分でできなくても、顔を拭いたり、頭をなでたり、話しかけたりしながら、沐浴を一緒に楽しむことができます。

ベビーバスもいろいろな種類があります。持ち運びに便利なクッションタイプのものや、キッチンや洗面台に入るシートタイプのベビーバスなどもあります。

散歩

車いすで抱っこした状態で散歩をする時は、ベビーキャリーやベビースリングを利用すると便利です（図6.39）。大きくなってしっかり立てるようになったら、車いすのステップに立たせることもできます。歩くよう

になったら、散歩ひもを使うこともできます。できれば、家族や友人と一緒に出かけると安心です。

遊び

赤ちゃんが"はいはい"をするようになるとベビーベッドでは狭くなるので、床で遊ぶようになります。大人用のベッドで遊んだり、床にマットを敷いて一緒に遊んでいる人もいます。

※車いすと床の移乗用に、電動昇降座椅子を利用している人もいます。電動昇降座椅子は、赤ちゃんが車いすから落ちてしまった時など、抱き上げられないため、床に降りなければならない時にも役立ったとのことです。

病気の時

赤ちゃんが突発的な病気にかかった時に、一人で病院に連れて行くことが難しい場合があります。家族や友達に付き添ってもらえればいいのですが、厳しい状況の時もあります。あらかじめ、地域の支援制度や利用できるサービスについて情報を得ておくことをおすすめします。

ヘルパーの利用について

障害者総合支援法の育児支援を使うことができれば、

授乳、沐浴、保育園の送迎、赤ちゃんの受診などに関する支援が受けられる場合があります。状況的に支援の対象とならない場合もあります。

以下に、障害の有無に関係なく利用できるサービスの一部を紹介します。自治体によってサービスは異なります。民間のサービスも多様ですので、料金制度や会員登録などについて確認しておきましょう。

■産前産後支援ヘルパー

産前・産後の体調不良のため、家事や育児が困難なお母さんのいる家庭にスタッフを派遣し援助することで、お母さんの精神的・肉体的負担を軽減し、産前・産後の生活をサポートするサービス。

■産褥シッター

産後、お母さんの体調が妊娠前に戻るまでの6〜8週間の間をサポートするサービス。赤ちゃんのお世話のほか、料理や洗濯、買い物などもしてくれる。

■シルバー人材センター

地域ごとに設置されていて、60歳以上の高齢者が会員登録をし、地域の福祉活動を行う団体（公益社団法人あるいは一般社団法人が多い）。営利目的ではないので低料金で依頼できる。

環境を整え、地域のサービスを活用することで、子育ての大変さを少しは軽くすることができると考えます。それでも、毎日の子育てにおいては、突発的なことが多く、予測がつきません。そうした時に、公園や保育園、学校などで知り合った友達、近所の人たち、自治会の高齢者の方々の協力は大きな支えになります。子育てには地域の人々とのつながりが重要だと考えます。

子育てを経験した方々からのメッセージは、「子供が、自分の障害の一番の理解者。そして子育ては一番のリハビリ」です。

文献

- 道木恭子：女性障害者の妊娠・出産・育児. 総合リハ 39 (7)：639-64, 2011.
- 道木恭子：女性脊髄障害者の不安・悩み. 妊娠・出産・育児（シンポジウム「女性心身醫學をめぐる新しい取り組み」これからの女性心身醫學におけるサイエンスとその展望：分子レベルから臨床醫學まで. 第39回日本女性心身醫學會學術集會）, 2010.
- 道木恭子：障害のある人の恋愛, 結婚, 性について思うこと. リハビリテーション 520：20-24, 2010.
- 道木恭子：女性脊髄障害者の妊娠・出産の現状と課題, 助産雑誌 64(5), 2010.

（道木恭子）

8 レクリエーション

1 総論

　社会における障害者の在り様をどう捉えるかという点について、WHOは2001年にICF（国際生活機能分類：International Classification of Functioning, Disability, and Health）というモデルを発表しました（図6.40）[1]。このモデルは、健康と病気（変調、疾病）が社会における個人にどのような影響を及ぼすかということを捉えるためのモデルです。健康状態、病気によって人は何らかの心身機能・身体構造に機能障害をもつことが考えられます。例えば頸椎、頸髄の損傷によって四肢麻痺という機能障害をもつことになります。そしてそのような機能障害によって日常生活活動や、外出、買い物などの活動に支障がでます。またそのことによって、仕事ができなかったり、他人との交流が妨げられたりといった社会参加に支障がでます。また、四肢麻痺による機能障害のみならず、痙性や、痛み、褥瘡などの合併症によって、機能障害はより強くなることもあるでしょう。痛みのためや強い痙縮、褥瘡のために生活のための活動ができなくなり、そして社会参加は妨げられます。このように健康状態や機能障害はその人の活動や社会参加の妨げとなりますが、同時にその人の住んでいる環境や個人的特性（性格、主義信条など）も影響するでしょう。開発途上の国に住んでいるか、先進国に住んでいるかとか、雪国か、町中かなどで、活動の仕方や、機能障害の活動や社会参加に及ぼす影響は変わってきます。

　このような関係を実際の脊髄損傷の方々で調査した結果では、機能障害と活動はほとんど同一と考えてよく、機能障害の障害度を表わす重要なADL（日常生活活動）として移乗、排尿の自立が重要な要素を占め、活動が社会参加に関連し、参加の妨げられた状態としての社会的不利に大きく関わっているのが職業であるということが示されています[2]。全国労災病院脊髄損傷データベースによれば、脊髄損傷者の就労率は12.2%と高くはありません[3]。国立障害者リハビリテーションセンターを退院した脊髄損傷者に対する調査では38%でした[4]。このようにデータによって就労率はばらつきがあります。

　次に社会に暮らす頸髄損傷者の生活に関する指標としてQOL（生活の質）というものがあります（図6.41）[5]。生活の質とは、健康、機能、活動、参加、環境（経済、気候、風土等）、個人特性、個人の満足度などが含まれます。つまり、ICFのモデルに含まれるすべての要素がよい状態である時にQOLが高いというわけです。このような指標は、例えば、医療や保健福祉の政策、治療がどのような効果、影響を及ぼしたかを包括的に知りたい時などに用いられます。治らない病気や、慢性疾患等の治療について、その効果を知りたい時など、治ったかどうかが指標にならないような場合にその効果、生活の改善等を知りたい目的で開発されたものです。ですから、単に満足して暮らしているからといってQOLが高いというわけではありません。個人では解決のつかない要素も含まれるからです。また、QOLが低いからといって不幸だというわけではありません。頸髄損傷の人たちのQOLは低いことが多いと思います。健康、機能障害、活

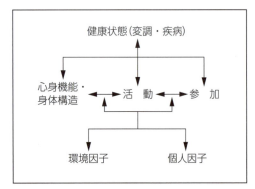

図6.40　障害構造
（障害者福祉研究会・編：ICF国際生活機能分類；国際障害分類改定版，中央法規出版，2002, p.17より改変）

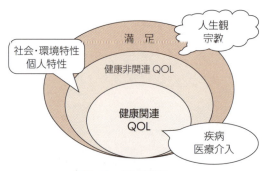

図6.41　健康関連QOL
（池上直己，他・編：臨床のためのQOL評価ハンドブック．医学書院，2001, p.5より改変）（またFukuhara S, Bito S, Hsiao A, Green J, and Kurokawa K : Translation, adaptaion, and validation of the SF-36 Health Survey for use in Japan. Journal of Clinical Epidemiology 1998; 51(11): 1037-1044. ／ Fukuhara S, Ware JE, Kosinski M, Wada S, Gandek B : Psychometric and clinical tests of validity of the Japanese SF-36 Health Survey. Journal of Clinical Epidemiology 1998; 51(11): 1045-1053. ／福原俊一，鈴鴨よしみ：SF-36 v2 日本語版マニュアル．NPO健康医療評価研究機構，京都，2004（www.i-hope.jp）

動に関して低かったりできないことがあるからです。しかし、そうであっても生活の中に生き甲斐を見出し、幸せな生活を送っている人々も多いことは事実です。ですから、QOLは決して幸福感の指標ではありません。

医療やリハビリテーションの分野では、このような広い概念の中から健康に関連するものだけを測る健康関連QOLという概念があります。これは医療や福祉施策がその人の生活の質をどう変えたか、効果があったかどうかをより厳密に測る目的で開発されたものです。代表的なものとしてSF-36[6]があります。

QOLの測定は福祉や医療施策の効果を判定するために行われますが、QOLを構成する要素を検討することによって個人の生活の質を向上させるためには何をすべきかということが逆に見えてきます。

参加の損なわれた状態をハンディキャップがあるといいます。頸髄損傷者が社会で暮らしていくためにはハンディキャップをなるべく少なくすることが必要となります。社会参加には、就労、就学のみならず、自分で判断して決定できること、自分で出かけられること、自分で自分のことができること、人との付き合い、娯楽、経済力があることが必要となります。頸髄損傷者は四肢麻痺はあるとしても、その他の要素に関して社会政策やその他によって様々な工夫の余地があり得ます。

文献

1) 障害者福祉研究会・編：ICF 国際生活機能分類国際障害分類改定版. 中央法規, 2002.
2) 飛松好子, 土肥徳秀, 中村隆一, 他：脊髄損傷者の社会参加に関する共分散構造解析. 日整会誌73(2)(3), 1999.
3) 住田幹男：脊髄損傷のリハビリテーション（リハビリテーション医学白書）. 日本リハビリテーション医学会, 2003.
4) 初山泰弘：脊髄損傷者の社会参加における問題点に関する調査研究報告. 平成10年3月.
5) 池上直己, 福原俊一, 下妻晃二郎, 池田俊也・編：臨床のためのQOL評価ハンドブック. 医学書院, 2001.
6) The Health Institute (THI), International Resource Center (IRC) for Health Care Assessment : How to score the MOS 36-Item Short-Form Health Survey (SF-36). MOS trust, Boston, MA 1991.

（飛松好子）

2 レクリエーションとレジャー

レクリエーションやレジャーとは何でしょうか？ これらは、具体的な何かを生み出したり、生命を維持するための生活のために必須のものではありませんが、人間が人間らしく生きる上で大切なものです。これらは、ICFのモデルでは、「参加」のカテゴリーに含まれ、これらが保証されるということは、生活の質（QOL）の向上という点で大切なものです。では、頸髄損傷者はどのようなレクリエーションやレジャーを楽しんでいるでしょうか？

インターネットの使用

パソコンの利用で、文章を書いたり、絵を描いたり他人との通信を楽しんだりということが当たり前にできるようになりました。作業療法では頸髄損傷者に、このようなパソコンの利用の仕方を教えたり、そのために必要な自助具を作製したりというメニューがあり、これは特別なことではありません。またゲームなども楽しむことができます。速さを要求されるシューティングゲームなどは難しいですが、速さを要求されず、じっくり考えてゲームを進めるロールプレイングゲームなどは、頸髄損傷者には最適な遊びといえます。

自分で操作してインターネットに接続することが可能です。パソコンはキーボード方式で、キーを押すという操作が必要ですが、タブレットではタッチペン操作や指先で入力することができます。携帯電話もスマートフォンを使えばタッチペンでメールやインターネットの検索、ゲーム等が楽しめます。タッチペンの操作は、自助具を付けて上肢で行うか、肘と肩の機能が弱ければ、スプリングバランサーと自助具を使用しても可能です。またさらに障害が重い場合（C4以上）口でタッチペンを操作するという手もあります。これらは作業療法士が、自助具の使用、操作の姿勢やタブレットの位置調整等を含めて対応します。家でのセットアップは家族が行うことになります。友人や離れた家族との会話をメールで行うことができます。インターネットの使用で、情報を集めたり、買い物をすることもできます。

旅行、外出

外出ということに関しては、支援費制度の利用による、ヘルパーによる介護、外出の付き添いなどを使って、旅行をすることも可能です。旅行会社では、車いすの人のためのツアーも用意されています。例えば、インターネットで車いすと旅行というキーワードで検索すれば車いす使用者の参加できる旅行を扱っている旅行会社

やツアーを検索することができます。

外出の際に心配なことはトイレです。外出の時には自己導尿ではなくカテーテルを留置するという人もいます。オムツやパッドを準備する人も多くいます。また車いすで出入り可能かどうかというアクセシビリティも心配です。これらのことも事前に調べることが必要です。

趣味

ものの制作という点ではどうでしょうか？ 口で絵筆をとっている人がいます。自助具を使って文化刺繍をしたり、ピンセットを使ってプラモデルを作るのが得意なC6の人もいます。ピアノを弾くとかバイオリンを弾くといったことは難しいのですが（指を1本1本分離して使わねばならないので）、しかしできることもいっぱいあります。パソコンやタブレット、スマートフォンを使えば、文章を書く（小説、エッセイ、手紙、日記等）、絵を描く、作曲をするなどといったことが可能です。

公共の場で、遊びの援助をするところとして、障害者スポーツセンターや福祉センターがあります。前者は障害者がスポーツをするための施設です。後者では、手芸や、作品の制作、料理教室や歌など、様々な活動があり、身体機能維持のみならず、QOLの観点からも利用が望まれます。これらは在住する地域の役所で探すことができます。内容は市町村で異なるので確かめる必要があります。

（飛松好子）

3 レクリエーションスポーツ

レクリエーションとは、スポーツや文化など様々な場面で用いられています。詳細な概念は、他誌にお譲りして、ここでは、運動やスポーツに限定したレクリエーションについて、紹介したいと思います。

レクリエーションスポーツは、身体的には、機能維持や健康づくりなど退院後の日常生活への好影響を主眼としながら、活動を行うことにより感じる達成感、充実感、満足感などの「プラスの感情」[1]が引き起こす個人個人の生きがいづくりサポートと考えることができます。

特に、頸髄損傷者では、その障害レベルによって、様々に生活環境が変化し、その環境や段階に応じた活動を導入しないと、レクリエーション＝楽しみ→生きがいづくりにつながらないことがあると考えられます。

そのため、「プラスの感情」を引き出すために、リハビリテーションスポーツの専門家（運動療法士やリハビリテーション体育士）のアドバイスに基づいたちょっとした工夫を活用してください。

障害者スポーツには、他のスポーツにはないクラス分けやルールを対象者に合わせて設け、プレーを行う特徴があります。ここでは、皆様がご存知のスポーツ種目にちょっと工夫を加えた種目（例）を紹介します。

● スロープ卓球（図6.42）

電動車いすレベル（C4）の対象者の呼吸機能向上を目的として、すでに活用していた種目をさらに対象者の障害レベルに合わせて、卓球台（角度とガード）とルール（立ち位置）を変更し、ゲーム性を高め、誰もが参加可能な卓球へと活用しました。肺活量や息を吐き出す力によって、ボールの勢いが変わりますので、その強さに合わせて、ルールを工夫することでラリーも楽しめます。

● ミニビリヤード（図6.43）

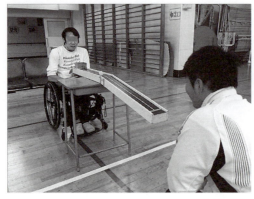
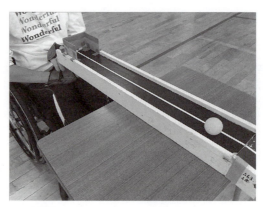

図6.42　スロープ卓球

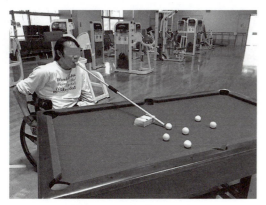

図6.43　ミニビリヤード

ダイナミックな身体活動が困難な電動車いすレベルの方を対象に、卓球の玉、スポーツ吹き矢のボール、固定台を活用し、ミニビリヤードを考案しました。ターゲットスポーツの特性を活かしながら、機能と勝敗に配慮して実施しています。

またその一方で、近年、一般のスポーツにパラリンピックスポーツの視点が導入される中で、頸髄損傷者が参加できるスポーツ種目や機会が増加し、その環境整備をいくつかのスポーツ団体が積極的に行っています。

先にも述べた通り、パラリンピックスポーツを体験することのみが、社会参加を促すことではなく、スポーツを見る・聞く・応援することから始まる気分の変化や「～してみたい」と活動することが社会参加への大きな一歩になると考えます。そのスポーツに親しむための活動に通じるであろうスポーツ種目の紹介と簡単な説明を行います。

①パワーチェアーフットボール

電動車いすを使用したサッカーで、重度障害をもつ車いすユーザーが、バスケットボールコートと同じ広さのコートで、32.5cmのボールを1チーム4名で、スピーディーかつクイックに攻防を展開します。車いすは、速度設定を10km/h以下とし、手やあご等を使って、ジョイスティックを巧みに操作します。いつも生活で使用している電動車いすがダイナミックに、かつ正確に動く様子は、圧巻です。

詳しくは、日本電動車椅子サッカー協会ホームページをご覧ください。

②ツインバスケットボール

頸髄損傷者が行うバスケットボールは、通常のゴールのほかに130cmの高さのバスケットをフリースローサークル内に設置し、障害の程度に応じて、ゴールの高さやボールを投げる距離を変えて行います。ゴールが二つあるので、ツインバスケットボールと呼んでいます。専用の車いすで、障害レベルに合わせた走行やシュート技術を使って、5名のプレーヤーが協力して、ゲームを行います。障害レベルの規定が明確なため、プレーヤーのすべてにシュートチャンスがあるのが特徴です。

詳しくは、日本車椅子ツインバスケットボール連盟ホームページをご覧ください。

③車いすマラソン

車いすマラソンでは、頸損者は、二つのクラスに分類され、機能によって、車いすを駆動する方法に特徴があります。その駆動方法は、肘を伸ばす機能が強い場合と弱い場合に分かれます。強い場合は、ハンドリムを押して進みますが、弱い場合は、ハンドリムを引き上げて進みます。走行練習は、車いすローラーを使った室内練習で、駆動方法や楽に走れる座位姿勢を調節し、慣れてきたところで、安全に走行できる屋外（国立障害者リハビリテーションセンターでは、陸上競技グラウンド）での練習へと進みます。さらに、練習が進むとロードでの練習へと進みます。また、各地で開催されるレースや大会への参加は、多くの車いすランナーとの交流や情報交換につながります。パラリンピック（リオ大会）では、トラック競技として、100m、400mが開催されます。車いすマラソンは、チャレンジ要素が強く、過酷な一面も持っていますが、沿道やスタンドで応援してくれる地域の皆さんとのふれあいは、社会参加への大きな一歩となります。

詳しくは、日本パラ陸上競技連盟、大分国際車いすマラソン大会ホームページをご覧ください。

④ウィルチェアーラグビー

ウィルチェアーラグビー（車いすラグビー）は、四肢に障害がある車いす使用者を対象とするスポーツで、パラリンピックの種目の一つです。バスケットボールのコートで、バレーボールと同じ規格のボールを使用します。ボールをコートのエンドラインに設けた幅8mのゴールに持ち込めば得点となります。ウィルチェアーラグビーは、相手とのコンタクト（タックル）が認められている唯一の車いすスポーツです。障害レベルに合わせて、専用の車いすを使用し、役割が明確化されています。迫力あふれるプレーは、一見の価値があります。

詳しくは、日本ウィルチェアーラグビー連盟ホームページをご覧ください。

参考文献

1) 野村一路：障害者におけるレクリエーションの意義．矢部京之助，他・編著：アダプテッド・スポーツの科学―障害者・高齢者のスポーツ実践のための理論，pp.72-76，市村出版，2004．

（樋口幸治）

9 スポーツ競技者をめざす

スポーツの振興

世界各国は障害者にスポーツを積極的に取り入れるようになり、日本でも1950年（昭和25年）、現在の国立障害者リハビリテーションセンターの前身である国立身体障害者更生指導所において、体育系大学出身者である増田弥太郎が運動療法担当として採用され、運動療法士による医療スポーツ指導の基盤が築かれました。昭和30年代、板倉一裕、冨田忠良、今井銀四郎、中村裕などの医師の貢献も大きいといえます。

わが国の障害者スポーツは1951年（昭和26年）、東京都で身体障害者によるスポーツ大会が開催され、1962年第11回国際ストーク・マンデビル競技大会に二名の選手が初めて海外に派遣され、また1964年（昭和39年）パラリンピック東京大会の開催を契機に障害者スポーツへの社会的関心が高まりました。1965年には日本障害者スポーツ協会（現 日本障がい者スポーツ協会）が設立され、同年に第1回全国身体障害者スポーツ大会が岐阜県で開催、以後各県持ち回りで開催され、また1963年（昭和38年）厚生省社会局の通知で「身体障害者スポーツ振興について」が示され、医療関係者や障害者のみならず一般の人々に対しても、障害者スポーツを理解し、啓蒙する機会を与えました。その後、名称は「運動療法」「スポーツ訓練」「医療スポーツ」「医療体育」と異なりはしますが、各地のリハビリテーション病院、療養所、労災病院、更生援護施設などでリハビリテーションスポーツは展開され、その効果を示してきました。

1981年（昭和56年）国際連合が定めた「国際障害者年」、その後の「障害者のための10年」において「完全参加と平等」「ノーマライゼーション」「自立生活（IL：Independent Living）」「生活の質（QOL）」などの理念、概念が提唱され、リハビリテーションは単に機能回復訓練、社会適応訓練などに限られる狭い見方ではなく、スポーツは障害をもった人々の健康の維持増進、また趣味や生きがい、余暇活動としても有効な手段として認められています。

1990年（平成2年）、地域に密着した障害者スポーツ振興策がとられ、1995年（平成7年）厚生省の障害者プランの中でスポーツ・レクリエーション活動を介しての生活の質の向上を求めています。2002年（平成14年）日本障害者スポーツ協会は「21世紀の障害者スポーツについて」言及し、障害のある人々の生涯スポーツ推進を図り、スポーツ・ノーマライゼーションの実践を求めています。

2011年（平成23年）スポーツ基本法が公布され、その内容は障害者スポーツも含めた「地方スポーツ推進計画」を策定し、地域における障害者のスポーツを推進して、「スポーツを通じて幸福で豊かな生活を営むことは全ての人々の権利である」と明文化しています。しかしこれらを推進するには施設やアクセス、スポーツコーチなどの指導者など、ソフト、ハードの面で多くの問題を抱えており、今後ますますの理解と協力が望まれるところであります。このように生涯スポーツが興隆することにより競技スポーツまで拡大、発展が期待されます。

さらに2015年（平成27年）10月スポーツ庁の発足により、今後、競技スポーツを含めた障害者スポーツの発展が期待されます。

競技スポーツの目的

頸髄損傷者の競技スポーツはリハビリテーションスポーツ（医療体育）と生涯スポーツ（市民スポーツ）の延長上にあり、生涯スポーツを楽しんでいる者の中でより速く、強く、高く、巧く、より高度の技術を競うようになり、競技スポーツの目的がメダル獲得をめざすようになっております。

パラリンピック

■パラリンピックの意味

1964年パラリンピック東京大会において初めて使用された言葉であり、Paraplegia（パラプレジア）とOlympic（オリンピック）を組み合わせたものです。その後1988年にはパラリンピックソウル大会においてParallel（平行した、もう一つの）という意味で使用され現在に至っております。

1989年、国際パラリンピック委員会（IPC）が創設されました。パラリンピック競技大会は障害者のスポーツのエリート性を強調し、標語は「機会均等と完全参加」であり、現在の標語「運動の精神への影響」の中で"障害のある者の卓越した運動能力が健常者に勇気を与える"としています。

■パラリンピックの歴史

・1888年　ドイツで聴覚障害者のためのスポーツクラブを創設

- 1914年　イギリスで身体障害者自転車クラブや英国片上肢ゴルフ協会が設立
- 1924年　国際ろう者スポーツ連盟（CISS）を設立し、パリで第1回国際ろう者スポーツ競技大会を開催
- 1948年　グットマン卿がロンドン近郊のストーク・マンデビル病院内で車いすアーチェリー大会を開催
　　　　　これがパラリンピックの原点となります。
- 1952年　第1回国際ストーク・マンデビル大会を開催
- 1960年　国際ストーク・マンデビル大会委員会（ISMGC）が設立
- 1960年　ローマオリンピックの後、国際ストーク・マンデビル大会を開催し、第1回パラリンピックと位置づけられた
- 1964年　東京オリンピックの1か月後、第2部として国際ストーク・マンデビル大会を開催し、以降第2回パラリンピックに位置づけられた
- 1980年　国際視覚障害者スポーツ協会（IBSA）を設立。なお同年グットマン卿が逝去（享年80）
- 1986年　国際聴覚障害者スポーツ協会を設立
　　　　　国際精神薄弱者スポーツ協会を設立
- 1989年　国際パラリンピック委員会（IPC）を創設
- 2000年　IOCとIPCが協力関係を基本的に合意（「オリンピック開催国は、オリンピック終了後、引き続いてパラリンピックを開催しなければならない」）

以降、世界最高峰の障がい者スポーツ大会へと発展し続けています。

■日本障がい者スポーツ協会の発足

　1964年（昭和39年）に開催されたパラリンピック東京大会を契機に、1965年（昭和40年）厚生省（現 厚生労働省）の認可を受けて「財団法人日本身体障害者スポーツ協会」が設立され、わが国の身体障害者スポーツの普及・振興に貢献しました。

　1998年（平成10年）に長野県で開催された冬季パラリンピックを契機に、三障害すべてのスポーツ振興を統括する組織として「財団法人日本障害者スポーツ協会」に組織名を改称しました。また協会内部に日本パラリンピック委員会を設置しました。

　2000年（平成12年）㈶日本体育協会へ加盟し、主な

規則が健常者の競技規則に準じるように変化しております。

　2011年（平成23年）8月、スポーツ振興法が50年ぶりに全面改正され新たにスポーツ基本法が公布。新法では、障害者のスポーツ振興について初めて言及され、国の責務とともに当協会の立場が明確になりました。また同年「公益財団法人日本障害者スポーツ協会」に名称変更しております。

　なお2013年（平成25年）、下記の目標を掲げて日本障がい者スポーツ協会のアクションプランを作成し2020年、2030年に向けた長期プランを作成しております。
　　①スポーツ施策の一元化
　　②障がい者スポーツの振興体制の整備
　　③障がい者スポーツの普及・振興
　　④国際競技力の強化
　　⑤障がい者スポーツの国民理解の促進
　　⑥障がい者スポーツの支援体制の充実
　　⑦財政基盤の充実・安定化
　　⑧協会の組織体制の強化

■国際パラリンピック委員会（IPC）加盟組織
- 国際車いす・切断者競技連盟（IWAS、2004年）
- 国際脳性麻痺者スポーツ・レクリエーション協会（CPISRA）
- 国際視覚障害者スポーツ協会（IBSA）
- 国際知的障害者スポーツ連盟（INAS）

　極東・南太平洋身体障害者スポーツ大会（FESPIC）は、2006年アジアパラリンピック委員会と改称して引き継がれております。

　なお聴覚障害者の国際スポーツ大会はデフリンピック大会の名称でパラリンピックと別に行われています。

■パラリンピックの競技種目と頸髄損傷者の参加種目
【競技種目】

　一般的なパラリンピック競技種目の中に頸髄損傷者が参加できるクラスがあります。ただし、車いすバスケットボールは出場できないことはありませんが、実際は上位胸髄損傷者が出ており、日本で頸髄損傷者用にツインバスケットボールが考案されています。

《パラリンピック夏季種目》

　陸上競技（トラック、フィールド、マラソン）、水泳、自転車、卓球、車いすテニス、シッティングバレーボール、車椅子バスケットボール、ウィルチェアーラグビー、柔道、射撃、馬術、水泳、セーリング、カヌー、

アーチェリー、車いすフェンシング、ゴールボール、パワーリフティング、ボッチャ、テコンドウ、トライアスロン、視覚障がい者5人制サッカー
《パラリンピック冬季種目》
アルペンスキー、クロスカントリースキー、アイススレッジホッケー、車いすカーリング、バイアスロン

■頸髄損傷者の競技種目
- ●パラリンピック種目：陸上競技（トラック、フィールド）、マラソン、ウィルチェアーラグビー、アーチェリー、ボッチャ、車いすテニス、卓球、水泳、射撃
- ●非パラリンピック種目：ツインバスケットボール、電動車いすサッカー

上記に示したように頸髄損傷者の団体種目はまことに少なく、今後の種目開発が待たれます。

アンチドーピングの啓発・指導、および検査の実施

競技に際し薬物の使用が頻発するため、①健康阻害の防止、②フェアプレー精神の徹底、③社会道徳の啓蒙を目的として、1999年世界アンチ・ドーピング機構（WADA）が設立され、2001年日本アンチ・ドーピング機構（JADA）を設立、2002年日本障がい者スポーツ協会の医学委員会にもアンチ・ドーピング部会を設立、さらに2004年メディカルチェック部会を設立してパラリンピック選手の健康管理とアンチドーピング運動を推進しています。

■禁止薬物、方法の基準
WADAが禁止リストに掲載する基準は、次の三要件のうち二つ以上を満たすとドーピング違反と認定されます。ドーピング検査で陽性が証明されたら競技への参加資格の停止、メダル剥奪となります。

　　①競技能力を強化し得る
　　②競技者の健康にとって有害になり得る
　　③スポーツ精神に反するとWADAが判定したもの

■禁止リスト
世界アンチ・ドーピング規程の基盤となるもので、全世界・スポーツで同じルールのもと、協調して実施されています。

禁止リストとして、常に禁止される物質（競技会内・外）、競技会時に禁止、特定競技に禁止されるものがあります。

①禁止物質
- S0. 無承認物質
- S1. 蛋白同化薬
- S2. ペプチドホルモン、成長因子、関連物質および模倣物質
- S3. ベータ2作用薬
- S4. ホルモン調節薬および代謝調節薬
- S5. 利尿薬および隠蔽薬
- S6. 興奮薬
- S9. 糖質コルチコイド

②禁止方法
- M1. 血液および血液成分の操作
- M2. 化学的および物理的操作（カテーテルによる導尿は認められます）
- M3. 遺伝子ドーピング

WADAの禁止リストは毎年1月1日に公表・適応されるため、追加・変更を確認する必要があります。なお禁止物質と方法について質問がある場合は日本障がい者スポーツ協会、アンチ・ドーピング部会またはJADAが公認したファーマシスト（薬剤師）にお尋ねください。

■実施検査
検査は尿検査または血液検査をWADAが認定した検査機関において実施しております。

■治療使用特例の適応措置（Therapeutic Use Exemptions：TUE）
障害者は原疾患および併存症に対する薬物を使用せざるを得ない場合があります。このような選手の救済措置として、事前にWADA、FN（National Federation：国際競技連盟）、JADAに使用理由と使用状況を申請し、審査に合格すると禁止薬物、禁止方法が認定されることがあります。しかし以下の条件が必要となります。

①競技大会に参加する30日前までにTUEの申請を競技者が行っている。
②急性または慢性の病状を治療する過程において、当該禁止物質または禁止方法を用いなかった場合に、競技者が深刻な障害を受けること。
③当該禁止物質または禁止方法を治療目的で使用することにより、競技能力の強化が生じないこと。
④当該禁止物質または禁止方法を使用する以外に、適切な治療法が存在しないこと。

【TUEの申請方法】
1）適切な資格を有する医師により、治療上の理由のための禁止物質または禁止方法の使用の必要性を

証明すること。

2) 医師の文書に申請に関するすべての診察所見、臨床検査または画像検査の結果すべてを含む包括的な病歴を提出する。

■仲裁機構への提訴

　選手はパラリンピックの一切の事項に関して不服があれば、仲裁機構へ提訴して判断を仰ぐことができます。

（陶山哲夫）

9 スポーツ競技者をめざす　295

10 頸髄損傷者の生活（寄稿）

1 若い障害者の皆様へ

斎藤 日出男 氏

　いま、この本を読んでくださってる障害者のあなたは勉強家だと思います。自分の怪我のことについて知っておこう、勉強しておこう、という気持ちが立派だと思うのです。私なんか自分の怪我したところが「頸髄損傷」だということを知ったのは、半年ぐらい経ってからでした。この本はまだ出版されてませんでしたが、頸髄損傷についての本があったにしろ、読む気が起こらなかったと思います。悲しくて、落ち込んでて、読む気力などとてもなかったと思います。いまあなたはこの本を何処で読まれているんでしょうか？。リハビリ病院で？、自宅で？、施設で？。怪我されて何か月も経っていないかもしれませんね。あるいは1年ぐらい経ってるかもしれませんね。3年、5年経ってるかもしれませんが体調はいかがですか。10代、20代、30代以上の方かもしれませんが、何年経っても残念な気持ちは続いていることでしょう。これからの心配ごともありますね。私なんぞ、受傷して32年も経つというのにいまだに「歩くことができたらなあ～」「うんこ一人でできたらなあ～」としょっちゅう思ってるんです。

　さて私の怪我のことは別のページで書きますが障害者として生きてきて思うことを書き連ねてみますね。

1　ヘルプしてくれる人と喧嘩しないようにしてください。なるべく穏やかに。ぐっと我慢です。

2　嫌々、やってるなあ～と感じても笑顔で。

3　「いつかはどうにかなるさ」と楽天的に。

4　人は人、自分は自分です。他人の目は気にしない。

5　免許取ったら「ミニクーパー」とか「アバルト」もいいかなあ～と、好きな車のカタログ取り寄せてもらって楽しく。

6　そのうち頸損者も先端医療で治る時代が必ず来ることでしょう。

7　ロボットが包み込んでくれて何処へでも行けるようになるときが来ることでしょう。

8　うんこも、おしっこも、ご飯作りも、ベッドインも、着替えも全部ロボットがやってくれる、そういう時代になることが現実味を帯びてきましたね。そう遠くないようですからもうちょっとの我慢。「昔は車いすに乗ってたんだけどねえ」と懐かしくなることでしょう。

9　普通の人よりは自分の使える時間が多いと思いますので、これを生かすようにしたいものです。自分の好きなことをしっかりやることが一番いいのです。

10　まだ結婚してない人は、彼女、彼氏を獲得するために最善の努力をしませんか？（したければの話ですが）。

11　食べ物に興味を持ち、料理上手になりませんか。カップヌードルや、コンビニのおにぎりも美味しいのですが、毎日これではダメです。病院食がまずくてもしっかり食べてれば身体は元気になります。栄養の専門家が計算して作ってくれてるのですから。

12　いろんな人がいます。いい人も嫌な人もいます。嫌いな人とも話してみるとそれほどでもないこともあります。ま、なるべく多くの知り合いを持っていたほうがいいと思います。

13　病院なんかで、知り合った人とは、なるべく長いつきあいをおすすめします。法律改正とか、もろもろの障害者に関する情報交換ができて教えてもらえることが増えます。

14　マメになりましょう。手紙が来ても、来なくてもなるべく自筆で、綺麗な82円の記念切手を貼って出しましょう。メールなんかより感激してもらえることでしょう。あなたの手紙が届いて美味しいお土産いっぱい持って、会いにきてくれることでしょう。何も連絡しないと、もうどっかに行ってしまったんだろうと気にもとめてくれません。好きな人、世話になった人、家族にはマメに自分のいまを発信しようではありませんか。

15　何とか仕事をしましょう。勤めさせてくれる会社がなければ、自分で会社をつくればいいのです。利益がどうの、なんてあんまり深く考えずに。続けてればいつかは報われるときが来るんじゃないでしょうか。何かを始めてれば協力者も現れてくるでしょう。こうでもしてないと、だんだんと用事もなくなり人と会うこともなくなり、つまんな

くなってきます。ちいさな事業でもいいのです。一人でスタートで、いいのです。愉快な名刺なんか作って、マイペースでやろうではありませんか。「君に投資しよう」っていうナイセスト（素敵な人）も現れるかもしれませんね。

16 何事もすぐ放り出さないでください。毎日こんつめてやらなくてもいいんですけど、すぐ「俺にはできない」と簡単にあきらめてはダメです。何回か試行錯誤してるとできる時が来ます。自信もでてきます「俺って割合と上手なんだ」と思える日が必ず来ますから、あきらめないで続けることが大切です。

17 あと10年もすれば、運転しなくても自動運転の時代が来ると思います。車に乗りさえすれば、ぼんやり外の景色を見てても、寝てても、目的地に着くのです。なんと素晴らしいことでしょう。

18 自分の目を光らせようではありませんか。興味を持てば新聞に折り込んであるチラシ1枚にもアイデアが潜んでて発見することがあります。車を購入しようと思ってるとき、どんなチラシでも気になりますね。お笑いテレビも面白いと思いますが貴重な時間を奪われ過ぎないようにしたいものです。ぜひキラキラの目を自分の力でつくってください。

20 本を読もうではありませんか。新聞広告や書評に載った本で気になったもの、直木賞とかの本もいいでしょう。詩の本も読んでみるといいものです。あなたなら書きたいこと、いろいろいっぱいあることでしょう。文法なんてどうでもいいのです。詩だってすぐ作れるでしょう。短文でいいのです。好きなシンガーの作詞だっていいと思います。

21 褒めてもらおうと思って絵を描かないほうがいいと思います。「幼稚園の頃や小学生の頃は上手だったんだけどなあ」という大人が多いのですが、それは上手に見せようというコビがなかったからだと思います。手が不自由な私たちは、どっちみち上手になんか描けっこないんですから、自由に好きなように描けばいいと思います。何十枚か作品がたまれば、個展など開いてみましょう。世の中には理解者もいてあなたの絵を認めて購入してくれる人も現れるかもしれません。芸術家になろうではありませんか。味わいのある1本の線を時間をいっぱい使って丁寧に描いて欲しいと思います。

22 工業デザインとか、住宅設計とか、造園とか、グラフィックデザインとか、アパレルデザインとか、こういったことに興味がありましたら大いに挑戦してください。そういった学校に行ってないとか、関係ないのです。好きであればいいのです。パソコンなんかでやればいいのです。参考書もいろいろ出てますので、いまは独学で十分です。障害者が設計したものなら当然ユニバーサルデザインでしょうから（ハンディを持ってる人にも、加齢で握力の少なくなった人にも、女性にも、すべての人に使いやすい製品づくりのことをいいます）一般の設計家には気づかない設計ができて喜ばれることでしょう。

23 好きなことをやりましょう。何かをやろうとしないと、目がよどんできます。何をしたらいいか悩んでる時には新聞を隅々読んでみてください。きっと「俺はこれをやりたかったんだ」が見つかることでしょう。新聞にはいろいろの仕事や趣味をやってる人が紹介されてます。自分のやりたかったことが見つかると思いますね。

24 せっせとやってれば、足の痺れ（32年経ったいまでも強く痛いんですけど）も、面白くない出来事も忘れます。周りの人もあなたの一生懸命さに「何でも手伝うわよ、言って」に変わることでしょう。

25 体調の優れない日は誰にもあります。無理せずに、布団かぶって寝てたければ休むことです。音楽でも聴いて、いまやってることを考えればいいのです。私なんぞ、4年間もやる気が失せて落ち込んで、「がんばってね」とか言う見舞い客が大嫌いでした。口に筆くわえて描いてみたらとか言う人もいて、ご丁寧にも筆とか本とかも買ってきてくれて。でも友達っていいものです。大切に、長くつきあっていきたいものです。

最近はホームセンターで手に入るアルミの板を買ってきて、プレートやスプーンなどを作っています。0.5ミリの薄い板なので、雑巾など敷き、ハンマーで叩いているうちに凹んできます。すぐ疲れるので休み休みですが、だんだんと形になってくるので面白いのです。アルミ板を切るのは0.5ミリでも大変なので、ワイフに切ってもらいますが、頼むたびに「またゴミばかり作ってやめてよ」と文句たらたら。でもめげずにやってるのです。

ずいぶんとお説教ぽいことや知ったかぶりを書いてしまいました。皆様に言いたいということより自分に宛てた手紙です。いまだに短気でせっちでしょっちゅう失敗ばかり。「ジジィ、こんなこと言われなくてもやってるよう」「あんたこそがんばって」と言われそうです。

② 社会で生きる

腹をくくって向き合う〜受傷から、学位取得・就職・結婚・昇進・出産、今〜
硯川 潤 氏

●はじめに

本書を手に取られ、さらに本節をご覧になる方の多くが、ご自身やご家族が受傷され、今後の生活再建のための参考になる情報を求められているものと思います。筆者の場合がまさにそうで、両親と妻（当時は結婚前でしたが）がそれぞれ本書を購入し、参考にしていました。情けないことに、筆者自身は怖くて読むことができませんでしたが……

教科書の中にこうした当事者の手記が入ること自体が、頸損リハの難しさを表わしていると思います。つまり、受傷から社会復帰に至るリハビリテーションのプロセスが極めて属人的であり、総論的な記述だけでは十分な情報を提供しきれない側面があるのです。このような認識から、本稿ではリハビリから現在の生活に至るまで、少し偏りがあるかもしれませんが、自分が重要視している項目について、周辺状況を含めなるべく詳細な記述を心掛けたいと思います。

●受傷前後の略歴

●●受傷前

受傷時は大学院の博士課程に在籍しており、そろそろ博士論文の執筆に取り掛かろうかという時期でした。専門は機械工学でしたが、神経工学という分野に自分が作った技術を応用することに主眼を置いていました。ですので、ラットを解剖して取り出した細胞を、自作のデバイスの上で培養する、というような実験を繰り返す日々でした。

大学は東京都内でしたが、大阪出身だったためアパートに一人暮らしという生活でした。しかし、大学院進学後に父親が転勤となり、両親も都内で暮らしていました。これは、後の長期入院時に非常に幸いしました。

●●受傷後

合計7か月ほどの入院を経て在宅生活に戻り、その3か月後に国立障害者リハビリテーションセンター研究所に研究員として採用されました。仕事の内容は新しい福祉機器の開発で、大学院時代の研究とはかなり分野が異なりますが、機械工学という元々の専攻で得た知識を活かすことができています。

受傷部位は頸椎の5、6番だったので、左右上肢共に手首を曲げることはできるがプッシュアップはできない、という機能レベルです。後述しますが、電動リクライニング、ティルト式の標準型電動車いすを使用し、起床時と入浴・就寝時のみヘルパーを利用しています。

●病院でのリハビリテーション

●●急性期病院

救急車で運ばれた病院で、ハローベストという頸部固定装具を付けられた後、所属大学の付属病院に転院しました。酔っぱらって温泉に飛び込むというご陽気な（？）受傷原因が作用したのか、受傷直後はさすがに落ち込んだものの、それ以降は社会復帰を目指したかなり前向きな精神状態を保つことができていました。これは、自身の精神力というよりも、周囲の支えによる部分が大きかったと思います。実際、大学病院入院時は毎日のように友人や恩師たちがお見舞いに来てくれ、大いに勇気づけられました。

また、受傷直後から、博士論文を仕上げて学位を取得するという目先の目標を決められたことも、前向きで居られた一因だと思います。何かしらやるべきことがある、しかも受傷前の生活の延長線上にそれがある、ということは極めて大きな効能がありました。

●●リハ病院へ

ハローベストが外れた後、所沢の国立障害者リハビリテーションセンター病院に転院しました。母校の慣れた環境から離れたことで少し気分が落ち込みました。大学病院には若くてきれいな看護師さんが多く、お母さん世代が中心のリハ病院とのギャップにも転院当初は若気の至りで不満を感じました。しかし、頸損リハの勘所を知り尽くしたベテラン看護師さん達の楽しいキャラクターに、その後大いに助けられたことは強調しておきたいと思います。

膀胱瘻造設のための転院期間を含め、7か月に及んだ入院中の最大の懸案は博士論文の執筆でした。転院初期の段階で看護師や理学／作業療法士から得た情報を統合し、自分の機能レベルでは生活活動の相当部分をヘルパーなどの介助に依存する必要があることが分かっていました。また、神経工学を学んでいたので、現在の医療技術では中枢神経系の再生が不可能であることは百も承知でした。そこで、なるべく多くの時間を論文執筆に費やすよう心掛けました。時間外のリハビリテーション

も、退院後に介助なしでできる動作に関するものに絞り、それ以外のことには範囲を広げないように担当のセラピストと話し合いました。

一方、排便コントロールの確立には相当の注意を払いました。入院中に数回失禁を経験し、就職するなど外出が必須となる状況では排便コントロールが鍵となることを実感しました。色々な事例を知っている看護師の皆さんから、在宅生活時の注意点や、盲腸ポート・人工肛門といった選択肢について再三説明を受けました。最終的に、週2回のベッド上排便が自身の生活パターンに合っていると判断し、現在もその方法を変えていません。

懸案の博士論文は、消灯後も手元の明かりで執筆することを許可してくれた病棟スタッフのおかげもあって無事に提出でき、退院とほぼ同時に学位を取得できました。

●●在宅生活に向けて

排便方法以外にも、在宅生活に向けて決めるべきことは山積みでした。一番大きな問題は、訪問ヘルパー・訪問看護事業所の手配です。就労を視野に入れ、その生活パターンに合わせた派遣スケジュールを受け入れてくれる事業所を探す必要がありました。幸い、市役所や病院のソーシャルワーカーなどからの紹介に基づき、父親が手配を完了してくれました。

もう一つの懸案が住居の整備になると思います。筆者の場合は、両親との同居生活を見越し、注文住宅を新築してもらうことができたので非常に助かりました。病院に建築士の方をお呼びし、セラピストなどとの検討結果を踏まえてこちらの希望を伝えられたので、非常に住みやすい住居を得ることができました。

●在宅・通勤生活 ─────────

●●介護体制

頸損者が在宅生活を考える上で重要なことは、介護ヘルパーをどの程度・どのように活用するか、ということに尽きると思います。筆者とほぼ同程度の機能レベルの友人・知人の生活状況を聞くと、「母親がすべて介助を行い、外部のヘルパーは一切使わない」という例から「24時間近くヘルパーがつき、一人暮らしをしている」という例まで、非常に大きな幅があります。

筆者は、基本的にはすべての身体介助を訪問ヘルパー・看護師に任せ、家族には掃除・洗濯・炊事など、同居家族に通常頼む範囲のサポートをお願いする、という方針で生活しています。具体的には、起床時と入浴・就寝時に訪問介護を、週2回のベッド上排便時に訪問看護を利用しています。裏を返せば、電動車いすに移乗してしまえば、ほぼ介助なしで生活できているということです。

●●福祉用具

こういった自由度の高い生活を支えているのが、電動車いすをはじめとする様々な福祉用具です。また、スマートフォン・タブレットPC・Bluetooth機器といった最新のガジェットも、生活を支える重要なツールです。こういった機器の利用も、かなり個人差があると感じます。頸損者はおおむね機器の利用自体には積極的ですが、どこにどんな機器を使うか、という点にそれぞれの個性が出ます。2～3人集まると、男女問わず、最新の福祉用具やガジェット系の話題で盛り上がることがしばしばです。

●●通勤と仕事

職場までは電車で通勤しています。ラッシュを避けるために、ある程度早い時間に出勤します。近年のバリアフリー化の恩恵で、東京近郊であればかなり自由に、しかも単独で動き回ることができます。西は大阪、北は新潟、東は盛岡と、日帰りの出張も、さすがに単独ではありませんがこなしています。

研究職ですので、日常の仕事はある程度自分の裁量で行うことができ、比較的自由がききます。周囲の同僚・上司は当然頸髄損傷に深い理解のある専門家ですので、一般企業に勤めている頸損者の話を聞くと、恵まれた環境だと思います。しかし、例えば論文の数や研究費の獲得状況などは、すべて他の研究機関や大学の研究者と同じ土俵での勝負となります。頭脳で勝負といっても、やはり無理がきかないため、歯がゆい思いをすることも多々あります。先日も、締め切りや何やらで忙しくしていたら、尿路感染で1週間寝込む羽目になりました。できないことを挙げていくときりがありませんが、工夫次第でどうにかなることも多く、充実した研究生活を送っています。

●不妊治療 ─────────

●●妻の思い

受傷当時、長く交際していた現在の妻は、退院後の結婚に一つだけ条件を出しました。それは、精子を摘出して顕微授精で子供をつくる不妊治療に取り組むということでした。筆者自身は、正直なところそんなことを考える余裕はありませんでしたし、それが可能だという知識も持ち合わせていませんでした。ただ、この状態で将来を真剣に考えてくれていることに深く感謝しました。

幸い、担当看護師は頸損女性の妊娠・出産をテーマに博士号を取得した経歴を持つ方でした。もちろん、男性の場合についても豊富な知識をお持ちで、妻と一緒に何度か説明を伺う機会を設けていただきました。同様のケースでの成功事例が相当数存在すること、射精がなく

なるため精子の劣化が進む可能性があることなどを教わり、無理をしてでも早めに治療を開始した方がいいという結論に達しました。

●●出産までの道のり

このような経緯で、筆者と妻は退院後に不妊治療を開始しました。不妊治療は一般にもかなり普及してきたためご存知の方も多いかもしれませんが、採卵と体外受精は女性にかかる負担が圧倒的に大きい手法です。ホルモン剤の服用や排卵誘発剤の注射を経て採卵に至る過程は、想像以上に苦痛を伴うものでした。男性側は、睾丸を切開しての採精手術が2回と、あっさりしたものでした。当初は2～3回トライすれば成功するのではないかと甘く見ていましたが、予想以上に難航し、1度の転院を経て、丸3年かけて長男を授かることができました。振り返ると、よく耐えられたなと思うほど、厳しい道のりでした。

●●その後

原稿執筆時点で、長男は2歳3か月を迎え、カタコトでの会話が楽しい時期です。不妊治療から出産に至る過程で、元々あまり上げられなかった頭はますます上がらなくなりました。体の状況から、この時期の子育てに貢献できることもあまりなく、肩身の狭い立場です。しかし、このような障害を負ってもなお子供に恵まれたことを素直に感謝しています。

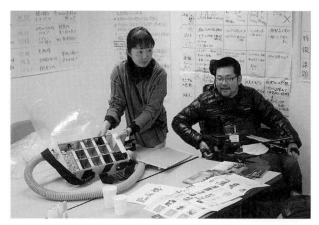

機器開発ワークショップでの筆者

●これまでを振り返って

受傷から7年半が経ちました。その間、学位取得、就職、結婚、昇進、出産、と、人並みの経験をさせてもらえたことを、とても大切に思っています。周囲の支援があり、もちろん運もあり、自分の努力も多少あり、色々な要因があってここに至りました。受傷したこと自体は不幸以外の何物でもないし、健常者として人生を歩み直せるなら是非そうしたいと思います。ここには、できることばかりを書きましたが、書き切れないほどのできないことが付随する生活です。精神的な折り合いをつけることがなかなか難しい障害ですが、腹をくくって向き合っていきたいと思っています。

今とその先の未来へ
長崎 裕也 氏

私が車いすの生活になったのは21歳のときでした。誕生日のちょうど1か月後だったのを覚えています。海で遊んでいたときに、飛び込みをして、首の骨を骨折、そして頸髄を損傷してしまいました。事故直後の記憶は意外にもはっきりしていて、水の中でそれまで自由に動いていた体が、急にいうことをきかなくなったことに頭がついていかず混乱したことを覚えています。

入院初期の頃、大変だったことは血圧の変化でした。その時はベッド上で体を起こしていくだけでも血圧が下がっていき、意識が遠くなっていくような状態でした。そのため食事もうまくとれず、体力も低下していきリハビリも思うように進みませんでした。また、海での事故だったため飲み込んだ海水が原因でたびたび肺炎も起こしていました。自然とベッドにいる時間が長くなり、その影響で褥瘡にもなってしまいました。

私の場合、褥瘡の状態が酷く、完治までに何回かの手術と長い時間を要しました。もちろん、褥瘡の治療中にも並行してリハビリをしていましたが、本格的なものはできず、先の見えない状況に徐々にリハビリに対しての意欲をなくしていきました。また、病院を退院した後の生活がまったく見えずナーバスにもなっていきました。具体的には、住む場所、収入、また介助など、それら退院後のことがまったくイメージできず、自立するにも上肢（手）にも障害が残っているため、自分にできる仕事が想像できませんでした。介助についても当時はほぼすべてのことに介助が必要だったため、退院後も常時介助が必要なのではないかと考えていました。そういったことを考え始めると、リハビリに対しても前向きではいられませんでした。なかなか相談できる相手もおらず、たまに他の人に言われるアドバイスもどこか自分の現状とずれているように感じ、真剣には受け止められませんでした。

そんな状況に変化が現れたのが、大分県にある国立別府重度障害者センター（以降重度センター）へ見学に行っ

たときでした。自分と同じような障害レベルでも就職して一人暮らしをしている人もいるということを知り、そのことで自分のこれから先の目標を定めることができました。その後、重度センターに移り、本格的にリハビリを始めました。この頃になると、血圧も安定し始め、また下がったときの対処法もわかってきたのでリハビリは順調に進めることができました。もちろん途中、怪我や病気にかかることはありましたが幸い大事に至るものはなく、その対処を含めてその後の生活のためのいい経験となりました。重度センターでは生活に必要な様々な動作を訓練させてもらいました。車いすからの移乗動作、着替え、トイレ動作、入浴動作、洗濯、いろいろなことを訓練しましたが、中でも自動車の訓練と免許の取得は今の生活に最も大きく影響しています。

頸髄損傷者にとって車いすだけでの移動ではどうしても距離が制限されてしまいますが、自動車があれば一気に行動範囲が広がります。もちろん、電車やバスなどの公共の交通機関はありますが、駅までの移動や乗り換えなどの手間を考えると日頃の移動や毎日の通勤などには向いているとは思えません。今、私の主な移動手段は自動車です。移動距離が長いときや、荷物が多いときなど、私にとって自動車は必需品となっています。

別府での訓練には生活動作だけではなく、スポーツの訓練もありました。体力向上のため基礎的な運動や、希望があれば実際行われている車いすスポーツを体験することもできました。車いすマラソンの競技に出会ったのはこのときでした。

きっかけは、先にマラソンを始めていた友人に誘われたことでした。「レーサー（競技用車いす）に乗ってみないの？」という、彼にとっては何気ない一言かもしれませんが、私にとってはマラソンを始めるきっかけとなった忘れられない一言です。

実際にレーサーに乗り練習を始めてみると、この競技が自分に合っているということを感じました。一つは血圧が下がりにくかったことです。前述の通り、受傷してから血圧が低く、また下がりやすくなっていた私にとって、レース用車いすの姿勢は通常の車いすに比べて血圧が下がりにくいことを実感しました。また、全力で車いすを漕げることも私にとってとても魅力的でした。側弯という背骨の曲がりの影響が強い私にとって日常用の車いすはしっかりと座ることができません。そのため、転倒や落車をしないよう常にバランスを取りながら車いすを漕いでいるため思いっきり車いすを漕ぐことができませんでした。しかしレーサーはそれとは違い、姿勢を固定して乗ることができるため、転倒の心配なく車いすを

漕ぐことができました。全力を出すという感覚は怪我をして以来、初めてのことでその爽快感は格別なものでした。

初めてのレースは大分国際車いすマラソン（以降大分マラソン）で、マラソンの練習を始めてから2か月半後のことでした。練習を始めた時期と大分マラソンの参加申し込みの時期が重なっていたことと地元（大分県）での開催ということもあり、どうなるかわかりませんでしたがやるだけやってみようと思い、チャレンジしてみることにしました。

私が出場したのはハーフマラソンでしたが、途中には制限タイムによる関門があり時間内にそこを通過しなければ途中失格となってしまいます。それなので、完走を目標にまずは一つめの関門をクリアできるように練習を積みました。また、コースには途中何箇所か上り坂があり、頸髄損傷、特に私と同じような障害レベルの場合、いかに坂を登り切るかが完走するためのポイントになっていました。

できる限りの練習を重ね、迎えた本番当日は、曇りだったことを覚えています。気温も低めで今にも雨が降ってきそうな天気でした。雨になると漕ぐ部分のグリップがなくなり大変になるため、雨が降らないことを祈りました。幸いにも天気はレース後半時まで持ち、競技にはさほど影響は及びませんでした。肝心のレースはというと、スタートしてからとにかく必死に漕ぎました、関門を何とかクリアし、上り坂の数をいくつクリアしたのか曖昧になってきた頃ようやくゴールが見えてきました。競技場に入りゴールした時の達成感は何物にも代えがたいものがありました。そして、ゴールするまで順位がわからなかったのですが、初レースながら何とか2位になることができました。

こうして車いすマラソンとの出会いをした後、私は別府でのリハビリを修了し、就職の準備として埼玉県の所沢市にある職業リハビリテーションセンター（以降職リハ）に入りました。職リハは就職に向けて専門的な職業訓練を1年間の期間内で学び、同時に就職活動を行うところです。そして、職リハは国立障害者リハビリテーションセンターと同じ場所にあり、訓練以外の時間を使いマラソンの練習も続けることができました。

そこでは、職リハを修了し就職しながら車いすマラソンを続けている仲間とも出会い、一緒に各地の大会にも参加したりもしました。そうした、就職しながらでもスポーツを続けている仲間の姿を間近で見ることができたおかげで、就職後の生活をイメージすることができ、またマラソンを続けていくことの自信にもなりました。

第6部 社会で生きる

⑩ 頸髄損傷者の生活（寄稿）　301

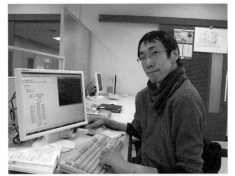
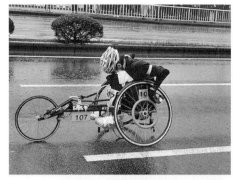
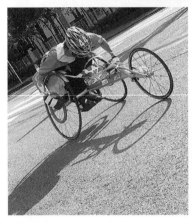
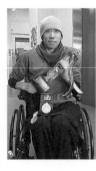
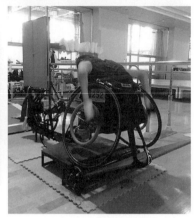

　マラソンに限らず頸髄損傷でスポーツをしている人は多くいます。しかし、続けていく上で壁となっているのが、サポートしてもらえる人が見つからないことです。それは競技を始める前の競技用の車いすへの移乗、手袋の装着、競技によっては着替え等の準備のために助けがいるためです。障害が軽い場合これらの準備も自分自身でできますが、障害が重い場合サポートが必要になってきます。サポートをお願いできる人が見つからず、競技から離れていく人も少なくありません。競技を続けるためにどうやって環境を揃えるか、というのも競技を続けていく上で考えなければいけないことです。

　私の場合、幸いにも東京都内に就職することが決まり、それまでと同じように国リハに通うことでマラソンについても続けていけることができました。

　そして、2年ほど前からはトラック競技にも参加するようになりました。マラソンのような長い距離は走りませんが、レーンやコーナーを走るテクニックが必要で、なかなか思うようなタイムが出ないのが現状です。

　就職してから約5年、それまで、仕事と競技を両立してきましたが、練習については週に一回のペースでしかできませんでした。一方、競技の幅を広げていくにつれて、トップ選手とも競うこともあり、その中で練習時間の不足を徐々に実感していきました。そんな時、会社の広報として活動することで練習時間を確保できる雇用形態を知りました。そして、それまでの実績を活かして、当時、求人をしていた企業にエントリーをし就職をしました。会社を替えるという決断は、とても覚悟が要りましたが、障害を負った後くらい、やりたいことにチャレンジしてみようと考えて決断をしました。ある意味、今の車いすという状態が後押しになったともいえます。

　これからの目標としては、さらに練習を積んで世界の舞台でも活躍できる選手をめざしています。

　受傷してから12年ほど経ちますが、振り返ってみるといろんなことがあったことに気がつきました。そのどれもが車いすにならなければ経験できなかったことです。中でも車いすマラソンとの出会いは今の自分を支えているといっても過言ではありません。体力面はもちろん、精神的な面でも前向きにしてもらえた気がします。もちろん、経験したことすべてがいいことだったとは言えません。むしろ、辛い経験のほうが多かったと思います。それでも、その経験から得たものは今の自分を支える掛け替えのないものだといえます。

　もしも今、障害が理由で落ち込んでいるのなら、今できること、もう少し頑張ればできそうなこと、そしてやりたいことを考えてみてください。今できることを伸ばして一つ一つ実現していき、目標を達成する。そうやってやりたいことをできるようになると、また先のことが見えてきます。

　今を見つめること、それがその先の未来に続いているのではないかと私は思います。

今の自分だからできること〜夢と目標と〜
長屋 宏和 氏

　私は13年前の2002年10月13日、鈴鹿サーキットでおこなわれたF1日本グランプリ前座レースで大クラッシュをし、頸髄損傷C6完全でチェアウォーカー（車いすユーザー）となりました。

　ベッドで目を覚ました時、夢の世界に居ると思い、何度も寝たり起きたりしても入ってくる視界は変わらず、体を動かそうとしてもどこも動かず、声を出そうとしても気管切開していたことで声も出せませんでした。何度もその状態を繰り返した時に、視界に母親が見え、声は出なかったので動かせた目だけをキョロキョロさせていて、やっと気が付いてもらえました。「やっと起きたわね」と笑顔で伝えられた時にはまだ状況が分からず、その後、レース中の事故で病院へ運ばれたことを伝えられた時、「まさか自分が……」と受け入れることはできませんでした。私には翌週もレースが控えており、痛さよりも、そのレースに出場できない悔しさの方が強かったです。友人や家族からは「時間が経てば元の生活に戻れて、またレースに復帰できる」と言われても、病院で寝ている間にライバル達に先を越され、お見舞いに来てくれる方や、応援メッセージなどすべてが裏では笑っているのではないかと思うほどでした。楽しいことが何もなく、寝ているだけの時間で、24時間が凄く長く感じ、凄く時間が経ったと思っても30分も経っておらず、早く時間が過ぎてほしいと時計をいつも見ていました。

　事故から3か月が経った時、友人や家族に聞いても「時間が経てばまたレースができる」と言われ続けましたが、3か月経っても左手の手首を曲げることしか動かせず、いったいどれ位時間が経てばレースに復帰できるのか直接担当医に聞きました。担当医から「一生車いす。もうレースはできない」と言われ、自分がこれまで積み上げてきたレースの経験が無駄になり、今後自分は何をしていけばよいのかという不安と、友人や家族に裏切られた気持ちで、生きている意味があるのかと思ってしまうほどでした。その夜、幼馴染がお見舞いに来てくれた時、私が担当医から聞いた言葉をそのままぶつけました。それを聞いた幼馴染に「俺はそんな言葉は信じない。宏和はまたレースに復帰すると俺は信じているから」と言われた時、まわりの皆さんはポジティブなのに、私がネガティブなことは申し訳ないと感じ、私自身も前向きになり、10年後先、20年後先の未来のことは誰にも分からないし、F1ワールドチャンピオンという夢は持ち続けようと心に決め、2年間の入院生活を前向きに取り組むことができました。

　入院生活中、いつか歩けるようになりたいと思い続け、日本に居ても情報が狭いと感じ、アメリカシアトルの病院に情報源があるかもと聞き、すがる思いで渡米しましたが、当時の医学では中枢神経の治療は確立しておらず、この身体を受け入れると決めました。その情報は渡米してすぐに分かり、残りの時間、何も見えず、帰国することが良いとも思っていましたが、3か月間、シアトルの病院に入院していました。リハビリで一番何がしたいかと聞かれ、「車を運転したい」と答えると、翌日から運転がリハビリに組み込まれました。国立障害者リハビリテーションセンター病院に入院していたころ、リハビリの中に運転講習を入れてほしいとお願いしましたが、私の障害レベルでは運転講習は難しいと断られていました。

　シアトルの広い公園の敷地で運転講習がおこなわれました。運転席に座って右手でハンドルを回そうとしても、右手の障害レベルが悪く、腕が上がらず回せず、このような状況で運転ができる可能性は低いと感じ落ち込みました。翌日も運転講習があり、運転席に乗り込むと、ハンドルの操作とアクセルブレーキのレバーが逆に付いていて、左手でハンドルを回せるよう仕様変更して頂いていました。実際に運転してみてもまだ慣れていないものの、回数を重ねれば運転できる可能性を感じ、その日から毎日広い公園で運転操作の訓練がおこなわれました。公園だけでなく、街も走りたいと思い、数週間アメリカの標識や交通ルールを勉強し、学科試験を通過し、アメリカの車の免許を取得してシアトルの街を運転しました。

　日本のリハビリとアメリカのリハビリを体験させて頂き、リハビリ器具や設備はもしかすると日本の方が優れているかもしれません。しかし、先生方の考え方の違いは凄く感じました。日本では、「この障害ではこの動きができるから、ここまで頑張りましょう」ですが、アメリカのリハビリは「歩けた時の準備をしましょう」でした。執筆させて頂いた車の運転の件も、日本では挑戦もさせて頂けずにいましたが、アメリカではできる方法を考えて頂けたことで車の運転をおこなえました。リハビリも同様で、アメリカでは足を動かすイメージをしたり、実際に器具に固定して立たせてくれたりしました。

このような考え方ひとつで本人の気持ちの持ち方の違いが変わることも教えて頂き、限界を作らない良い経験をさせて頂きました。

アメリカでもう一つ良い経験をさせて頂いたのは、1か月間、ほぼ同じ頸髄損傷レベルで一人暮らしをしていたカークさん宅にホームステイさせて頂いたことでした。事故前は一人暮らししていて、事故によってまた実家に戻らされたことが嫌で、「いつか一人暮らしがしたい」と思っていましたが、現実、この障害で一人暮らしすることはすべて一人でおこなわなければならず、お風呂、トイレ、失禁のことなど、現実的に凄く高いハードルだと思っていました。カークさんは朝と夜にヘルパーさん兼看護師さんに来て頂き、日中は自分の生活、朝と夜の準備はヘルパーさんの手を借りることで、「自分への負担、まわりへの安心感、時間の有効活用」が作られると感じ、この身体での一日の生活リズムを作ることで、できることは自分でおこない、24時間を大切に使い、自分ができることを増やすことを学ぶことができました。日本ではヘルパーさんと看護師さんは分かれてお願いしなくてはならず、アメリカのような兼任でお願いすることが法律上できません。夜間の訪問看護師さんを見付けることが難しいことと、ヘルパーさん兼看護師さんの実現が今後改善されていけば嬉しいなと思います。

3か月のアメリカシアトルの病院入院では残念ながら日本と同じ情報しか得ることができませんでしたが、生活に対する学びでは多くの吸収があり、実りのある時間となりました。帰国後、国立リハビリセンター病院に再入院し、アメリカでのリハビリの継続と、自宅へ戻るために必要なリハビリをおこないました。気持ちの中ではやはりまたレースに復帰したいと思いながらリハビリを続けていました。指が使える障害者用のハンドカートは存在しており、その関係者の方に僕の頸髄損傷でもレーシングカートに乗れるかを相談してみると、「頸損じゃ無理だね」とあっさり言われました。健常者だって乗るのが難しいレーシングカートを脊髄損傷の方はさらに大変で、より使える部位が少ない頸髄損傷は経験から難しいとの判断だったのだと思いますが、無理と言ったら無理ですし、やってみないと分からないと感じ、乗れる方法はないか模索していました。

常に情報のアンテナを張り、皆様にお声がけしている中で、北海道で頸髄損傷でレーシングカートに乗られている方がいらっしゃると教えて頂き、すぐに連絡を取ら

せて頂きました。本間篤史さんは元モーグル選手で練習中の事故で頸髄損傷になりました。私よりも障害レベルは軽いですが指が使えずハンドルを握れないことは同じだったので、何かヒントが見つかると思い、北海道へ実際に乗りに行くことに決めました。

北海道で指が使えず手だけで操作できるカートを見た時、不安もありましたが、これまでのレース経験があれば何とかできると思っていました。実際に走行してみて感じたのが、事故前の自分と、事故後の自分の違いでした。事故前は当たり前にできていたカート走行も、事故後のこの身体には体の固定もハンドル・アクセル・ブレーキの操作も、すべての行動が難しく、自分がイメージしたことすらできなくなっているこの身体に違和感を感じました。

当たり前だったことが当たり前にできなくなったことを自分自身がどのように受け入れればよいかを冷静に判断できる良いきっかけになりました。

操作の部分は、アクセルを押したくても押せなかったり、押したくないところで手の向きでアクセルオンしたりと自分が思っていることと違うことを身体が勝手に動く怖さはありましたが、モータースポーツの楽しさは変わりませんでした。

本間さんの仕様からさらに自分の動きに改良し、レースにも参戦させて頂き、2004年12月、指が使えないドライバーがカートレース参戦の世界初の快挙を成し遂げることができました。普段の生活すべてが健常者のころよりも遅く、街を移動していても、自信が持てず人目を気にしたりして健常者からの目を凄く気にしていました。レース中、「周りからは車いすだから……」と思いながら走行していましたが、ライバルは皆、僕がチェアウォーカーだから避けて安全なマージンを持って走るのではなく、ドライバーとしてのバトルを挑んできてくれたことで、逆に嬉しい気持ちになれました。

また、一人では実現できなかったことも、多くの皆様のお力をお借りでき、レース参戦することができ、本当に感謝しています。チームの皆さんのために完走すると強く思えた気付きも、チェアウォーカーになって人として成長できた一つのきっかけだったかもしれません。本当に感謝しています。

レースで自分の体と向き合えたことで、このままレースを追い続けることが正しいのか冷静に振り返ることができました。レースは今も昔も変わらず大好きですが、レーシングドライバーとして稼ぎ、ステップアップしていく難しさも経験してきたから分かることで、そんなに

甘くはないと感じました。レースの道だけを考えるのではなく、今の自分だからできることを探しました。

レース報告で本田技研工業青山本社へお伺いした時、健常者であればスーツを着て訪問ですが、持っていたスーツを着ようとしても、ジャケットは着辛く、借りたスーツのように自分に合わずかっこ悪くなり、ズボンも褥瘡の問題や導尿のことで、スーツを着たくても着られず、泣く泣くジャージでホンダへご挨拶にお伺いした時に、何故、車いすになっただけで着たい洋服が着られないのかと感じるようになりました。

その思いを洋服リフォームの会社を銀座三越で経営する母親に相談し、最初は私自身のために、車いすでも着やすい洋服を作ってほしいと相談しました。これが2005年春のことです。

まずは普段はいていたジーンズを車いすで使い勝手良くできるよう考え始めました。ジーンズのデニム生地は硬くて厚いため、お尻の部分のポケットやステッチの縫い合わせが硬く、褥瘡（ジョクソウ＝床ずれ）の原因になってしまいます。私も入院中、尾てい骨の褥瘡の手術をおこなっており、もう二度と褥瘡を作りたくはないと思っています。30本以上試行錯誤して「これならお尻の負担を軽減できる」と自信をもって出来上がった時、「これは僕だけではなく、車いすに座っているチェアウォーカー全員に必要なことだ」と気が付き、さらに製品化を進め、2005年6月、車椅子ファッションブランド「ピロレーシング」を立ち上げました。

ピロレーシングは10年目を迎え、当時は車椅子ファッションの分野は存在しませんでしたが、徐々に浸透しております。ピロレーシングで販売させて頂いた車椅子レインコートはチェアウォーカー目線の商品で雨の日移動の必需アイテムとなっており、パラリンピック車いす選手全員に提供させて頂き、選手の皆様をサポートさせて頂くこともできています。

ピロレーシングの活動を広げ、10年間で多くの皆様にご利用いただき、喜んで頂けていることは非常にうれしく思っています。内閣総理大臣奨励賞を頂け、秋の園遊会にご招待を受け、天皇皇后陛下からお言葉を頂けたことは本当に光栄なことだと思っています。ピロレーシングの活動でレースの頃に学んだ経験が活かされていることもあり、逆にレースの頃に知っていればよかったと感じる経験もピロレーシングでさせて頂いています。様々な経験すべてが人として成長させてくれていると実感しています。

そして多くの皆様の支えがあり、私の活動ができています。朝夜のヘルパーさんや、電車に乗る時にスロープを用意してくださる駅員さん、街で声をかけて頂ける皆さんなど、当たり前に思っていたことが当たり前ではなかったことに気が付き、感謝の気持ちを言葉で伝えるようにしています。感謝を伝えなければいけない時に自然に口に出してしまう「すいません」を「ありがとう」と言葉で伝えることでお互いが笑顔になります。

これからも夢を持ち続け、この身体と仲良く付き合い、一つずつ目標を解決させ、人として成長していきたいと思っています。何処かで私を見かけた時は、お気軽にお声がけください。何かのきっかけになれたら嬉しいです。

いつか私もお母さんになりたい～絶望から笑顔を取り戻すまでの12年間～
又野 亜希子 氏

●はじめに

頸椎2、4、5、6番損傷。ADL（日常生活動作）C7レベル。思いもよらぬ人生を歩むことになってしまった私は、絶望のあまりこの世から消えてしまいたい…そんな思いに苦しめられていました。しかし、心の隅には夢がありました。それは、女性ならきっと誰もが抱く夢。「いつか、私もお母さんになりたい…」ということです。その日は、思っていた以上に早く訪れました。戸惑いと不安の中での妊娠出産子育て…。娘は10歳。私も車いすママとして10歳になりました。

●交通事故

運命の分かれ道となった日は、結婚をして2年目の2004年7月16日です。保育園へと向かう通勤途中、交通事故に遭遇しました。見通しの悪い農道で、出会いがしらの衝突事故。私の車は田んぼへ横転してしまいました。たった4.5時間の命と告げられた私。人工呼吸器とハローベストが装着され、埼玉医科大学総合医療センターへと転送されました。

●入院、手術

埼玉医科大学総合医療センター、高度救命救急セン

ターにて2度の大きな手術を行いました。手術から目が覚めるとすぐに医師より説明がありました。頸髄を損傷していること、これからは歩くことや立つことはできないため、車いすを使って生活していくこと…。いったい自分に何が起こったのかが全く分かりませんでした。そのような中、私が最初に医師に質問したことは「私は赤ちゃんを産むことができますか」ということでした。結婚して2年目。ちょうど赤ちゃんを望んでいた頃だったからです。

本当の意味で生きる戦いが始まったのは2度の手術が終わってからでした。モルヒネの投与により意識が朦朧としていた私でしたが、それからは生きていくために体力を取り戻していかなければなりません。息苦しさ、めまい、痛み…心も身体も休まる時はひとときもありませんでした。

●リハビリ ─────────

リハビリは、国立障害者リハビリテーションセンター病院で行いました。着替えや排泄、入浴、足となる車いすの操作…今まで何気なくしてきたことすべてをリハビリによって習得していかなくてはなりません。実際に車いすに乗ってリハビリが始まると、私のこれからの生活は、こういうことなのか…と現実を突き付けられた思いでした。特に膀胱直腸障害を抱え、排泄が自分の意志でできなくなってしまったことは28歳の私にとって一番辛く、リハビリするのもかなりの精神的苦痛でした。28歳にもなって、失禁をしたりしている私を夫はどう見ているのか…。夫への申し訳なさから何度も離婚を申し出ました。しかし、夫は話を聞いているのかいないのか多くを語るわけでもなく、ただただ病院に来ては私の心に寄り添ってくれていました。

リハビリが始まった頃は、こんな私が絶対に自立なんてできるわけがないと投げやりになっていました。しかし、人間とはすごいものです。不自由な体にも順応していきます。7か月間の日々の積み重ねが、しっかりと身について退院する頃には、身の回りのことが自分でできるようになっていました。リハビリが終了する頃には車の運転や料理まで挑戦し、夫と過ごすこれからの生活が少し楽しみにもなってきました。

●退院 ─────────

退院というと、一般的には喜ばしいことです。障害を負った身体で社会復帰する私にとっては、嬉しさの反面恐怖でした。社会に出たらいったいどうなるのか…退院が迫ると、いつも先の見えない不安に襲われていました。

退院してからは友人が大きな存在になりました。「私は車いすだからみんなに迷惑をかけてしまう…」バリア

を張っているのは私のほうで、友人は「あっこはあっこ！今までと何にも変わらないよ！！」といろいろなところへと連れ出してくれました。友人の存在は素晴らしいです。私にとって友人は、社会に出てからのリハビリの師のような存在にもなりました

●外出 ─────────

《排泄》

外出時の一番の不安は、トイレでした。家にあるお座敷トイレ（頸損トイレ）でならスムーズに導尿できます。しかし、外出先ではトイレの高さや手すりの幅や高さが少し違うだけで乗り移りが困難で、導尿にも時間がかかりました。心配する友達を1時間も待たせてしまったり、床に落ちて抱き上げてもらったりしたこともあります。そんな日々を乗り越え、次第に外出先でも一人でトイレに入れるようになりました。これならどこへでも行ける！ 排泄の自立は積極的に社会に出る大きな自信となりました。

今では、外出時のみ間欠式バルーンを使用しています。失禁を気にせずに好きなだけ友人とコーヒーを飲んだり、トイレがあるかないかを逐一確認したりしなくても長時間その場に滞在できることは、外出時のストレスを大きく軽減させました。お酒を楽しむときや友達の家に出かけるときなど、間欠式バルーンの有り難さを痛感しています。そして、長く使用することができる体でいられるように、衛生面や使用頻度、使用時間など十分に配慮していきたいと思います。

《おしゃれ》

たとえ、障害があろうと自分のオシャレを楽しみたいと思っています。自分の好きなファッションに身を包むと、自然と笑顔になるものです。そして、自然と人との関わりに積極的になれます。退院して友達とショッピングやランチとなると、やはり自分なりのオシャレが楽しみたくなりました。何を着ても頸髄損傷の私に合った洋服はなく、今まで購入した服や靴を何度無駄にしたことでしょう。リフォーム、オーダー、市販のもの…いろいろ試してみて、やっと自分なりのオシャレを見つけられたような思いです。しかし、課題はたくさんあります。もっと気軽に手頃にファッションを楽しむことができたら、笑顔の障害者が街に増えるのではないでしょうか。

《交通手段》

私は、車を運転していません。そのため、福祉サービスや公共の移動手段は何でも使います。健常者でいたら、おそらく誰とも会話せずに行って帰って来たであろう所も車いすを使っているだけで様々な人との触れ合いがあります。その出会いは、時に冷たさを感じて心折れ

てしまうこともありますが、心温まるものがほとんどです。坂道やスロープなどで「お手伝いしましょうか」と声をかけていただいたときは、たとえ自分でできることでも「お願いします」「ありがとうございました！助かりました」とお応えしています。声をかけてくださる方もきっと緊張して声をかけてくださったはず。その気持ちを想像するだけで有り難く思えて仕方ありません。車いすの私と健常者の方とのほんの小さなやりとりが社会にもっと広がったら…と願います。

● 妊娠　出産 ──────────────

願っていた妊娠。その日が思っていたよりも早く訪れ、喜びはもちろん不安で胸がいっぱいでした。

お世話になった病院は、頸椎の手術をした病院と同じ、埼玉医科大学総合医療センターでした。この病院には、高いリスクの妊娠に対する医療や新生児医療を行うことができる総合周産期母子医療センターがあったからです。

順調に妊娠が進んでいた私は、普段どおりの生活をしていました。しかし、安定期に入った妊娠5か月の検診で切迫早産の恐れがあることを告げられました。腹筋の利かない私にとっての日常生活は想像以上に腹圧がかかっていたようです。

出産までの4か月間は食事と歯磨き以外はすべて看護師のお世話になり、ほとんどベッド上で生活していました。切迫早産はもちろん、頸髄損傷ならではのリスクである自律神経過反射の恐れがあるからです。幸いにして褥瘡にもならず、妊娠は順調に進んでいきました。お腹の我が子と過ごす入院生活は、たとえ辛いことがあろうと幸せそのものでした。

出産は、妊娠35週に帝王切開で行いました。経腟分娩も可能な状態でしたので、医師、看護師、家族と共に悩みました。しかし、私には陣痛の痛みが分からず、息張ることもできません。また、臓器などの形成が整った胎児は、妊娠10か月の最後の1か月間でぐんと大きくなります。最後の1か月で妊娠、出産の危険が高まるのだったら、母体でなくとも問題なく育つという妊娠9か月目に帝王切開を行うことを決めました。

いろいろなトラブルを考えて、手術には多くの医師や看護師の方々が入ってくださいましたが、全く問題はなく2006年5月2日。2,306gの女の子を無事出産しました。

● 子育て ──────────────

娘は、現在小学校4年生です。身長は140cmを越え、車いすに座る私の座高より高くなりました。小学生にもなると育児がとてもラクになりました。ある程度のこと

は何でも自分でできますし、私ができないことは手伝いもしてくれます。

ここまで来るには、母としてたくさんの挫折と葛藤がありました。当然のことながら、立って抱っこすることはできない。はいはいが始まると、床から娘を抱き上げることができない。よちよち歩きともなると、娘の手を引いたり追いかけることができない。娘は自然と母である私よりも自分の要望を叶えてくれる、祖父や祖母、父親を求めます。私は、母親らしいことが何もできない…母親ではないみたい…。何度涙を流したことでしょう。しかし、娘の成長と共に母としての私もたくましくなってきたように思います。車いすママでありながら、生後8か月からお世話になった保育園では、大勢の役員さんの手を借りて、父母会の会長を務めさせていただきました。最初は不思議そうに車いすの私を見ていた子どもたちも、「ももちゃんのママ！！」と手を振ってくれるようになりました。

小学生になった娘に思いきって聞きました。「ママが車いすで恥ずかしい時もある？」「ないよ。だってママは車いすだからできないこともあるけど、できることもたくさんあるもん」と笑顔の娘。娘にとってはたった一人のお母さん。つい人と比べてできないことばかりを数えてしまいがちですが、母として人間として、私にできることもたくさんあります。自分にできることを大切に精一杯に頑張っていこうと思っています。たとえ車いすという身でも自立をして、心の足と車いすで娘と肩を並べて人生を歩みたいと思っています。それには、子どもをどう育てるかよりも、自分がどう生きるかが大切なのではないかと思っています。娘が大人になった時に恥ずかしくない母、人間でありたいです。

● 社会貢献 ──────────────

私の子育てが、メディアで取り上げられるようになったことをきっかけに、講演の依頼をいただくようになりました。はじめは戸惑いながら引き受けていた講演ですが、今となっては自分のライフワークとしてやりがいを感じられるようになりました。近隣での講演が主でしたが、今は新幹線や飛行機を使って全国へと出かけます。

また、自伝となる『ママの足は車イス』、絵本『ちいさなおばけちゃんとくるまいすのななちゃん』〔共に、あけび書房〕を出版しました。この出版をきっかけに様々な出会いや経験が広がりました。小学生向けの講演などでは、講演の中で読み聞かせをさせていただいたりもしています。幼稚園教諭・保育士はできなくなってしまいましたが、子どもが好きな私は、こうして子どもたちに関われることが幸せでなりません。先日はあるNPO団体

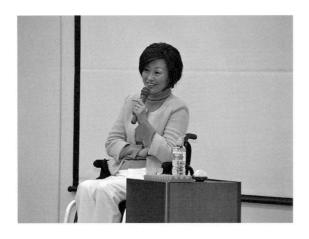
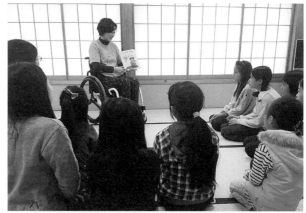

主催のイベントで、私の絵本の読み聞かせブースも担当させていただきました。子どもたちに私からのメッセージが少しでも届いてくれていたら嬉しいです。

そして昨年は埼玉県家庭教育アドバイザーの資格を取るための研修にも参加しました。家庭教育アドバイザーになるというよりは、母親としての自分、講演活動をさせていただいている自分磨きになればという思いで参加させていただきました。そこでの出会いも自分の活動意欲を高めるもので、私にもできること、私だからこそできることがまだまだあるように思えてきました。どんなに小さなことでも、人の役に立てることこそが生きる力、喜びにつながるのではないかと思います。

● おわりに

「ものは考えよう」とよく言いますが、本当にその通りだなと思って生きています。辛い、悲しい、苦しいと思うと、とことん自分が哀れでみじめな存在に思えます。もちろん私にもそんな時期がありました。しかし、ほんの少し見方を変えるだけで、苦しみが喜びに、悲しみが幸せに感じられるようになりました。自分の心の在り方次第で、人生の道は切り拓かれるのではないかと思っています。つい、人と比べがちな自分。もっともっと自分を見つめて、自分の良いところ探しをしながら生きていこうと思っています。動かないけれど、しっかりと存在してくれているこの身体をいたわりながら…。

3 これから、これからです。頸損になって32年

斎藤 日出男 氏

●これから、これから

私には一番好きな言い方の気がします。いままでのことはともかく、『これからでいいんですよ、これからやればいいんですよ』に聞こえてくるんです。怪我、病気、事業の失敗、採用試験の不合格、専門学校の不合格、企業の倒産、離婚、その他書きれないほどいっぱいありますね。誰もが残念なこと大なり小なり抱えていると思います。「これからでも遅くない、これからでも何とかなる、やりましょうよ」と聞こえてくるのです。実際、怪我してしまってから、やろうとすること、やりたいことが変わった気がします。以前では考えもしなかったであろうことも、やってみようか、と思うようになりました。ひとつのテーマを決めて見える形にして何処の会場でもいいのですが一般の人に見てもらおうと思ってます。油絵、水彩画、クレヨン画、ボールペン画、黒1色の鉛筆画、パッチワーク、キルティング、消しゴム版画、書、紙粘土彫刻、プラモデル制作他、お好きなものであれば何でもいいと思います。大抵の人はいつかまとまったら発表して見てもらおうと思ってるのです。出来上がったのを倉庫に入れっぱなしはゴミになるだけですから発表してください。私は2016年から3年計画で身体障害者が住みやすい住宅設計をやろうと決めてます。昨年から準備をし始めました。友人の1級建築士が、模型さえ作れば、構造的な部分は任せてくれと言う心強い味方もいてひと安心。建築予算のことなど気にせず楽しめると思います。男にとって何が一番おもしろい遊びかといえば大方の人は家づくりと答えるんじゃないかと思います。家づくりは男のおもちゃのようなものです。自分の隠れ小屋であろうと、フリーマーケットやらにて販売するという、奥様のインテリア小物作りの工房であろうと、いいのです。われわれ仲間の皆さんも、お好きなことに時間をかけてやられてはどうでしょうか。「これから、これから」でいいのです。まだあんまり他の人が手をつけてないもの、もちろんその道の先輩がいて、同じテーマでもいいのです。その先輩と懇意になって新たな道が開けてくることもあるでしょう。何かをやってないと、だんだんと人との付き合いが薄れてきますので。

●落ち込むとき

32年経った今、受傷した当時、何で4年近くも落ち込んでいたのだろうか、と考えることがあります。半年もすれば治る、聖路加病院のすぐ目の前にある事務所に戻れる、と疑いもなく思っていたんです。ところが様子がおかしくなってきました。車いすに乗れればいいほうだ、とか、ひょっとすると寝たきりになるかも、と耳に入るようになりました。40度近い熱は一向に下がらず、ベッドの柵にぶつけてしまいたいくらいで、どんどん心も体も衰弱、落ち込んでいったのです。さらに1年後に泌尿器の先生から言われた「もう

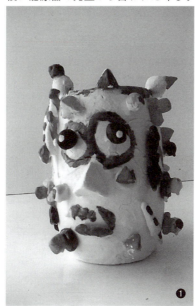

一生歩けないだろう」の宣告もキツイものでした。食欲も失せ、気力もなくなり、看護師さんにリハビリ室に連れて行ってもらってもただボーっとするだけ、これから先、どうなっていくんだろうと考え込んでいるうちにまた高熱が出てくる。「もう歩けない、歩けない」が頭の中をぐるぐる回って、この状態が4年も続いたのです。ついつい周りの人にも八つ当たり、なにもかも面白くないことばかりでした。いっそ死んでしまったほうが楽じゃないのか」と思うのでした。でも車いすで屋上に行けたにせよ、飛び降りるのはとても無理だし、その勇気もなく、周りからの朗らかそうな声にも頭に来て、そんな時、見舞いに来た友人が「がんばってね」というけれど「何をがんば

ればいいのさ」とさらに面白くなくなってきて。「そこの本とって」って看護師さんに頼んだら「後で来るから待ってて」とか言うのでずっと待ってればもう帰ったって。こういうことって誰にもとは言えないかもしれませんが大なり小なりあるでしょう。あって当たり前だと思うのです。あるとき、体調も天気も良かった日に「デザインをまたやってみようか」という気になったのです。誰にでも、落ち込みのどん底から這い上がる時がやってくると思います。それまで耐えるっきゃないのですが、あせらず、我慢して、「どうにでもなれ、なるようにしかならん」と楽天的になれたらいいんですけど。時の経つのを待って欲しいと思います。

●突然やってくる

この言葉、友人が訪ねてくるときに使うこともあれば、雨・風のときもあります。あまり嬉しいときに使わない気がしますが、「頸髄損傷の事故で歩けなくなる、手足が動かなくなる」ときも突然やってきます。さっきまで歩いてたのに、突然歩けなくなる、しかも一生、ですから恐ろしいことであります。「もう歩けないだろう」とはっきり宣告されるのは人によって異なるようですが1か月後か、半年以上経ってからか、あるいは受傷の翌日か、お医者さんも、本人が一番受け入れやすい時期を見計らって告げようとタイミングを見てるようで、悩まれてるようです。誰も宣告を受けて喜ぶ人はいないのですが、ショック度に個人差があると思います。同じような怪我をした人がいる病院である期間過ごしてれば、自然と仲間が教えてくれて、おおよその覚悟・心構えもできてるのですがそうでないところにいて「自分は必ず歩ける」と思ってたところに突然言われるとショックが大きいと思います。私なんかは「絶対歩けるようになる、歩けないはずがない」と思ってましたのでショックでした。頸髄損傷のことなんて何も知ってませんでした。2016年4月で32年経ったいまは歩けないことにそう気にもならなくなりました。歩けないということで不便を感じることはしょっちゅうあります。エレベーターのない地下に行きたいときとか、やたら階段だらけの神社・仏閣に行ったときでしょう。もちろんほとんどの友人の家に入ることはできず、「いつもうちには

❶「ピカソ風花器」とかつけましたが実際は自画像です。32年前に頸髄損傷になった当初の落ち込んでる顔ですが、こうしたものを今作れることが、精神的にも元気になった証の気がします。これは空きびんに紙粘土を貼り付けて、水彩絵の具を混ぜ込んだ突起物をボンドで付けました。デイサービスに行き、手伝ってもらって制作したものです。

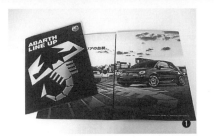

❶ 落ち込んでるとき、好きな車のカタログを取り寄せてもらい「いつかは買おう」とまた運転できるのか分からないのに見入っていました。CDも一日中かけて聴いてました。今同じものを聴くと当時の悲しみ、苦しみを想い出します。嬉しかったときは聴いてないのか、いつも悲しいときばかり。でも音楽って実に素晴らしいと思うのです。静かにそっと勇気づけてくれる親友です。

❷ 食事は円形のお盆にのせるのが一番いいように思います。ぐるっと回せば自分の前に食べたい器が来て食べやすく、うっかりひっくり返しても床にこぼれず安心。お盆の直径は400mm。

❸ お中元のそうめんが入ってた木箱。高価なお盆でなくても、こうした箱を利用するのも楽しいものです。横幅455mm、奥行255mm、高さ45mmの寸法です。

かりきてるのにたまには俺もお前んちに入れろよ」なんて思うこともしばしばありますが、入れてくれる人がほとんどいません。車いすの人を家に入れるのは嫌なんだろうなあと思うことすらあります。ですから一度でも入れてくれた家、そのうちの人のことはいつまでも覚えています。感謝の気持ちでいっぱいです。レストランなんかでも、店の人がなんとなく迷惑そうに思ってる、と感じるときがあります。そういう店には二度と行かないのですが、親切な板前さんのいるところ、すぐ椅子を取り払ってくれる店員さんのいるところ、店内の広いところ、入口にスロープの付いてるところ、帰るときに自動ドアであっても開けてくれるお店の人がいるところ。こういった親切なところにはよく行きます。それにしても料理が出てきても、片づけにきてくれても、お茶を注ぎ足してくれても、声一つ出さないお客のなんと多いことか。声を出したくても出せずに苦しんでいる人もいらっしゃるというのに。手も目も不自由でもないのに、しっちゃかめっちゃか器を散らかして汚したまま、困ったもんです。

●自分のファンにする

なかなか難しいことです。しかし、病院であれ、リハ施設であれ、養護施設であれ、あるいは家庭であっても、食事・洗濯・入浴・排泄・就寝・起床と一部であろうと、全面であろうと介助してもらって生活してるわけですから、気まずいふんいきになってしまうと、余程出来てる人でないと、不機嫌そうな顔になるし、こちらが喋っても返事さえ戻ってこないでしょう。だからといって文句言えば益々最悪。相手がどうであれ我慢ですね。耐えるっきゃないのです。家族であればまだしも、他人の場合は「悪かった、ごめん」と言ってもそうは心の中で許してくれません。ささいなことでも。ですから常日頃から相手を傷つけないよう、慎重に言葉を選び「ありがとう、ご苦労様」を言い、少しずつ、多少の失言があっても許してくれる、大目に見てくれる、受け流してくれる関係になるといいと思うのですが、難しいものです。なんだか卑屈（ひくつ）になることを言ってるみたいで嫌なんですが実際そうなんです。私なんか短気ですから、しょっちゅう、年中アタマにきて「くそったれめが」と怒ってはみるのですが、よく考えれば「くそったれ」は私の方で最近はこの言い方やめました。ま、しかし折に触れて、例えばその人の誕生日とか聞いといて、忘れないようにしてバースデイカードなど渡せば多少は、いい関係になって行くと思います。相手への感謝の気持ちを素直に伝えられればいいのです。みんなちょっとのことで歯車が嚙み合わなかったということだけなんです。しょうがないんです。我慢、我慢です。

●「すみません」よりも「ありがとう」

障害者になってから「すみませんね」とか「ありがとうございます」を言うのが多くなったような気がします。つい「どうもすみません」と言ってしまうのが口癖のようになってしまいました。よく考えれば「すみません」って謝ってるみたいで「ありがとうございます」のほうが適切な場合が多いのです。しょっちゅう口にしてたほうが面倒見てくれてるんだから、無難だろうという気持ちもあってすぐまた「すみませんね」。これからは言う回数減らして「ありがとう」を言おうと思ってます。言ったからってお腹がすくわけじゃないんですから。

●食事のこと

手の不自由な人にとって食事はひと仕事です。柄部分につけたマジックテープなどのベルトを装着するわけですがこれも一人で難しい人もいます。スプーンと柄の角度に問題があって調整しないと食べにくい場合もあります。私の見るかぎり、まだまだこれらの形

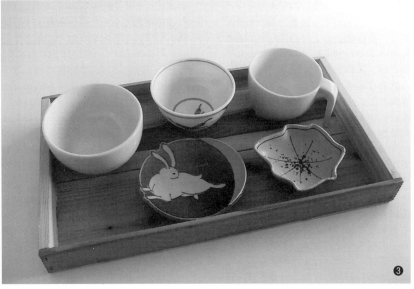

状が食事時に美味しそうに見えないのが気になります。入院してたところのOTの先生が作ってくれたスプーンの装着ベルトがぽろぽろになっててもずっと大切に使ってる人もいます。スプーン、フォークなどの製造所が多く集まってる新潟の三条に行き工場の皆さんに相談してみようかと思っています。ご自分の使いやすい形を考えるのも楽しいことだと思います。

● 「またこぼしたの」──

ご飯茶碗とか味噌汁椀とか、だいたいのものはひっくり返りやすいものです。ご飯はどうってこともありませんが味噌汁、お茶などは厄介ですし、熱いものは危険ですね。ヨーロッパなどの施設、家庭ではテーブルのふちが2センチほど盛り上がっていますから、床にはこぼれないのですが、日本のテーブルは真っ平。ならば一人ひとりのお膳がいいと思います。プラスチック製のトレーです。これが病院のお好きな色のようだと病院時代を思い出して憂鬱になります。その辺の空箱を使ったほうが余程ましです。「またこぼしたの」と食事中怒られなければ、人生ずいぶんと明るくなると思うのですが・・・・・。なにごとも工夫することで少しは楽しく食事できる気がします。

● 喰いたいものは自分でつくる──

レストランなんかに入ってうまいと思ったことがあるでしょうか。うまいところに行ったことがないからか、でも普通のところは、業務用の馬鹿でかい缶を開け、チンしたりフライパンで熱したりが多いと聞きます。東京の美術館内のレストランのカレーなんかもそう。配達された業務用カレーの段ボールなんか片づけておけばいいのに丸見え。もっとも業務用のほうが工場で入念に作ってるので美味しく、清潔かもしれませんから「業務用使ってるからまずいんだ」なんて言えないかもしれませんね。ところで私はなるべく自分で作って喰うということにしてます。といっても、カレー、ラーメン、シュウマイ、ひじきの煮物、お稲荷さん、沢庵、松前漬け、燻製などです。なるべく包丁、まな板を使わずにジップロックの中で下準備、そのまま食べることもありますし、フライパンや鍋に移し替えて煮る場合もあります。「おでん」なんかは何種類かの具材を袋から開け味付け、煮ればいいのですから

アウトドア用ですが、私の手によくなじみ使いやすいのです。柄の太さ、角度、重さなどがいいようです。オーストリー・アンボス社のグッドデザインです。

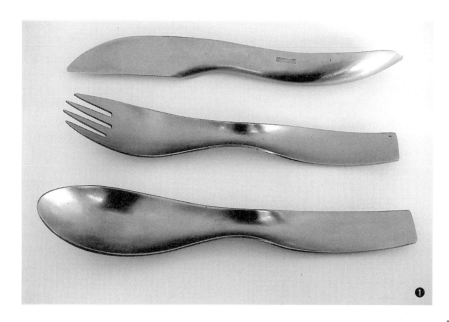

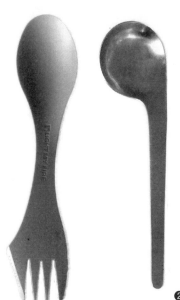

左側は、スプーン、フォーク、ナイフが1本に。プラスチック製で軽く、いつもポケットに入れてます。スエーデン製。右側は、障害者用というスプーンではありませんが、飲みやすい形状。デンマーク製。

簡単。まさに袋の味。いまはほとんど「おふくろの味」から「お」が抜けて「袋の味」ですもんね。カレーなんかは「S＆B」のカレー粉で作ります。バラ豚肉、じゃがいも、玉ねぎ、人参など切らずに炒め、香辛料入れて、煮て、あとで適当に鍋の中で切ります。力を入れなくても切れて楽なのです。好きな分量のカレー粉、醤油など入れてまた煮る。なんでもゆっくり、味を確か

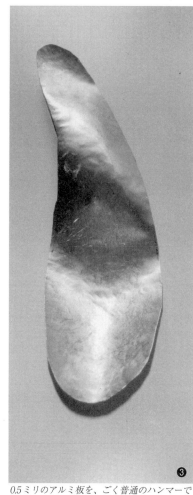

0.5ミリのアルミ板を、ごく普通のハンマーで叩いて形づくった極めて軽いスプーン。柄部分を広くしてある。各自が使いやすいよう曲げられるが、使いにくい人もいると思う。微妙なものです。

10 頸髄損傷者の生活（寄稿） 311

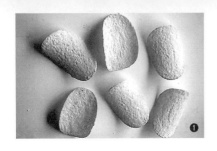

❶ ポテトチップスは、美味しく楕円で反り返った形も好きです。優しく触れないと割れてしまいます。OTの訓練などで、ポテトチップスを箸で摑むのであれば真面目にやったかなと思ったり。

❷ イッタラのマグカップですが、柄部分がテーブル面に接地しますので安定します。

❸ カップヌードルは便利で美味しいのですが、熱湯を入れますので、ひっくり返したら大変。6個入りを買ったらパッケージの底にカップを収める穴が空いている、などの工夫があってもいいように思うのですが。試作をして提案してみようかと思ったり。ともあれ各自が工夫してやけどしないようにしたいものです。

めつつ煮込んでれば、自分好みのカレーができるのです。料理はクリエイティビティ（創造性）と、ひらめきで作ればいいのです。料理本なんて見なくていいのです。これもリハビリの一つになるでしょう。

OTなんかの訓練で、箸や、手で小さなマメなんかを摑む訓練がありますね。予算があればですが、チョコとか、くるみ、カシューナッツとかの、食べれるものでやって摑めたら食べていい、なんていうものならヤル気も変わってきて手の動きもよくなるんじゃないかと思ったり。

●派手なものを着る────

「生ごみ」として市役所のごみ収集車が間違えて持って行くんじゃないか、という心配をしてるわけではないんですが、着るものは極力派手なほうが、明るい障害者に見えていいんじゃないかと買うときは選んでるのです。でも土曜日、祝日の前になるとユニクロの特別セールのチラシが折り込まれてきて、安そうなものばかりで、そう好きでもないのに買ってしまいます。好みの色が売り切れなのかグレーとか迷彩柄の地味なものばかりになってしまいます。少々高くてもピッチの美しいストライプのピカソが絵を描いてるとき着てるようなシャツが好きですがこの辺には売ってませんので全身ユニクロ。着るものはどうでもいいようなもんですが、でも好きなもの着ると気分よくなると思います。私は着るものによって創造力は変わってくると自分勝手に決めてるんです。ところで最近のおばさんたちの服装が明るくなったと思います。しかし、いまだにスーパーなどで見かける、足も腰も弱っては見えそうもない人が平気で障害者マークのスペースに停める無神経さです。車高のある車からひょいと降りてくるからです。もちろん若い女性も男性も。なんか悲しい人たちだな〜と思います。そのうち外国のように法律で罰金を科すようになってしまうんでしょうか。日本の元気なおばさんたち、たまには人手不足で困っている介護関係のところに力を向けてほしいと思うんですが、難しいですねえ。

●障害者のからだを生かしたい────

生かせればこんな素晴らしいことはないと思うのですが、なかなか難しいんだろうと思います。しかし、よく考えてみれば、なにかができる気がします。問題はやってみたところでどっちみち仕事にならない、つまりお金にならないという周りの声に、いかに耐えてしぶとく続けられるかです。「なんでもいいからやんなさい」というのは怪我した当初だけの話かもしれません。でもひるんでいると何もできなくなるので、めげずにやり始めてしまいます。周りがいい顔してないのにやるってことは勇気のいることです。私は身体障害者ですからまずは自分で使いやすい生活道具の開発をしようかと思ってます。カトラリー（食事時に使うスプーン、フォーク、ナイフなど）、調理器具、パソコンなどの通信機器類、ベッド、入浴時の用品、住宅、家具、車いすなど際限なくあるのですが、まずは

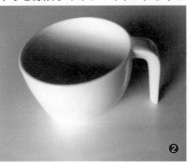

小物からです。自分の好きなテーマである障害者住宅の設計もいいかなあ〜と思ったり。設計といってもまずは平面図と立面図と模型です。誰かがもしも注文してくれるなんてことになったらば1級か2級建築士に実施設計を頼めばいいのですから。つまり使いやすいアイデア、ユニークさが出せるかどうかです。なにごとも挑戦することに意義ありってところでしょうか。皆さんもぜひ挑戦していただきたいと思います。どういったテーマであれ、自分のからだで使いやすい案になってるか、もうちょっと考えたほうがいいか。じかに感じることができるのですから有利だと思います。

●「うんこ」もロボットで────

障害者になって、なにが一番辛いかといえば私は「うんこしたくなったとき」とはっきり言えます。お腹が痛くなるようなもの食べてないのに急にお腹が鳴りだし、でも誰もいなくてすぐトイレに入れず。どどっと出てきて最悪な状態になるのです。車の助手席のシート上のときもありました。車いすに乗ってるときもありました。街に出てるときなんかもありました。ひたすらワイフが戻ってくるのを待つしかありません。あるいは、助けてもらったことはまだありませんが、老人ホームか病院に行くかです。処置してくれないかもしれませんが。もうすぐにでも死んでしまいたいと思うのです。しかしこれもある期間が過ぎると少なくなる気がします。体調、食い合わせ、脂っこいもの、いつも食べてないもの、インスタントもの、ストレス、緊張、精神不安定、睡眠不足、いろいろ注意するようになりました。そんなわけで外出する前日や当日の外食なども気にするようになりました。そのうちに、ロボット嬢がトイレに連れて行ってくれて、パンツを下げて60ccのグリセリン浣腸を差し込んでくれて、出るまで静かにじっと待っててくれる、そんな時代が来る気がします。ぜひそうなって欲しいと思います。すぐにでも欲しいです。

●服を着せてくれるロボット────

重い荷物を軽々と持ち上げたり、歩行訓練の手助けをしたりのロボットスーツは、リハ訓練室や作業現場で、使用されつつあるようですが、昨年の秋頃「服を着せる介護ロボ」というニュースに感激しました。「自ら試行錯誤しながら、相手に合わせた動きで服を着せる介護ロボット」とのことで、奈良先端科学技術大学院大学の柴田智広准教授らのグループが開発したというのです。こちらもすぐにでも欲しい品。

●車に乗れば目的地に────

ここんとこ、自動運転についての記事が多くなりました。2020年東京オリンピックの頃には完全自動運転のタクシーなど登場するようですし、いずれハンドルもない車もできるようです。向かい合ってお茶を飲んだり、外

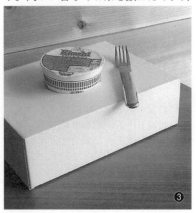

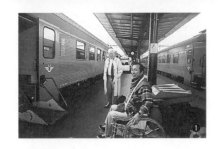

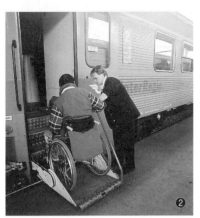

❶・❷ ある企業の依頼でワイフと二人で北欧に行ってきました。ホームと列車との段差がかなりあって驚きましたが、でも列車には昇降機が格納されてて難なく乗せてもらえました。障害者スペースも広くトイレも充実。日本の列車より快適でした。

❸ デイサービスやショートステイ施設の障害者トイレ室に一箇所くらい、リフト付きがあってもいいのではないかと思うのですが、設置してあるところを見たことがありません。もちろんホテル、美術館、病院、図書館、役所などにもありません。設置してあると、どんなにか助かるのですが。簡単に取り付け、取り外しができるスエーデン製があります。

の景色を眺めてるうちに目的地に着いてしまう夢のようなことが現実になるようです。車からアームが出てきて車いすの私を抱いてシートに。運転してくれる人のこと、相手の都合など気にせず行けて、活動する場がぐんと広がることでしょう。薬しみです。

●「障害者をやってる」

80歳90歳になった頃、足腰弱って車いす生活になる人も多くいらっしゃると思います。その点私なんぞ45歳からですから先を行ってます。自分の中にいつかは障害者から抜け出せるという気持ちでいますから「いま障害者をやってる」という言い方が好きでよく使います。「本物の障害者なんだからどっちでも」ですけど、ちょっと意味合いが違うように思います。「障害者」よりも「障碍者」の字のほうがいいんじゃないの？といってくれる人もいます。「害」という字がひっかかるんだと思います。どちらがいいのかわかりませんが、何でもカタカナにするのが好きな日本人にしては「ハンディキャップド児」とか「ハンディキャップド者」にしないのでしょうか。ケアマネジャーとか、デイサービスセンター、ケアハウス、他にも日本製英語？のカタカナが多い日本。略語も多くなりました。高齢者もよく勉強しないと会話についていけません。それはともかく私はいつかは頸髄損傷者もiPS細胞などによって治るようになる時代が来ると信じているんです。それまで障害者やってます。

●まずは名刺の作成から

自分の名刺を自分で作るのですから、普通の名刺とは一味違うものを考えたいものです。いまは写真入れたりイラスト入れたり簡単にできますね。よく考えなければならないのは、この名刺をどういった人に渡すのかによって、入れるべき文字内容が変わってきます。単に自分の名前、住所、携帯番号、メールアドレスなどを入れとけばいいのか、それともこれから自分のやりたいことを入れてクライアント（仕事を発注してくれる得意先、スポンサーともいう）に渡すものなのかでプリントする内容も変わってくるでしょう。ともあれ作ってみると昔の自分に戻ってきたみたいで、嬉しくなると思いますし、両親や兄弟、姉妹の方々も「兄ちゃんやる気出てきたみたい」になると思います。周りの誰もがしょんぼりしてる人を見るのは辛いものです。

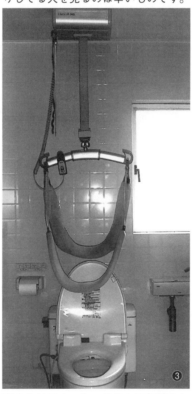

声をかけにくいし、どこかに気晴らしに連れて行こうと思っても誘いにくいものです。車でなくても電車で行くのもいいでしょう。街の空気を吸わないと、テレビ、週刊誌程度では様子が自分のからだに直に伝わってきません。街を歩いてる人を多く観察することもできます。病院やリハ施設に何年いたかにもよりますが、2・3年で街の様子がずいぶんと変わるのです。「このショッピングセンター、昔はなかった」など新鮮に感じることでしょう。外に出ると、一日も早く、元気になって社会復帰しようという気持ちになれる気がします。

●自営で行く

携帯電話とかインターネットとかがなかった時代は、小さくても事務所と留守番してくれる人がいないと、自営なんてとても難しかったのです。もっとも風呂桶作ってる職人さんとか、鍛冶職人さんなんかであれば、自宅兼作業所兼事務所ですから、自営でやっていけたと思いますが。いまは携帯電話1台でインターネットやら商品撮影やらができるので、販売に必要なツールはそろっていますから、誰でも自営が可能でしょう。お客からの注文だっていちいち応対しなくていいのですから。お茶を出す必要もありません。障害者にとってもありがたい時代になりました。それこそ誰でも年齢に関係なくビジネスの世界に入れそうです。要は魅力ある商品を創りだせるかだと思います。どこかの会社が製造した商品を仕入れ販売するのは簡単かも知れませんがすでにあちこちに出回っているものだとさほどの利益が得られないように思います。在庫の山で損をする、これでは自営なんてしないほうがよかったになりそうです。すべてを自分で作らなくてもどこかに発注して自分のところだけの商品を販売できたら面白みもあることでしょう。小さな額縁に入れた「トイレ室に飾る専用水彩画」だっていいでしょう。布、糸、綿、段ボールなど貼って、目の不自由な子供さん向けの「触れて楽しむ絵本」もいいでしょう。オリジナルなんてそう簡単に考えられないのですが、少しでもオリジナリティを出せれば注文してくれる人もいそうに思います。もちろん自営でなくても最近は障害者を採用してくれる企業も多くなったようです。しかし通勤の問題、勤務中の体調管理、職場での人間関係、その他多くの問題が待ち受けてるかもしれません。不便なところは改造してもらう交渉もしなくてはならず、それらに耐えられる精神力、体力ができてないと、頸髄損傷者にはキツイことも多々あるのではと、知りもせずに思ったりします。でも挑戦することはいいことです。やってみないとわからないことってありますから。意外と周りは親切で、設備も充実しててひと安心になるかもしれません。そういう企業だからこそ積極的に障害者を採用するんだと思います。ともあれ自営もいいし、会社勤務

第6部 社会で生きる

10 頸髄損傷者の生活（寄稿） 313

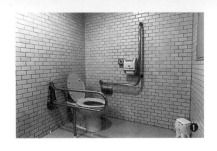
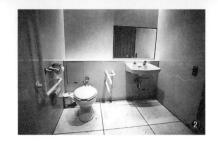

❶・❷ トイレ室のレイアウトもいろいろで使いやすさは、人それぞれ異なることでしょう。このトイレ室は日本で美術館内です。
❸ フィンランド・ヘルシンキのホテルで。広々としてて機能的で、清潔感もいっぱいでした。
❹ ヘルシンキ港からストックホルム港に行く大型客船がありますが、その客室内のトイレ室です。

もいいし、役所とか病院、学校、図書館、美術館、警察、など公共機関への勤務もいいと思います。

●すぐ車——

私も歩けたときはそうだったと思うのです。すぐ歩いて行けるところでも車で行ったり、地下鉄の駅まで何分もかからないというのにわざわざ駐車場から車を出して、実にどうしようもない自分でした。電車で行けば遅刻なんてしないのに、渋滞であせって事故起こしかかったり。どうしようもない馬鹿でした。いま歩けなくなって反省したって何の役にもたちませんけど、もし歩けるんなら、リュックにテント、サバ缶、サラミ、ウイスキー、ドイツパン、チーズ、スケッチブック、8Bの鉛筆なんかを入れて日本中周ってみたいですね。北欧でもアメリカでもいい。いまこのページを読んでくださってる皆様が歩ける人で、いまのうちに実行しようと計画されてたらそれは素晴らしいことです。まずウォーミングアップに、いつも降りる駅より一つか二つ手前にして歩いて会社に行く、自分の仕事場の階まで階段を上る、なんてどうでしょうか。こうしたことで突然電車が止まっても平気で歩いて帰れる足腰になるんじゃないでしょうか。車一辺倒の生活から抜け出したいものです。若い方の車離れも起きてるようでいいことですね。都会のデパートなんかだと、2時間停めてもらうのに3,000円以上買わないとオーバー分の料金を払わされる。そのために必要でもない物買って、それを見つけるのに何分もかかって。なんかせわしないですね。電車でなら駐車時間など気にせずにゆっくりできるというのに。デパートなどで障害者だと混雑時すぐエレベーターに乗れず次まで待ちますが、また来たのも満員。障害者優先のエレベーターなんて誰も気にせずに。ちょっとだけ気まずそうにしてるお嬢さんもいるけど、だからといって降りて「どうぞ」なんて言う勇気がない。声を出すのが恥ずかしいんですね。詰めて乗せてくれようとする人もたまにはいますが「すみません詰めてください」と言わなければ詰めようとしないおばさん、おじさんたちの多いことよ。その点イギリス人、フランス人、スエーデン人、ノルウェー人、フィンランド人、アメリカ人は違います（車いすで行っ

た国々だけ書いてみましたが）。混んでると二人ほど降りてくれて乗せてくれました。こういうこと何度もありました。歩道に段差が多くてもほとんどの人が、すぐ近寄ってきてくれてキャスターを持ち上げてくれるのです。段差がどうのといった問題よりも「ちょっとお手伝い」の精神ができてるのだと思います。周りの人のサポートによっていくらでも解決することができます。2020年までにはハードな部分は解決されるかもしれませんが、こうしたソフト面も大事だと思います。車から降りるのをじっと見てる人がいます。最初の頃は「やだなあ〜見てなくていいんだよ」と思ってましたが、実

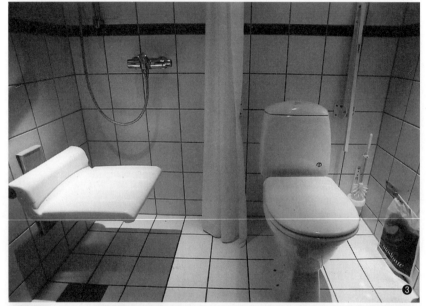

はそうでなくて落っこちでもしたらすぐ助けに行ってあげようと見てくれてるんだとわかりました。「手伝いましょうか」の声かけが苦手な日本人なんです。本当は皆さん親切なんです。障害者のほうも手伝ってもらいたいときには大声出して「手伝ってください」を言えばいいのです。遠慮せずに。

●福祉事務所に顔をだす——

自分で車を運転しなくても高速道路の通行料金がほぼ半額になるETC割引とか、ウリナール袋の交付、住宅の一部改造補助、介護サービスのほうでは受けられない物品などの申請は、福祉事務所になる場合が多くあります。毎回行かなくてもいいのですが1年に1

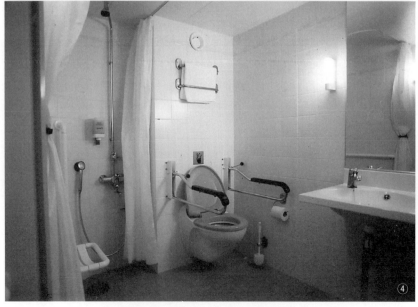

314

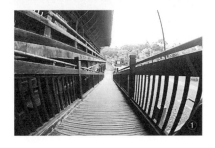
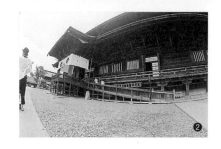

❶・❷ 長野・善光寺に設置された本堂へのスロープ。催事のときの仮設かもしれません。
❸ ヘルシンキ市内のお店の入口。
❹ ヨーロッパの街の歩道は石畳でできてるところが多く車いすには辛いものですが、困ってるとすぐ助けに来てくれて親切でした。
❺ 階段とスロープを一緒に。スロープは車いすには幅が狭すぎると思います。愛知県豊橋にて。

回程度は出かけて、顔を見せておくことはいいことだと思います。ケアマネジャーの方に申請を代行してもらうこともありますが、本人が申請に行くといろいろ質問もできていいと思います。介護課にも顔を見せておきたいものです。自分のからだに合った車いすを作るとなると、レンタルが基本の介護課ではなく障害福祉のほうを使うことになります。それが電動となるとかなりの時間もかかります。指定担当医の意見書、一般道での走行適正審査、細部にわたっての見積もり提出など許可がおりるまで半年ほどかかります。手動の車いす以上に厄介です。簡単に許可がおりません。車いすに限らず浴室改造とかトイレ室の改造なんかもいろいろと制限、支援費用の上限もあって大変です。OKが出るまで時間がかります。粘り強くいい方向に持っていきたいものです。よくご存知のようにお役所ってところは、申請本人がよく勉強してないと、そうも教えてくれません。極力申請させない方向に持って行くようにしてるんじゃないかと思えるほどです。生活する上で必要なことを申請するんですから、ひるまずにOKが出るまでがんばるしかないのです。

●考える
　障害者の私は、普通一般の人よりは自分の時間を多く持っていると思うのです。新聞もすみずみまで読み気になったページは抜いてあとで綴じます。建築などの展覧会、書評、新刊本の広

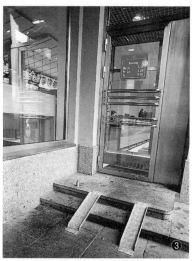

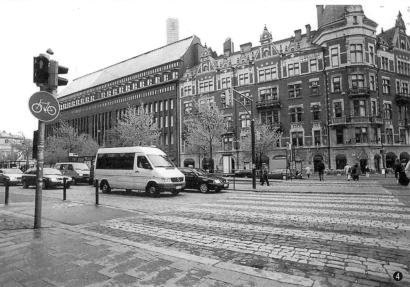

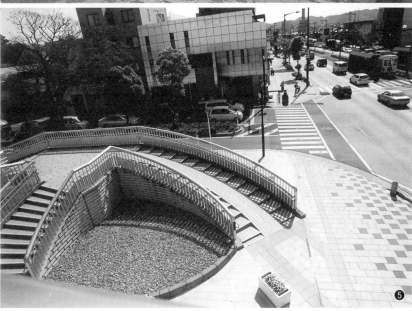

告、食に関するもの、料理などです。1か月4,000円近く購読料がかかっているんですから粗末にできません。自分より何歳も上の人の活躍ぶりに驚きその人の年齢まで生きてたにせよ仕事してられるかなあ〜と考えたり。ともかく「いまやりたいことをやってればいいだろう」と決めて散らかった机の上を片づけながらの毎日です。サインペンとA4程度の紙と、ゲージとカッターナイフとボンドくらいあれば大方の模型は作れます。いま考えてるのは、

1　私の手に馴染むスプーン
2　住みたくなる家とツリーハウス
3　車いすでも渡れるスロープ状の歩道橋
4　目の不自由な人に喜ばれる食品パッケージと表示
5　手の不自由な人も開けやすい食品パッケージ
6　引き出しやすい家具やドアノブ
7　そこらのガラクタを貼り付けたノートの表紙
8　包丁、まな板使わずの料理レシピ
9　注ぎやすいボトルの持ち手
10　倒れにくい湯飲みと味噌汁椀
11　段ボール製の額縁と整理箱
12　車いすでもまわれる公園の遊歩道
13　完全自動運転の車の室内設備
14　ポップアップ（飛び出す）絵本
15　車いすでも栽培しやすい畑
16　握りやすい歯ブラシ
17　持ちやすい箸の柄
18　小さなものも拾いやすい棒
19　頭、背中を掻きやすい棒
20　握力少なくても使いやすい工具類
　もっととりかかるテーマはいくらでもあります。パソコン上で三次元の設

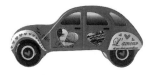
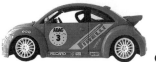

❶・❷ そう遠くもない日本において、車での移動は自動運転になる日が来るようです。そうなったらしょっちゅう外出したいものです。東京・アメ横にも連れてってください。

計もいいと思いますが、紙で作った模型も素朴で親しみやすいものです。予算があれば、3Dプリンターで作るのもいいでしょう。いつかは、どれかは、「製造して売ってみっか」になるかもしれません。売れなくてもいいのです。食品製造メーカーとかがアイデアに感心してくれて取り入れてくれればそれでもいいのです。誰でも考えようとする気持ちさえあればできるのです。「不便こそ発明の母」と誰かが言ってたと思います。考えて形にするのは楽しいことだと思います。

● 100円ショップに行く

「これ本当に100円なの？」と信じられないような品があちこちにあってついつい、これを買っておけばいつか便利するだろうと籠に入れてしまうのが100円ショップのようです。よくは知りませんけど、どこかの会社の注文受けて作った製品が、納品時に数量不足になるといけないので多めに作っておく、このときの残りが100円ショップにきて私たちに安く提供してくれてる気がするんです。そうでないかもしれませんが、ほとんど同じ品を4倍ほどで売られてるのを見て「やったあ〜」なんてほくそ笑んだりすることがあります。それはともかく、これらの品々をよく観察していると、床に落ちたものを拾うのに便利なもの、手にはめるときに使えそうな金具類、持ち手の具合のよさそうな鋏、自分の手に合った形に簡単に曲げられそうなスプーン、車いすの後ろにバッグを引っ掛けるときに便利なS字状のプラスチック製フック、インキを入れても倒れそうもない形のガラスびん他、いろいろあるのです。なにかを考えるとき、お店で売られてるものを利用するのもいいと思います。「いろいろ見てたって俺にはひらめけない」なんておっしゃらずに、これも訓練みたいなもんで、つづけるうちに自然と「これ使ってできそう」と、ひらめいてくる時が来ます。すぐ「俺にはできない」は、障害者には禁句かもしれません。私もすぐ「俺にはできないよ」をよく言ってて、困ったもんです。人のこと言えません。

● 老後の準備

「老後の準備」などというと「すでにいま老後でしょ、なに言ってんの」と笑われてしまいますが私の年齢は受傷後で数えて行くつもりですから、只今2016年で30代。2015年の8月、海に近い駅の裏にある中規模のショートスティに1泊2日で様子を見てきました。当日は利用者も多かったのですが、海も見えて広めの部屋もとれて快適でした。介護職員も看護師も皆さん親切でした。しかしトイレ室のお粗末さには驚きました。狭くてリフターなどなくて二人の介護者に手伝ってもらってやっとでした。うんこが出たのかどうかも確かめられませんでした。入浴も男女の二人に抱えてもらってやっと入れました。ここに入って死ぬまで過ごすのかと思った途端、血糖値が下がって気持ち悪くなり急ぎチョコを口に入れて治りましたが、ここはとても私のからだの状態では無理の施設と思いながら帰ってきました。もっと他を

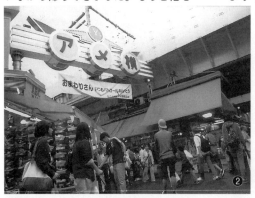

探そうと、なんだか昔20代の頃、不動産屋さんに行き、アパートを探していた頃を思い出しました。国や行政はなぜトイレ室の設備、指導ができないのでしょうか。ここでも最低の設置基準は満たしているのかもしれませんが、本物の身体障害者1級の人間が使ってどうしようもない最悪、最低の設備ですから何とかして欲しいものです。なぜ基本設備計画書みたいなものを作るときに本物の障害者も参加させて作らないのでしょうか。トイレ室に限らず多くの場でこうした、利用者の意見を聞こうとしないところがある気がします。自分の親だっていつかはこうした施設に世話になるかしれないのですから親身になって利用者に喜ばれるようなトイレ室にしてほしいと思うのです。

● デイサービスに行く

家から迎えの車で15分ほど行ったところにデイサービスがあります。毎週水曜日の朝9時になると、介護助手の女性と男性が迎えにきます。到着するとすぐ入浴です。やたら広いお風呂場で気分良いのです。私は体操その他のゲームごとには参加せず大きいテーブルを独り占めして持ってきた新聞を切り抜きます。暇そうにしてる介護助手さんもいて「手伝うわよ」と言うので指示、2週間分ぐらいがあっというまに綴じられ出来上がります。切り抜くとはいっても興味ある記事のページを丸ごと1ページ上部でとめるだけです。お昼には極めて質素なおかずとご飯400キロカロリー程度の昼食をとります。

午後は紙粘土を使っての創作教室とかで私は「三角形大・中・小各10個作って」とか「色はこれとこれを練りこんで」って指示するだけ。自分がやるとあちこち汚すので後片づけも大変のようで「自分でやんなさいよ」なんて誰も言いません。こうして指示だけでできたのが「ピカソ風花器」でカラフルなんです。ガラスびんに貼り付けてるので、水を入れてももれません。アートディレクターってところでしょうか。リハ病院の怖いけど優しいOTの先生の訓練を想い出します。

● 工業デザインは自然界から学ぶ

フィンランドの世界的デザイナーのカイ・フランクという人は多くの優れたガラス器などをデザインしたことで有名ですが、「工業デザインは自然界の形から学べる」と言ってます。これについては多くの世界的デザイナーも言ってることであります。私たちはたっぷりの時間を用意して、細かく観察し学んでいきたいと思います。例えば航空機や自動車などの空気抵抗を少なくするための形、水面下でいかに水の抵抗を減らし早く進めるかの形や動作、水圧に耐える形、持ちやすい形、つぶれにくい形、美しい配色、重さに耐える糸の張り方など多くの問題解決のヒントがあるといいます。この自然界から取り入れられたであろう製品の数々を見ることができます。頭で考えるのも必要ですが、自然界から学ぼうとする姿勢は、工業デザインに限らず大事です。もう何千年、何億年も経過しているものを、いま見てるのですから。私の専門がデザインなので、こんなことばかり書いてしまいましたが、障害者の皆様が、もしもデザインごと

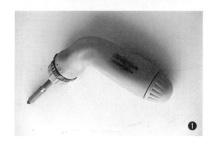
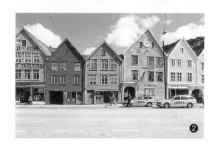

❶ SNAP ONの工具。柄が持ちやすいユニバーサルデザインになってます。
❷ ノルウェー・ベルゲンは美しい街でした。
❸ 自然界には美しい形がいっぱいです。じっくり観察できる時間を自分で作れるか否かで感性も変わってくる気がしますけど。
❹ 高速道路の出口を進んでしまい、パトカーの警察官に注意を受けました。

がお好きであって、いま、これから何をやろうかと、悩まれてる方がいらしたら、ぜひデザイナーになることも一つの選択肢に入れて欲しいと思ったからです。デザイン専門学校に行ってる、行ってないは関係ありません。好きであればそれで十分。独学でやりましょう。参考書もいろいろ出てます。見なくてもいいのです。自分なりの方法で描いたり設計したりすればいいのです。やってるうちに覚えてきます。ゆっくりあせらず腰をすえて挑戦しようではありませんか。自宅でも、施設でもパソコン1台とプリンター1台置けるテーブルの用意でできるのです。「なるほどこれはいいアイデアだ、便利そうだ」というものを考えて欲しいのです。「もう俺のやれる仕事はない」なんておっしゃらないで考えて欲しいと思います。

●スポーツ事故のこと
2016年4月で怪我して32年が経ちました。長野・高峰高原で春スキーを楽しんで帰ってきた翌日、まだキャッチボールもしてないのに、いきなり野球の試合に出たのがまずかったかもしれません。私は1塁を守ってたのですが相手チームの打ったボールを拾い上げようとしたところに、走ってきた体格のいいバッターに顎を蹴り上げられ首の骨を砕いてしまいました。もっとウォーミングアップをしてれば衝突寸前に避けることができたようにも思います。バギッという骨の砕ける音と痛さは半端ではありませんでした。救急車が運んでくれたところは小さな病院で月曜日にならないとレントゲン技師が来ない、というお粗末なところでした。ここにいてはダメだと病院側とすったもんだと仲間がやりあってくれて、

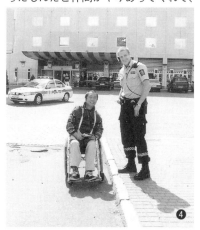

東京・明石町の聖路加病院に入ったのは5時間以上経ってからでした。「何でこんなに遅いんだ」という怒鳴り声が聞こえてきました。高熱が出てきて手術は延期、その後1か月経ってもおさまらず延期、手術をしたのは3か月後だったと思います。天井から吊り下がる大きい照明、口に突っ込まれた太いチューブ。そこから出る全身麻酔のすさまじい音のガス。いま思い出してもゾーっとする手術でした。頭の後ろを20センチほど切り開いて損傷部分をワイヤーで固定、終わりました。手術後すぐ手足が動くということはありませんでしたが、その後7、8か月後くらい経ってからでしょうか少しずつ動きは

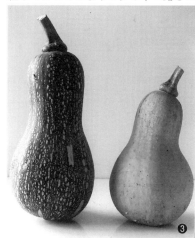

じめてきたと思います。32年経ったいま（2016年）、足は若干動きますが歩けません。手の握力は5程度ですが太い棒を指に挟んでワープロは打てます。車いすは電動。食事はスプーンとフォークで自分で食べてます。衣服の着脱、トイレ、入浴などワイフにやってもらってます。現在要介護3。血糖値が少々高い以外は正常です。

●車いすがなくなる？
2020年頃には自動運転のタクシーが登場するようです。運転手なしの完全自動か、ある一部の道路は運転手がするのかはわかりませんが、いずれはハンドルもない完全自動運転の車が走る日が遠からず来るようです。高齢者、障害者にとっても、運転してくれる人がいなくても病院に行ったりできるなんて移動にも便利です。

●最後に
頸髄損傷の私は車いすに乗ってますからすぐ誰にも障害者だと見てもらえて得をするというか、助けてもらえるのですが、見た目には普通の人、なのに重い障害をもってる方も多いと思います。人混みの中で「歩くのおせいなぁ〜」とか、「早く乗れよ俺も乗るんだぞ」とか、「ぶつかってくんなよ」とか、「ブレーキばっか踏むなよ、追突するぜ」とかつい思ってる人いるかもしれませんが、わざとでなく、そうしかできない人も多くいることを、小さい頃から教育の場でも家庭でも教えて欲しいものです。2020東京オリンピック・パラリンピックが開催される日本、この辺のところが諸外国の人々に注目される点ではないでしょうか。最近、久しぶりに尿路感染してしまい10日間ほど入院しました。ベッド上での排泄、24時間の点滴、カテーテル交換時の単純ミス、その他看護師の優しい人や意地悪な人に接して、32年前のことを、彷彿と思い出しました。結局のところ病院のお世話にならないようにすることが一番いいのですが、気をつけていてもこれが難しいもの。ともかく健康には十分留意、気持ちの乗らない日は、何とか体を休めようと痛感しました。また、無理してがんばらず救急車を呼んで世話になるのが一番だ、とも思いました。皆様のご健康を祈念しながら、この稚拙な文書を終わりにしたいと思います。お読みくださりありがとうございました。

第7部　頸髄損傷研究の現状と今後

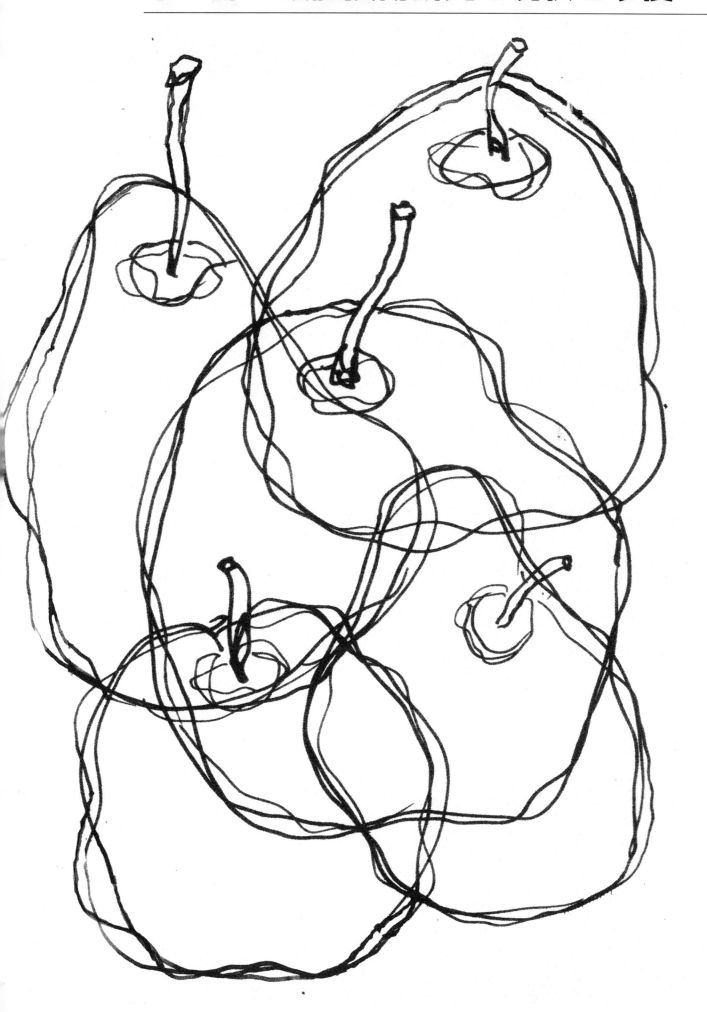

1 頸髄損傷研究の現状と今後

1 脊髄損傷治療の急性期治療に関する研究

急性期は二次損傷の軽減が目標

脊髄損傷の研究は介入を想定する時期によって、急性期、亜急性期、そして慢性期に分けられます。それぞれの時期が受傷後どの程度の期間経過した時点を指すのか明確な定義はありませんが、現在検討されている新しい治療法の介入時期を基準にすると、1週間以内の治療介入を想定するものが急性期治療、受傷後1〜3か月程度を介入時期とするものを亜急性期治療、そして受傷から1年以上経過したものを慢性期治療とすることで整理することができます。

外傷性の脊髄損傷の急性期は脊髄内の出血と組織の挫滅、物理的な外力による細胞死が生じ、これらは制御不能な損傷として、一次損傷と呼ばれます。一次損傷に続いて好中球をはじめとする炎症細胞の浸潤、浮腫の増悪、活性酸素の放出といった生体反応が数時間後から始まり、これが神経細胞の細胞死や髄鞘組織の変性を引き起こすことがわかっており、これが二次損傷と呼ばれます。二次損傷は数日から一週間前後まで続くと考えられ、こうした外傷に起因する炎症反応と細胞死は治療介入によって軽減し得るものとして、長年治療のターゲットとして捉えられてきました[1]。1980年代には北米での二重盲検ランダム化試験の結果を踏まえ、ステロイドの大量療法が受傷後8時間以内というタイミングで実施されました[2]。長年この治療法は脊髄損傷急性期の数少ないエビデンスが確立した治療として、国際的に広く実施されていましたが、徐々にその効果に比べ、肺炎などの合併症リスクが高いことが指摘され、現在では必ずしも推奨されていません[3]。

これに対し、二次障害が進行する時期に神経細胞を保護し、その後の機能回復を高めようとする薬剤治療については数多くの実験が行われ、現在日本では肝細胞増殖因子（HGF）の脳脊髄液中への投与と[4]、顆粒球コロニー刺激因子（G-CSF）の静脈内投与が臨床試験として開始されています[5]。いずれも受傷後2日後以内を治療開始の適応としています。海外でのこの分野の治療薬としてはナトリウムチャネル阻害剤であるRiluzoleの治験が進められています[6]。

急性期の神経保護の治療介入は、急性期の脊髄損傷の

重症度評価が困難なことから、その有効性を示すのが困難と考えられています。脊髄ショックや多発外傷で神経麻痺の程度を正しく判定できないと、その後の回復が自然の経過で回復したのか、治療によって回復したのか判別困難という問題があります。こうした問題を解決するために、近年では血液バイオマーカーを用いた重症度判定の研究や[7]、MRIを中心とする画像診断によって、急性期に損傷の程度を客観的に評価する試みがなされています[8]。

文献

1) Kwon BK, Tetzlaff W, Grauer JN, Beiner J, Vaccaro AR : Pathophysiology and pharmacologic treatment of acute spinal cord injury. Spine J 2004; 4(4):451-64.

2) Bracken MB, Shepard MJ, Collins WF, Holford TR, Young W, Baskin DS, et al. : A randomized, controlled trial of methylprednisolone or naloxone in the treatment of acute spinal-cord injury. Results of the Second National Acute Spinal Cord Injury Study. N Engl J Med 1990; 322(20): 1405-1411.

3) Breslin K, Agrawal D : The use of methylprednisolone in acute spinal cord injury: a review of the evidence, controversies, and recommendations. Pediatr Emerg Care 2012; 28(11): 1238-1245; quiz 46-48.

4) Kitamura K, Fujiyoshi K, Yamane J, Toyota F, Hikishima K, Nomura T, et al. : Human hepatocyte growth factor promotes functional recovery in primates after spinal cord injury. PLoS One 2011; 6(11): e27706.

5) Inada T, Takahashi H, Yamazaki M, Okawa A, Sakuma T, Kato K, et al. : Multicenter prospective nonrandomized controlled clinical trial to prove neurotherapeutic effects of granulocyte colony-stimulating factor for acute spinal cord injury: analyses of follow-up cases after at least 1 year. Spine(Phila Pa 1976) 2014; 39(3): 213-219.

6) Fehlings MG, Nakashima H, Nagoshi N, Chow DS, Grossman RG, Kopjar B : Rationale, design and critical end points for the Riluzole in Acute Spinal Cord Injury Study (RISCIS) : a randomized, double-blinded, placebo-controlled parallel multi-center trial. Spinal Cord 2016; 54(1): 8-15.

7) Hayakawa K, Okazaki R, Ishii K, Ueno T, Izawa N, Tanaka Y, et al. : Phosphorylated neurofilament subunit NF-H as a biomarker for evaluating the severity of spinal cord injury patients, a pilot study. Spinal Cord 2012; 50(7): 493-496.

8) Fujiyoshi K, Konomi T, Yamada M, Hikishima K, Tsuji O, Komaki Y, et al. : Diffusion tensor imaging and tractography of the spinal cord: from experimental studies to

clinical application. Exp Neurol 2013; 242: 74-82.

（緒方 徹）

② 脊髄損傷に対する再生医療

2000年から2015年にかけて最も目覚ましい展開を見せたのが脊髄損傷に対する再生医療の進歩といえます。元々中枢神経は成人後に損傷を受けると再生しにくいとされていましたが、それは損傷部の組織環境に問題があることが1980年代から動物実験によって示され、この再生を阻害する環境を修正するための様々な実験的試みがなされてきました[1]。その中で損傷部に様々な種類の神経細胞に分化する機能を持つ神経幹細胞を移植することで、神経の再生や神経回路の再構築が誘導され、四肢の機能が改善するという実験結果がマウスだけでなく、霊長類（サル）においても示されました[2]。さらに京都大学の山中伸弥教授によるiPS細胞の発見は移植する神経幹細胞の供給に関連する問題を解決し、再生医療の実現を大きく推進することになりました[3]。現在、脊髄損傷に対しては、日本人の主要な遺伝子型（HLAタイプ）を網羅したiPS細胞バンクを構築し、受傷した患者に適合した細胞を供給し、損傷脊髄の局所に移植することが計画されています。iPS細胞の安全性など問題も残っていますが、脊髄損傷の治療に大きな変革をもたらす治療法になり得るものとして期待されます。

再生医療の分野ではiPS細胞以外にも様々な方法で幹細胞の機能を持つ細胞を損傷脊髄に補給する試みがなされています。その中で、すでに日本国内で臨床試験が始まったものに骨髄幹細胞の静脈投与治療があります[4]。この方法は骨髄中に含まれる神経系の細胞に分化する機能を持った幹細胞を患者自身の骨髄から分離・増幅して静脈投与する方法で、腫瘍形成、他家移植、局所への侵襲といった問題点に対して優れています。幹細胞としての機能はiPS細胞を使った神経幹細胞の方が高いと思われますが、臨床的に実施しやすい条件がそろっているのが特徴です。今後、こうした複数の細胞治療法が比較検討され、最終的に個々の治療法の適応基準が明確になることが望まれます。

慢性期治療

多くの細胞治療が急性期から亜急性期を想定して検討が進んでいる一方、慢性期の脊髄損傷への介入は実験的にも機能回復が得られにくいことが知られています。主な理由としては、すでに瘢痕組織ができあがっていること、受傷からの期間が長く、神経の可塑性が低下していることなどが挙げられます。神経幹細胞移植の実験でも、急性期の移植実験と比較するとはっきりした機能改善効果が得られていないのが現状です。

その一方、慢性期は症状が安定しており、急性期・亜急性期の治療介入の際に問題となる治療の効果判定の問題が比較的小さいといわれています。したがって、世界的に見ると慢性期の脊髄損傷に何らかの細胞移植を実施するという臨床治験の報告は、いずれも数例にとどまるものの、数多く報告されています。中でもポルトガルのグループは神経再生の環境を整えることを目的とした嗅神経のグリア細胞移植を実施し、一定の効果を得ています[5]。この治療は現在、大阪大学において臨床試験が行われており、受傷後1年以上を経過した胸髄レベルの完全損傷を対象としてすでに10例以上が実施されています[6]。どの程度の効果が得られるかについては今後の検討を待つこととなります。

完全麻痺は解剖学的にも完全麻痺か

多くの再生医療が途絶した神経軸索の再伸長を作用機序としており、その期待される治療効果として、完全麻痺症例に対する機能回復が挙げられています。臨床治験の対象者も完全麻痺を対象として始まるものが多く、その理由として、①完全麻痺からの回復が見られれば、その効果判定が明確であること、②治療による副作用が生じた場合も日常生活機能に影響が生じにくい、といった点があります。その一方で、完全麻痺を厳密に判定することが難しいとの指摘もされています。アメリカのグループは臨床的に完全麻痺と診断されている慢性期の脊髄損傷者の中に、損傷部以下のレベルで誘発される反射の強さを随意的に変えることのできる症例が一定数存在することを報告しています[7]。また、1990年代には脊髄損傷者の剖検例の報告で、臨床的に完全麻痺の症例であっても組織切片を見ると損傷部を越えて連結する神経線維が辺縁部に残存している症例が多く見られると報告されています[8]。これらの知見は臨床的完全麻痺で皮質脊髄路が完全に途絶した症例であっても、脊髄固有路など何らかの神経伝達路が損傷部をまたいで近位部と遠位部をつないでいること、そして随意指令を伝える役割を

表7.1　脊髄損傷分野での再生医療に関連した臨床治験

用いる細胞	投与経路	対象となる損傷高位	対象となる時期	実施施設	スケジュール
嗅粘膜組織 （自家細胞）	脊髄への移植	胸髄レベルの完全麻痺	受傷後1年以上	大阪大学	2008年より実施
骨髄細胞 （自家細胞）	静脈投与	頸髄損傷	受傷後14日以内	札幌医科大学	2014年より実施
iPS由来神経幹細胞 （バンク（予定））	脊髄への移植	未定	亜急性期	未定 （慶應義塾大学）	2017年予定

担えることを示唆しています。この状態はcompleteとincompleteの間に位置するとして、discompleteとも呼ばれています[7]。判定に複数の電気生理検査を要するなど、簡便でない点があり一般的に使われる用語とはいえませんが、今後の先端的治療の臨床治験を完全麻痺を対象として進める際に、留意すべき点です。

頸髄損傷者にとっての再生医療

　何らかの細胞補充を手段とした再生医療がすべて頸髄損傷を対象とするとは限りません。特に損傷脊髄の局所に直接細胞を移植する治療（嗅粘膜組織移植、および予定されているiPS細胞由来神経幹細胞移植）は移植操作による副作用で麻痺のレベルが上昇する可能性が現時点では排除できません。そのため、わずかな麻痺の上昇が大きな機能障害に直結する頸髄損傷は当面対象になりにくい、という実情があります。

　その他、新しく検討される治療は臨床試験として実施されるため、適応となる受傷からの経過時間、年齢、麻痺の程度が細かく規定されています。再生医療による機能回復を期待する当事者も、助言を与える側の医療従事者もその事実は認識しておく必要があります。

　表7.1は現在実施されている、あるいは実施が見込まれる脊髄損傷分野での再生医療（細胞治療）に関連した臨床治験を示しています。

文献

1) Silver J, Miller JH : Regeneration beyond the glial scar. Nat Rev Neurosci 2004; 5(2): 146-156.
2) Iwanami A, Kaneko S, Nakamura M, Kanemura Y, Mori H, Kobayashi S, et al. : Transplantation of human neural stem cells for spinal cord injury in primates. J Neurosci Res 2005; 80(2): 182-190.
3) Takahashi K, Yamanaka S : Induction of pluripotent stem cells from mouse embryonic and adult fibroblast cultures by defined factors. Cell 2006; 126 (4): 663-676.
4) Osaka M, Honmou O, Murakami T, Nonaka T, Houkin K, Hamada H, et al. : Intravenous administration of mesenchymal stem cells derived from bone marrow after contusive spinal cord injury improves functional outcome. Brain Res 2010; 1343: 226-235.
5) Lima C, Escada P, Pratas-Vital J, Branco C, Arcangeli CA, Lazzeri G, et al. : Olfactory mucosal autografts and rehabilitation for chronic traumatic spinal cord injury. Neurorehabil Neural Repair 2010; 24(1): 10-22.
6) Iwatsuki K : Olfactory mucosa transplantation for spinal cord injury. J Stem Cells Regen Med 2011; 7(2): 92.
7) Sherwood AM, Dimitrijevic MR, McKay WB : Evidence of subclinical brain influence in clinically complete spinal cord injury: discomplete SCI. J Neurol Sci 1992; 110 (1-2): 90-98.
8) Kakulas BA : A review of the neuropathology of human spinal cord injury with emphasis on special features. J Spinal Cord Med 1999; 22(2): 119-124.

（緒方　徹）

3　下肢機能訓練の先端技術

　脊髄損傷者に対する下肢機能訓練は歩行機能の獲得をめざしたものとして築かれており、これまで様々な長下肢装具および下肢の振り出し機構の研究と開発が行われてきました。歩行訓練の体系に大きな変革をもたらしたものとして、脊髄の歩行パターン発生回路の存在の提唱とそれに基づく部分免荷式歩行訓練の試みが挙げられます[1]。2000年代に入ると、動物実験を中心として展開した神経の可塑的変化に関する研究成果と、工学技術の発展とともに台頭したロボット技術の応用といった潮流がこれに加わることとなります。ここでは、これら主要な研究を紹介するとともに、頸髄損傷者にとっての下肢機能訓練の位置づけについて触れます。

装具歩行の研究開発

　人の歩行は、①重力に抗して立位を保持すること、②下肢を前方に振り出すこと、③バランスを維持しながら

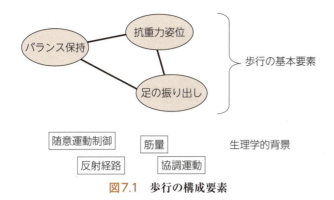
図7.1 歩行の構成要素

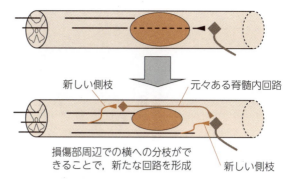
図7.2 脊髄損傷後の可塑性についての知見

重心を前方に移動させること、の基本要素が満たされることで可能となります（図7.1）。脊髄損傷者においては麻痺の高位や重症度に応じて、①から③が様々な程度で障害されています。体幹および長下肢装具は、その支持性によって①を補うこととなります。さらに②の振り出し機能を補うために、左右の長下肢装具をつなぐ機構として、内側型継手と外側型継手が開発されました。代表的なものとして、Prime WalkとAdvanced Reciprocating Gait Orthosisが挙げられます。いずれの装具も杖を用いることで③の要素を満たし歩行となりますが、実際に屋外や日常生活の中で利用する際には、障害物に対するクリアランスの確保や歩行のエネルギー効率の問題が大きく実用的に広まっているとはいえません。それでも、装具歩行の研究が培った脊髄損傷者の歩行理論は後述するロボット技術を応用した歩行支援機器へと展開していくものであり、脊髄損傷者の歩行研究の基盤を構築するものです。

脊髄の歩行パターン発生回路

1980年代以降、脊髄内には歩行のパターンを生み出す神経回路が四足歩行動物、二足歩行動物を問わず存在することが提唱され、かつ実験的に実証されました[2]。これは脳からの指令がなくても下肢からの感覚情報を受けて歩行パターンとなる運動出力を生成する性質が脊髄にある、というものです。こうした神経回路はCentral Pattern Generator（CPG）と呼ばれ、明確な局在は明らかでないものの、腰部脊髄を中心に存在するとされています。脊髄損傷者においても、体重を支えトレッドミル上で受動的にステッピング様の動きを下肢で再現すると、麻痺筋群において周期的な筋活動が出るという実験から、CPGの存在が確認されています。ドイツのWernigらを中心に実施された部分免荷式歩行訓練（Body Weight Supported Treadmill Training）はこうしたCPGの理論に基づき、療法士が左右それぞれの足を保持してステッピング動作を再現することでCPGの活動性を高め、自発的な歩行運動を改善しようとするものです[3]。

アメリカのHarkemaらのグループはこうした研究をさらに進め、脊髄硬膜外電極によりCPG回路を直接刺激することで、下肢筋活動を誘導し、歩行訓練と組み合わせる試みを行っています。興味深いことに硬膜外電気刺激と組み合わせた訓練を続けた結果として、電気刺激なしでも随意的に下肢筋を活動させることができる完全麻痺の症例が報告されています[4]。こうした知見は適切な訓練によってCPGの神経回路ネットワークに学習させることができることを示しています。

細胞レベルの変化、脊髄の可塑性

脊髄神経回路の学習は神経回路の可塑性とも呼ばれ、様々な段階での神経結合の変化によって構成されます。これには、神経細胞（ニューロン）が神経突起を伸ばし、新しい回路を形成するいわゆる解剖学的な可塑性と、すでに存在する回路がシナプス結合の変化により強化される機能的な可塑性が含まれています。神経突起の伸長については長年脊髄損傷においては脳から脊髄の各髄節レベルに信号を届ける皮質脊髄路が損傷後に再生するかが研究の中心でした。しかし、2008年にCourtineらはマウスを用いた実験で、皮質脊髄路が完全に遮断された完全麻痺の状態から、皮質脊髄路自体の再生がなくても歩行機能が回復することを報告し、脊髄の可塑性についての考え方を大きく変えることとなりました。この研究では、損傷部を越えて残存している脊髄固有路（脊髄内から脊髄内に投射する神経回路）が側枝を形成することで歩行機能が改善することが示されています（図7.2）[5]。マウスの胸腰部の脊髄固有神経を薬剤によって除去すると、正常の状態では歩行に影響を与えませんが、皮質脊髄路遮断からの回復後のマウスで同じ処置をすると回復していた歩行機能が失われることから、この神経細胞群が機能回復に寄与していたことが証明されています。人とマウスの脊髄固有神経の機能やつながり方は異なるこ

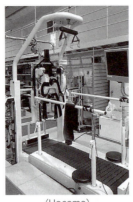
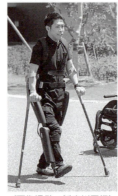
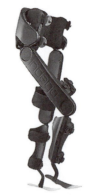

(Hocoma)　　（画像提供：㈱安川電機）　　(Parker Hannifin)

図7.3 様々な外骨格系ロボット（左から，Lokomat，Rewalk，Indego）

ロボットを用いた歩行訓練

CPGを中心とする脊髄の生理的機能、訓練による可塑的変化の潜在力に加え、近年、センサー技術の発展やモーターの小型化を背景に様々な歩行アシストロボットが開発され、訓練への応用に期待が集まっています。

一連の先駆けとして、スイスのグループはBWSTT（部分免荷式歩行訓練）の訓練体系をロボット化することをめざし、Lokomatを開発しました。この機器は免荷装置の他に、股関節・膝関節を制御するモーターを有し、療法士に代わってロボットが歩行様パターンをアシストするものです。ロボットの利点である、繰り返し再現性のある動きを長時間行うこと、を可能にしています。Lokomatによる脊髄損傷者への訓練については歩行機能の改善が報告されていますが、従来の訓練との比較にはさらなる検討の余地があります。少なくとも従来の訓練と同等の効果が得られることが発表されています[6]。Lokomatによる訓練の恩恵を最も受けやすい症例を選別することができれば、その効果はより明確になると思われます。Lokomatが固定式の訓練システムであるのに対し、近年様々なアシストスーツが開発されています。いずれも外骨格系の歩行装具をアウトラインとし、下肢の関節をモーターで制御する仕組みとなっています（図7.3）。モーターを駆動する指令をどのように決定するかには、本人の筋電信号をトリガーとするものや、歩行パターンをモーターに実施させるスイッチを持つもの、身体の動きから歩行の意図を読み取って動きをアシストするもの、と様々なものが採用されています。いずれも十分な継時的訓練効果は示されていませんが、今後ロボットのさらなる改良とともに、訓練方法についても研究が行われるものと予想されます[7]。

頸髄損傷者にとっての歩行訓練

これまで紹介したように、脊髄損傷後の下肢機能訓練は歩行をめざしたものであり、生物学的・工学的技術の進歩によって様々な試みがなされています。ただし、歩行という動作に限っていえば、いずれの技術も両手で杖を用いてバランスをとり、転倒を防止することが前提になっています（例外としてイギリスで開発されたRexはバランス保持機能も兼ね備えたアシストスーツですが、その分大型です）。したがって、上肢や手指に麻痺があり杖の使用が困難な頸髄損傷者や、あるいは体幹支持機能が著しく障害されている高位の胸髄損傷者においては実施が困難なのが実情です。

しかし、実用的な歩行だけが下肢機能の目的とは限りません。重度の不全麻痺や完全麻痺の頸髄損傷者にとって慢性期の課題は体調の維持・管理です。多くのケースで活動量低下による栄養バランスの乱れから肥満の問題が顕在化します。下肢を用いた運動、麻痺筋の活動は局所の筋代謝を促すとともに、心肺機能を維持する上でも有効と考えられますが、現状では容易でありません。ここで紹介した一連の技術はこうした頸髄損傷者の健康管理を目的とした下肢運動という位置づけでも十分に利用可能なものであり、今後、そのための環境整備も含め検討すべき課題となっています。

文献

1) Dietz V : Spinal cord pattern generators for locomotion. Clin Neurophysiol 2003; 114(8): 1379-1389.
2) Minassian K, Jilge B, Rattay F, Pinter MM, Binder H, Gerstenbrand F, et al. : Stepping-like movements in humans with complete spinal cord injury induced by epidural stimulation of the lumbar cord: electromyographic study of compound muscle action potentials. Spinal Cord 2004; 42(7): 401-416.
3) Wernig A, Muller S : Laufband locomotion with body weight support improved walking in persons with

severe spinal cord injuries. Paraplegia 1992; 30 (4) : 229-238.
4) Harkema S, Gerasimenko Y, Hodes J, Burdick J, Angeli C, Chen Y, et al. : Effect of epidural stimulation of the lumbosacral spinal cord on voluntary movement, standing, and assisted stepping after motor complete paraplegia: a case study. Lancet 2011; 377 (9781) : 1938-1947.
5) Courtine G, Song B, Roy RR, Zhong H, Herrmann JE, Ao Y, et al. : Recovery of supraspinal control of stepping via indirect propriospinal relay connections after spinal cord injury. Nat Med 2008 ;14(1): 69-74.

6) Wirz M, Zemon DH, Rupp R, Scheel A, Colombo G, Dietz V, et al. : Effectiveness of automated locomotor training in patients with chronic incomplete spinal cord injury: a multicenter trial. Arch Phys Med Rehabil 2005; 86(4): 672-680.
7) Lajeunesse V, Vincent C, Routhier F, Careau E, Michaud F. Exoskeletons' design and usefulness evidence according to a systematic review of lower limb exoskeletons used for functional mobility by people with spinal cord injury. Disabil Rehabil Assist Technol 2015: 1-13.

（緒方　徹）

4 上肢機能訓練の先端技術

　頸髄損傷者にとって上肢の機能は車いすの駆動、ベッドから車いすへの移乗動作だけでなく、対象物を保持するといった巧緻性を必要とする機能がどれだけ可能かが生活の質を大きく変えることとなります。麻痺の高位の境界レベルの機能、すなわち、C5の麻痺であれば機能が落ちている手関節伸展、C6の麻痺なら上腕三頭筋、C7の麻痺なら手指屈筋の機能に対し、現状のリハビリで効果が十分得られない場面での先端的な訓練方法の開発が求められます。

　しかしながら、前述したように再生医療を中心とする細胞移植術は、特に脊髄の局所に細胞を注入する場合、その治療操作によって麻痺の領域が拡大するという合併症の可能性が現時点では除外できず、頸髄損傷に対しては使いにくいのが実情です。したがって、上肢機能においては再生医療よりも、神経の可塑性に基づくニューロリハビリテーションあるいはロボット技術に期待が集まります。

　上肢機能訓練の先端機器やロボットは主に脳卒中後の片麻痺を念頭に開発されたものが多くあります。手関節背屈の機能訓練については筋肉への電気刺激によって筋収縮を誘導する機能的電気刺激（Functional Electrical Stimulation：FES）を応用したものが複数存在し、すでに市販されているものもあります[1]。また手のリーチング（目標物への到達）をアシストしながら訓練する機器としてMIT-Manusなどの機器も開発されています[2]。いずれも頸髄損傷者への効果は明らかでなく、今後臨床研究が進むことが予想されます。

文献

1) Venugopalan L, Taylor PN, Cobb JE, Swain ID : Upper limb functional electrical stimulation devices and their man-machine interfaces. J Med Eng Technol 2015; 39 (8): 471-479.
2) Hesse S, Schmidt H, Werner C, Bardeleben A : Upper and lower extremity robotic devices for rehabilitation and for studying motor control. Curr Opin Neurol 2003; 16(6): 705-710.

（緒方　徹）

索引

■ A~Z ■

ADL —— 20, 34, 62, 64, 73, 75, 76, 78-80, 97, 100, 103, 104, 107-109, 168, 171, 176, 188, 190, 193, 200, 207, 209, 245, 288

AIS(ASIA Impairment Scale) —— 12, 274
ASIA機能障害尺度(AIS) —— 12
ASIA(American Spinal Injury Association) —— 11, 39
ASIA分類 —— 15, 25, 73
Barthel Index(BI)
　→ バーセルインデックス
Bluetooth対応学習リモコン —— 136
Body Weight Supported Treadmill Training —— 323
Brown-Séquard型損傷
　→ ブラウン・セカール型損傷
CHART(Craig Handicap Assessment and Reporting Technique) —— 75
CPG(Central Pattern Generator) —— 323
CT(Computerized Tomography) —— 20, 24, 43, 150, 171
DESIGN-R —— 164
DESIGN分類 —— 164
DSD(Detrusor Sphincter Dyssynergia)
　→ 排尿筋外尿道括約筋協調不全
ECS(Environmental Control System)
　→ 環境制御装置
FES(Functional Electrical Stimulation)
　→ 機能的電気刺激
FIM(Functional Independence Measure) —— 73, 107, 219
Frankel分類 —— 15
Freehafer法 —— 189
Hangman骨折 —— 21
Hook → 引っかけ動作
ICF(International Classification of Functioning, Disability, and Health) —— 288, 289
iPS細胞 —— 321
Jefferson骨折 —— 21, 22, 45
JPTEC(Japan Prehospital Trauma Evaluation and Care) —— 38
Key Pinch → よこつまみ動作
Lasso法 —— 191
MFT(Manual Function Test)
　→ 脳卒中上肢機能検査
MI-E(Mechanical Insufflation-Exsufflation) —— 103
MMT(Manual Muscle Test) —— 15
Moberg法 —— 189
MRI —— 23, 24, 26, 34, 48, 173, 320
MSW → メディカルソーシャルワーカー
NST(Nutrition Support Team)
　→ 栄養サポートチーム

OT → 作業療法士
PT → 理学療法士
QOL —— 75, 139, 141, 157, 180, 181, 191, 200, 213, 288-290
　健康関連—— —— 289
RI骨シンチグラム —— 170, 171
SDS(Self-rating Depression Scale) 75
SF-36(MOS 36-item Short Form Health Survey) —— 75, 289
ST → 言語聴覚士
STEF(Simple Test for Evaluating Hand Function) → 簡易上肢機能検査
Swimmer's view —— 22
T1強調画像 —— 24, 25, 26, 27, 28, 173, 174
T2強調画像 —— 24, 25, 28, 173, 174
X線検査 —— 20, 22, 34, 170
Zancolli法 —— 189
Zancolli分類 → ザンコリー分類

■ あ ■

アシストスーツ —— 324
アメリカ脊髄損傷協会 → ASIA
アルコール —— 34
安静 —— 44
アンチドーピング —— 294
医師 —— 76
意思伝達装置 —— 127
移乗 —— 86
　——動作 —— 64, 83, 86, 92, 189, 217-219, 221, 245, 325
異所性骨化 —— 64, 169-171, 217, 220
委託訓練 —— 251
一次損傷 —— 320
移動 —— 85
　後方—— —— 86
　前方—— —— 85
　側方—— —— 86
　床上—— —— 85
飲酒 —— 34
インフォームド・コンセント —— 193
陰部神経 —— 8, 278
ウィルチェアーラグビー —— 147, 274, 291, 293, 294
うつ熱 —— 8, 11, 179, 218, 268, 273
運転姿勢の安定性 —— 263
運転適性相談 —— 260
運転補助装置 —— 265, 267
運転免許 —— 259, 260
運動 —— 222, 273
　——学習 —— 78
　——強度 —— 144
　——系の伝導路 —— 4
　——神経 —— 7
　——負荷試験 —— 143
　——麻痺 —— 7, 10, 16, 91, 101, 163, 173

——療法 —— 100, 169, 171, 172, 177, 180, 181
——療法士 —— 70
栄養 —— 273
　——管理 —— 168, 183, 215
　——サポートチーム(NST) —— 165, 168
　低—— —— 58, 165, 273
疫学 —— 29, 30
エスカレーター —— 95
エネルギー効率 —— 323
エネルギー消費量 —— 221
エルゴメーター —— 176, 221
嚥下障害 —— 63, 65, 162
横隔膜ペーシング —— 17
大玉サッカー —— 147
オートスキャン方式 —— 136
起き上がり —— 78, 80-82, 85, 94, 101, 102, 206
おむつ交換 —— 285
折りたたみナイフ現象 —— 176
音声入力タイプ —— 136
音声認識機能 —— 125

■ か ■

回外拘縮 —— 62
下位頸椎 —— 20, 22, 47
外肛門括約筋 —— 7, 8, 14, 155, 156
介護型(介助型)の自動車 —— 269
介護保険 —— 107, 197, 237
　——制度 —— 237, 271
　——法 —— 237
介助型住宅 —— 203, 204, 206, 207
介助用車いす —— 96
回旋動作 —— 92
外側塊スクリュー —— 46, 48, 49
外側型継手 —— 323
階段 —— 31, 95, 133, 256
　——昇降機 —— 133
回内位 —— 62
回内外保持装具 —— 112
外尿道括約筋 —— 7, 13
拡散強調画像 —— 24
学習リモコン —— 138
家事動作 —— 134
家族支援 —— 56, 224-226
家族指導 —— 218
肩手症候群 —— 180
家庭での排泄管理 —— 213
下腹神経 —— 8
簡易上肢機能検査(STEF) —— 107
簡易スロープ —— 133
感覚系の伝導路 —— 4
感覚検査 —— 107
感覚障害 —— 11, 72, 163, 173, 268
感覚神経 —— 7
感覚麻痺 —— 7, 10, 163, 173
環境制御装置 —— 17, 103, 111, 135-138,

327

183, 203
環境整備 97
間欠式バルーンカテーテル 120
——法 153
看護師 70
環軸椎脱臼 22, 45
関節可動域検査 107
関節可動域訓練（練習） 18, 40, 60, 63, 104, 169, 271
関節拘縮 63, 163, 220
完全麻痺 6, 11, 15, 16, 45, 64, 65, 83, 84, 103, 153, 156, 158, 159, 170, 172, 221, 277, 278, 321, 323
浣腸 55, 156, 213
　順行性—— 156
環椎後頭骨脱臼 22
環椎歯突起間距離 21
環椎破裂骨折 21, 45
陥入爪 174, 216
カンファレンス 76, 184, 282
キーボード方式 289
気管後間隙 20
気管切開 41
起居移動動作 78, 101, 139
キッチン 207
機能訓練 245, 322
　——としてのスポーツ 143
機能的自立度評価 → FIM
機能的電気刺激（FES） 188, 221, 325
機能レベル 80, 88, 89, 107-115, 117, 119, 121, 122, 124-127, 135, 188, 245, 249, 253, 254, 258
基本的な運動づくり 140
義務教育 198, 253, 254
キャスター挙上 93, 95
キャッチャー 121
救急処置 38
急性期看護のポイント 56
吸入酸素濃度（FiO_2） 17
嗅粘膜組織移植 322
胸郭拡張練習 103
競技スポーツ 292
教習所 260
胸神経 3
挙児 277, 280, 284
起立性低血圧 9, 11, 91, 98, 105, 178, 217, 268
筋骨格系 59
筋皮弁 167
筋力維持 63, 219
筋力増強訓練（練習） 64, 103, 189, 193, 258
靴 116
靴下 116
　ループ付き—— 117
クリニカルパス 183, 184
車いす応用動作 78
車いす介助 95

車いす基本動作 78
車いす駆動 92, 101, 188, 190
　——補助機器 134
車いす-自動車運転席間のトランスファー 94, 245
車いす上座位練習 91
車いす積載装置 266
車いす専用歯科診療台 161
車いすの積み下ろし 258, 263
車いすブレーキ操作 92
車いす-ベッド間のトランスファー 87, 94
車いすマラソン 144, 291
グレーチング 201, 206
頸髄損傷者の心理 224
痙性 78, 175-177, 218, 220, 258, 266
携帯電話 289
下剤 156
血液検査 42, 58, 150, 171, 273, 294
血液生化学検査 170
血管運動機能障害 11
経血 119
結婚 281
下痢 59, 216
牽引 46-49, 56, 63
　頭蓋直達—— 47
健康管理 184, 213, 214, 218
健康関連QOL 289
健康寿命 139, 275
健康増進・フィットネスの体得訓練 140
肩甲部の体操 144
言語聴覚士 77
言語療法 17, 77
健診 270
顕微授精 279
高位頸髄損傷 16, 33, 41, 77, 157
　——者 17, 98, 103-106, 109, 137, 153, 158
更衣動作 79, 115, 189
後咽頭間隙 20
後角 3
交感神経幹 7
交感神経系 5, 11, 64, 178, 272
公共職業安定所 248, 250
口腔衛生 158, 161
高血圧 11, 178, 220, 271, 272, 283
交叉性運動 100
高次脳機能障害 64, 65
後縦靭帯骨化症 21, 33
拘縮 42, 59-61, 66, 168
　回外—— 62
　関節—— 63, 163, 220
　——予防 60
高体温 43
叩打排尿 54, 120, 153
交通事故 30, 31, 34, 35, 64, 261
高等学校 253, 254

後頭歯突起間距離 21
後部脊髄損傷 16
後方移動 86
高齢頸髄損傷者 34, 46, 63, 100, 274
高齢者の転倒 32
誤嚥 43, 65, 129
ゴール設定 76
呼吸器合併症 41, 57, 63
呼吸器系 41, 56
呼吸筋 14, 16, 17, 55, 103, 218
　——トレーニング 56, 57
呼吸補助筋群 41
呼吸麻痺 16, 32
呼吸練習 103
国際生活機能分類 → ICF
国立吉備高原職業リハビリテーションセンター 250
国立重度障害者センター 245
国立職業リハビリテーションセンター 249
誤操作防止装置 266
子育て 285
骨萎縮 171-172
骨塩定量 172
骨傷 20, 30, 32
骨髄幹細胞 321
骨折 21, 22, 45, 59, 158, 171-172
　Hangman—— 21
　Jefferson—— 21, 22, 45
　環椎破裂—— 21, 45
　——予防 217
　軸椎関節突起間—— 21
　軸椎歯突起—— 21
　脆弱性—— 172
　大腿骨顆上部—— 172
　大腿骨近位部—— 172
　棘突起—— 21
　椎体—— 21
骨粗鬆症 220
骨代謝マーカー 172
骨盤神経 7, 8, 13, 277
固定キー 124
固定式リフト 132
コミュニケーション 59, 103, 110, 121, 128
　——ノート 128
コラムタイプ 265
ゴロ卓球 147
コンディショニング 78, 146

■ さ ■

座位基本姿勢 96
再生医療 321, 322
座位耐久性 78, 96, 104, 143
在宅サービス 118, 197, 198
在宅就労 251
座位バランス 61, 78, 83-85, 144,

328

212, 258

座位保持 —— 78, 83-85, 90, 105, 117, 157

作業療法 —— 70, 76, 107

——士 —— 76

座薬挿入用自助具 —— 118

参加 —— 289

ザンコリー分類 —— 27, 70, 72, 93, 94, 157, 188, 191, 245, 258

残存筋力 —— 70, 104, 141, 189, 258

シーティングクリニック —— 167, 168

シートクッション —— 98

支援費制度 —— 289

歯科受診 —— 161

磁気共鳴画像 —— 23

持久力 —— 148

軸椎関節突起間骨折 —— 21

軸椎歯突起骨折 —— 21

自己受容 —— 224

自己導尿 —— 52, 150, 152, 153, 191, 213, 215

清潔間欠—— —— 151, 215

——セット —— 119

四肢麻痺 —— 10, 14, 56, 60, 188

自主トレ —— 210, 212

試乗評価表 —— 262

自助具 —— 108, 109, 111, 113, 114, 115, 118, 119, 121, 125, 134, 189, 289

姿勢調整 —— 85

自走用車いす —— 96, 134

持続吸引療法 —— 165

下着 —— 116

自動車の選び方 —— 261

社会受容 —— 224, 225

住宅整備 —— 200

収尿器 —— 120, 153 196

就労支援 —— 248

手指屈曲装具 —— 108

手術療法 —— 45-49, 177, 181

授精 —— 277

体外—— —— 280, 281

手動装置 —— 265

シュナイダー型 —— 100

授乳 —— 285

循環 —— 57

順行性浣腸 —— 156

瞬発力 —— 148

上位頸椎 —— 2, 3, 45

——損傷 —— 20, 44, 46

障害基礎年金 —— 196, 199, 238

障害厚生年金 —— 196, 199, 238

障害支援区分 —— 197, 237, 247

障害者基本計画 —— 230, 237

障害者基本法 —— 230, 237, 253

障害者雇用納付金制度 —— 238, 248, 251

障害者雇用率制度 —— 248, 251

障害者支援施設 —— 93, 94, 197, 245,

247, 248

障害者就業・生活支援センター —— 250

障害者職業能力開発校 —— 247, 249, 254

障害者スポーツセンター —— 274, 290

障害者総合支援法 —— 230, 245

障害者トライアル雇用事業 —— 248, 250

障害受容 —— 224

障害福祉サービス —— 196, 197, 230, 237, 247

——における就労支援 —— 248

消化管潰瘍 —— 43

消化器合併症 —— 63

乗降性 —— 262

症候性尿路感染症 —— 52

乗降用スロープ —— 133

乗降用リフト —— 133

上肢機能検査 —— 107

上肢機能再建術 —— 188

——後の日常生活上の変化 —— 192

——の時期 —— 188

——の術後の訓練と留意点 —— 193

——の術前評価 —— 189

——の目的 —— 188

——の留意事項 —— 189

初期対応 —— 38, 39

初期治療 —— 56

食形態 —— 129

食事摂取量 —— 218

食事動作 —— 109, 111-113, 189

褥瘡 —— 63, 163-168, 172, 188, 273

——の好発部位 —— 57, 58, 164, 167

——予防 —— 57, 60, 88, 91, 97, 105, 118, 120, 205, 210, 214, 220, 267

職場適応援助者 —— 248, 250

職場復帰 —— 251

書字 —— 122

ジョブコーチ —— 248, 250

徐脈 —— 9, 11, 42, 56, 178, 273

自立型住宅 —— 203, 204, 206, 209

自立訓練 —— 245

自律神経 —— 3-5, 7-9

——過反射 —— 8, 11, 153, 156, 178, 217, 268, 273

——障害 —— 11, 43, 44, 72, 111, 178, 270

自立生活 —— 184, 292

進学 —— 254

新規発生件数 —— 29

神経幹細胞 —— 321

神経筋促通法 —— 78

神経原性ショック —— 42

神経生理学的アプローチ —— 78

神経ブロック —— 176

腎結石 —— 51, 52

人工呼吸器 —— 16-19, 41, 56, 64, 65, 98, 103, 184, 274

尋常性痤瘡 —— 174

身体機能の維持、向上の意義 —— 141

身体障害者手帳 —— 29, 107, 196, 237, 247, 251, 269

身体障害者福祉法 —— 237

深部感覚 —— 4, 16

深部静脈血栓症 —— 42, 57, 63

腎不全 —— 52, 54, 150, 154

深部組織損傷 —— 163-165

深部反射 —— 176

心理的サポート —— 45

心理療法 —— 181, 224

水泳 —— 148, 274, 293, 294

髄腔内バクロフェン療法 —— 177

水腎症 —— 54, 150

髄節 —— 3, 10, 15-17, 25, 26, 28, 42, 178, 188

錐体外路 —— 4

錐体路 —— 4

水中への飛び込み事故 —— 31

スイッチ —— 99, 111, 114, 125-128, 135-138, 160, 205, 265-268

随伴症状 —— 141, 175, 213

水分摂取 —— 51-55, 152, 153, 155, 187, 218

睡眠 —— 274

頭蓋直達牽引 —— 47

スティッキーキー —— 124

ステロイド大量療法 —— 47, 320

ストレスコーピング —— 225

ストレッチ —— 63, 78, 85, 141, 144, 176, 211, 268

ストローホルダー —— 113

スピーチカニューレ —— 17, 56

スポーツ —— 222, 290

機能訓練としての—— —— 143

——活動による機能向上訓練 —— 140

——活動への参加促進 —— 140

——事故 —— 31, 34

——・ノーマライゼーション —— 292

——の効果 —— 139

スマートデバイス —— 137

スマートフォン —— 126

スラローム —— 147

スロープ —— 201

——卓球 —— 290

生活機能 —— 62, 70, 78, 321

生活習慣病 —— 271

生活の質 → QOL

生活保護 —— 198

性機能 —— 277

清潔間欠自己導尿 —— 151, 215

脆弱性骨折 —— 172

生殖機能 —— 213

生殖・周産期医療 —— 281

生殖補助技術 —— 278

精神的ショック —— 56, 224

精巣上体炎 —— 51, 153, 213, 279

精巣精子採取術 —— 279

整髪 —— 113, 190

生命予後 —— 40, 220, 274, 277
整容動作 —— 113, 189
脊髄 —— 2
　——円錐症候群 —— 16
　——空洞症 —— 26-28, 173, 174
　——硬膜外電極 —— 323
　——ショック —— 8, 10, 11, 50, 55, 63, 175, 178
　——神経 —— 3, 7
　——反射 —— 8, 10, 13, 155
脊柱 —— 2, 7, 61, 64, 80, 82, 84, 85
　——管 —— 2, 3, 21
　——管狭窄症 —— 34, 100, 237
　——変形 —— 33, 97
舌咽頭呼吸 —— 17
摂食嚥下 —— 129
旋回装置 —— 260, 264-266
前角 —— 3
洗顔 —— 113
全国調査 —— 29
仙骨神経 —— 3
センサー —— 125, 127, 137, 138
全身運動 —— 146
先進国 —— 31
尖足 —— 61, 176, 215
洗腸 —— 156
穿通刺皮弁 —— 167
洗髪 —— 120
前部脊髄損傷 —— 16
前方アプローチ —— 65, 87, 94
前方移動 —— 85, 86, 94
洗面所 —— 204
前腕の回内機能再建術 —— 189
早期除圧 —— 45
早期離床 —— 61
僧帽筋 —— 61, 63, 103, 168
促通 —— 78, 100
側方アプローチ —— 87, 88, 89
側方移動 —— 85, 86
側方つまみ —— 66
ソックスコーン —— 117
損傷レベル —— 15, 80, 96, 111, 159, 181, 281

■ た ■

体圧分散 —— 58, 165, 268
体位ドレナージ —— 57, 64
体位変換 —— 41, 55-60, 78, 137, 163, 179, 187, 214, 271
体温調節(調整) —— 43, 111, 147, 174, 203, 218, 268, 273
体温調節障害 —— 11, 58, 179
体外受精 —— 280, 281
大学 —— 253, 254
体幹 —— 2, 10, 61, 79, 80, 82-95, 97, 100-102, 111, 116, 144, 211
代償尿意 —— 9, 11, 153, 178

代償便意 —— 9, 14, 156, 178
体性神経 —— 3, 6
大腿骨顆上部骨折 —— 172
大腿骨近位部骨折 —— 172
ダイナミック・テノデーシス —— 66
立ち上がり —— 90
脱衣 —— 115
脱臼 —— 22, 59
　——整復 —— 47, 48
　椎間関節—— —— 22
タッチセンター式ナースコール —— 183
タッチペン操作 —— 289
他動運動 —— 57, 62, 146, 169, 193, 273
タブレットPC —— 126
段差解消機 —— 200
段差昇降 —— 93
　——機 —— 133
男女比 —— 33
弾性回内装具 —— 108
短対立装具 —— 108
痰のドレナージ —— 41
地域障害者職業センター —— 248
チームアプローチ —— 75, 224, 225
着衣 —— 115
チャンネル数 —— 137
駐車場 —— 202
中心性頸髄損傷 —— 100, 101
中心性脊髄損傷 —— 16, 33
長下肢装具 —— 323
腸管麻痺 —— 43
長座位 —— 83, 85, 87, 89, 94, 102, 211
直進駆動 —— 92
棘突起骨折 —— 21
直角アプローチ —— 92
チンコントローラー —— 98, 104
椎間関節脱臼 —— 22
椎弓根スクリュー —— 46, 48, 49
椎骨動脈損傷 —— 44
椎体骨折 —— 21
ツインバスケットボール —— 274, 291, 294
爪切り —— 114
吊り具 —— 132, 172
低栄養 —— 58, 165, 273
低酸素血症 —— 40
低体温 —— 43
低ナトリウム血症 —— 43, 152
ティルト —— 91, 97, 98, 105
手関節駆動式把持装具 —— 108
手関節固定装具 —— 112, 121, 125
手関節伸展機能再建術 —— 189
摘便 —— 43, 53, 59, 156, 213, 217
デルマトーム —— 11
転校 —— 253
天井走行式リフト —— 132, 204
転倒 —— 21, 30, 31, 87, 93, 100, 176, 217, 256
　高齢者の—— —— 32-34, 64, 100

電動車いす —— 17, 98, 99, 103, 184, 202, 203, 291
　——操作 —— 104, 105, 109
　——のセッティング —— 104
電動歯ブラシ —— 113, 160
電動ページめくり機 —— 122
転落 —— 30, 31, 36, 88, 89, 172, 217, 218, 262
トイレ —— 204
　——・シャワー用車いす —— 117, 118, 120, 204-206
頭頸部のリハビリテーション —— 63
凍傷 —— 175
疼痛 —— 60, 64, 132, 179-181
　——コントロール —— 58
動的腱固定効果 —— 66
糖尿病 —— 220, 271
動脈血酸素飽和度(SpO$_2$) —— 17, 43, 57
動脈硬化 —— 274
トラウマバイパス —— 38
トランスファー —— 70, 87-89, 93-95, 104
　車いす−自動車運転席間の—— —— 94
　車いす−ベッド間の—— —— 87
　——ボード —— 87, 88, 262
トリガーポイント —— 9

■ な ■

ナースコール —— 60, 108, 111, 183
　タッチセンター式—— —— 183
内臓脂肪肥満 —— 274
内側型継手 —— 323
内膀胱括約筋 —— 8
二次損傷 —— 40, 48, 320
日常生活動作(活動) → ADL
尿失禁 —— 11, 120, 151-155, 164
尿道留置カテーテル —— 50, 51, 58, 59, 119, 153
尿閉 —— 10, 11, 50, 119, 153, 273
尿路合併症 —— 52
尿路感染予防 —— 215
妊娠 —— 277, 279, 281
寝返り —— 78-80, 115, 116, 163
熱傷 —— 175
　——予防 —— 169, 216
脳卒中上肢機能検査(MFT) —— 107

■ は ■

バーセルインデックス(BI) —— 73, 107
肺炎 —— 41, 56, 65, 218
肺機能 —— 64
排泄 —— 59, 76, 97, 117, 204, 213
　——障害 —— 72
肺塞栓 —— 42, 43
排痰不全 —— 41
排痰方法 —— 218

330

排尿 —— 4, 8, 59
　叩打—— —— 54, 120, 153
　——管理 —— 50, 150, 119, 150, 213, 215, 278
　——障害 —— 11, 13,
　——反射 —— 11, 150
排尿筋外尿道括約筋協調不全（DSD） —— 11, 13, 54, 150, 153, 154
排尿筋過活動 —— 11, 13, 150, 152, 155
排便 —— 4, 8, 59
　——管理 —— 55, 59, 150, 155,
　——訓練 —— 55, 155
　——コントロール —— 43, 187, 216
　——反射 —— 155, 156
廃用症候群 —— 141, 270, 273
肺理学療法 —— 41, 57, 64
ハウスアダプテーション —— 200
白癬 —— 174, 217
把持機能 —— 111, 121, 141, 188
パソコン —— 124, 289
バックサポート —— 97
発声 —— 18, 19, 124, 129
発展途上国 —— 31
発話 —— 124
馬尾神経症候群 —— 16
歯ブラシ —— 113, 159, 160
　電動—— —— 113, 160
歯磨き —— 112, 113, 158
パラリンピック —— 291-294
バランスボール —— 100
バランス練習 —— 86, 90, 211
ハローベスト —— 46, 48, 56
ハローワーク —— 238, 248, 250
パワーチェアーフットボール —— 291
反射弓 —— 8, 178
反射排尿 —— 13, 54, 120, 153
ハンドリム —— 92, 93, 98, 291
ハンドル操作 —— 258, 260, 264, 266
万能カフ —— 111, 112, 121, 125
髭剃り —— 114
非骨傷性頸髄損傷 —— 31-33, 45, 49
肘伸展機能再建術 —— 189
非侵襲型排痰補助装置 —— 103
引っかけ動作（Hook）の再建術 —— 191
泌尿器合併症 —— 63, 183
皮膚癌 —— 168
皮膚損傷 —— 58
皮膚のチェック —— 215
皮弁 —— 167
肥満 —— 220, 273, 274
　内臓脂肪—— —— 274
非無菌的間欠導尿法 —— 51
病院前外傷評価法 → JPTEC
表在感覚 —— 4
表在反射 —— 176

病棟生活 —— 183
敏捷性 —— 139, 148
ファシリテーション —— 78
フィラデルフィアカラー —— 46, 48, 141
復学 —— 108, 109, 184, 253-255
　——調整の際の配慮・確認事項 —— 254
副交感神経系 —— 5, 7, 11, 178
福祉センター —— 290
副神経 —— 16, 61, 103
不全麻痺 —— 10, 11, 15, 16, 32, 45, 49, 73, 78, 90, 100, 113, 154, 170, 221
プッシュアップ —— 61, 78, 86, 89, 94, 190, 206, 211, 212, 219
物理的環境 —— 256
物理療法 —— 91, 165, 169, 176, 180
部分免荷式歩行訓練 —— 323, 324
不眠 —— 45, 179, 274
ブラウン・セカール型損傷 —— 16
ブラッシング能力 —— 158
ブレーキ操作 —— 92, 258, 264, 266
フロアタイプ —— 265, 266, 268
ブローイング —— 123
分娩 —— 281, 282
ヘッドサポート —— 91
変形性頸椎症 —— 16, 21
便失禁 —— 8, 156, 164, 220
便秘 —— 8, 13, 59, 155, 176, 216, 220, 272
蜂窩織炎 —— 170, 217, 220
膀胱結石 —— 51-53, 120, 154
膀胱尿管逆流 —— 52, 53, 150
膀胱瘻 —— 51-53, 120, 154, 213
訪問歯科 —— 161
ポータブルスプリングバランサー —— 112, 113, 122, 125, 158
歩行アシストロボット —— 324
歩行パターン発生回路 —— 322, 323
歩行練習 —— 90
補助呼吸練習 —— 103
保存療法 —— 45-49, 172
勃起 —— 277, 278
ボツリヌス療法 —— 177

■ ま ■

マウススティック —— 122, 125-127, 161
麻痺性イレウス —— 13, 55, 59
ミニテニス —— 147
ミニビリヤード —— 290
無気肺 —— 41, 56, 64
無菌的間欠導尿法 —— 50
迷走神経 —— 7, 8, 11, 12, 42, 178
　——反射 —— 42
メディカルソーシャルワーカー

（MSW） —— 76
メンタルケア —— 60
毛嚢炎 —— 174

■ や ■

薬物療法（治療） —— 43, 35, 155, 171-173, 176, 178, 180
火傷 —— 58
床上移動 —— 85
床走行式リフト —— 132
ユニバーサルニューカフ —— 121
腰神経 —— 3
浴室 —— 205
抑制 —— 78
予後 —— 24, 38, 44, 50, 180, 224
　生命—— —— 40, 220, 274, 277
よこつまみ動作（Key Pinch）の再建術 —— 190, 191
予防の取り組み —— 34, 35

■ ら ■

ラッチモード —— 98, 104
リーチャー —— 116
理学療法 —— 70, 76, 78
　——士 —— 76
リクライニング —— 91, 96, 98, 105, 201, 218, 271
立位保持 —— 90, 176
リハビリテーションエンジニア —— 96
リハビリテーションゴール —— 184
リハビリテーションスポーツの医学的留意点 —— 139
リハビリテーションスポーツの原理・訓練内容・注意事項 —— 142
リハビリテーション体育 —— 143, 148
リハビリテーションチーム —— 76, 107, 109, 184, 224
リフト —— 132, 204
　固定式—— —— 132
　乗降用—— —— 133
　天井走行式—— —— 132, 204
　床走行式—— —— 132
良肢位固定 —— 67
両上肢支持 —— 83
旅行 —— 289
リラクセーション —— 78
臨床試験 —— 320, 321
ループ付き靴下 —— 117
レントゲン検査 —— 24, 165, 170-172
労災保険 —— 196, 198
労働者災害補償保険 —— 198
ロコモティブシンドローム —— 34, 275

編著者

二瓶　隆一：日本リハビリテーション専門学校名誉校長，医師
陶山　哲夫：東京保健医療専門職大学学長，医師
飛松　好子：元 国立障害者リハビリテーションセンター総長，医師

執筆者（五十音順）

粟生田友子：埼玉医科大学 保健医療学部，看護師
阿久根　徹：国立障害者リハビリテーションセンター 自立支援局，医師
市川眞由美：国立障害者リハビリテーションセンター 病院，理学療法士
伊藤　伸：国立障害者リハビリテーションセンター 病院，作業療法士
井上　美紀：元 国立障害者リハビリテーションセンター 病院，作業療法士
井口　浩一：埼玉医科大学総合医療センター 高度救命救急センター，医師
岩﨑　洋：医療法人えいわ会，理学療法士
上野久美子：国立障害者リハビリテーションセンター 自立支援局，医療ソーシャルワーカー
牛山　武久：元 国立障害者リハビリテーションセンター 病院，医師
大熊　雄祐：国立障害者リハビリテーションセンター 病院，医師
大塚　和樹：国立障害者リハビリテーションセンター 病院（非常勤），歯科医師
岡田　弘：獨協医科大学埼玉医療センター 泌尿器科，医師
緒方　徹：東京大学医学部附属病院 リハビリテーション部，医師
稼農　和久：全国健康保険協会 総務部
菅野　博也：国立障害者リハビリテーションセンター 研究所（外来研究員），公認心理師
君嶋　伸明：達生堂 城西病院 リハビリテーション部，言語聴覚士
熊倉　良雄：国立障害者リハビリテーションセンター 自立支援局，厚生労働事務官
小山　信之：元 国立障害者リハビリテーションセンター 病院，理学療法士
斎藤日出男：斎藤日出男グラフィックデザイン事務所，グラフィックデザイナー
佐久間　肇：東京保健医療専門職大学 リハビリテーション学部，医師
佐藤　両：国立病院機構金沢医療センター 泌尿器科，医師
清水　健：国立障害者リハビリテーションセンター 病院，理学療法士
硯川　潤：国立障害者リハビリテーションセンター 研究所
多田由美子：国立障害者リハビリテーションセンター 病院，看護師
田中　亮造：目白大学 保健医療学部，理学療法士
道木　恭子：帝京平成大学 ヒューマンケア学部，看護師
飛松　治基：元 湘南中央病院 リハビリテーション科，医師
永松　秀樹：赤心堂病院 泌尿器科，医師
中村　優子：国立障害者リハビリテーションセンター 病院，理学療法士
長崎　裕也：ケアサポート(株)
長屋　宏和：(株)アトリエロングハウス ピロレーシング代表
野月夕香理：国立障害者リハビリテーションセンター 病院，作業療法士
樋口　幸治：国立障害者リハビリテーションセンター 病院，運動療法士
福島　憲治：国立国際医療研究センター病院 救命救急センター，医師
古田佳奈代：元 国立障害者リハビリテーションセンター 病院，看護師
古谷　健一：防衛医科大学校名誉教授，医師
別役　訓子：国立障害者リハビリテーションセンター 病院，理学療法士
星野　元訓：国立障害者リハビリテーションセンター 学院，義肢装具士
増田由美子：埼玉医科大学総合医療センター 看護部，看護師
又野亜希子：埼玉県家庭教育アドバイザー，元 幼稚園教諭・保育士
森田　藤香：国立障害者リハビリテーションセンター 病院，作業療法士
山本　満：元 埼玉医科大学総合医療センター リハビリテーション科，医師
吉田　尚子：国立障害者リハビリテーションセンター 自立支援局，看護師
吉田由美子：元 国立障害者リハビリテーションセンター 病院，理学療法士

頸髄損傷のリハビリテーション 改訂第3版

1998年10月12日	初　版第1刷発行
2006年 9 月 1 日	第2版第1刷発行
2016年12月20日	第3版第1刷発行
2024年 1 月25日	第3版第4刷発行

定価はカバーに表記
ISBN978-4-7639-0040-1

編著者　二瓶隆一・陶山哲夫・飛松好子©

発行者　関川　宏

印　刷
製　本　株式会社三秀舎

DTP　Kyodoisho DTP Station

発行所　株式会社 協同医書出版社
　　　　〒113-0033　東京都文京区本郷3-21-10
　　　　電話03-3818-2361　ファックス03-3818-2368
　　　　郵便振替00160-1-148631
　　　　https://www.kyodo-isho.co.jp

JCOPY 〈(社)出版者著作権管理機構 委託出版物〉
本書の無断複写は著作権法上での例外を除き禁じられています．複写される場合は，そのつど事前に，
(社)出版者著作権管理機構（電話 03-5244-5088，FAX 03-5244-5089，e-mail：info@jcopy.or.jp）の許諾
を得てください．
本書を無断で複製する行為（コピー，スキャン，デジタルデータ化など）は，「私的使用のための複製」など著作権法上
の限られた例外を除き禁じられています．大学，病院，企業などにおいて，業務上使用する目的（診療，研究活
動を含む）で上記の行為を行うことは，その使用範囲が内部的であっても，私的使用には該当せず，違法です．
また私的使用に該当する場合であっても，代行業者等の第三者に依頼して上記の行為を行うことは違法となります．